척추 초음파의 모든 것

SONOANATOMY | TARGET | INTERVENTION

척추 초음파의 모든 것

SONOANATOMY TARGET INTERVENTION

감 수 | Yamada Hiroshi
저 자 | Iwasaki Hiroshi
옮긴이 | 정효준 · 서준원

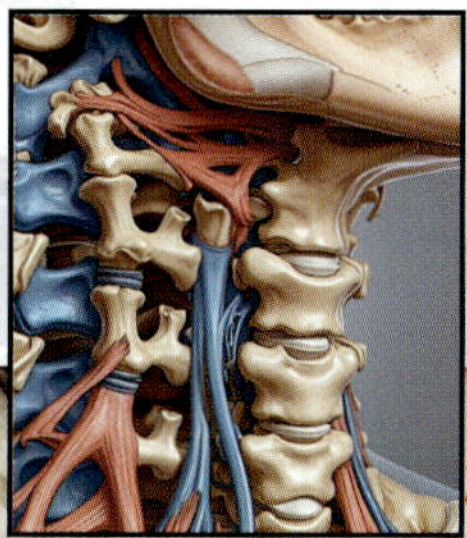
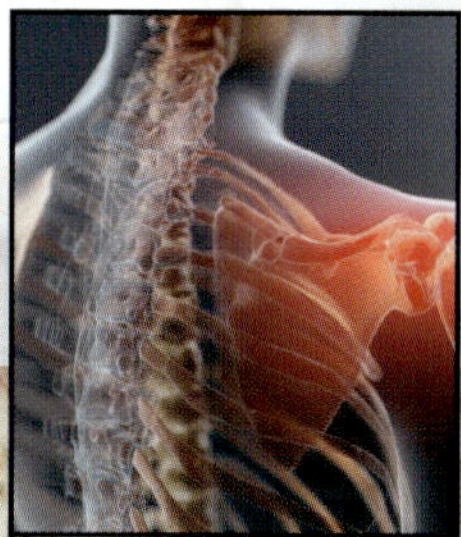
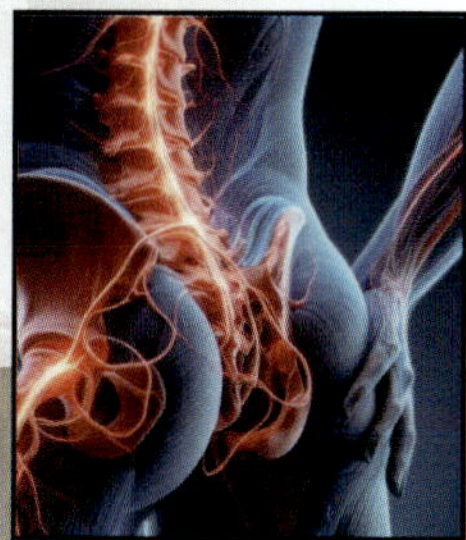
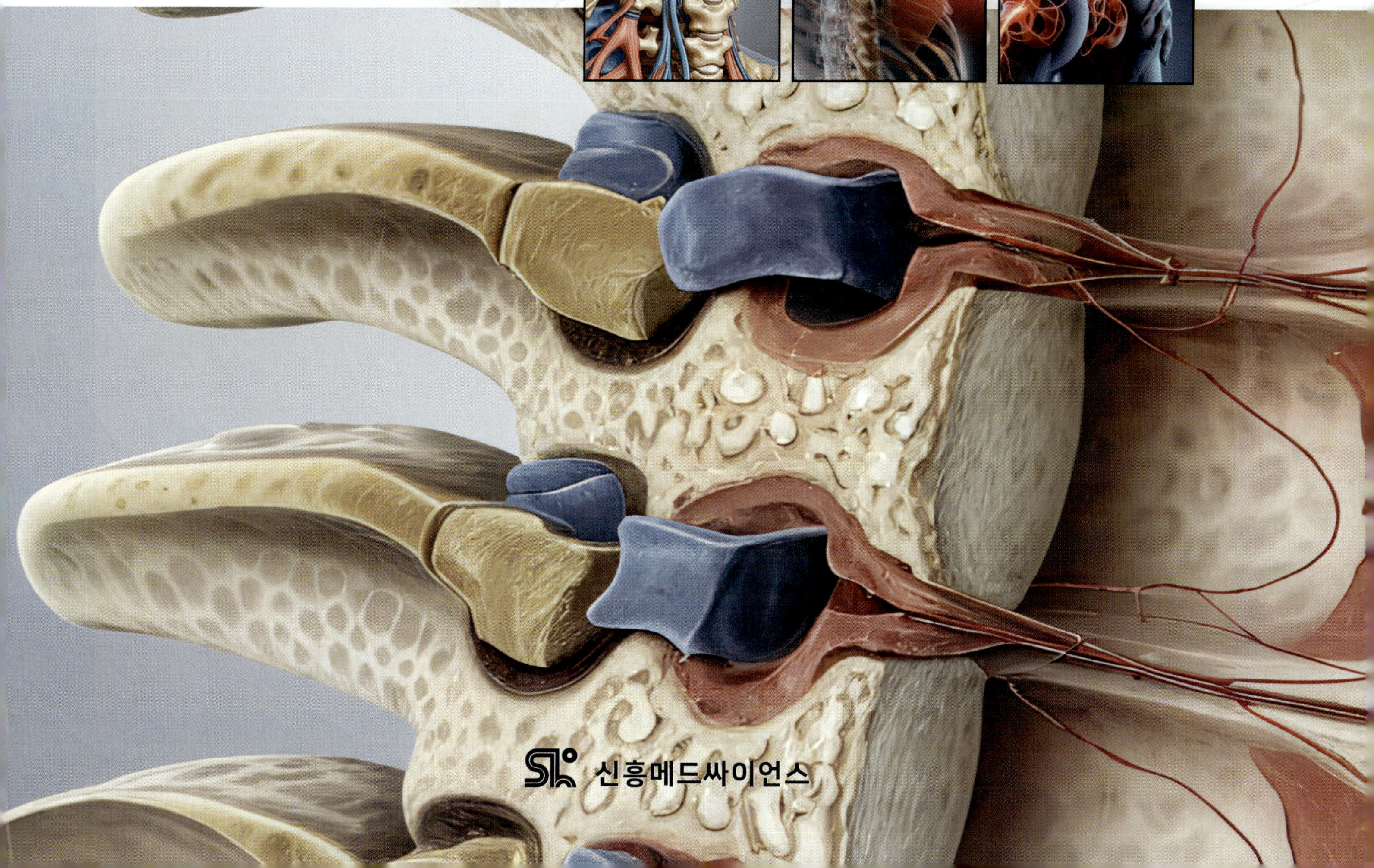

신흥메드싸이언스

척추 초음파의 모든 것

SONOANATOMY | TARGET | INTERVENTION

발 행	2025년 11월 15일
감 수	Yamada Hiroshi
저 자	Iwasaki Hiroshi
옮 긴 이	정 효 준, 서 준 원(수재활의학과)
발 행 인	홍 성 혁
발 행 처	**신흥메드싸이언스**
기 획	이 영 열
디 자 인	박 은 경
주 소	경기도 고양시 덕양구 청초로 66 A동 808호, 809호 (덕은동, 덕은리버워크)
전 화	02-6956-8670
팩 스	02-6956-8671
홈페이지	www.shmed.co.kr
I S B N	978-89-6498-092-7 93510
정 가	90,000원

추천사

여러분!

'초음파는 뼈에서 거의 다 반사되기 때문에 주위가 골조직으로 둘러싸인 척추관 내의 모습을 초음파 진단장치로 관찰할 수 없습니다. 그렇기에 척추척수 질환의 진료에 초음파는 쓸모없다'고 생각하고 있지는 않나요?

실은, 저도 얼마 전까지 그랬습니다. 그러나 이는 틀린 생각이었습니다. 척추 초음파를 시작하고 배우며 이용하면 할수록 그렇지 않다는 것을 알게 되었습니다. 보존적 치료를 하는 분은 물론 수술을 시행하는 분도 꼭 이 책을 보며, 프로브를 대보기 바랍니다. 그리고 무엇이 보이는지 이해하게 되면 원인으로 여겨지는 부위에 주사 등의 인터벤션을 시행해 보세요. 반드시 그 효과에 놀라게 되고, 이후 보다 정확한 부위를 찾기 위해 자세히 문진과 신체검사를 하고 있는 자신을 발견하게 되리라 생각합니다. 그렇게 되면 당신도 척추 초음파에 '빠져(열중해)' 있는 것입니다!

척추 초음파를 시작해보고 싶어하는 이들을 위해 이 책이 모든 분들께 조금이라도 도움이 될 수 있도록 제가 가진 '척추 초음파(의 다양한 경험과 지식)의 모든 것'을 담았습니다. 한국의 여러분이 척추 초음파를 시작하고, 척추 초음파에 빠지게 되는 계기가 되길 바랍니다.

마지막으로 한국어판 출간에 힘써주신 번역자 Jeong Hyojun 선생님께 진심으로 감사드립니다. 정말 고마웠습니다.

2025년 4월 4일

Iwasaki Hiroshi

옮긴이 서문

'척추 초음파'는 제가 2022년 번역했던 '무릎 초음파(원제 ; 膝のエコーのすべて)'와 같은 일본의학신보사(日本医事新報社)에서 기획·출판된 책으로 와카야마현립 의과대학 정형외과의 이와사키 히로시 교수님이 집필하였습니다. 따라서 저자의 생각과 경험이 전부 담겨 있다고 봐도 될 것입니다.

저는 직접 저자의 외래나 수술을 견학한 적은 없지만 수차례 일본정형외과초음파학회 등에서 저자의 강의를 듣고 이야기를 나누면서 느꼈던 것은 순수함과 열정이었습니다. 오로지 척추와 척수 질환에 초음파를 이용해 조금이라도 나은 진료를 할 수 있게 고민하는 저자의 모습에 탄복했습니다. 이 책을 읽으시는 분들도 그러한 저자의 자세를 느낄 수 있을 것입니다. 또한 번역 중 저자와 수시로 책의 내용에 대해 확인하며 다시금 변치 않는 초음파 진료에 대한 저자의 성실함을 배울 수 있었습니다.

이 책은 척추 외에도 임상에서 흔히 경험하는 견관절이나 하지 통증에 관한 내용도 일부 다루어 당장의 임상 진료에 활용도가 높습니다. 또한 저와 같은 1차 진료의 사들이 놓치지 말아야 할 위험한 척추 질환의 감별법도 소개되어 보다 상급병원 진료를 요하는 경우에 대비하는 데에도 도움이 될 것입니다.

저는 일본의학서적을 번역할 때 원서의 내용을 정확히 전달하면서도, 한국에서 주로 쓰는 표현으로 읽기 쉽게 다듬으려고 합니다. 이 책은 그 뿐 아니라 저자의 마음이 독자에게 전해지기 바라며 번역했습니다.

번역을 맡겨 주신 이와사키 교수님 및 도움을 주신 여러 선생님들, 신흥메드싸이언스 관계자분께 감사드립니다.

2025년 9월

수재활의학과의원 정효준

서 문

2017년 어느 날, 야마다 교수에게 아키타에 꼭 견학을 다녀오라는 말을 들었고, 척추외과 의사였던 내가 초음파를 본격적으로 접한 계기가 되었습니다. 새로운 장소로 가고 새로운 것을 대하고, 새로운 사람과 만나는 것이 어려운 내 성격을 알고 있을 교수가 근골격계 초음파를 이용한 치료의 훌륭함을 열성적으로 설명하고 강하게 권유해 주셨습니다. 초음파라고 하면 젊은 시절 경막의 움직임을 평가해 술후 성적과 비교하는 연구를 위해 경추 추궁을 양 옆으로 열고 검사하기 위해 보조했던 과거의 기억이 되살아났습니다. 그 밖에는 어떤 버튼을 눌러야 할지 모르고 잘 보이지 않아, 이를 핑계로 손대지 않았던 것이 당시의 솔직한 감상이었습니다. 미나가와 선생님의 근골격계 초음파에 관한 강연을 듣고 아키타의 조토 성형외과에 견학을 가면서 그 생각이 잘못되었음을 깨달은 것은 물론 '대단한 세상'에 압도되어 아키타에서 와카야마까지의 8시간 30분의 기차 시간이 금세 지나가버렸습니다.

'척추 초음파의 모든 것'이라는 이 책의 제목을 보고 '척추를 초음파로 뭘 할 수가 있어?'라고 생각하는 사람도 많을 것이라고 생각하지만, 꼭 척추척수 진료, 경견완부통, 요배부통, 서혜부 · 요둔부 · 하지통의 치료에 근골격계 초음파를 도입해보기 바라는 마음에 이 책을 집필하였습니다. 초음파는 골 표면에서 거의 반사되므로 뼈로 둘러싸인 척추관 내부는 보이지 않습니다. 이것이 특히 척추척수질환 치료에 있어 근골격계 초음파가 불필요하다고 판단하기 쉬운 주요 이유일 것입니다. 그리고 바쁜 외래에서 사용할 시간이 없고, 비싼 기기로 구비하지 못했거나, 진료 수가의 문제 등이 그 밖의 이유라고 생각되지만 우선 초음파의 전원을 켜고 프로브를 대봅시다. 세상이 달라질 것입니다.

이번에는 초음파 해부(SONOANATOMY) 또한 철저히 준비했습니다. 프로브를 대봐도 무엇이 무엇인지 알지 못했던 시절이 제게도 있었기 때문입니다. 초음파의 좋은 점은 스스로 프로브를 대보거나 타인과 서로 대보며 언제든 스캔 연습이 가능하다는 것입니다. 최대한 초음파 영상, 설명 포함 초음파 영상, 스캔 시의 외관, 동일한 슬라이스의 MRI 영상을 게재하였습니다. 동문인 와타누키 아키노리, 와타누키 마사노리 선생님 덕분에 3.0 테슬라 MRI로 촬영할 수 있었습니다. 촬영에 협력해주신 와카야마 영상진단 센터의 테라다 마사키 선생님 외 여러 선생님 및 기사인 다나카 야스오님께 감사드립니다.

근골격계 초음파를 이용해 진료하게 되자 막연하게 하나의 꿈 · 야망을 갖게 되었습니다. 그것은 척추척수질환 진료를 위한 초음파 서적을 단독 저자로 출간하고 싶다는 것으로, 지금 생각해도 무모했습니다. 이 무모함을 서적이라는 형태로 제안하고 완성해주신 일본의사신보사의 요시모토씨에게 감사드립니다. 그리고 일본의사신보사에 추천해주신 요시다 신이치 선생님에게도 이 자리를 빌어 깊은 감사를 드립니다. 이 책의 형님뻘이라고 할 수 있는 나카세 순스케 선생님의 '무릎 초음파의 모든 것(역서; 무릎 초음파, 한솔의학)'는 무릎 초음파의 별자리지도가 되고 싶다고 생각해 표지를 별이 뜬 하늘로 했다고 합니다. 너무 멋있다고 생각했습니다. 집필 작업이 최종 단계에 들어가자 이 책의 표지에 관해 생각하게 되었습니다. 반드시 이 책의 커버를 벗겨내고 표지를 보기 바랍니다. 우리 강좌의 비서인 우에다 씨에게 이 책의 표지안을 의뢰할 때 원했던 것은 '의학책은 카페나 전철에서 읽을 때 너무 직설적이니 카페에서도 읽을 수 있는 세련된 표지'라는 막연한 것이었지만, 우에다 씨의 원안을 보고 놀란 동시에 감동했습니다.

① '무릎 초음파'가 하늘 이미지이므로, 이 책은 바다

이미지
② 초음파로 의사 소통하는 돌고래와 고래
③ 초음파를 이용해 원격 커뮤니케이션이 가능한 모습
④ 신경 주위나 근막 등 연부조직 주위에 액체를 주입하는 초음파 유도하 인터벤션의 '물'의 세계관
⑤ 추골이 서서히 변화되어 물고기가 되고, 다양한 종류의 물고기와 고래와 함께 존재하는 세계
⑥ 초음파를 가진 다이버가 존재하는 하나의 세계

이것이 바로 근골격계 초음파를 이용한 진단, 치료에 관해 논의하는 여러 선생님들, 그리고 미나가와 선생님께 여지껏 배운 모든 것이 여기에 담겨 있다고 생각합니다. 정말 감사합니다.
이 필자 서문을 쓰기 시작하고 다시 저의 야망(무모한 꿈) 실현을 위해 여러 분들에게 도움을 받았다는 것을 깨달았습니다.

MRI 영상과 같이 이 책에서 빼 놓을 수 없는 초음파 영상을 얻기 위해 협력을 받은 코니카 미놀타사 관계자 분들에게 매우 감사드립니다. 증례, 초음파 영상, 초음파 유도하 치료에 관해 도움을 주신 와카야마현립 의과대학 정형외과학 의국원 선생님들, 동문 선생님들, 와카야마 초음파 교실의 선생님들(와카야마에서 근골격 초음파를 진료에 이용 중인 모든 선생님을 제 마음대로 초음파 교실이라고 부르고 있습니다. 죄송합니다), 초음파를 통해 알게 된 국내 및 해외 선생님들, 간호사 분들, 비서 분들, 사무 직원분들, 그 외 관계된 모든 분들께 마음 속 깊이 감사드립니다. 특히 소네카츠 선생님, 무라타 선생님께는 큰 신세를 졌습니다.

이 책은 혼자서 집필하였기에 내용이 상당히 치우쳐 있고, 주로 신경 위주로 기재되었을지도 모릅니다. 저자신도 집필을 시작한 1년 전과는 사고법, 치료 타깃을 정하는 법, 치료 방법이 달라졌습니다. 지금도 시행착오 중이며, 많은 선생님들께 배우며 계속 변화하고 있기에 이해를 바랍니다. 또한 내용의 오류나 개선할 점이 있다면 지적을 부탁드립니다.

향후 밝혀질 진통의 기전에 따라 달라질 점도 많이 생겨날 것이라 생각하며, 근골격계 초음파에 집착한 나머지 넓은 전체상을 간과해서는 안 된다고 명심하고 있습니다. 초음파만으로 모든 진료가 가능하지 않다고도 생각합니다. 그러나 초음파를 알고 나서 제 진료가 크게 변한 것은 틀림없는 사실입니다. 이 책이 초음파를 이용한 진료를 시작하려고 하는 선생님들에게 조금이라도 도움이 되길 바랍니다.

마지막으로 미나가와 히로시 선생님, 야마다 히로시 선생님께는 감사한 마음이 간절합니다. 많이 부족한 저에게 가야 할 길을 알려 주셔서, 흔한 말이라 죄송하지만 정말로 정말로 감사했습니다. 지금부터는 제 기술, 진단, 치료 기술을 향상시킬 뿐 아니라, 후배 및 근골격계 초음파를 이용한 진료의 훌륭함을 많은 분들께 전할 수 있도록 노력하는 것이 보은이 될 것으로 생각합니다. 앞으로도 지도 부탁드리겠습니다.

긴 서문이 되었지만, 1년 동안 특히 마지막 몇 개월간 불평도 없이 도와준 가족에게 감사하며 마무리하겠습니다.

2021년 4월
Iwasaki Hiroshi

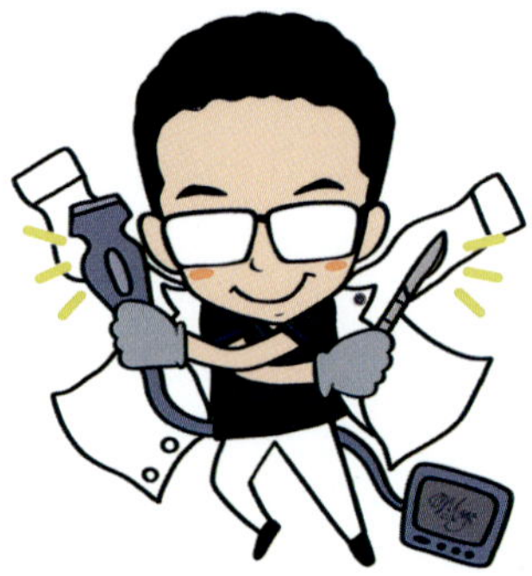

목 차

Zero 척추 초음파의 준비

1 — 초음파 진단장치 사용법

초음파를 이용해 척추 척수 및 그 주변 통증 등의 증상을 치료 및 진단하려고 할 때 우선 어려운 것은 초음파 진단장치의 조작법이었다. 초음파에 관한 지식이나 여러 스위치, 버튼, 다이얼에 관한 설명은 각 제조사 홈페이지, 설명서, 다른 교과서를 참조바라며, 처음 필자가 배운 스위치, 버튼, 다이얼과 조금 익숙해진 후에 의식하고 사용하기 시작한 것에 대해 실제 사용한 기계를 예로 들어 설명하겠다.

① 전원, ② 환자 정보(ID) 입력, ③ 프로브 모드 선택, ④ 프리즈(freeze)의 위치를 배우고, 프로브를 자신의 경부 측면에 대면 화면에 근육 같은 것이 보였지만, 목표 신경근 · 척수신경을 확인하기 어려웠던 기억이 있다. 이러한 버튼을 조작해 우선 영상을 볼 수는 있지만, 더 나은 영상의 표시나 진단을 위해서는 다음 버튼 조작이 필요하다. ⑤ depth, ⑥ focus, ⑦ gain, ⑧ 듀얼화면 표시, ⑨ color · power doppler, ⑩ 화면 · 동영상 저장 등의 버튼 사용법을 익혀야 한다.

전원

전원 ON/OFF 스위치(**그림 1, 2**)를 누르면 시작되며, 전원이 켜지지 않는 경우에는 기계 측면이나 후면 등 잘 보이지 않는 곳에 있는 브레이커 스위치(주전원 스위치, **그림 3**)가 꺼져 있는 경우가 있으므로 주의한다.

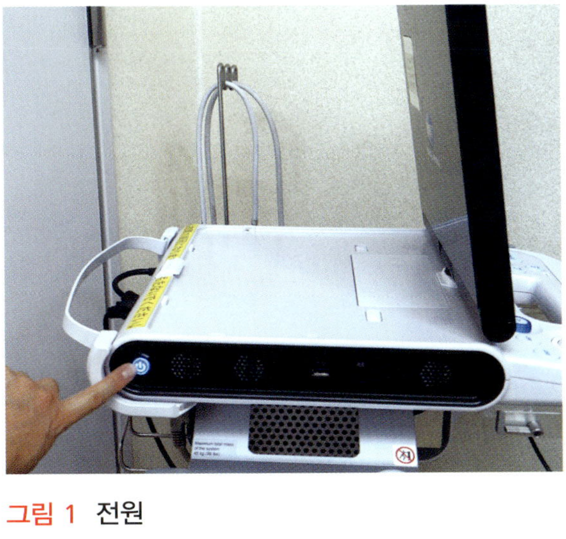

그림 1 전원

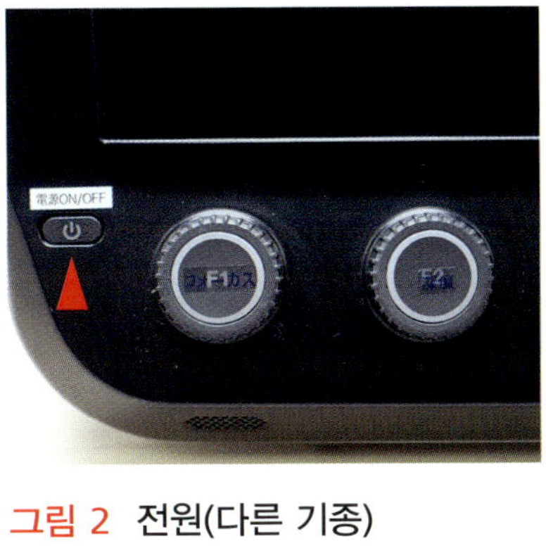

그림 2 전원(다른 기종)

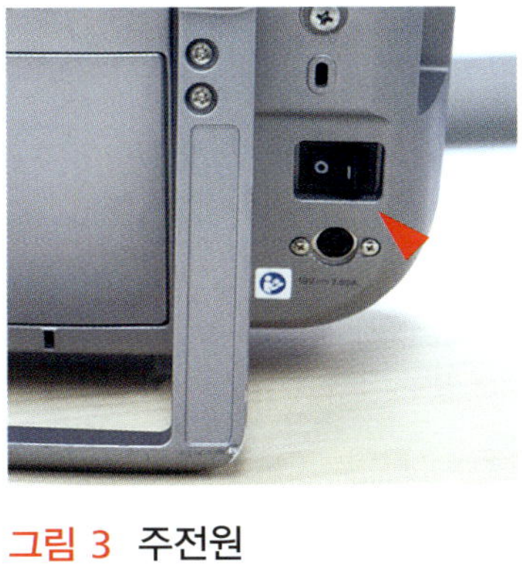

그림 3 주전원

환자정보(ID) 입력

버튼과 터치 화면에서 ID 등의 환자 정보를 입력한다(**그림 4, 5**).

Probe · mode 선택(그림 6, 7)

근골격계 영역에서는 리니어 프로브(**그림 8 아래**)를 주로 이용하지만, 척추 초음파인 요둔부 영역에서는 대상 조직이 약간 심부에 있으므로, 공간분해능은 떨어지지만 심부 감도가 나은 컨벡스 프로브(**그림 8 위**)를 이용하면 인터벤션이 쉬워지는 경우도 있다. 또한, 같은 리니어 프로브에서도 주파수에 따라 공간분해능과 심부 감도가 달라지므로 얕은 부위를 보다 명료하게 스캔할 때에는 주파수가 높은 프로브가 적당하다.

근골격계 초음파에서 주로 사용되는 초음파 영상의 표시 방법에는 B 모드와 컬러 · 파워 도플러 등의 혈류 표시 모드가 있다. B 모드는 소리에 대한 성질이 다른

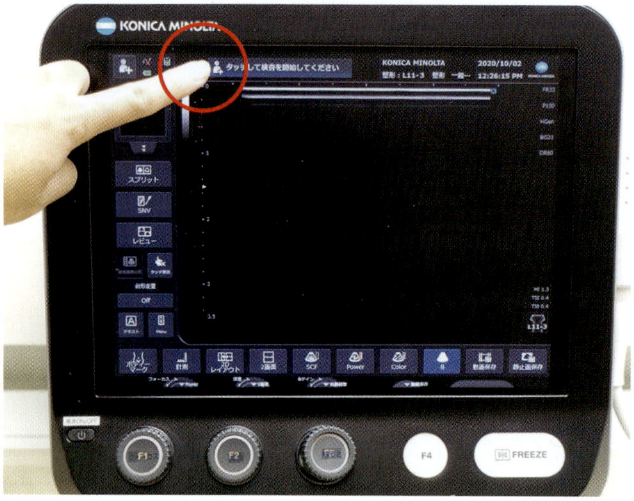

그림 4 환자정보 입력

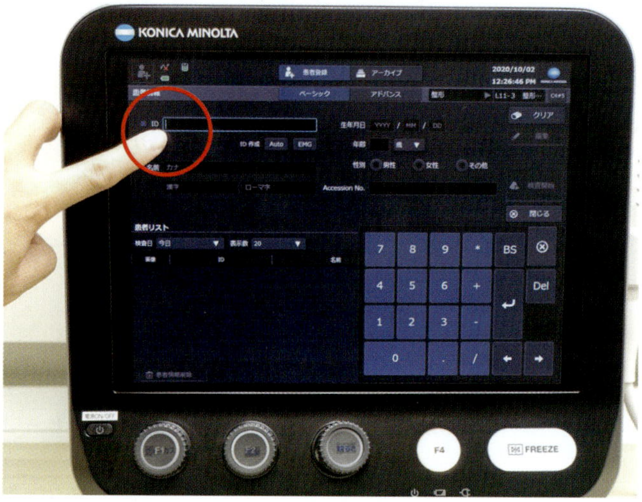

그림 5 ID 입력

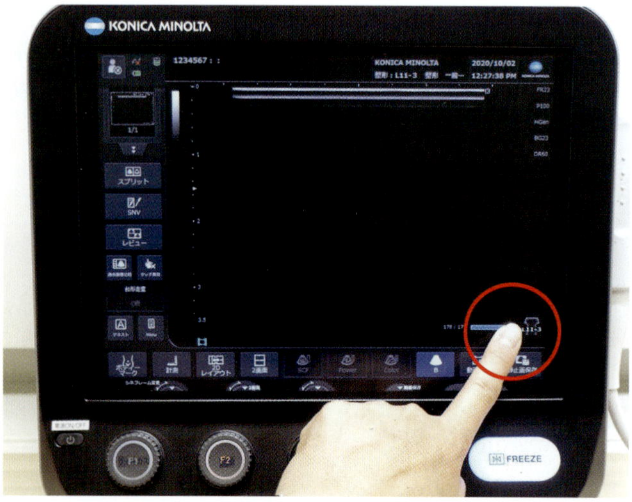

그림 6 프로브 · 모드 교체

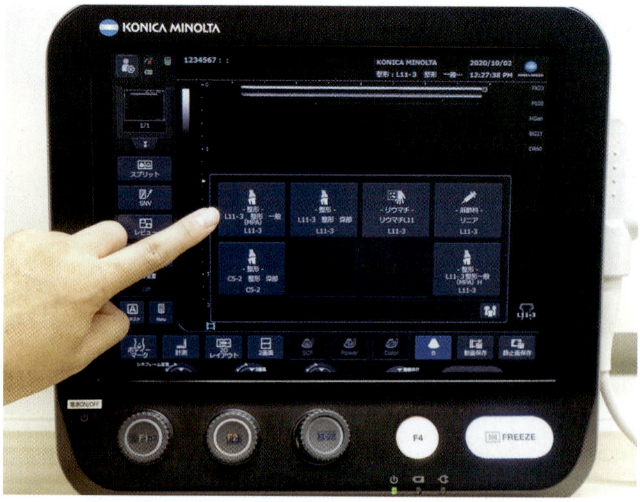

그림 7 프로브 · 모드 선택

조직의 경계면에서 반사되어 돌아오는 신호를 얻은 후 반사 강도를 밝기(휘도 : Brightness)로 변환시켜, 화면에 표시하는 방법으로, 근골격계 영역에서의 기본 모드이다.

Freeze(그림 9)

실시간으로 스캔되는 영상을 정지시키기 위해 사용. 영상의 설명이나 재평가, 영상의 저장, 듀얼화면 표시, 계측 등에 사용된다.

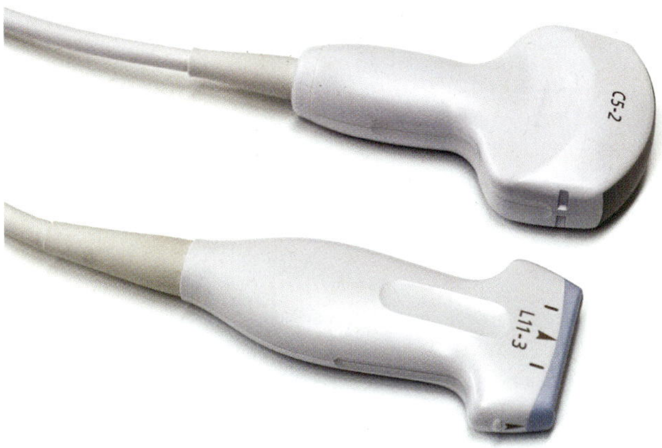

그림 8 프로브
위 : 컨벡스 프로브, 아래 : 리니어 프로브

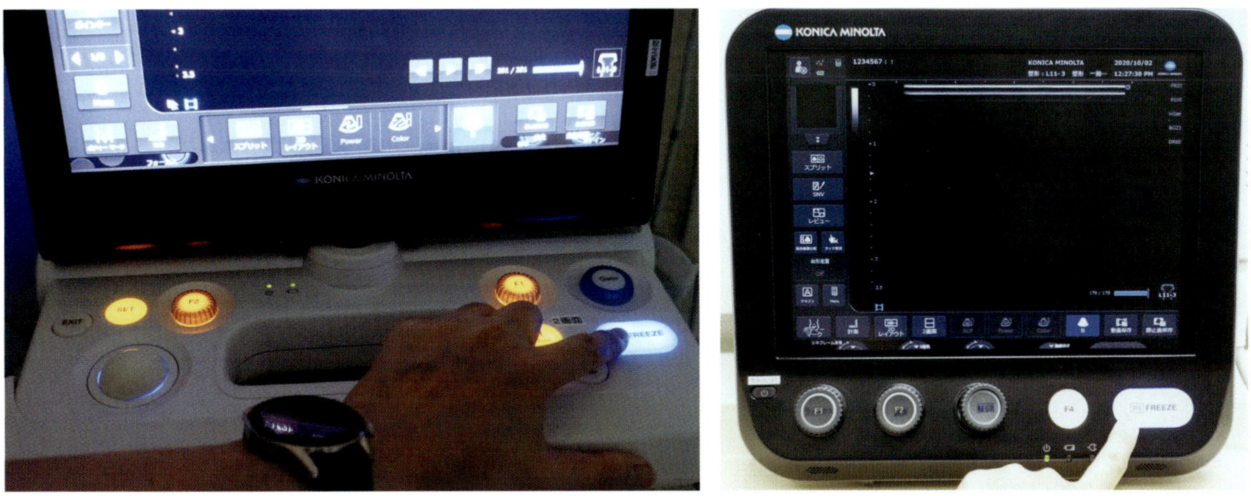

그림 9 freeze 버튼

시야심도(depth)(그림 10)

화면 표시의 크기를 조절할 때 사용된다(**그림 11**). 작고 얕은 부분의 조직을 스캔하는 경우에는 확대하고, 깊은 부분의 조직을 관찰할 경우에는 이를 조절해 관심 영역 전체가 화면에 담기게 할 필요가 있다.

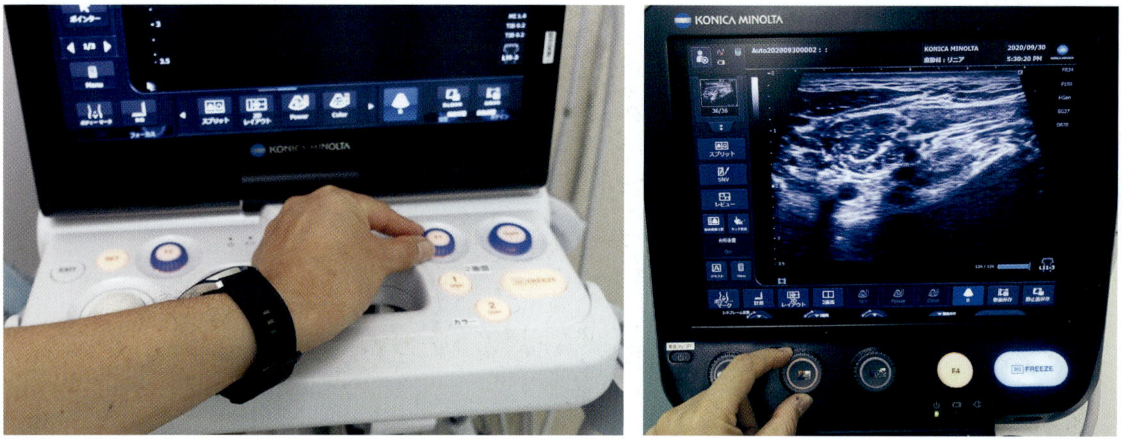

그림 10 시야심도(depth) 조절 다이얼

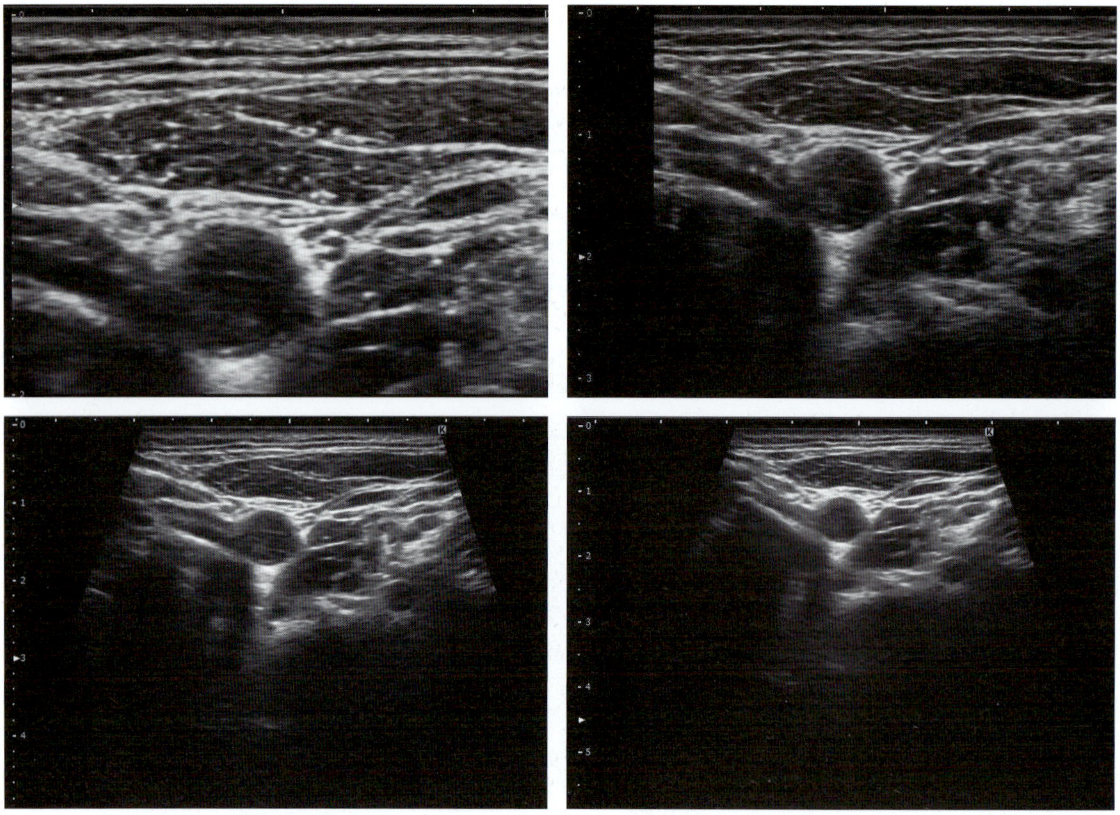

그림 11 시야심도(depth) 조절
좌측 위 → 우측 위 → 좌측 아래 → 우측 아래 순서로 깊게 표시

포커스(그림 12)

송신된 초음파를 어느 심도에 수속시킬 것인가의 지표로, 관찰하고 싶은 부위의 깊이에 맞추면 보다 상세한 스캔이 가능해진다(**그림 13**).

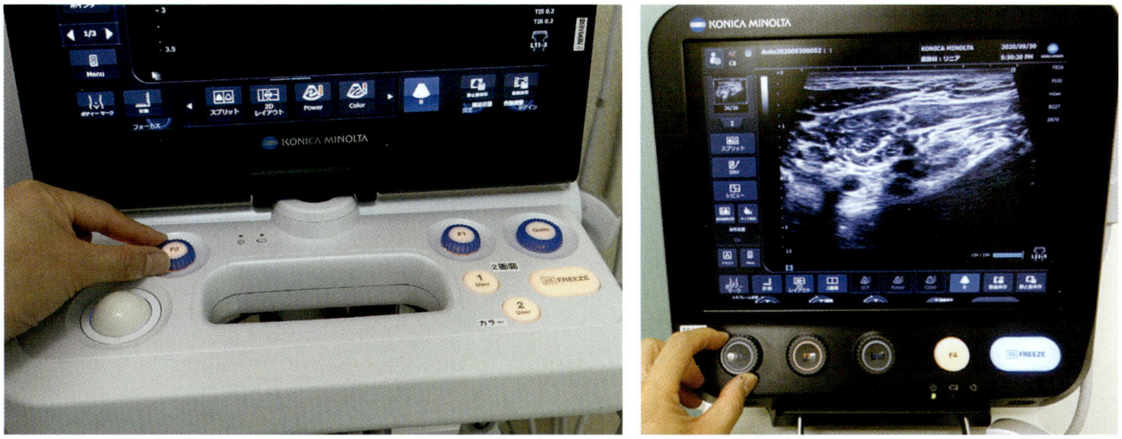

그림 12 포커스 조절 다이얼

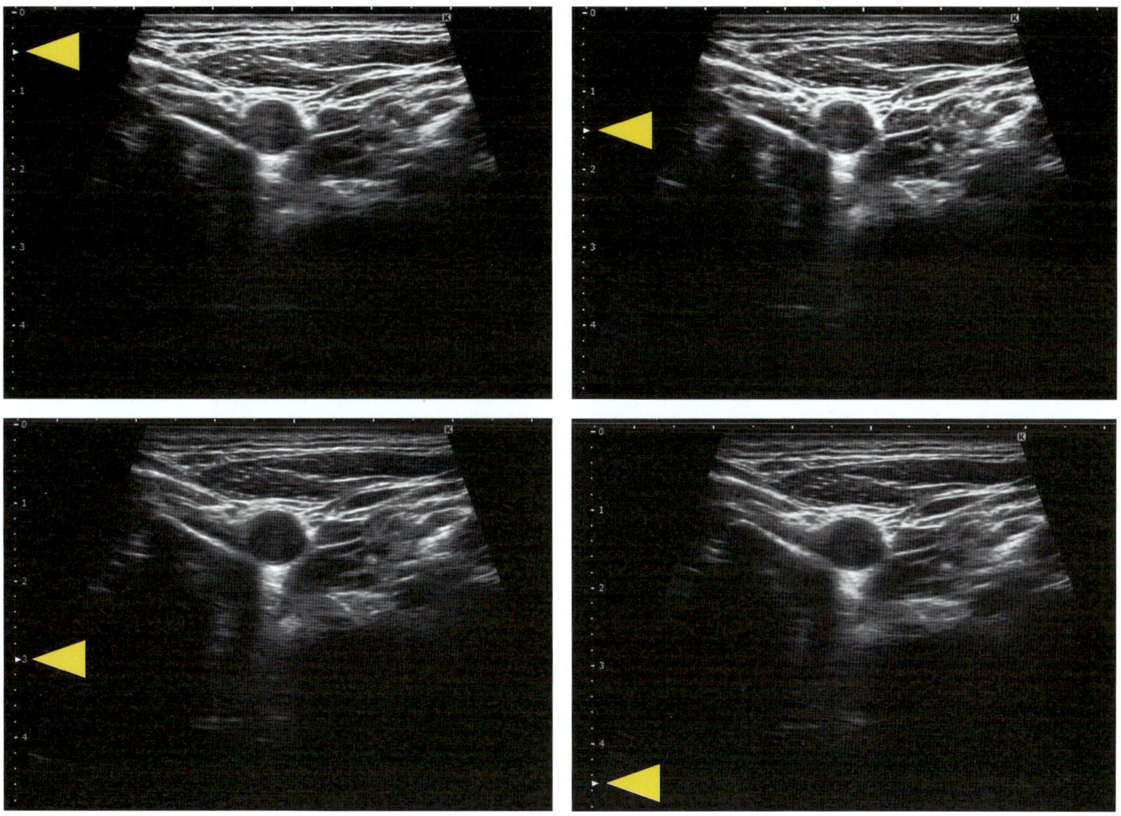

그림 13 포커스 조절

좌측 위 → 우측 위 → 좌측 아래 → 우측 아래 순서로 깊은 위치에 포커스(노란 화살촉)

Gain(그림 14)

영상의 밝기 조정 버튼으로, 올리면 영상 전체의 휘도가 올라가 밝아지고, 내리면 휘도가 낮아져 어두워진다(**그림 15**).[1]

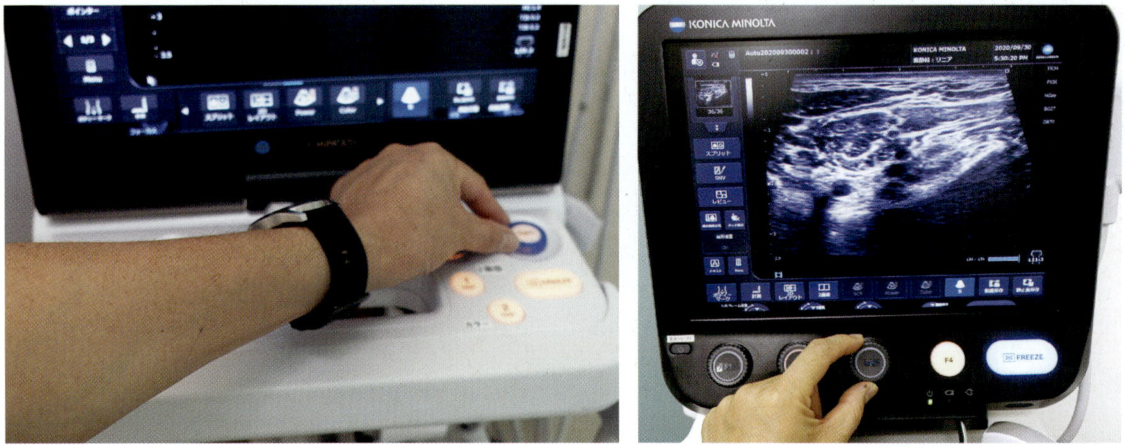

그림 14 Gain 조절 다이얼

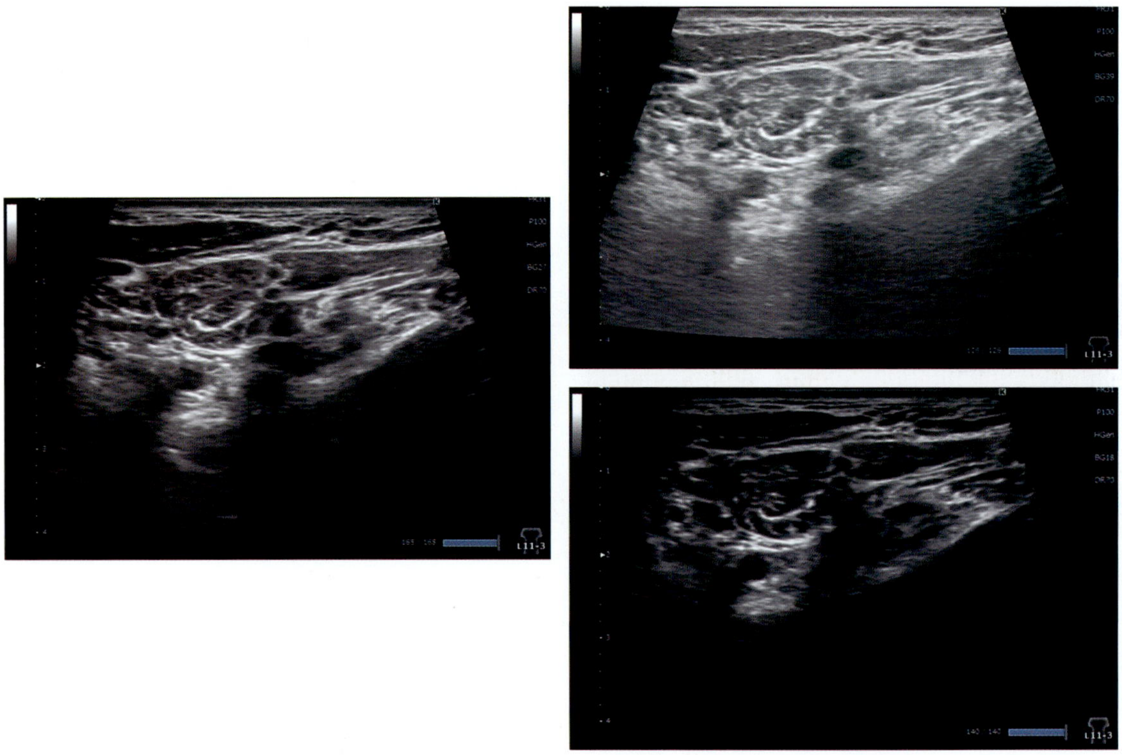

그림 15 Gain 조절
좌측 영상에 비해 우측 위는 휘도가 높고 밝다. 반대로 우측 아래는 휘도가 낮고 어둡게 조절.

듀얼화면 표시(그림 16)

별도로 시행한 2개의 검사 화면을 하나의 화면에 표시하기 위한 버튼으로, 건측과의 비교나 움직임에 따른 조직의 차이를 확인할 때 도움이 된다. 대상물의 깊이에 따라 2분할 레이아웃으로 변경할 수도 있다(**그림 17**).

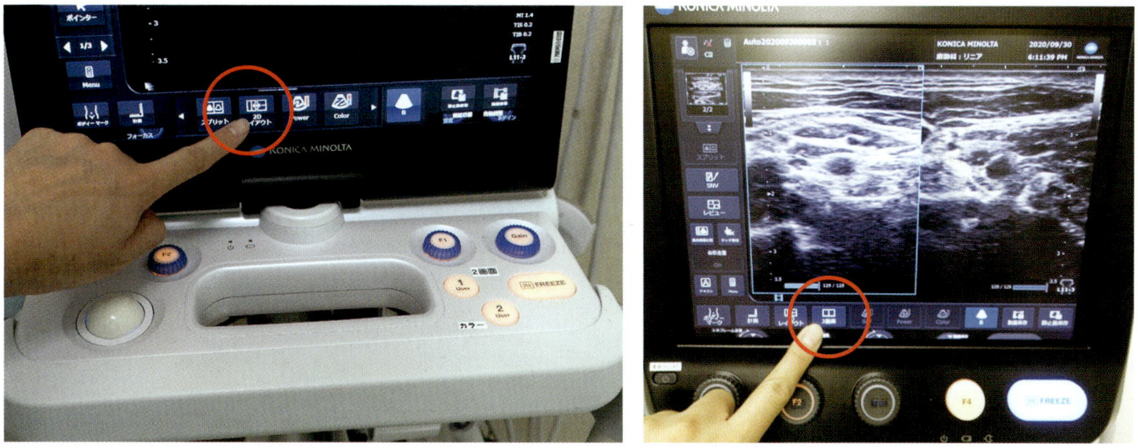

그림 16 **듀얼화면 표시 버튼**

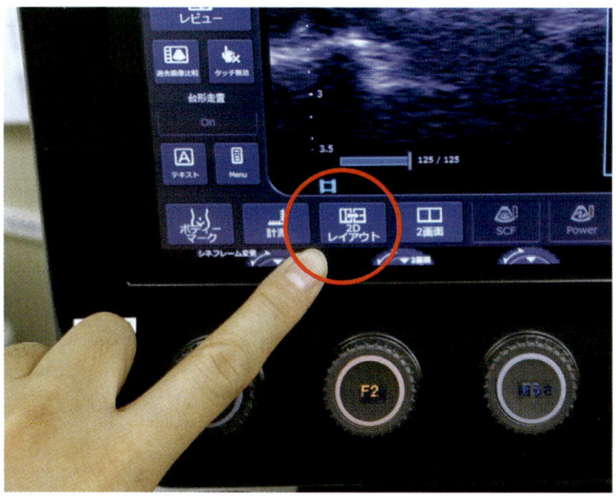

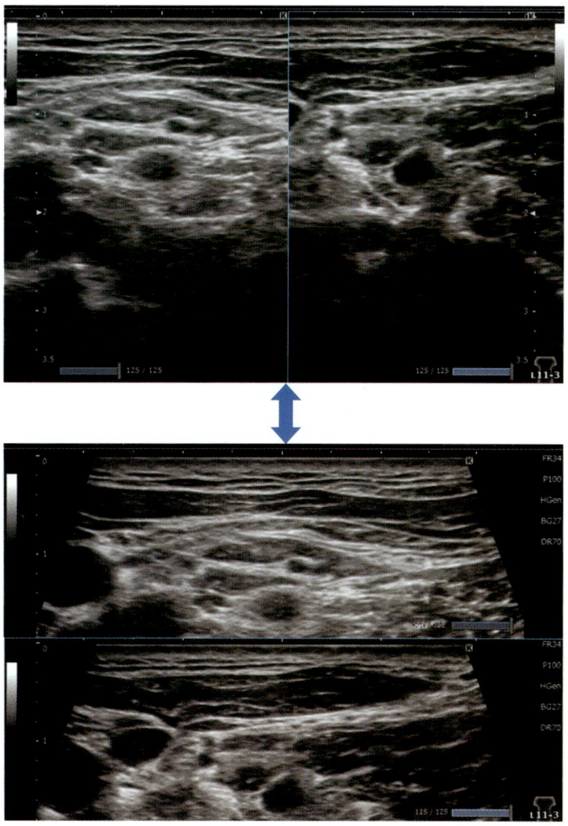

그림 17 **듀얼화면 표시 레이아웃 변경 버튼**
우측 위는 좌우 2분할, 우측 아래는 상하 2분할

컬러 · 파워 도플러

이동하므로 도플러효과를 받는 적혈구부터의 초음파 신호를 처리해 화면에 표시한 것으로 컬러 도플러는 혈류의 평균 속도를 표시하고(**그림 18**), 파워 도플러는 혈류신호의 파워를 표시한다(**그림 19**).[2)] 이러한 혈류 표시 모드는, 혈류는 물론 조직의 염증이나 수복과정의 평가에도 이용할 수 있다.

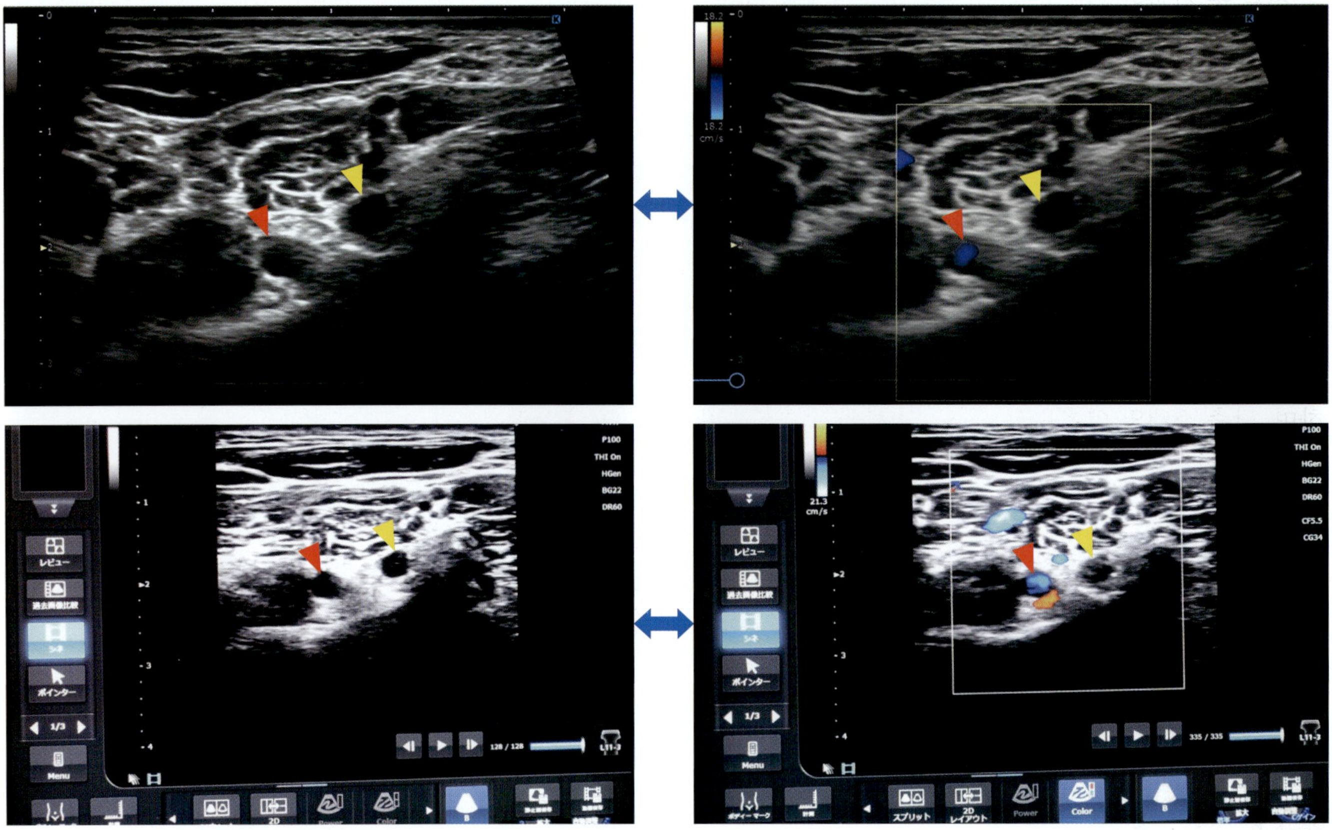

그림 18 컬러 도플러 표시
빨간 화살촉 : 추골동맥(vertebral artery), 노란 화살촉 : C7 root

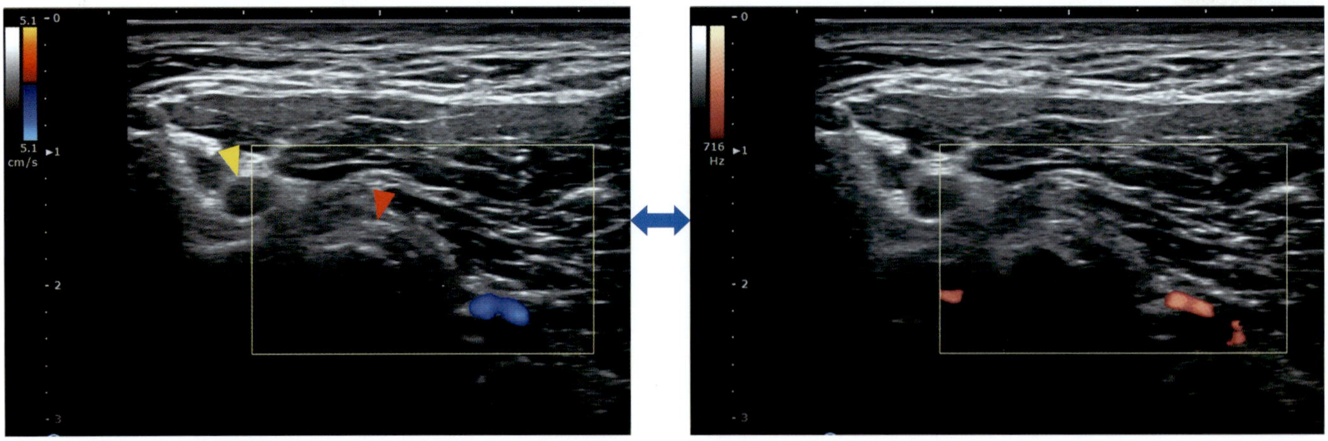

그림 19 파워 도플러 표시
좌 : 컬러 도플러, 우 : 파워 도플러
노란 화살촉 : C6 root, 빨간 화살촉 : 추간관절(단축상)

정지화면 · 동영상 저장(그림 20)

스캔한 초음파 영상을 저장하는 것은 진료 기록으로서 중요함은 물론, 저장 영상을 추후 다시 확인하면 바쁜 진료 중 간과한 것을 발견하거나, 해부학적 위치관계를 재확인하여 다음에는 보다 나은 초음파 영상을 스캔할 수 있게 되므로 중요한 버튼임을 통감하고 있다. 저장 영상을 추후 다시 보거나, 검사자 외의 사람이 저장 영상을 확인할 때를 위해서도 영상 표시방법(방향)의 기본을 알아둘 필요가 있다.

일본초음파의학회에서 인정한 지침에 따르면,[3] 목적 기관의 장축에 대해 직각으로 스캔하는 경우를 단축 스캔, 장축에 평행하게 스캔하는 경우를 장축 스캔이라고 하며, 단축 스캔의 영상은 단면을 피험자의 미측에서 바라보듯 표시(MRI, CT와 동일)하며, 장축 스캔에서는 두측이 화면을 향해 좌측에 오도록 표시한다.

이 책의 SONOANATOMY[☞**「I-1 경견완부 통증과 관련된 초음파 해부 –SONOANATOMY–」**(p. 30), **「II-1 요배부 통증과 관련된 초음파 해부 –SONOANATOMY–」**(p.194), **「III-1 서혜부 · 요둔부 · 하지 통증과 연관된 초음파 해부 –SONOANATOMY–」**(p. 262) **참조]**에서는 두측 · 우측 · 전방을 화면을 향해 좌측에 오도록 통일했다. 그러나 실제 진료 현장에서 인터벤션할 때에는 오른손으로 주사기를 쥐고, 바늘을 자입하므로 필자는 평행법의 경우 화면 우측에서 바늘이 자입되는 것을 선호한다. 따라서 상기 지침에 따르지 않는 영상이 이 책에 게재될 수 있음을 밝힌다.

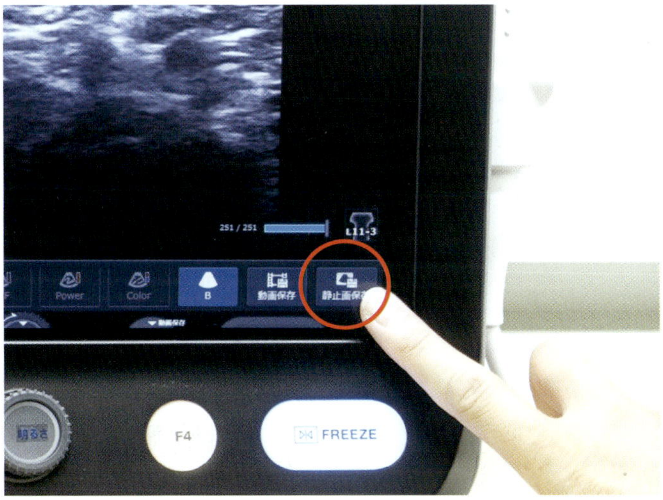

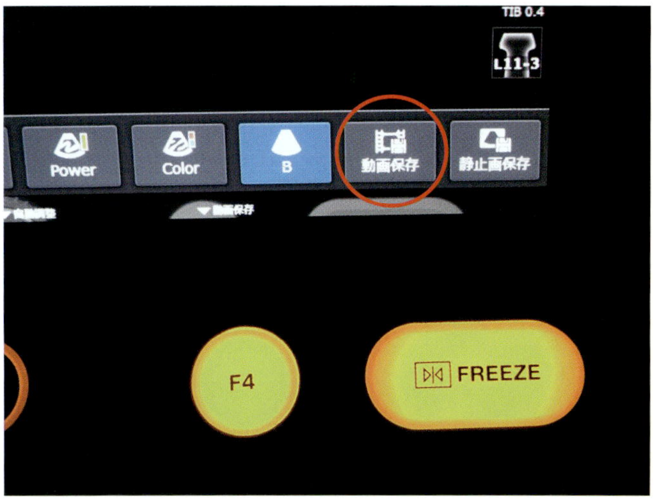

그림 20 **정지화면 · 동영상 저장**

2 — 프로브 사용방법

초음파 젤

프로브와 체표 사이에 공기가 있으면 초음파가 반사되어 양호한 영상을 얻을 수 없게 된다. 따라서 초음파 젤을 프로브 또는 체표에 충분히 도포해야 한다. 젤은 종류에 따라 점도가 다르며, 광범위한 검사나 진단을 위해서는 윤활성이 좋은 저점도가 좋지만, 척추 관련 초음파에서는 대부분 인터벤션을 시행하므로 필자는 비교적 점도가 높은 젤(**그림 21**)을 주로 사용한다.

쥐는 법

무지 · 검지(· 중지)로 최대한 프로브의 하부(선단 부분)를 가볍게 쥐고, 나머지 손가락과 손의 척측을 검사 부위 부근에 대어 안정화시킨다(**그림 22**). 프로브의 위쪽을 쥐면 손가락과 손의 척측을 검사 부위 근처 체표에 댈 수 없어 불안정해진다(**그림 23**).

프로브의 방향에도 주의가 필요하며, 프로브의 표식이 있는 방향과 초음파 영상 내의 표식을 확인해(**그림 24 빨간 원**), 「**1 초음파 진단장치 사용법**」 장의 「**정지화면 · 동영상 저장**」(p. 9)에 기재된 영상 표시방법을 기본

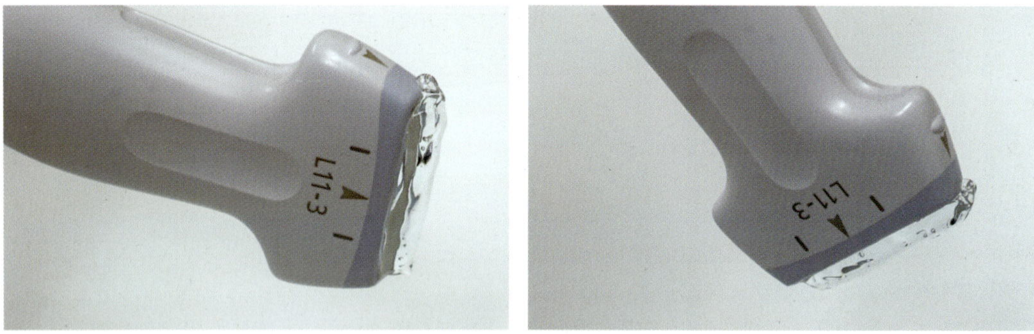

그림 21 초음파 젤
인터벤션을 시행하기 위해 점도가 높아 프로브가 아래로 향해도 떨어지지 않는 초음파 젤이 적당하다.

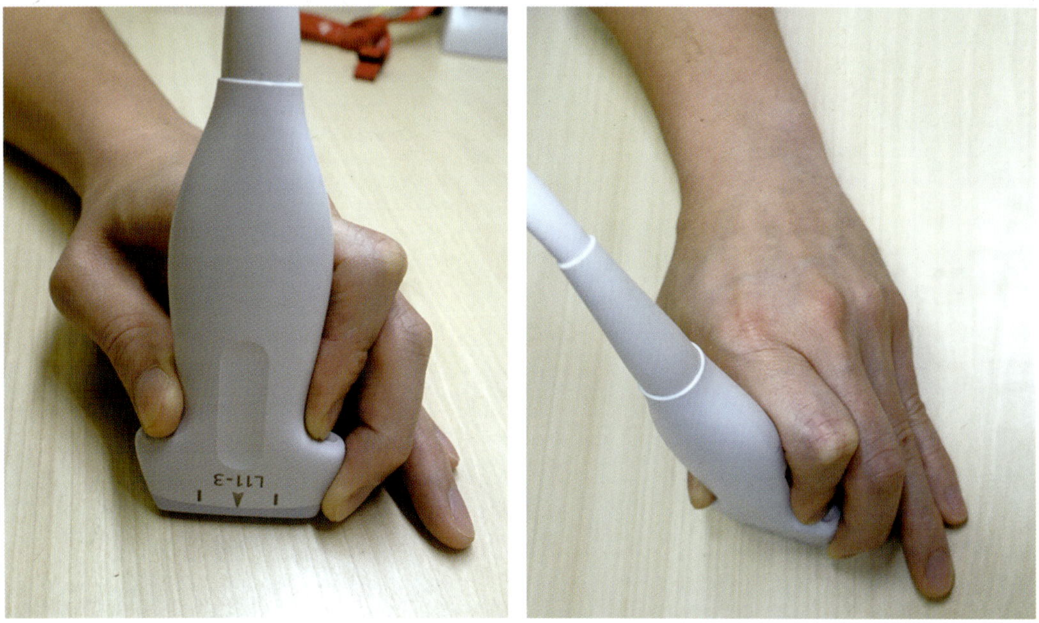

그림 22 프로브 쥐는 법

으로 한다. Body mark 기능을 이용해 저장해두면, 이후 여러 사람이 영상을 확인하는 경우 등에 편리하다.

처음에, 명료한 영상을 얻을 수 없는 이유 중 하나로 프로브를 쥐는 강도가 있다. 타인에게 처음 프로브를 댈 때, 살짝 대는 경우가 많아 선명한 영상을 얻지 못할 수 있다. 적절한 압박력과 압박 정도에 따른 통증을 체험하기 위해서도 자신에게 프로브를 여러 번 대보며 연습해 본다.

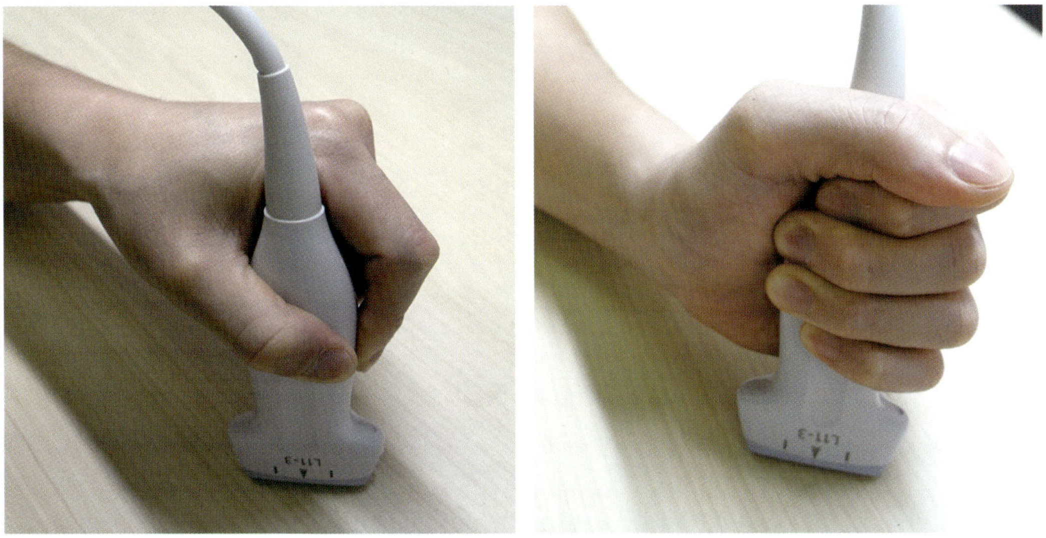

그림 23 불안정한 프로브 쥐는 법

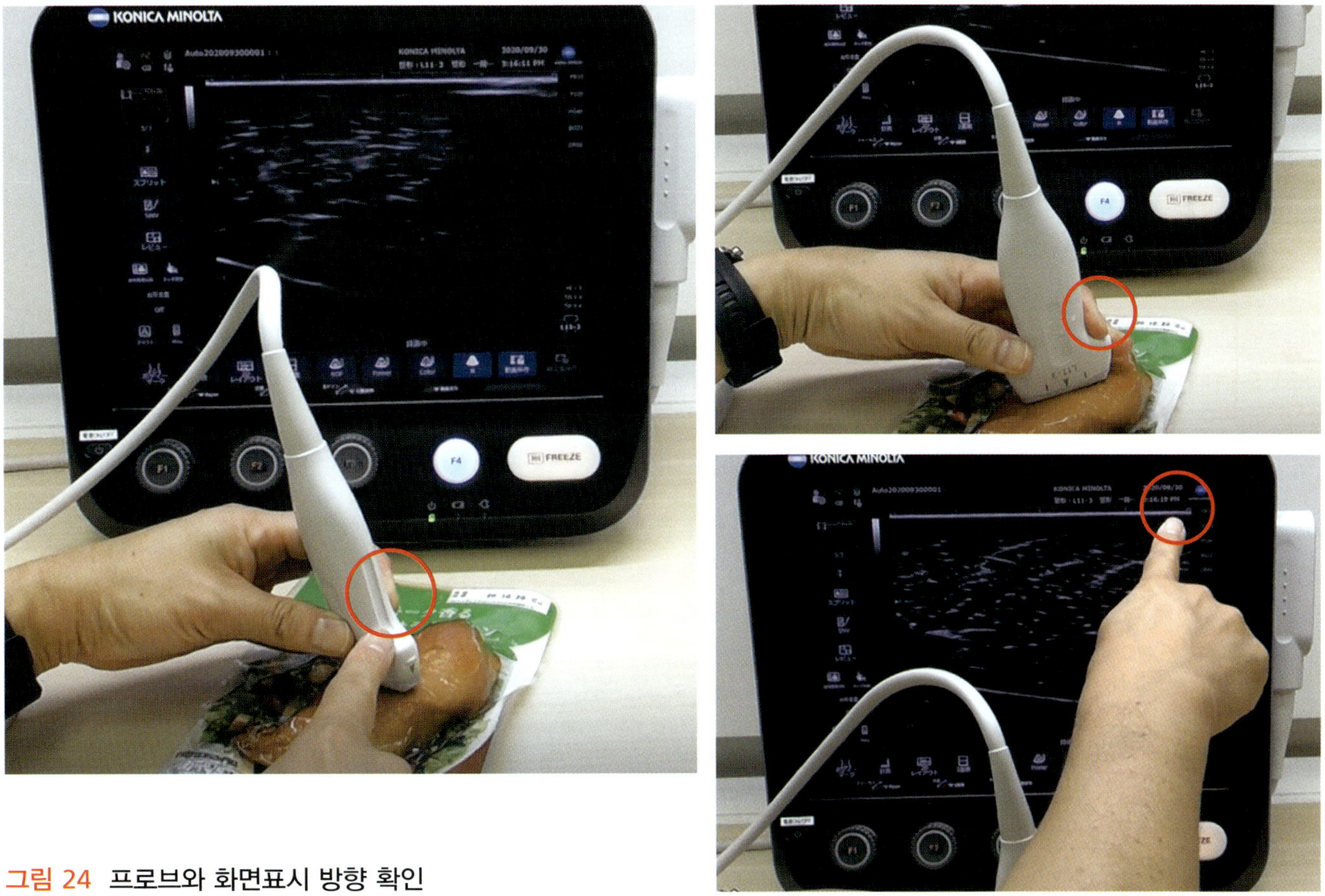

그림 24 프로브와 화면표시 방향 확인

조작법

양질의 초음파 영상을 얻기 위해서는 목표(관찰하려는) 근골격계 구성체에 대해 초음파 조사가 90°가 되게 해야 한다. 이로써 목표물에서 반사된 초음파의 대부분을 프로브가 수신할 수 있게 되며, 따라서 프로브의 조작방법이 중요하다.

프로브의 조작방법으로는 미국초음파의학회(AIUM)가 보고한,[4] 다음의 5가지 조작방법이 있다.

- Sliding : 신경, 근육 등의 연속성이나 주행을 확인할 때 프로브의 평행이동 조작
- Rocking : 프로브의 indicator를 누르거나 멀어지는 방향으로 기울이는 조작
- Tilting : 프로브를 슬라이드 시키지 않고, 같은 위치에서 기울여 확인하는 조작
- Rotating : 단축상에서 스캔한 근골격계 구성체를 장축상으로 스캔할 때 등에 이용되는 프로브를 회전시키는 조작
- Compression : 압박하며 조직의 반응을 보거나 구성체를 멀어지게 하거나 가스를 빼는 조작

최근에는 3차원의 X · Y · Z 축을 의식해 6개의 조작 수기도 보고되었으며,[5] 프로브의 단축방향을 X축, 장축을 Y축, 몸에 가까워지는 방향을 Z축으로 정의하여 프로브의 움직임을 표현하므로 이해하기 쉬워졌다(**그림 25**).

- Slide : 타깃에 대해 90°의 초음파 조사를 유지하며, Y축 방향으로 이동시키는 조작
- Rock : 1점을 고정한 상태에서 Y축 방향으로 기울여, 초음파 조사각을 변경시키는 조작
- Sweep : 타깃에 대해 90°의 초음파 조사를 유지하며, X축 방향으로 이동시키는 조작
- Fan : 고정한 상태에서 X축 방향으로 기울여, 초음파 조사각을 변경시키는 조작
- Pressure/Compression : 환자의 몸 쪽(Z축)으로 힘을 가하는 조작
- Rotation : Z축을 중심으로 시계 또는 반시계 방향으로 프로브를 회전시키는 조작

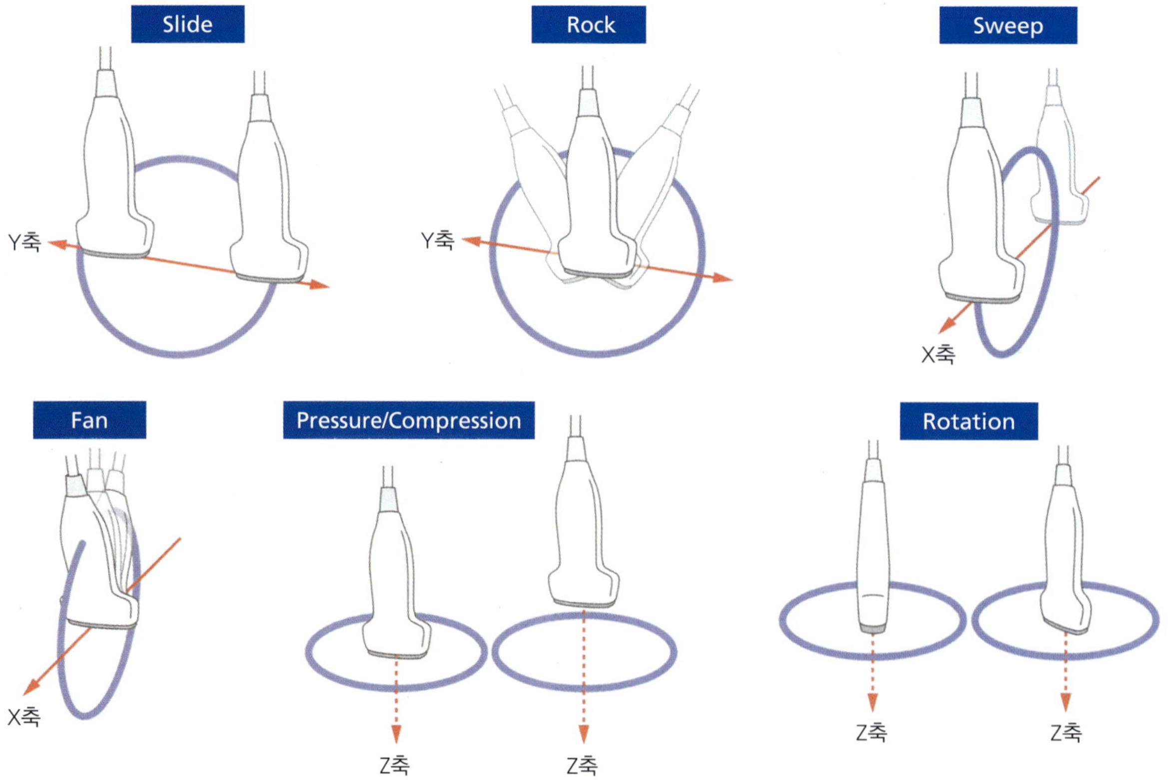

그림 25 프로브 조작법

3 — 초음파 기본지식

음향 임피던스

음향 임피던스(acoustic impedance)는 소리 투과 난이도를 의미하며, 물질의 밀도나 음속으로 구하며, 생체 내의 각 조직(구성체)마다 고유의 값을 갖는다.

프로브가 송신된 초음파가 생체 내를 진행할 때, 조직(구성체) 사이에 음향 임피던스 차가 클수록, 초음파가 강하게 반사되며 그 결과 고에코로 화면에 나타나고, 반대로 음향 임피던스 차가 작으면 초음파가 거의 반사되지 않고 투과되는 양이 많아져 저에코로 나타난다. 예를 들어 표층에 있는 근육(음향 임피던스 1.70)과 심층에 있는 뼈(음향 임피던스 7.80)에서는 음향 임피던스 차가 커 반사가 강하게 발생하므로 경계가 고에코가 된다. 또한 공기의 임피던스는 0.0004[6]로 극도로 작아 그 심부에 다른 조직과의 차가 커질수록 초음파가 반사되어 공기의 심층이 나타나지 않게 된다.

Artifact

Artifact는 생체 내 음향 특성으로 인해 발생하는 '허상'을 가리키며, 근골격계 영역의 초음파에서는 적어도 음향음영 · 다중반사 · 이방성에 대한 이해가 필요하다.

▶ 음향음영(acoustic shadowing)

결석, 장관 가스 등에 의해 초음파가 반사, 흡수, 산란, 확산 등을 발생시켜 그 후방에 초음파가 통과되지 않고, 반사 초음파 신호가 존재하지 않는 무에코 영역(화면에서 검게)을 보이는 것을 일컫는다. 근골격계 영역에서는 대부분의 초음파가 반사되는 뼈나 석회화 심층에 주로 나타난다(**그림 26**). 또한, 이 artifact를 이용해 석회화의 경화 상태를 어느 정도 추측할 수 있다. 석회 심층에 음향음영이 없으면 경화되지 않았을 가능성이 있다.

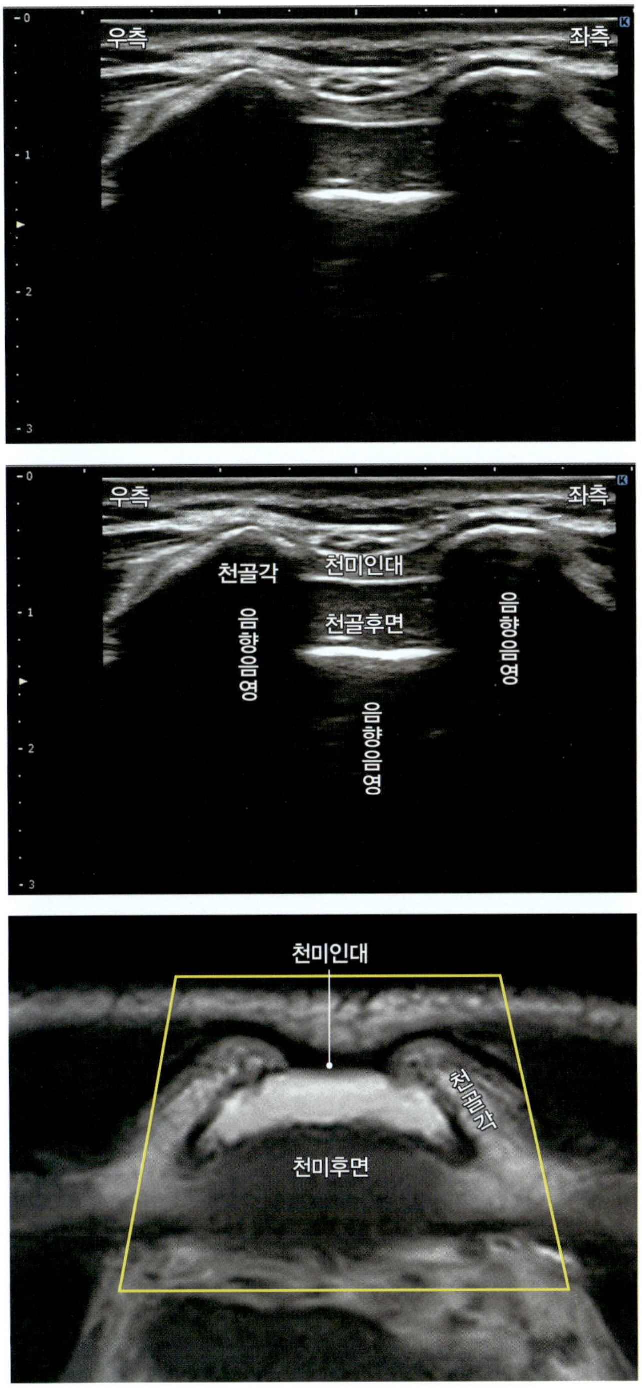

그림 26 음향음영
위 : 천골열공 부위 초음파 영상
아래 : 같은 부위 MRI 영상

▶ 다중반사(reverberation)

초음파 빔의 수직에 강한 반사체가 있는 경우, 반사가 강하므로 반사파가 프로브 면에서 반사되어 다시 반사체 쪽을 향하고, 다시 그 반사파가 돌아오는 것이 반복된다. 이로 인해 강한 반사체가 다중으로 나타나는 영상을 말한다(**그림 27**).

근골격계 영역에서는 인터벤션 시 바늘이 빔의 중앙에 존재하면 복수의 고에코상이 나타나는 경우가 있다(**그림 27**).

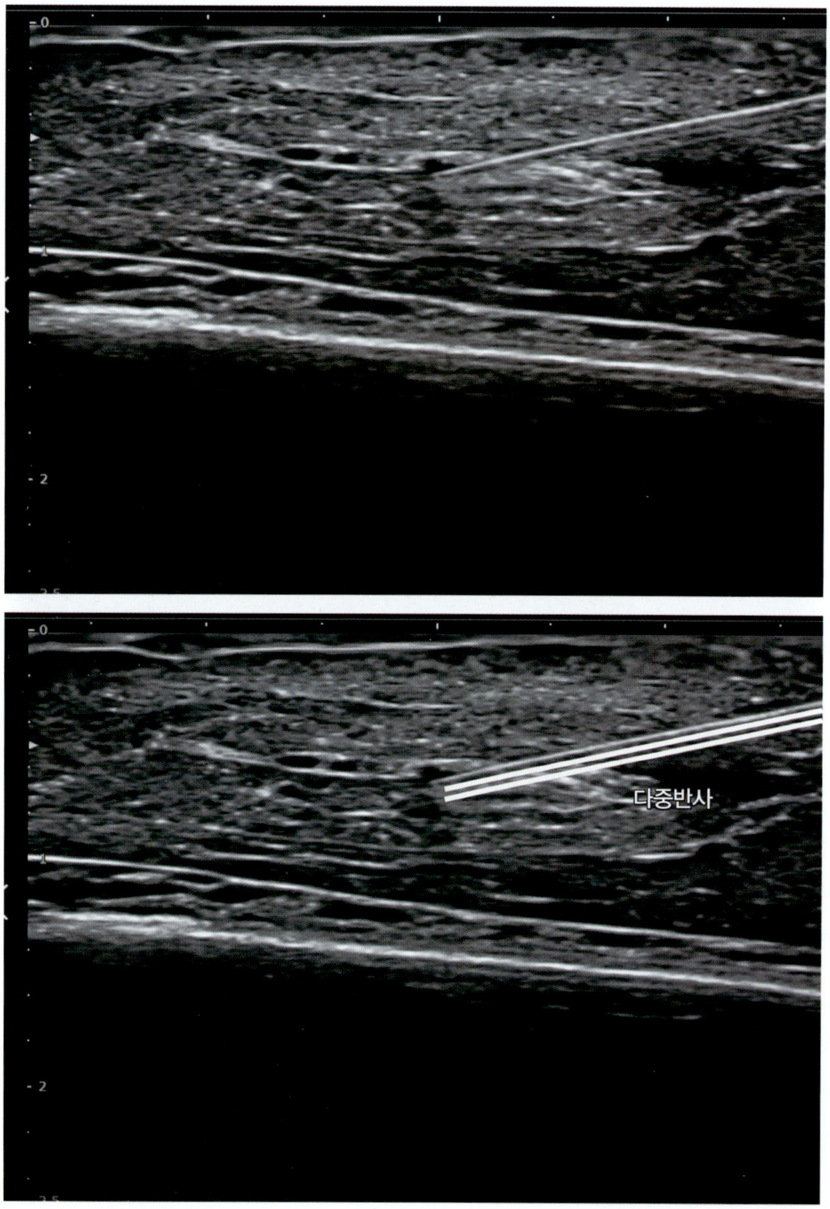

그림 27 **다중반사**

▶ 이방성(anisotropy)

다수의 섬유가 존재하는 건이나 인대에서는 초음파가 직각으로 입사하는 섬유에서 강하게 음파가 반사되므로 다수의 고에코 층상구조로 나타나게 된다(fibrillar pattern). 그러나 초음파가 비스듬히 입사되면, 비스듬하게 반사되어 프로브로 돌아오는 반사파가 적어져 조직 전체가 저에코로 보이게 된다.

초음파의 방향성에 따라 조직의 에코 신호 강도가 달라진다(**그림 28, 29**). 이 현상을 이방성이라고 하며,[7] 건 · 인대의 파열로 오인하지 않아야 한다.

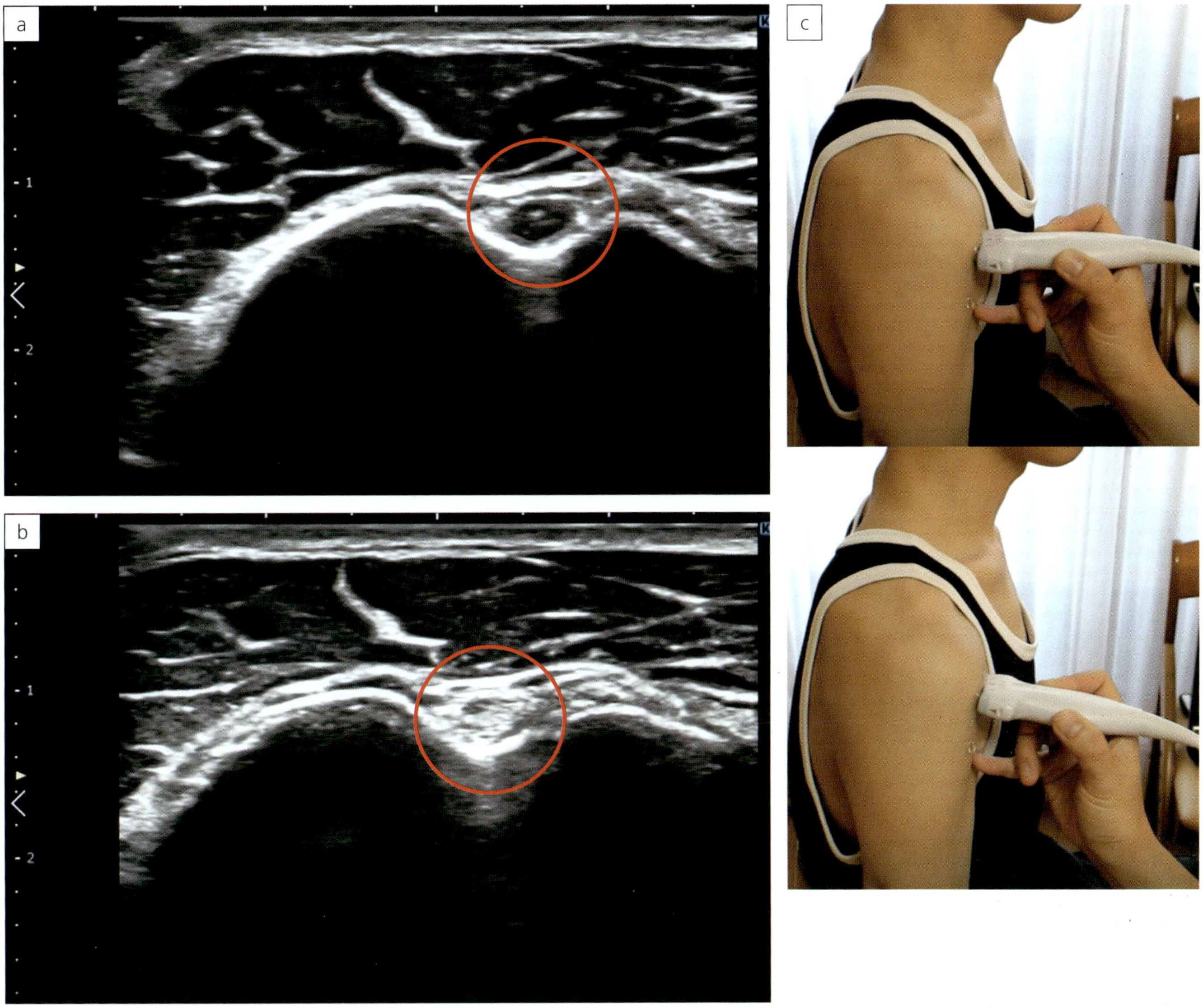

그림 28 상완이두근 장두건

a : 이방성(+)
b : 이방성(-)
c : 외관[a의 스캔(위), b의 스캔(아래)]

4—근골격계 구성체의 소견

이 책의 특징을 위해 굳이 체간의 근골격계 초음파 영상을 대표적인 예로 게재했으며, 사지의 영상만큼 전형적이지 않은 것도 있다.

근육(그림 30)

근섬유의 집합체인 근속이 저에코로, 이를 감싸는 근주위막, 근막(**그림 30 빨간 화살촉**)이 고에코상으로 나타난다. 손상된 근육의 고에코상, 혈종의 존재, 섬유 배열의 이상, 단면적 등이 관찰 포인트이며, 듀얼화면 표시를 이용한 좌우 비교도 중요하다.

건

정상 건은 복수의 선상 고에코와 저에코상이 층상으로 배열된 fibrillar pattern을 보인다(**그림 29**). 그러나 **「3 초음파 기본지식」** 장의 **[Artifact]**(p. 13)에서 설명한 것처럼, 건의 주행에 대해 초음파가 비스듬히 입사되면 이방성의 영향으로 인해 내부 에코가 소실되어 건 파열과 같이 보일 수 있으므로 주의를 요한다(**그림 29 빨간 화살촉**).

인대

정상 인대의 장축상도 건과 마찬가지로 fibrillar pattern을 보이고, 부착하는 뼈를 랜드마크로 스캔하는 것이 요령이다(**그림 31**).

신경

단축상에서는 원형 저에코상으로 나타나는 신경섬유속이 여러 개 모여, 그 주위의 신경 주위막, 신경상막이 고에코상이므로 포도알 또는 벌집 모양으로 보인다. 장축상에서는 이 구조가 층상이 되어 fascicular pattern으로 나타난다(**그림 32**). 그러나 말초신경은 부위에 따라 내부가 균일한 저에코로 보이기도 하는데, 이는 공간 분해능이 낮기 때문인 것으로 보이며 경추신경근이 그 대표 예로 보고되었다.[8] 그러나 현재는 초음파의 공간 분해능도 개선되어 벌집으로 보이는 정중신경과 내부가 균일한 저에코로 보이는 경추신경근·척수신경(**그림 33**) 구조의 음향 특성상의 차이도 그 원인으로 생각된다. 관찰 포인트로는 종창이나 포착 등의 단면적 변화, 주행, 주변 구성체와의 관계, 관절의 움직임 등에 따른 신경의 움직임 등이 있다.

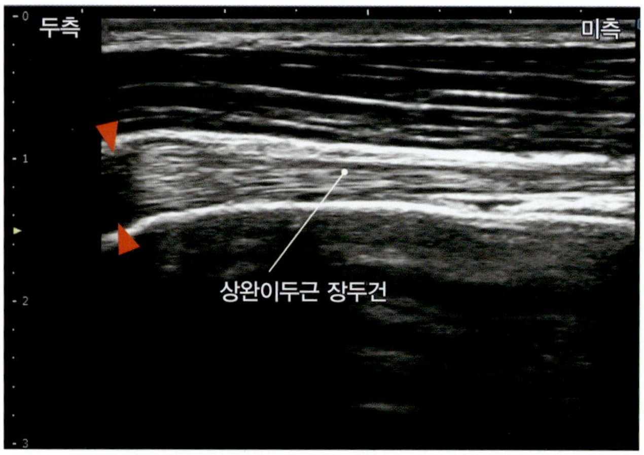

그림 29 근골격계 구성체의 소견(건)
빨간 화살촉 : 이방성

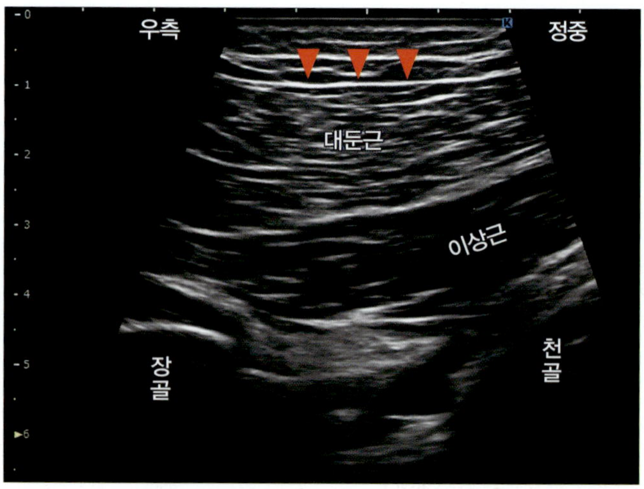

그림 30 근골격계 구성체의 소견(근육)
빨간 화살촉 : 근막

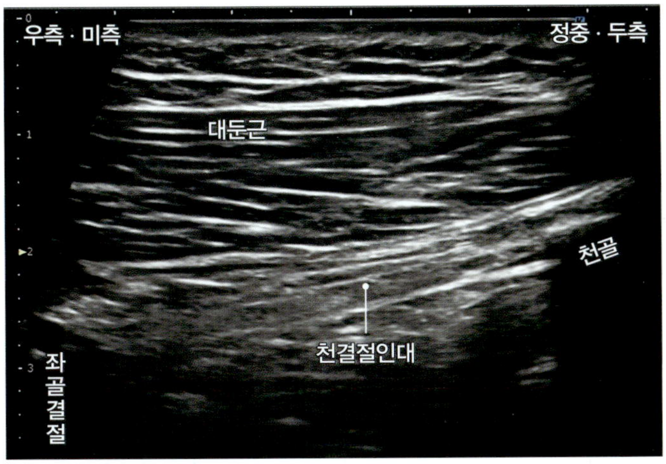

그림 31 근골격계 구성체의 소견(인대)

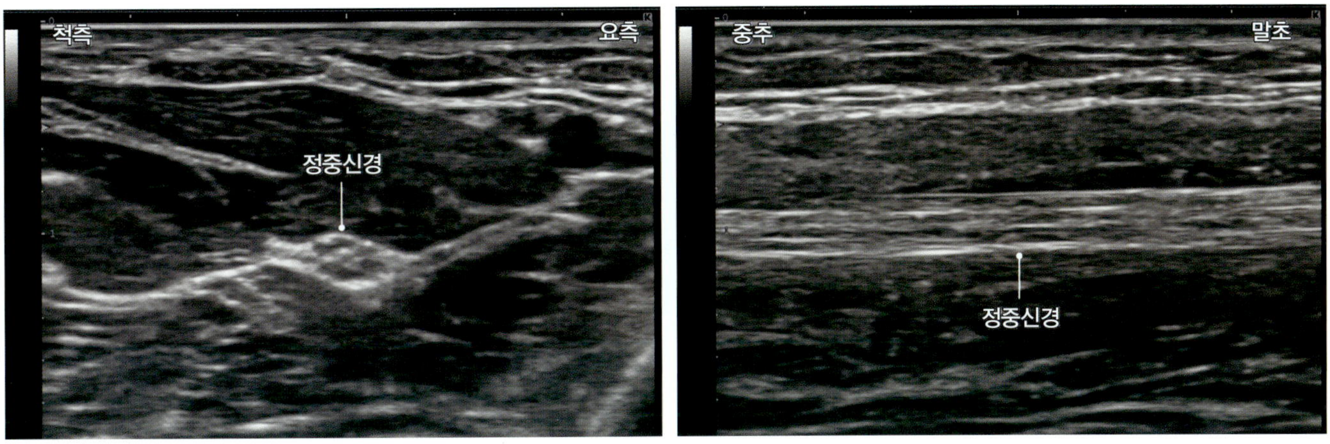

그림 32 근골격계 구성체의 소견(신경)

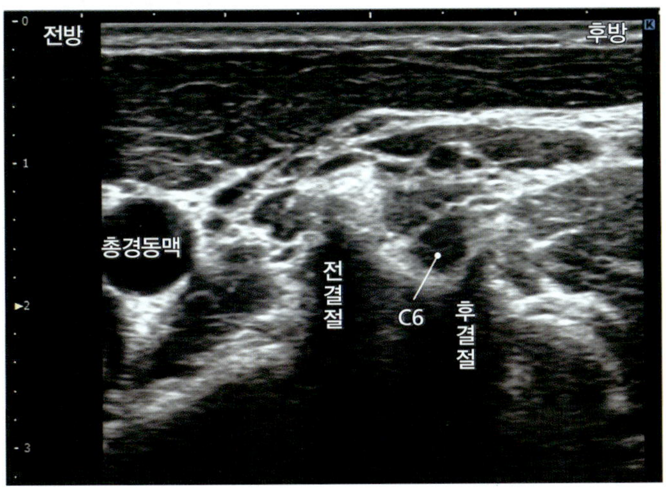

그림 33 근골격계 구성체의 소견(신경)

뼈

골피질 표면에서 초음파의 대부분이 반사되므로 선상 고에코로 나타나며, 그 심부는 음향음영으로 무에코이며 화면에서 검게 보인다(**그림 34-1**). 선상 고에코상의 단절이나 불규칙, 그 주위 혈종 등의 존재(**그림 34-2**), 골막의 비후 등을 관찰한다.

연골

관절연골, 늑연골 등의 유리연골은 다량의 수분으로 균일한 조직이므로 반사가 거의 발생하지 않고, 저에코상으로 나타난다(**그림 35**).

이에 비해 무릎 반월연골판 등의 섬유연골은 내부의 교원섬유로 반사가 발생하여 약간 고에코상으로 보인다.

혈관

혈관벽은 선상 고에코, 혈관내강은 원형의 저에코로 나타난다(**그림 36**). 동맥은 평활근층이 발달하여 벽이 두껍고 탄성판이 있어, 정맥과 같이 압박 변형되기 어려운 특징이 있다. 혈류 방향과 속도는 컬러 도플러법, 혈류 유무는 파워 도플러법으로 관찰한다.[9)]

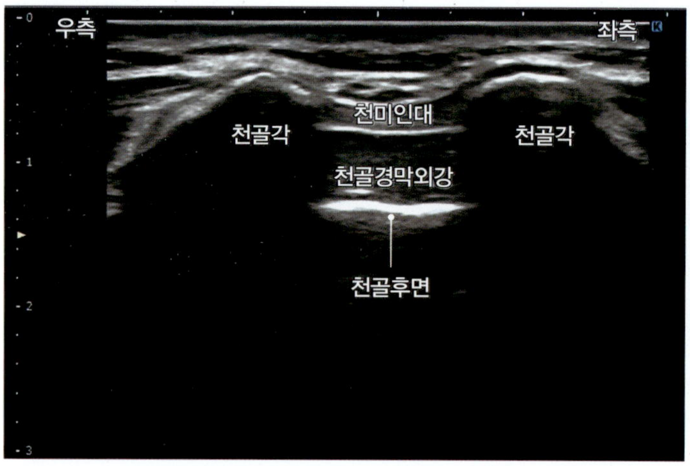

그림 34-1 근골격계 구성체의 소견(뼈)

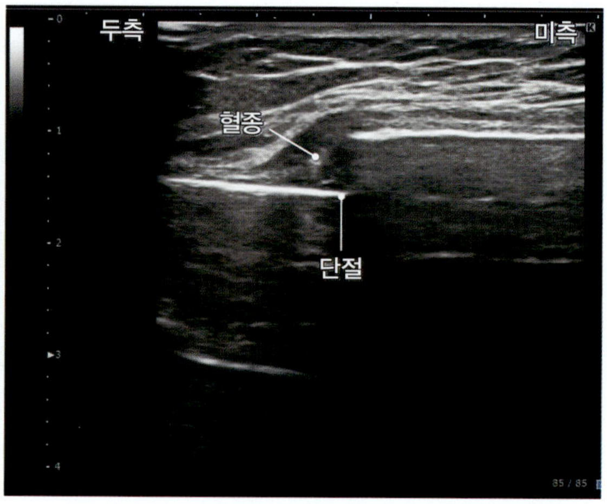

그림 34-2 근골격계 구성체의 소견(뼈) : 흉골 체부 골절

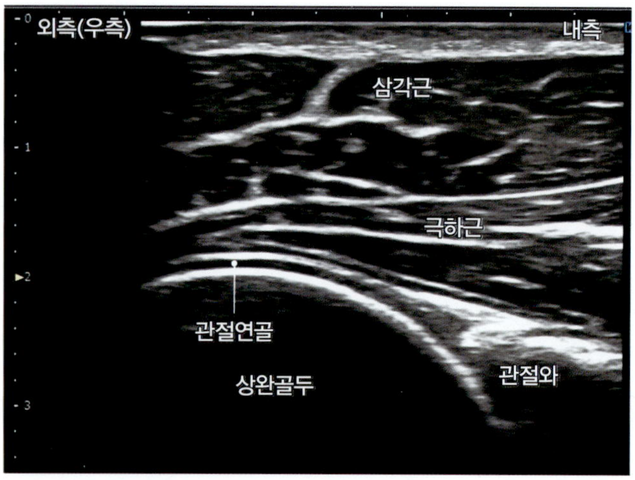

그림 35 근골격계 구성체의 소견(연골)

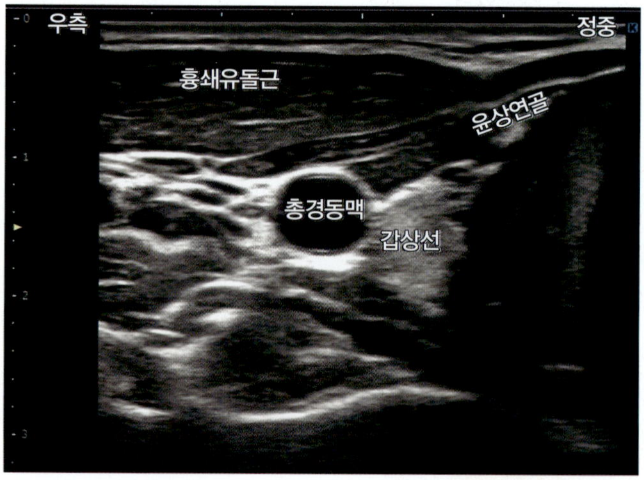

그림 36 근골격계 구성체의 소견(혈관)

5 — 초음파 유도하 인터벤션의 기본

주사기와 바늘(그림 37)

척추 초음파에서 필자는 28mm나 60mm 길이의 바늘 및 5mL와 10mL 실린지(비용 또는 준비의 문제가 없다면 lock 방식)를 주로 사용한다. 주사 바늘의 굵기는 척추 초음파의 경우 처음에는 23G를 사용했다가, 초음파에 익숙해짐에 따라 25G로 변경할 수 있었다.

또한, 인터벤션 시작 전에 실린지 내의 공기를 빼두는 것이 매우 중요한 작업이다. 「**3 초음파 기본지식**」 장의 「**음향 임피던스**」(p. 13)에서 기술한 것처럼 공기를 타깃 주위에 주입하게 되면 공기와 그 심층 조직 사이에 초음파의 강한 반사가 발생하게 되어 무에코가 되고, 이후 정확한 주입이 곤란해진다.

포지셔닝

시선 · 바늘 · 프로브 · 모니터 화면이 일직선상에 오는 In line이 되도록 세팅하는 것이 기본이며(**그림 38, 39**), 숙련되기 전에는 특히 이를 의식해야 한다. 필자는 지금

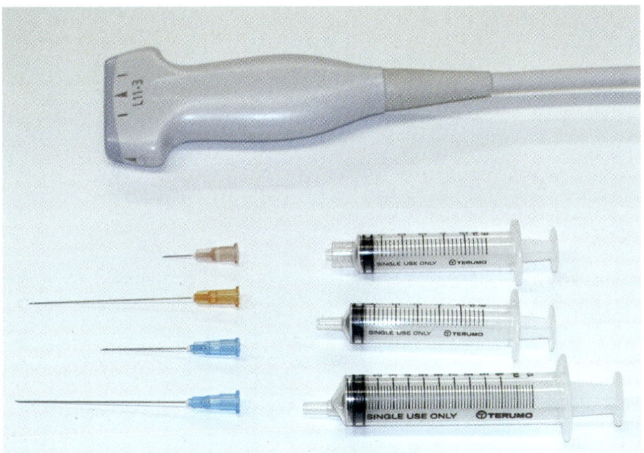

그림 37 **주사기와 바늘**
필자는 위에서 두 번째의 25G long needle과 맨 위 5mL lock 실린지를 애용한다.

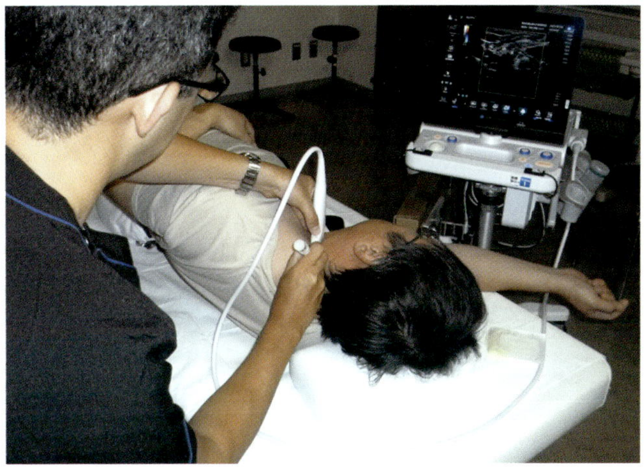

그림 38 **포지셔닝(In line)**

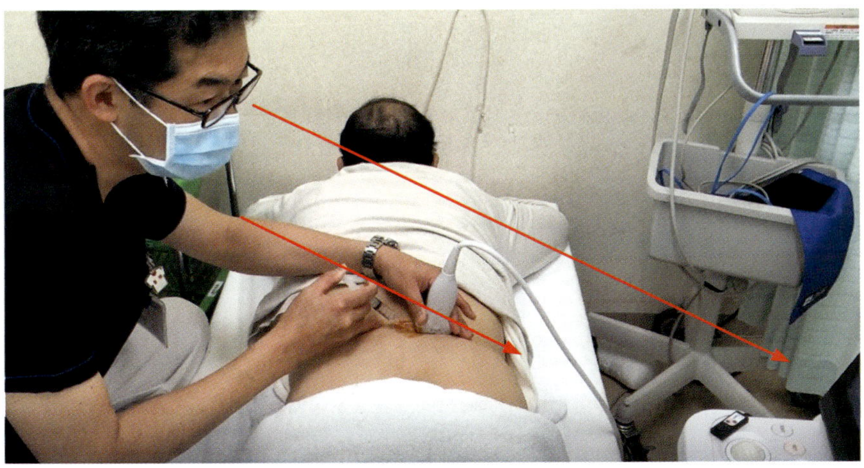

그림 39 **포지셔닝(In line)**

도 동일선상이 아닌 Out of line과 비교하면 시행 난이도가 다름을 실감하고 있다.

그러나 실제 임상현장인 진찰실이나 처치실에서 완전한 In line으로 세팅하기 어려울 수도 있으므로, 팬텀, 닭고기, 젤 등을 이용해 초음파 유도하 주사를 연습해 수기를 향상시키거거나, 본인 임상현장의 위치관계에서의 천자에 익숙해지는 것이 중요하다.

Pre-scan

천자 전에 타깃 구성체를 따라 프로브를 이동시키며 스캔한다. 주위나 바늘 자입경로의 혈관 · 신경 등의 존재를 확인하고, 적절한 천자법 · 천자부위 · 천자경로를 결정한다. 이 pre-scan은 중요한 수순으로, 잘못된 천자를 피할 수 있을 뿐 아니라 수기의 향상으로도 이어진다고 생각한다.

천자법(평행법 · 교차법)[10) 11)]

오른손잡이의 경우, 오른손으로 주사할 수 있도록 왼손에 프로브를 쥐고 시행한다. 천자수기에는 프로브 면과 평행하게 바늘을 자입하는 평행법과, 수직으로 바늘을 자입하는 교차법이 있다.

▶ 평행법

프로브 면에서 나오는 초음파의 주사면 내를 천자 바늘이 통과하듯 타깃을 향해 천자하는 방법이다(**그림 40**). 바늘의 경로나 조직과의 위치관계를 알기 쉬워 평행법으로 가능한 부위는 가급적 평행법으로 천자한다.

그러나 평행법에서 바늘 자입 및 유도 시 주의점이 있으며, 수기에 익숙하지 않을 때 특히 주의를 요한다. 선상 고에코상으로 보이는 바늘은 반드시 바늘 전체(특히 바늘 끝)를 스캔할 수 없는 경우가 있으며, 화면에 나타

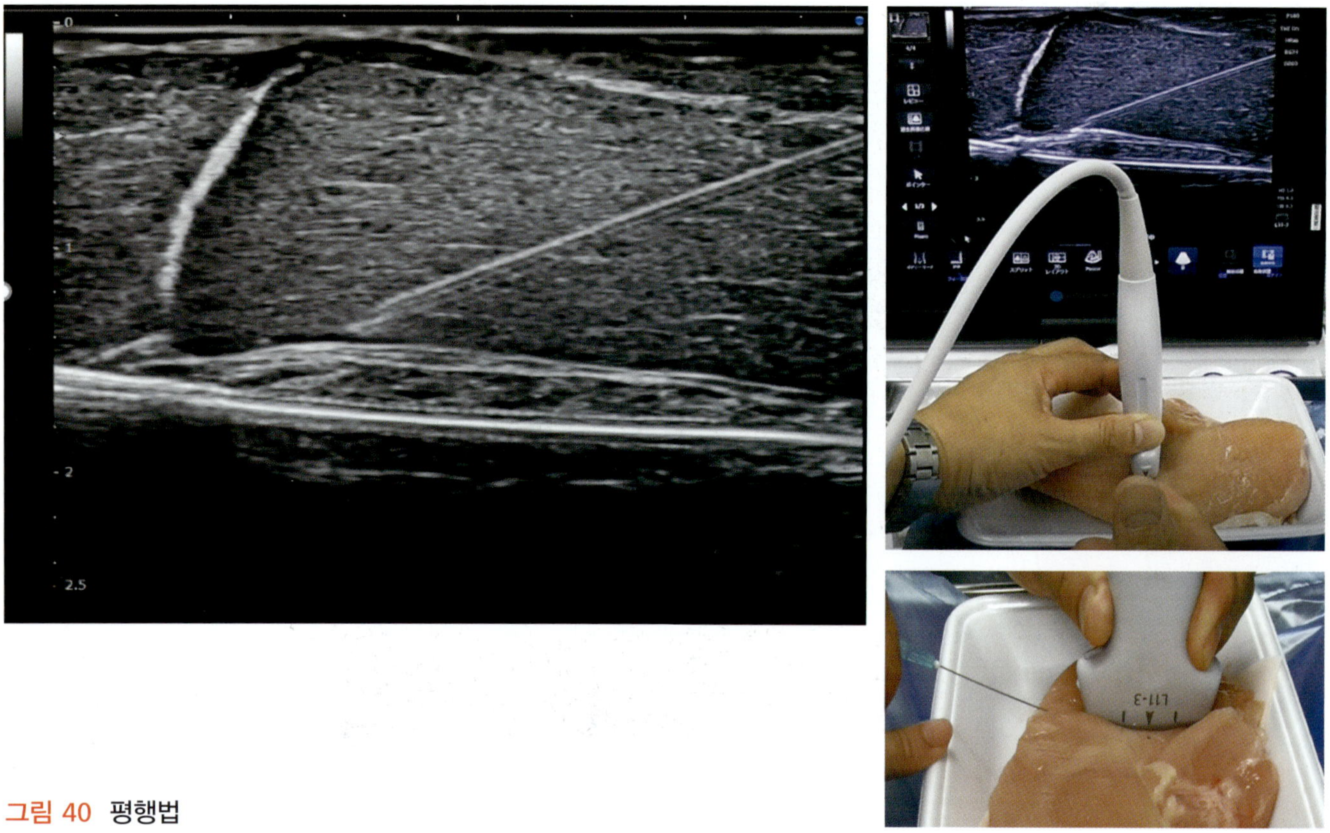

그림 40 평행법

난 것 이상으로 바늘이 심부에 위치할 수 있다. 따라서 초음파 유도하 인터벤션에 익숙하지 않은 동안은, 바늘을 조금씩 움직이거나 약제를 소량씩 주입하여 바늘 끝 주위 연부조직의 움직임을 보며 바늘 끝을 확인할 필요가 있다.

또한, 바늘과 프로브 면과의 각도가 평행에서 수직에 가까워짐에 따라 초음파의 반사가 적어져 바늘이 잘 보이지 않게 된다(**그림 41**). 바늘의 자입점을 프로브에서 멀게 하거나, 프로브의 Rock(Rocking) 스캔을 시행해 바늘과 프로브의 각도를 평행에 가깝게 하면 스캔이 쉬워진다.

평행법에서는 바늘 끝의 컷팅면(bevel)도 확인되므로, 이를 의식해 바늘을 진행하는 것도 성공의 비결이다(**그림 42**). 「**5 초음파 유도하 인터벤션의 기본**」 장의 「**약물 주입**」(p. 22)에 기재되었듯, 타깃 신경의 심층 및 안쪽부터 약제를 주입할 때에는 bevel up(컷팅면을 위로 향함)으로 바늘을 진행하면 신경 손상 위험을 낮출 수 있다.

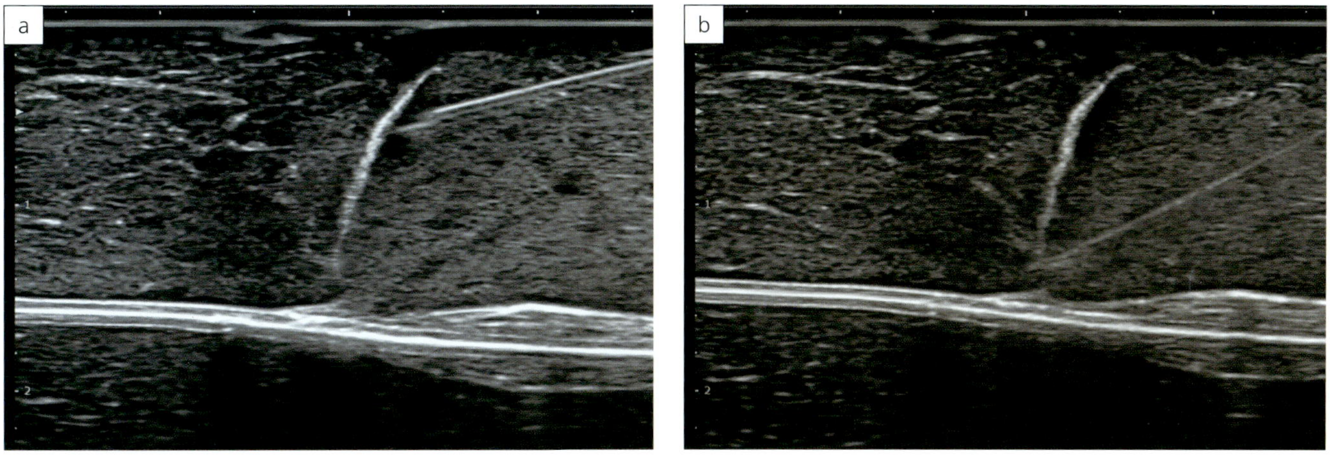

그림 41 평행법에서 바늘의 기울기와 스캔의 차이
a : 프로브 면과 바늘이 평행에 가까우면, 바늘이 선명하게 나타난다.
b : 프로브 면에 대해 각이 크고, 심부를 향할 경우 바늘이 불명료해진다.

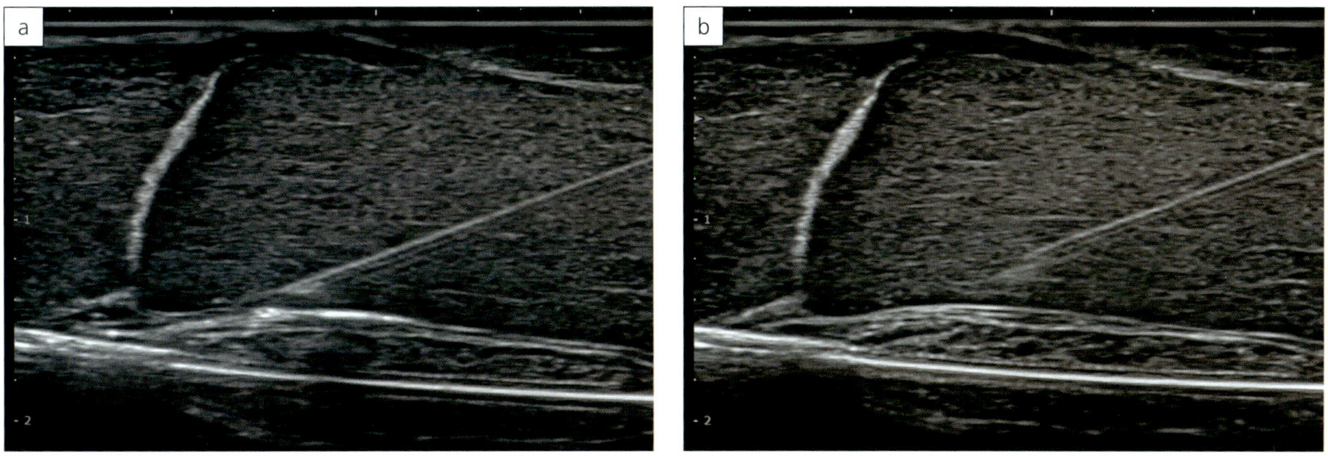

그림 42 bevel의 차이
a : bevel down
b : bevel up

▶ 교차법

프로브 면에서 나오는 초음파의 주사면에 직교(교차)해 바늘을 천자하는 방법이다(**그림 43**). 자입각이 비교적 자유로워 평행법으로 천자가 곤란한 부위에 적당하지만, 초음파 주사면에 존재하는 바늘의 작은 단면이 고에코로 나타날 뿐이므로(**그림 43 빨간 원**), 바늘 끝의 위치를 놓치기 쉬운 단점이 있다.

교차법의 이미지를 확인하기 위해서는 거리와 각도로 계산하는 방법이 있다. 1cm 깊이에 타깃이 있을 때 프로브 중심에서 1cm 떨어져 자입한다면, 45°로 바늘을 진행하면 좋다. 또는 타깃이 2cm 깊이에 있는 경우는 45°로 자입한다면 2cm 떨어져 자입하며, 60°로 자입한다면 1.16cm(2cm÷$\sqrt{3}$) 떨어져 자입하는 것이 좋다.

약물 주입

타깃의 천층에 처음 약제를 주입하면, 약물이 신경을 누르게 되어, 타깃 심층 쪽에 주입이 어려워진다. 심층 그리고 안쪽부터 주입하면 약물이 신경을 천층으로 밀어올려 이후 천층에 약물을 주입하기 쉬워진다.

혈액의 역류, 혈관 내 움직임 영상, 타깃 주위의 약물 확산 불량 등은 혈관 내 주입 가능성이 있으므로 주의가 필요하다.

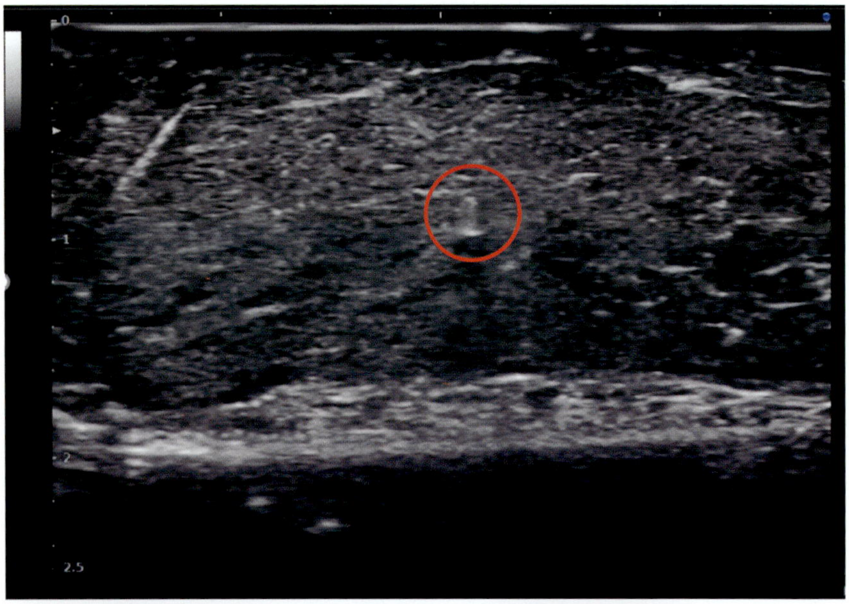

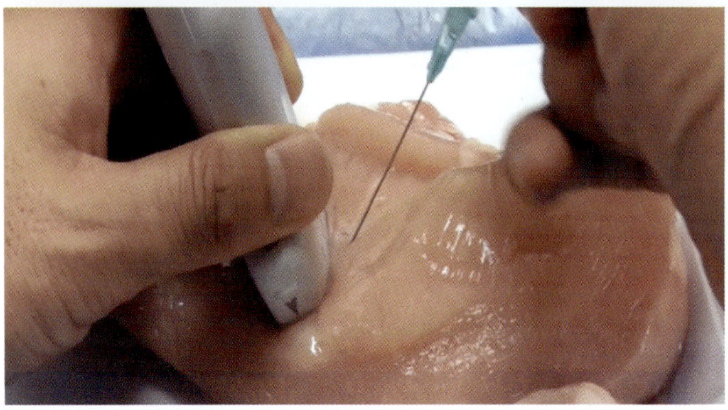

그림 43 교차법
바늘의 단면이 고에코로 보인다(빨간 원).

참고문헌

1. 鳥澤智里：装置の使い方：各種設定法. わかる! 運動器エコービギナーズガイド. 高橋 周, 他編. 新興医学出版社, 2016, p18-28.
2. 若松立也：超音波の基礎. わかる! 運動器エコービギナーズガイド. 高橋 周, 他編. 新興医学出版社, 2016, p8-17.
3. 渡辺 決：超音波用語解説：整形外科超音波診断アトラス. 第2版. 日本整形外科超音波研究会, 編.南江堂, 2004, p20-34.
4. American Institute of Ultrasound in Medicine. AIUM technical bulletin; Transducer manipulation. J Ultrasound Med. 1999; 18(2): 169-75.
5. Bahner DP, et al : Language of transducer manipulation; Codifing terms for effective teaching. J Ultrasound Med. 2016; 35(1): 183-8.
6. 濱口浩敏：エコーの原理. 神経筋疾患の超音波検査実践マニュアル. 神経筋超音波研究会, 編. 南江堂, 2018, p2-16.
7. 仲西康顕：超音波の特性・組織の見え方. うまくいく! 超音波でさがす末梢神経. 田中康仁, 監. メジカルビュー社, 2015, p10-2.
8. 神経筋疾患の超音波検査実践マニュアル. 神経筋超音波研究会, 編. 南江堂, 2018, p17-21.
9. 皆川洋至：超音波でわかる運動器疾患. メジカルビュー社, 2010, p12-20.
10. 仲西康顕：超音波の特性 ・ 組織の見え方. うまくいく! 超音波でさがす末梢神経. 田中康仁, 監. メジカルビュー社, 2015, p32-40.
11. 中瀬順介：膝関節の超音波診療. 膝エコーのすべて. 土屋弘行, 監. 日本医事新報社, 2020, p2-8.

「증상 및 신체소견」으로 고찰하는 초음파 유도하 주사의 타깃

- 위험신호(red flags)에 주의하며, 심각한 척추 질환 가능성이 있는 통증, 내과·부인과 질환 등에 동반된 통증, 그리고 방광직장장애나 강한 마비가 동반된 통증을 배제하는 것이 최우선이다!
- 압통 부위도 타깃을 고려하는데 중요하므로, 해부학적 위치를 이해하고 있는 것이 매우 중요하다.

경견완부 통증

경추 가동범위 제한

경부의 자세, 운동(전굴·굴곡)에 따라 악화되는 경부·견갑부 통증

경부의 자세, 운동(후굴·신전)에 따라 악화되는 경부·견갑부 통증

경부의 운동에 따라 악화되는 상지 통증 · 저림

견관절 가동범위 제한과 견관절 운동에 따른 주위의 통증 악화

상지 거상에 따라 악화되는 경견완부 통증 · 상지 저림

상지 거상에 따라 개선되는 경견완부 통증 · 상지 저림

견관절 · 상지 근력저하

요배부 · 둔부 · 서혜부 · 하지 통증

좌위 시 · 안정 시 하지 통증

Target 210 : 척수신경 후지외측지(천골신경), *303* : 천장관절 · 후천장인대 ———— p.256, p.324

Target 301 : 천골 경막외, *302* : 후천골공 · 천골신경근, *313* : 신경근 · 척수신경 ———— p.315, p.320, p.347

Target 309 : 이상근(· 대둔근), *314* : 좌골신경 ———— p.338, p.356

Target 310 : 상둔신경 · 하둔신경 · 후대퇴피신경 ———— p.340

입위 지속 · 보행에서의 증상 증강

Target 206 : 흉요근막, *208* : 척수신경 후지중간지, *209* : 척수신경 후지외측지(요신경) ———— p.245, p.251, p.253

Target 301 : 천골 경막외, *302* : 후천골공 · 천골신경근, *313* : 신경근 · 척수신경 ———— p.315, p.320, p.347

한쪽 다리 기립 시 · 보행 개시 시 둔부 · 하지 통증 증강

Target 210 : 척수신경 후지외측지(천골신경), *303* : 천장관절 · 후천장인대 ———— p.256, p.324

Target 305 : 고관절, *311* : 중 · 소둔근 ———— p.329, p.343

Target 312 : 장 · 단 · 대내전근 ———— p.346

고관절 가동범위 제한

Target 210 : 척수신경 후지외측지(천골신경), *303* : 천장관절 · 후천장인대 ———— p.256, p.324

Target 305 : 고관절, *311* : 중 · 소둔근 ———— p.329, p.343

Target 307 : 대요근 · 요신경총 ———— p.334

Target 308 : 장골근, *315* : 대퇴신경 ———— p.337, p.360

고관절 수동 운동에 의한 통증 증강

Target 210 : 척수신경 후지외측지(천골신경), *303* : 천장관절 · 후천장인대 ———— p.256, p.324

Target 305 : 고관절, *311* : 중 · 소둔근 ———— p.329, p.343

Target 307 : 대요근 · 요신경총, *313* : 신경근 · 척수신경 ———— p.334, p.347

Target 309 : 이상근(· 대둔근), *314* : 좌골신경 ———— p.338, p.356

Target 308 : 장골근, *315* : 대퇴신경 ———— p.337, p.360

Target 312 : 장 · 단 · 대내전근, *318* : 폐쇄신경 ———— p.346, p.369

Target 316 : 외측대퇴피신경 ———— p.364

앙와위 시 하지 거상에 의해 증강하는 하지 통증 · 저림

Target 301 : 천골 경막외, *302* : 후천골공 · 천골신경근, *313* : 신경근 · 척수신경 ——— p.315, p.320, p.347

Target 309 : 이상근(· 대둔근), *314* : 좌골신경 ——— p.338, p.356

고관절 · 하지 근력저하

Target 301 : 천골 경막외, *302* : 후천골공 · 천골신경근, *307* : 대요근 · 요신경총, *313* : 신경근 · 척수신경 ——— p.315, p.320, p.334, p.347

Target 210 : 척수신경 후지외측지(천골신경), *303* : 천장관절 · 후천장인대 ——— p.256, p.324

Target 305 : 고관절, *311* : 중 · 소둔근 ——— p.329, p.343

Target 309 : 이상근(· 대둔근), *314* : 좌골신경 ——— p.338, p.356

Target 308 : 장골근, *315* : 대퇴신경 ——— p.337, p.360

Target 312 : 장 · 단 · 대내전근 ——— p.346

서혜부 통증

Target 210 : 척수신경 후지외측지(천골신경), *303* : 천장관절 · 후천장인대 ——— p.256, p.324

Target 305 : 고관절 ——— p.329

Target 312 : 장 · 단 · 대내전근, *318* : 폐쇄신경 ——— p.346, p.369

Target 319 : 장골서혜신경, 장골하복신경, *320* : 음부대퇴신경 ——— p.372, p.374

* 여기에 열거한 것은 필자가 진료 중에 머릿속으로 생각하는, 어디까지나 하나의 대략적인 기준이며, 그 외의 검사 소견이나 초음파 유도하 주사 시행 후의 제통 효과에 의해 진단을 얻을 수 있는 것도 많다. 특징적인 증상이나 소견 및 타깃을 추가로 기재, 삭제하여 오리지널 타깃표를 꼭 완성해 보기 바란다.

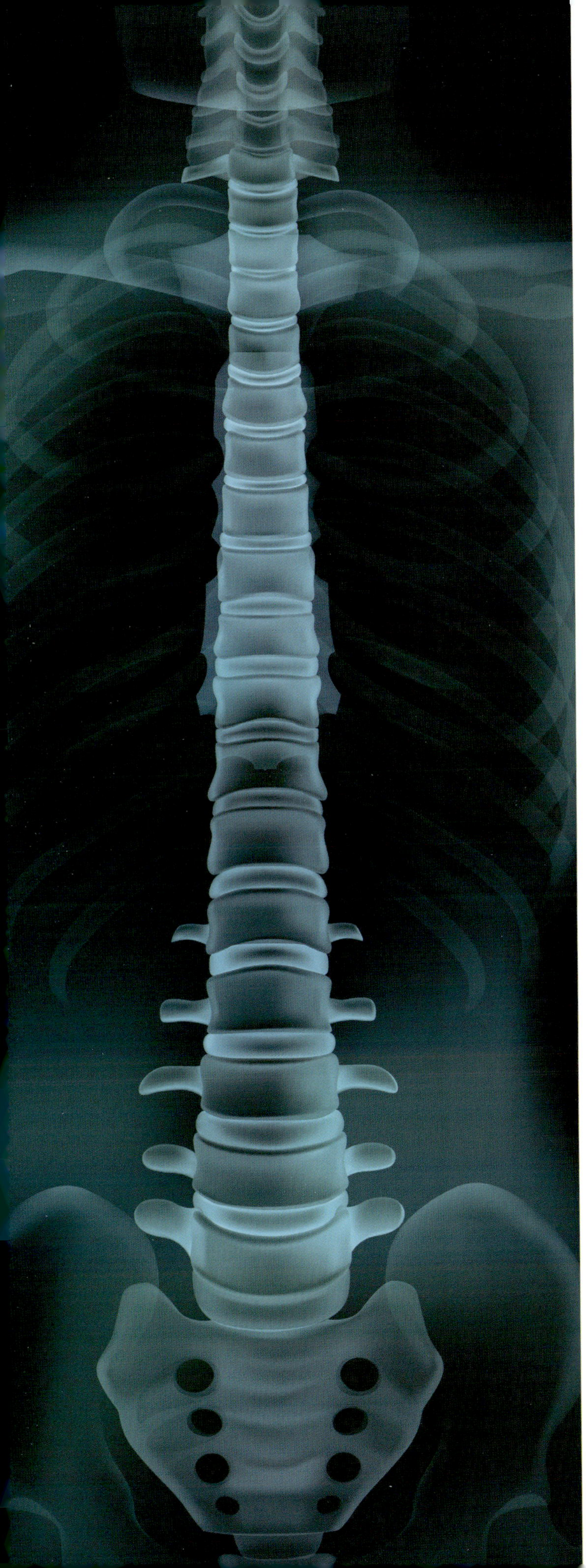

PART I
경견완부 통증

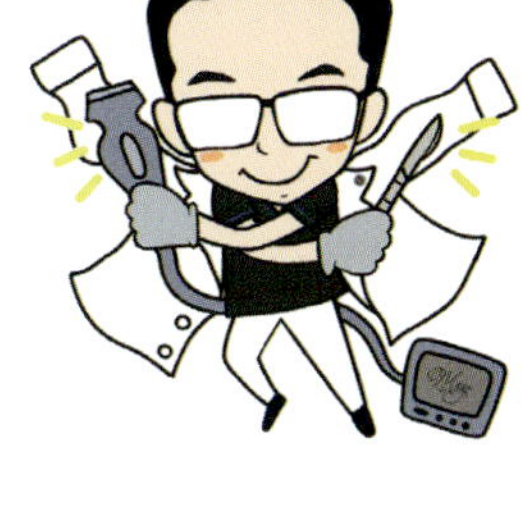

1 경견완부 통증과 관련된 초음파 해부 -SONOANATOMY-

1 — 경추

경견완부 통증에 대해 초음파 유도하 인터벤션을 시행할 때에는 경추의 해부 및 그 초음파 해부를 이해하는 것이 필수 조건이다.

추골의 기본 형태는 전방의 추체와 후방의 추궁 및 4종류, 7개의 돌기로 형성된다. 추체와 추궁으로 추공이 형성되며, 이것이 이어져 척추관이 된다. 돌기는 후방으로 돌출되는 극돌기, 측방은 횡돌기, 두미측으로의 돌기가 상 · 하관절돌기이다.

경추에는 추골동맥이 지나는 횡돌공이 있고, 극돌기 끝이 둘로 나뉘며, 추간관절의 관절면이 수평면에 대해 기울어져 있다는 특징이 있다. 또한 C1은 추체와 극돌기가 없으며, 전궁 · 후궁 · 그리고 외측에 위치하는 외측괴(lateral mass)로 이루어진 환상의 구조를 보여 환추라고도 한다. C2는 두측으로 돌출된 치돌기가 있으며, 축추라고 하는 것도 큰 특징으로 경추에서 회전운동의 대부분은 이 C1/2 환축관절에서 발생한다(**그림 1-1, 1-2**).

극돌기 · 추궁

C7의 극돌기는 특히 길어 융추라고도 하며, 쉽게 만져지므로 경추를 전굴시켜 촉지하며, 체표의 랜드마크가 된다(**그림 2**).

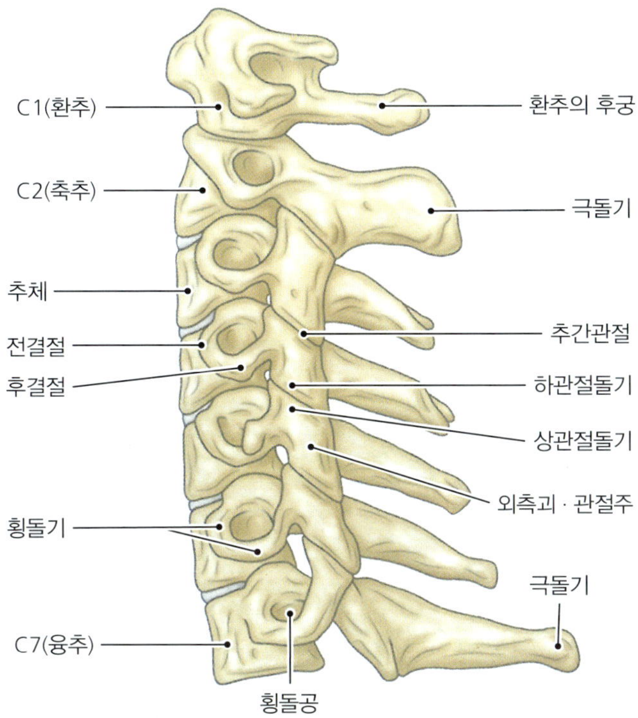

그림 1-1 **경추(측면)**

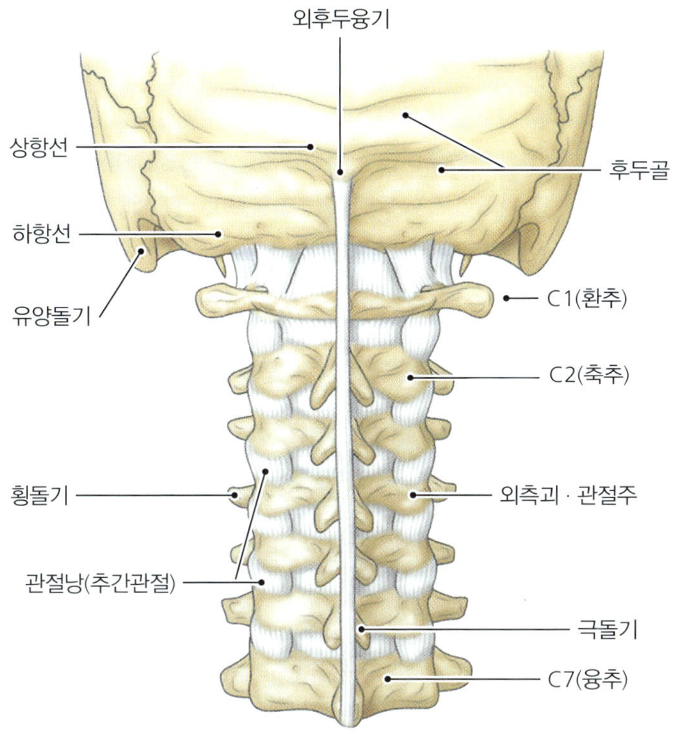

그림 1-2 **경추(정면)**

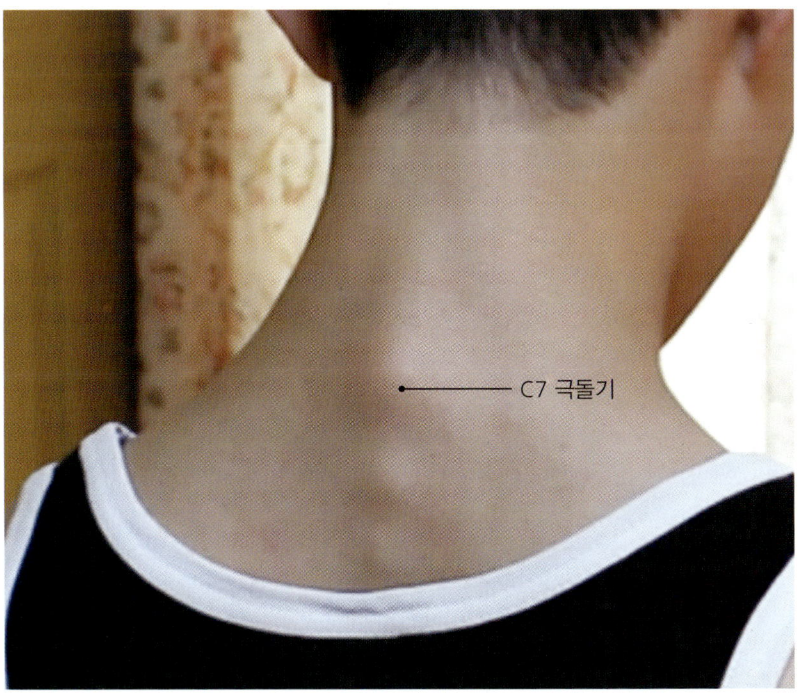

그림 2 **C7극돌기**

▶ 초음파 영상(단축상)

극돌기 위에서 정중으로 프로브를 대고 단축상을 관찰하면, 극돌기는 배측으로 볼록한 선상 고에코로 나타나며, 후방에 음향음영으로 무에코상을 동반한다. 경추에는 극돌기 끝이 둘로 나뉜 것도 많으며(**그림 3 빨간 화살촉**), 흔히 요추의 극돌기와 달리 끝부분이 크다. 극돌기 양측 심부에서 확인되는 수평한 선상 고에코상이 추궁이며, 동일하게 후방에 무에코상을 보인다(**그림 3**). 추궁의 경사에 맞춰 프로브를 약간 외측에서 추궁에 평행하게 대면 명료한 선상 고에코상으로 나타난다(**그림 4**).

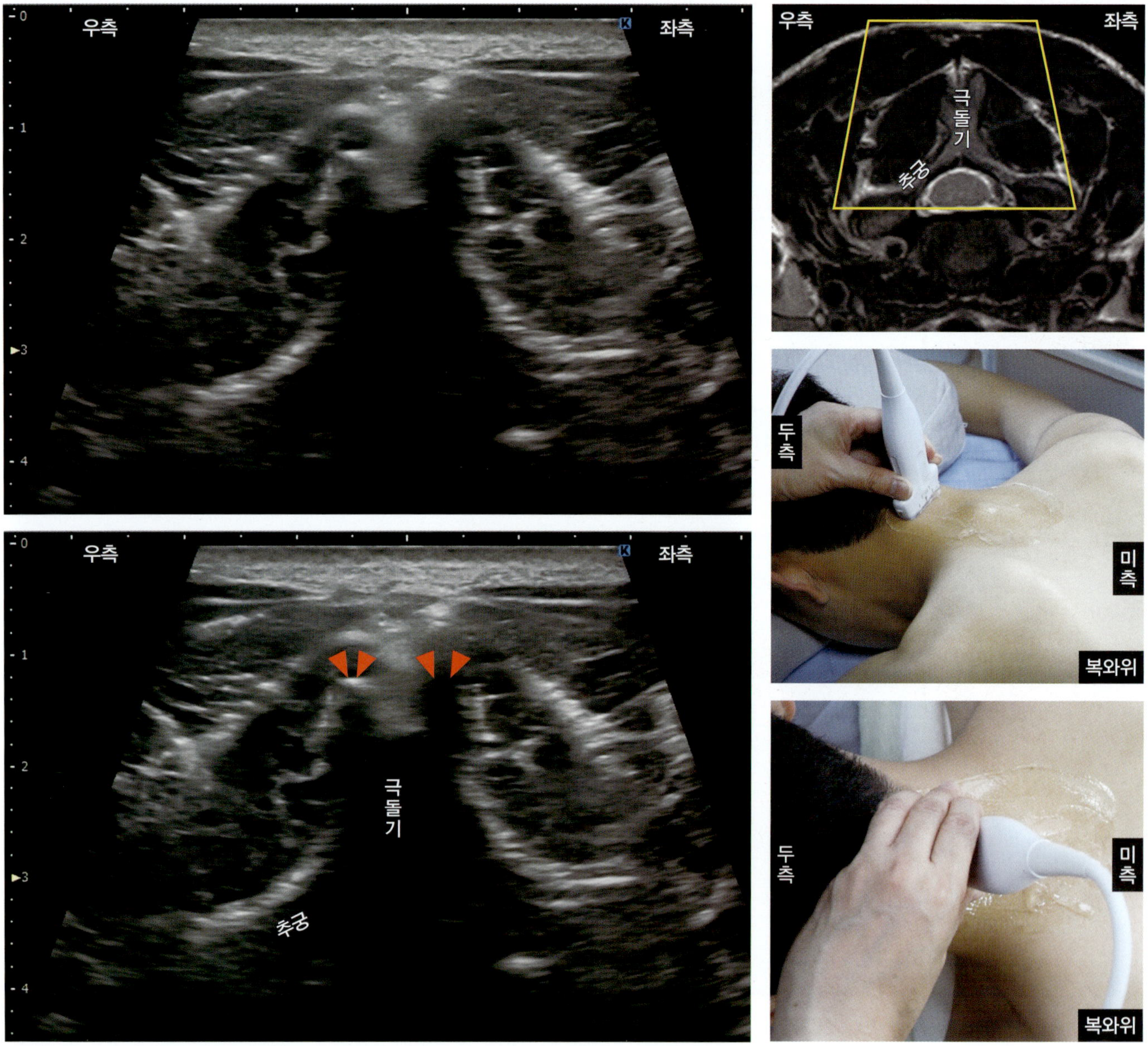

그림 3 극돌기 · 추궁(단축상)

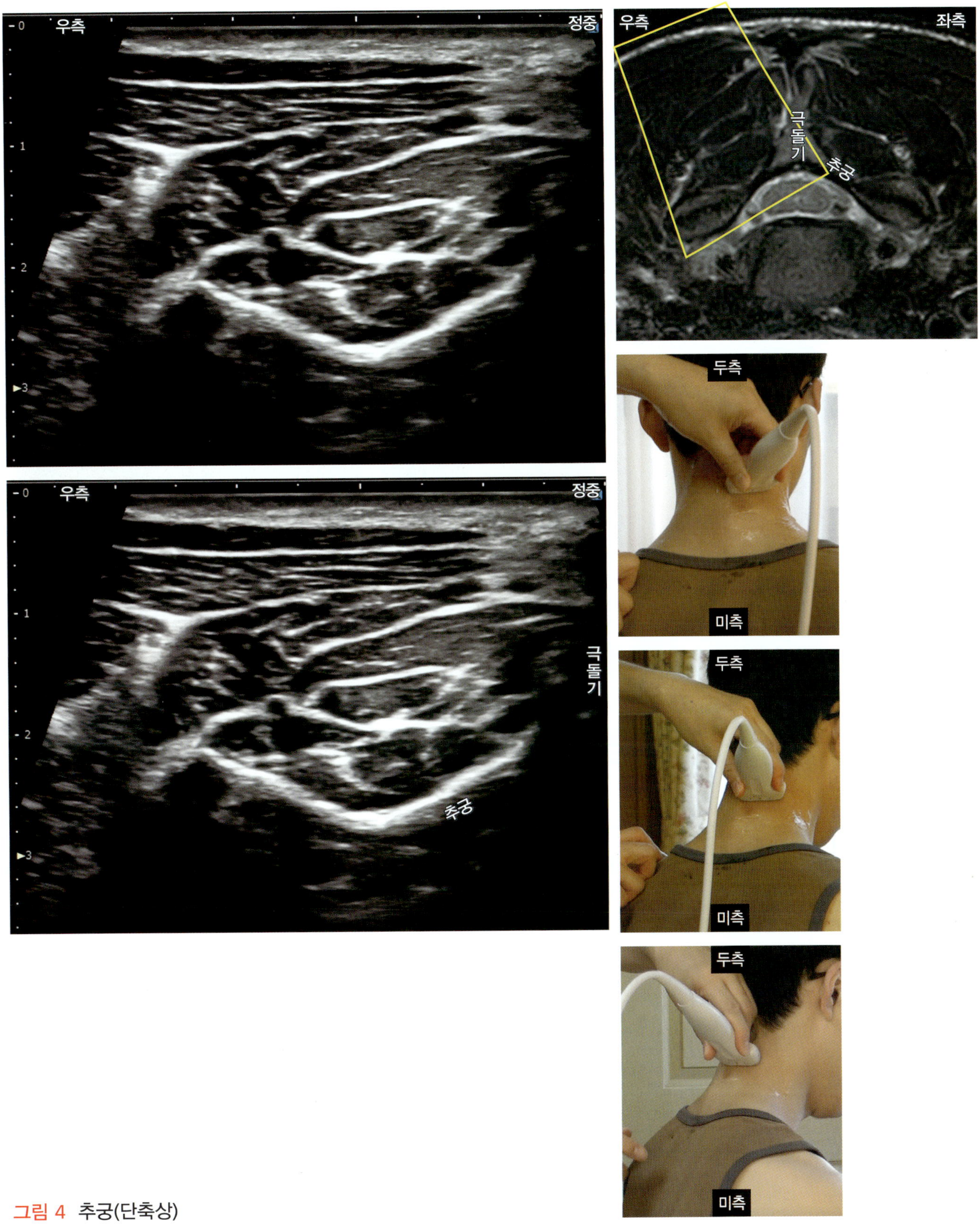

그림 4 추궁(단축상)

▶ 초음파 영상(장축상)

후경부에서 체간에 대해 장축으로 프로브를 대면, 상방(배측)으로 볼록한 일련의 선상 고에코상이 보이며 그 아래(후방)에 음향음영으로 무에코상이 관찰된다(**그림 5**). 경추의 레벨은 경추의 횡돌기(전 · 후결절) 형태로 확인하는 경우가 많지만, 이 장축상으로도 가능하다. 우선 두경 이행부 정중에 프로브를 대고, 장축상으로 후두골과 C1 후궁을 확인 후 프로브를 미측으로 Slide(Sliding)시키면 처음으로 나타나는 극돌기가 C2이다(**그림 6**). 더 미측으로 프로브를 이동시키며 극돌기를 세면 목

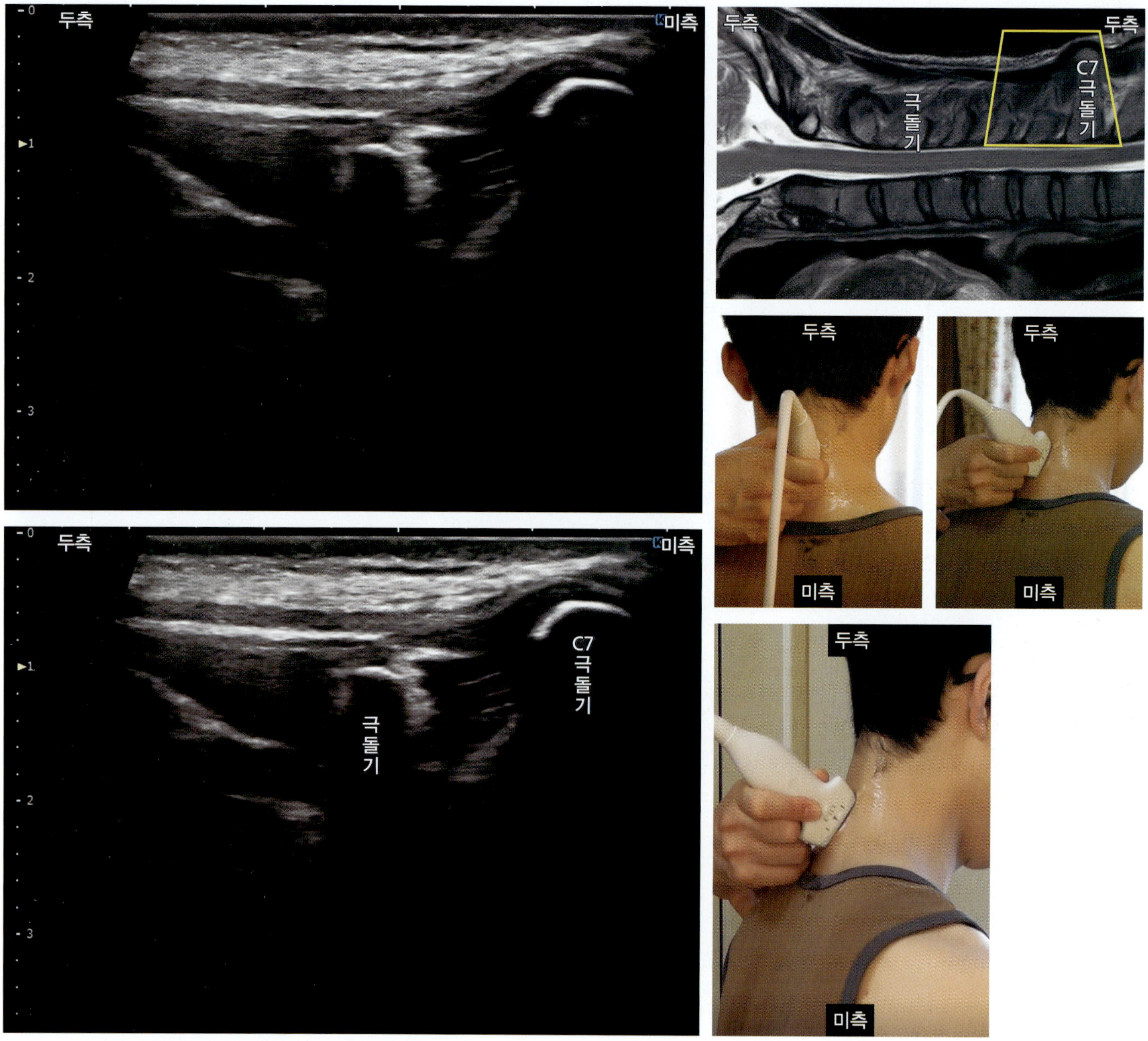

그림 5 극돌기(장축상)

적 레벨의 판단이 가능하다.

프로브를 약간 외측으로 이동시켜 정중을 향해 기울이면, 미측이 보다 상방(배측)으로 경사진 선상 고에코인 추궁이 나란히 나타난다(**그림 7**). 두미측 추궁의 간격이 추궁간이다.

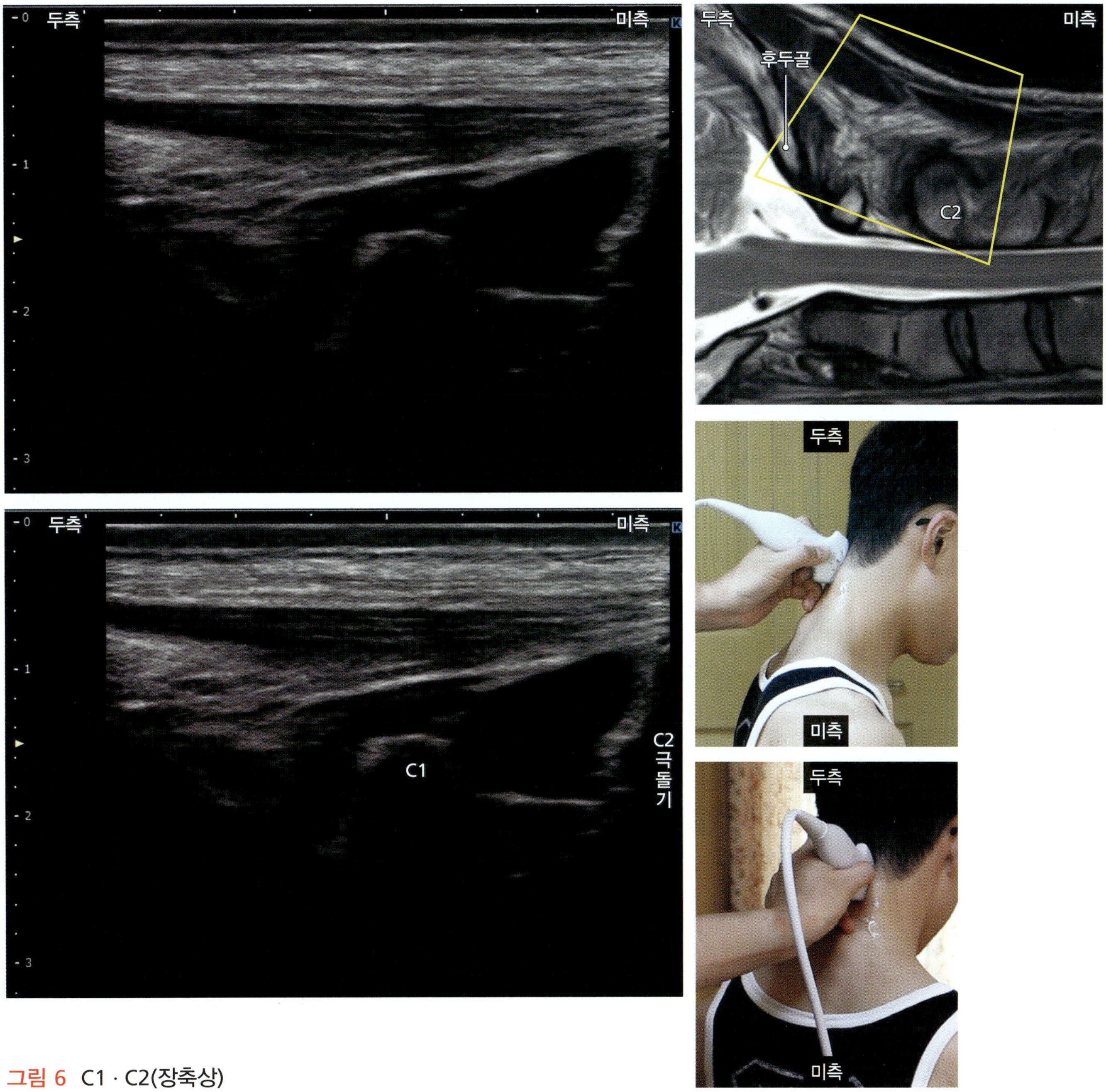

그림 6 C1 · C2(장축상)

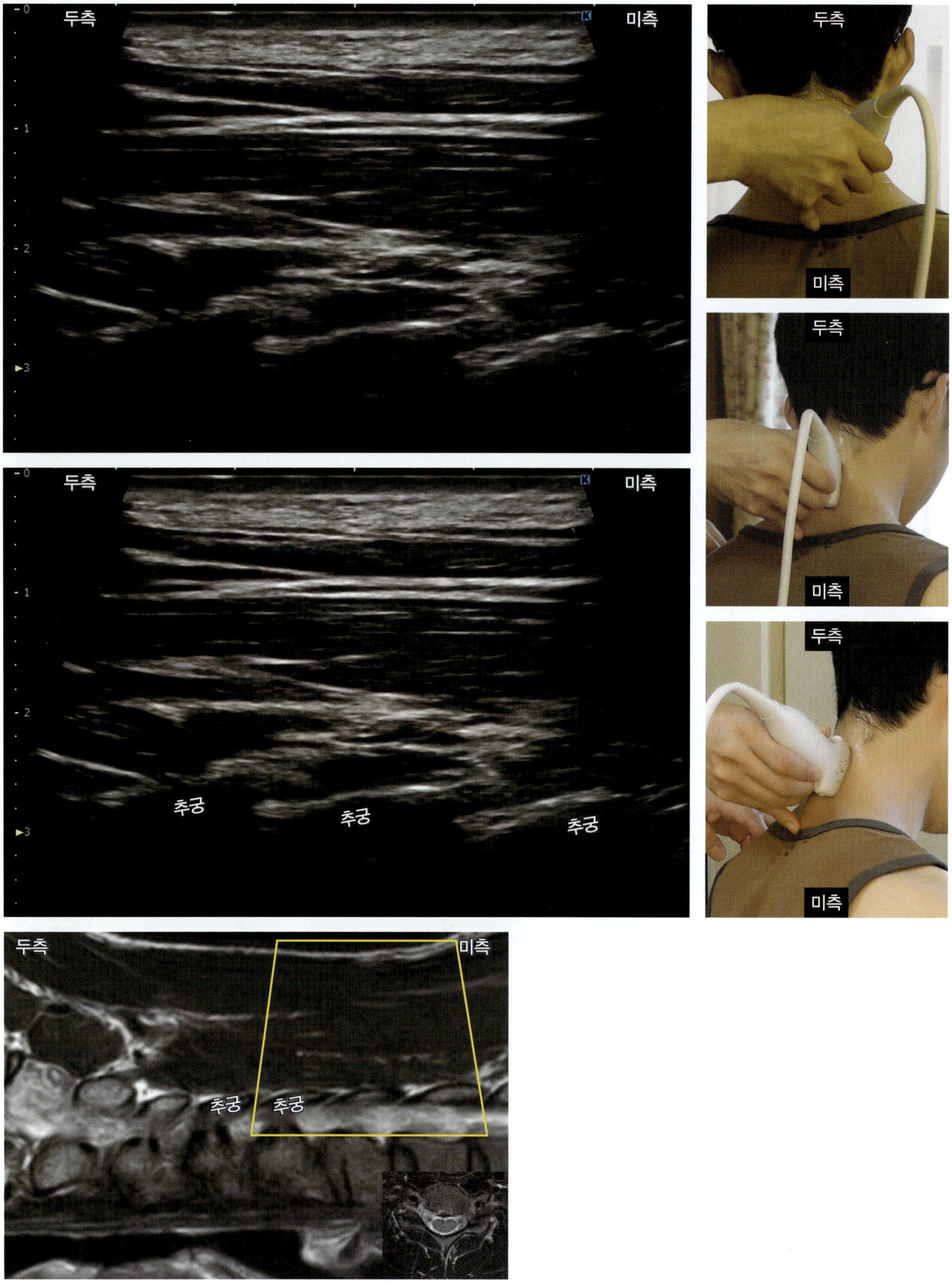

그림 7 **추궁(장축상)**

추간관절

중하위 경추의 추간관절(zygapophyseal joint ; facet joint)은 상위 추골의 하관절돌기와 하위 추골의 상관절돌기 사이의 평면관절로, 관절낭과 인대로 덮여 있다. 관절면은 전상방에서 후하방으로 완만히 기울어져 전후 운동이 용이하다.[1] 또한 추간관절은 척수신경 후지내측지 유래 관절지의 신경지배를 받는다. 각 추간관절은 두미측 각각 2개 신경의 지배를 받는다(**그림 8**).

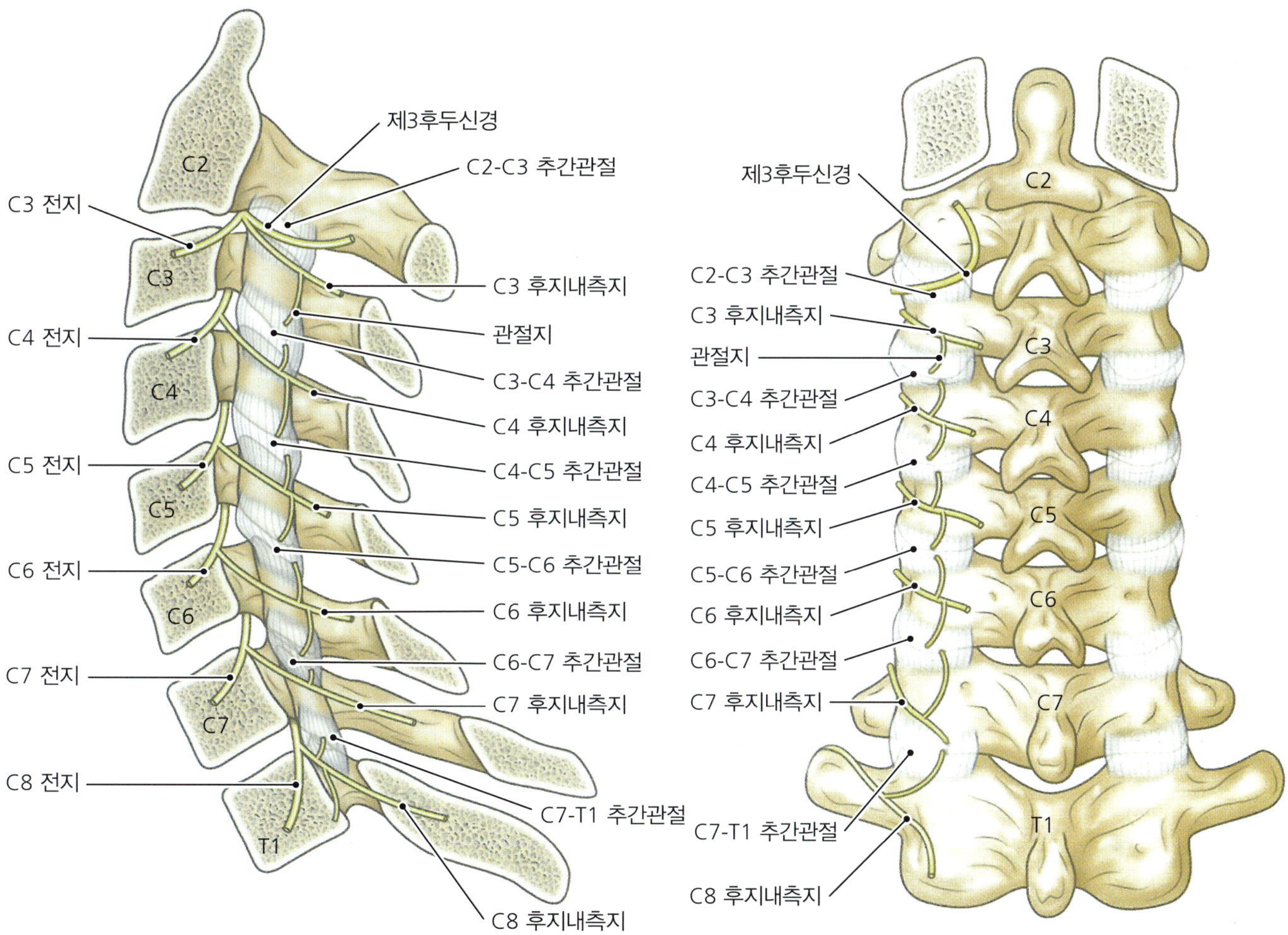

그림 8 추간관절 신경지배
(Atlas of image-guided spinal procedures 2nd ed. Furman M, et al, eds. Elsevir, 2017, p506 인용)

▶ 초음파 영상(장축상 · 후방)

정중 극돌기 위에 장축으로 댄 프로브를 체축에 평행하게 1~2cm 외측으로 Sweep(Sliding)시키면, 평탄하게 늘어선 선상 고에코상이 관찰된다. 평탄하게 이어지는 선상 고에코가 단절되는 부분이 있으며, 이 부분이 추간관절이다(**그림 9**).

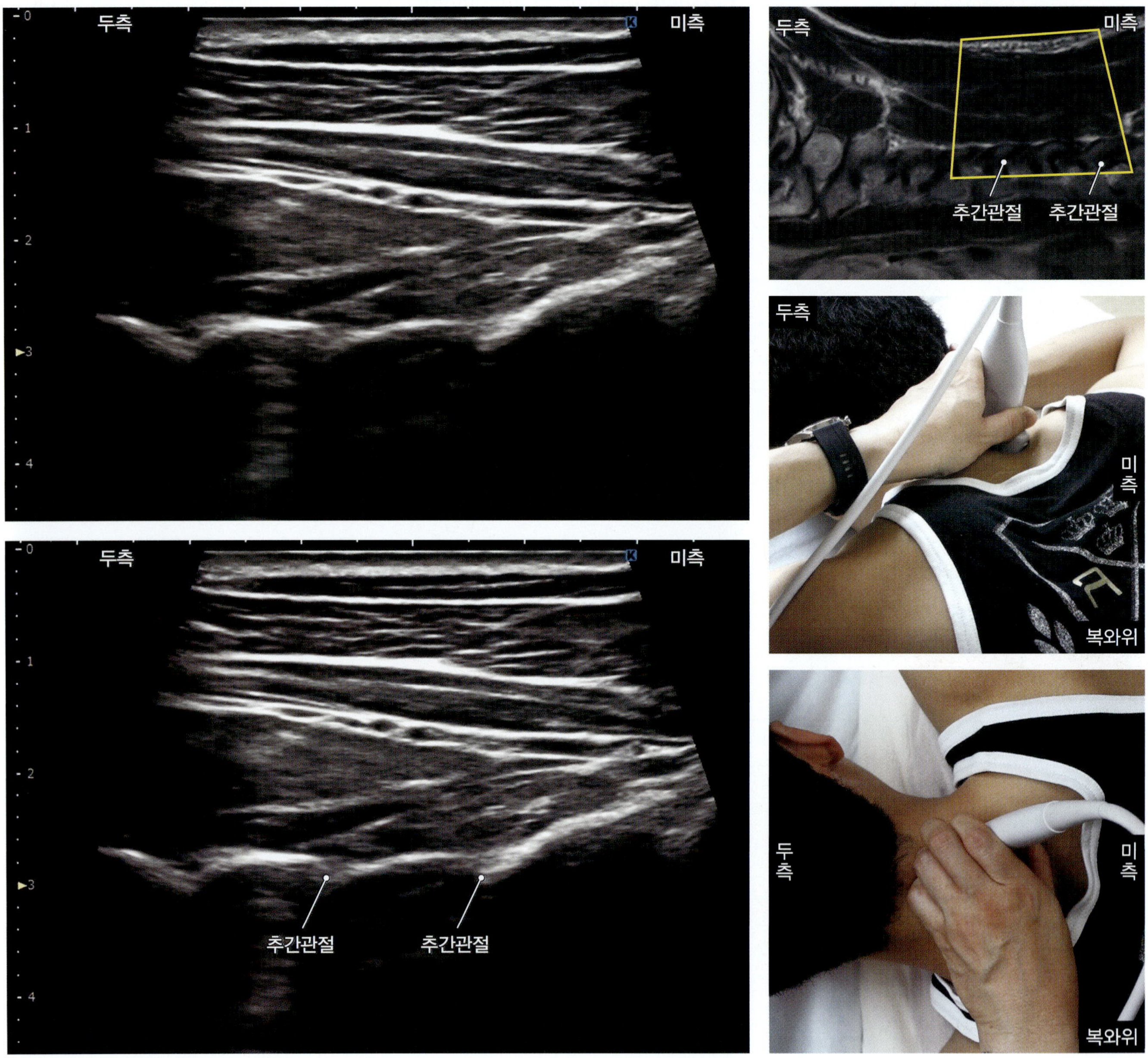

그림 9 추간관절(장축상 · 후방)

▶ 초음파 영상(단축상)

후경부 정중에서 극돌기를 스캔 후 외측으로 프로브를 Slide(Sliding)시키면 추궁과 그에 연속된 하관절돌기를 확인할 수 있다(**그림 10**). 레벨을 확인하는 경우에는 「**9 신경근 · 척수신경(상완신경총)**」 장(p. 95)에 기재된 방법으로 경추 측방 및 약간 전방에서 레벨을 확인하고, 경추 신경근과 후결절을 스캔한다.

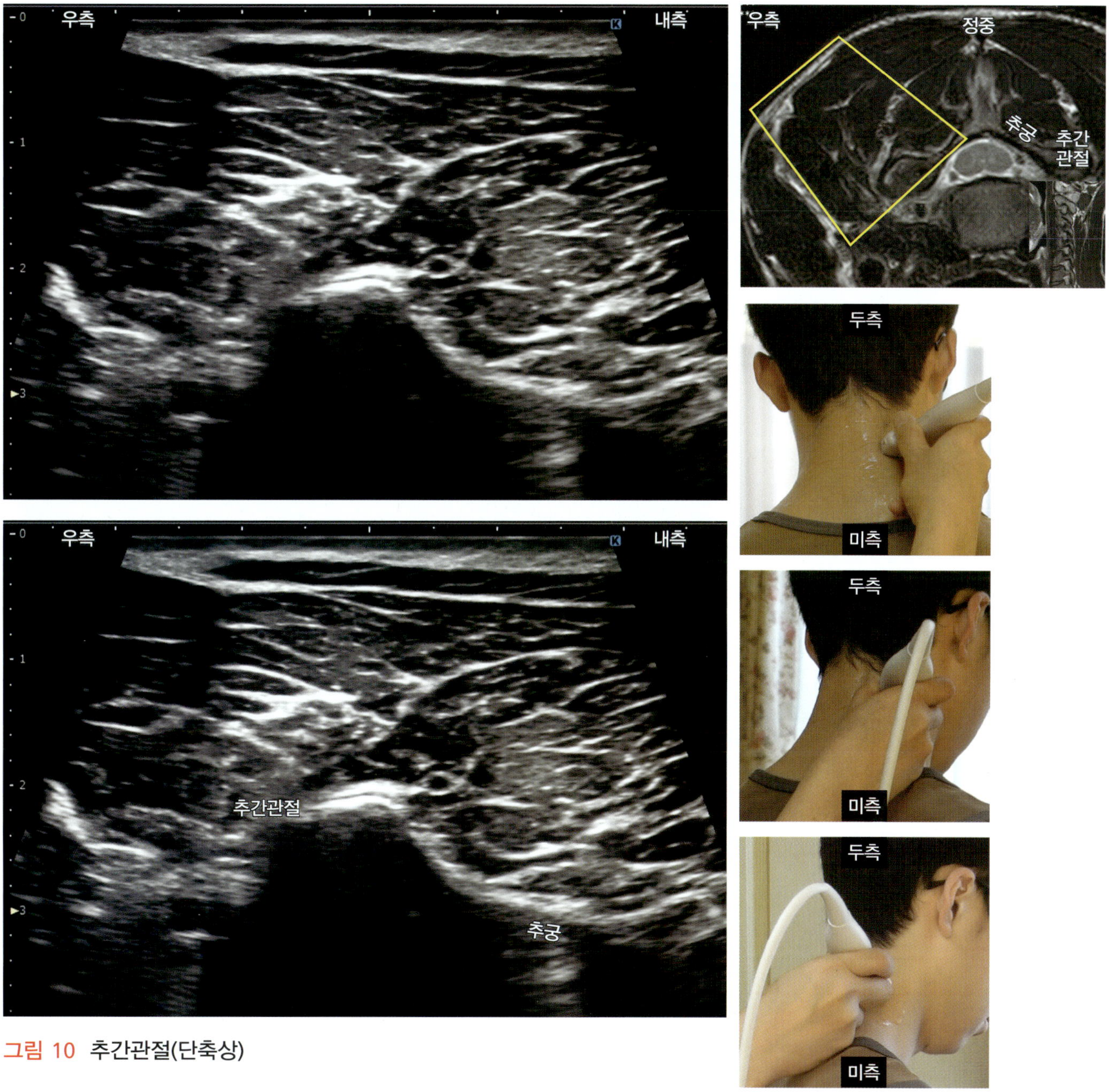

그림 10 **추간관절(단축상)**

전 · 후결절

횡돌기의 끝은 전결절과 후결절로 나뉘며, 초음파에서 경추 신경근 · 척수신경으로의 인터벤션 시 중요한 기준이 된다. 또한, C6은 전결절이 크고 총경동맥의 후방에 있어 경동맥 결절이라고도 하며, 성상신경절(stellate ganglion) 차단 등에서 체표의 랜드마크가 된다(**그림 11, 12-1, 12-2**).

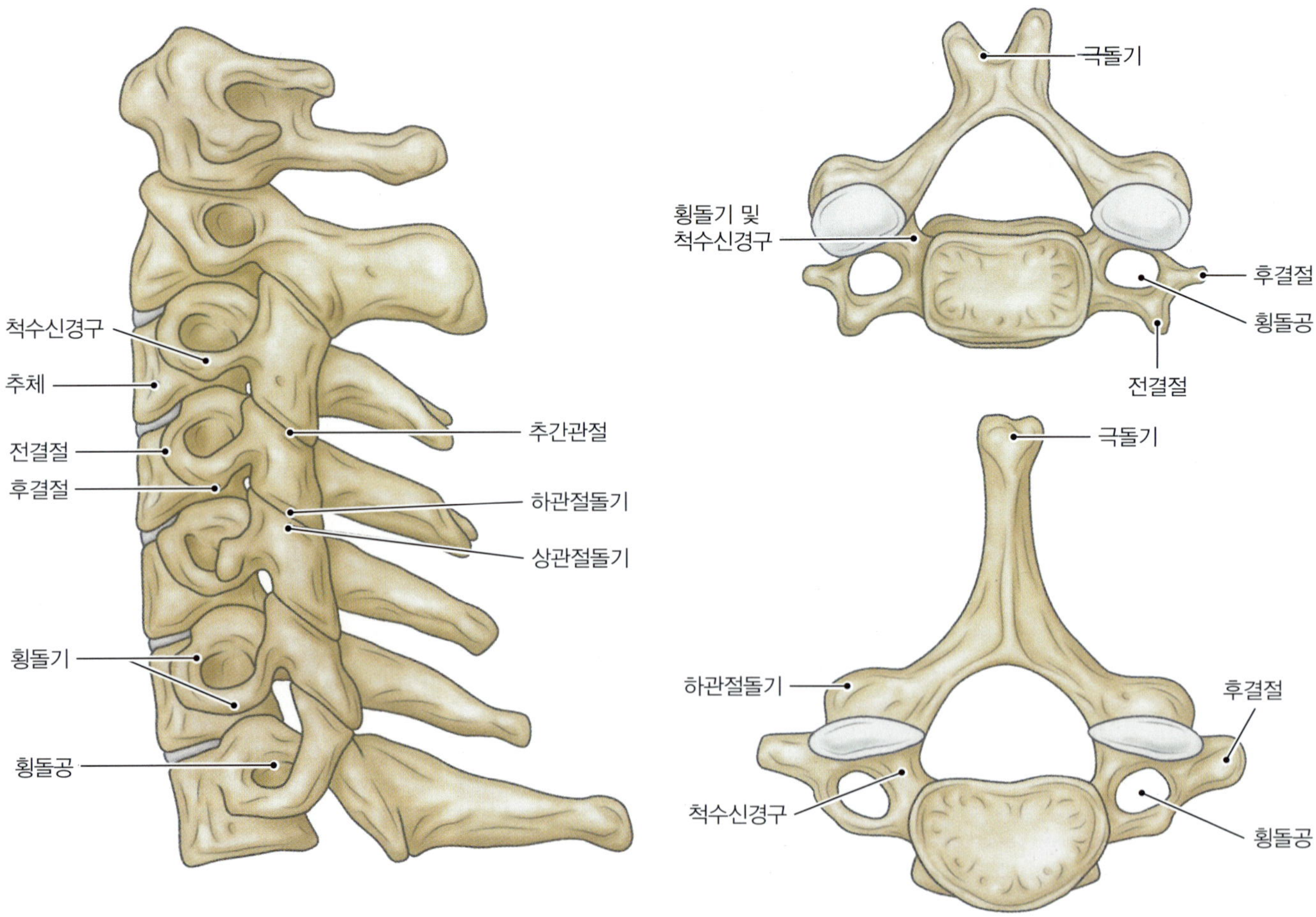

그림 11 **전 · 후결절**

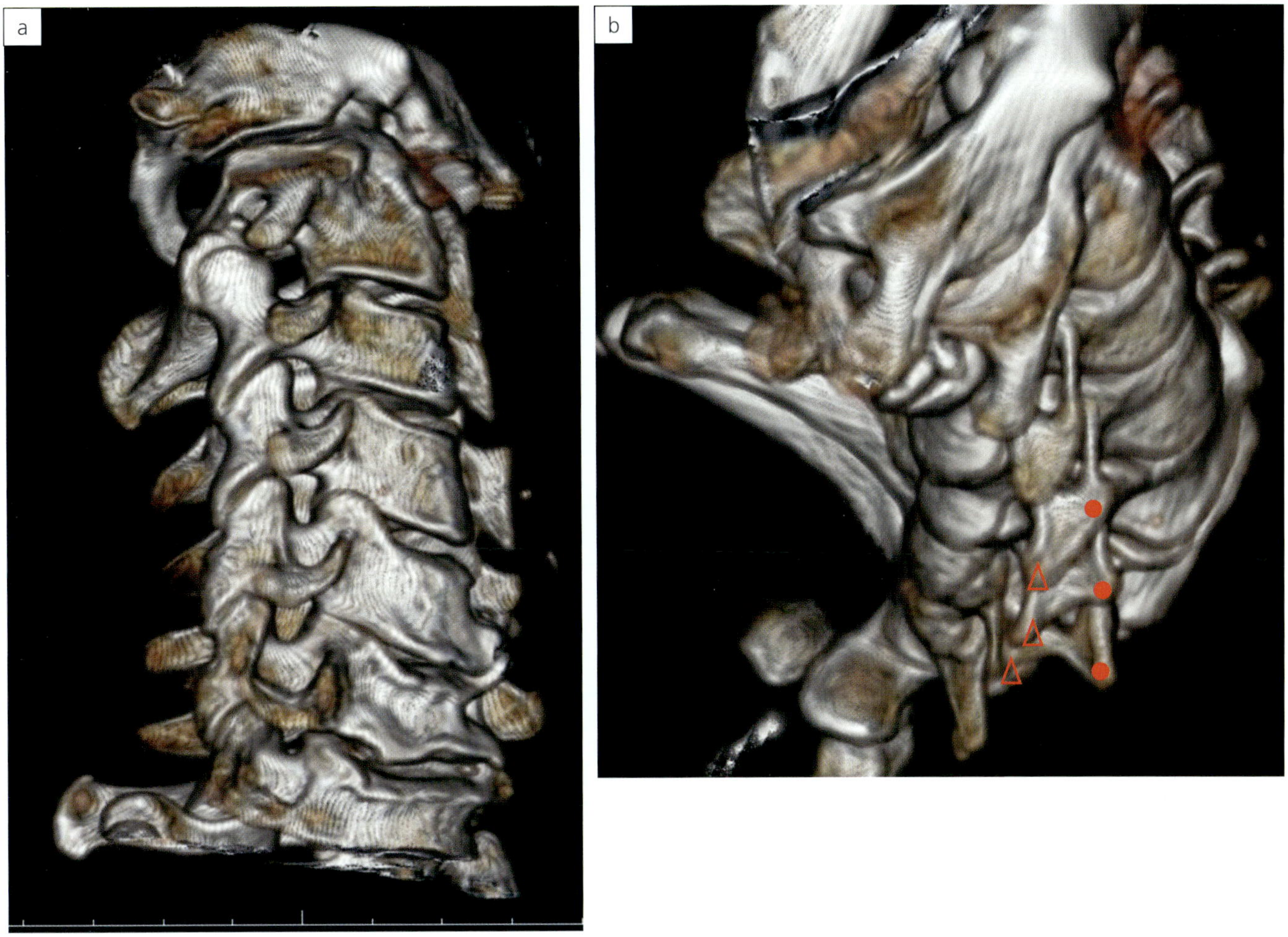

그림 12-1 **전 · 후결절**
a : 우측, 비스듬히 전방
b : 우측, 두측
● : 전결절, △ : 후결절

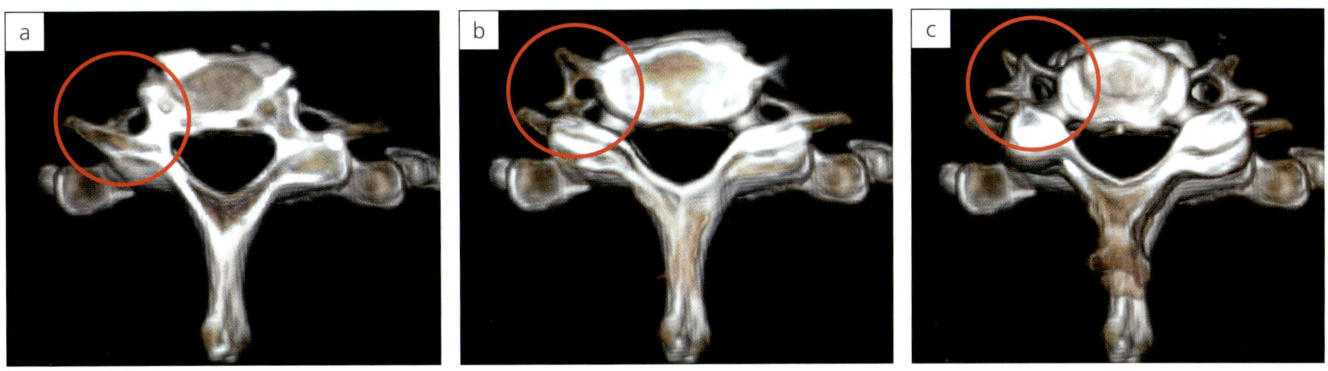

그림 12-2 **전 · 후결절**
a : C7, b : C6, c : C5

▶ 초음파 영상(단축상)

C3-C6에는 전결절과 후결절로 이루어진 결절간구(intertubercular groove)가 있으며, 이는 영상에서 저에코의 집게 모양으로 보이는데 그 안에 신경근 · 척수신경이 존재한다. C7은 전결절이 없어, 추골동맥이 병주하는 해부학적 특징으로 인해 C7을 중심으로 레벨을 판단한다(**그림 13-1**). C6은 전결절이 크고, C6부터 C4(C3)로 갈수록 결절간구가 좁아진다(**그림 13-2 화살표**).

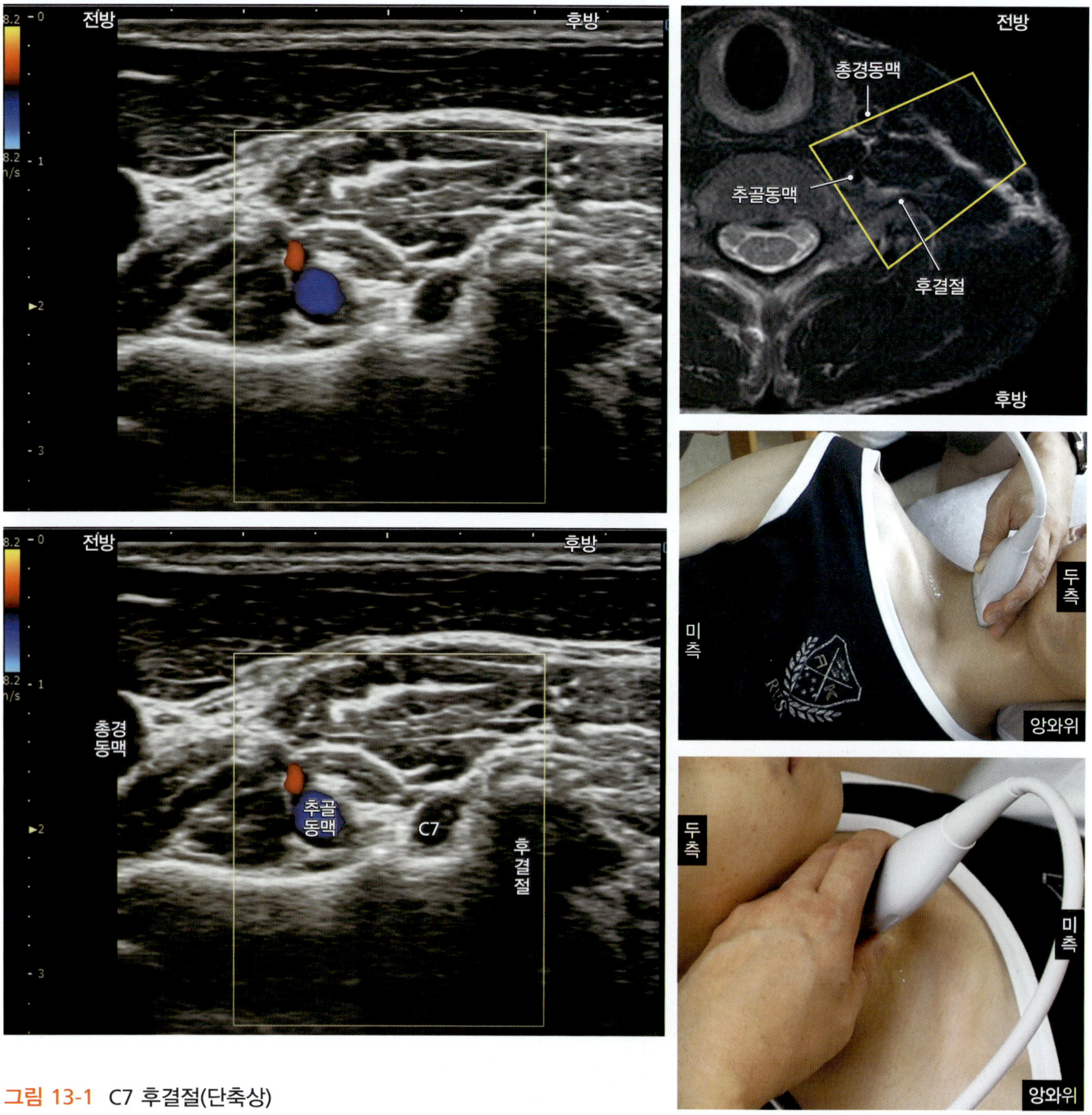

그림 13-1 C7 후결절(단축상)

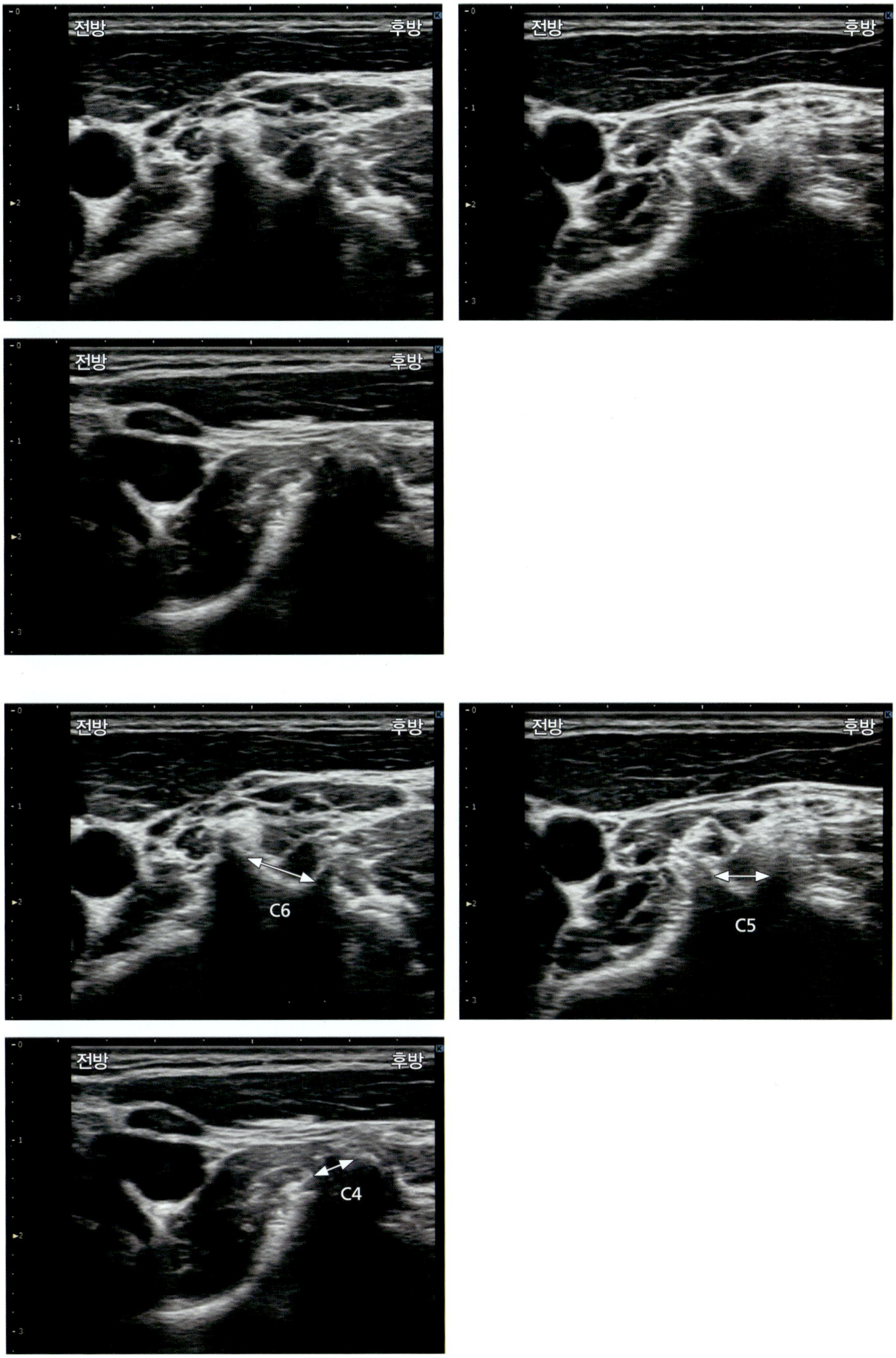

그림 13-2 C4-C6
전 · 후결절(단축상)

외측괴(lateral mass) · 관절주(articular pillar)(그림 14-1, 14-2)

해부학 책에서 외측괴라는 호칭은 환추의 뼈 구조에만 쓰인다. C2 이하에서는 articular pillar라는 호칭이 사용된다. 그러나 척추외과의는 경추 후방 고정 시 이 부분에 삽입하는 스크류를 외측괴 스크류라고 한다. '척추척수병용어사전'에 따르면[2] 외측괴라는 명칭은 환추 이외의 경추에서도 사용되며, 이 경우 배측에서 관찰한 추궁에서 추간관절로의 이행 함몰부를 내측연으로, 두미측이 상하의 추간관절면 사이의 외측연에 이르는 덩어리를 외측괴라 한다고 기재되어 있다. 따라서 이 책에

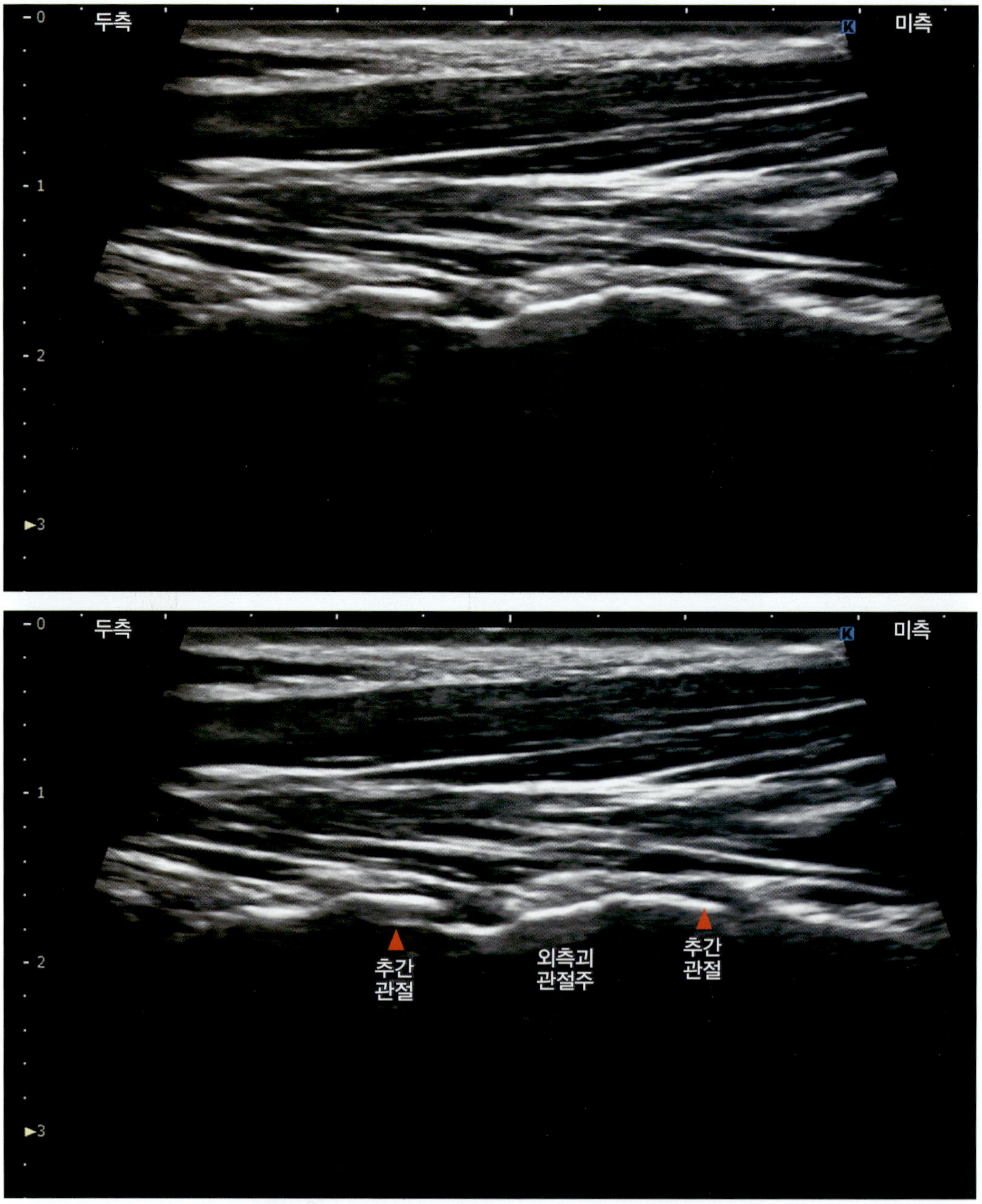

그림 14-1 외측괴 · 관절주(장축상 · 측방)

서는 외측괴와 관절주를 동의어로 기술한다.

▶ 초음파 영상(장축상, 후방·측방)

정중 극돌기 위에 체간에 대해 장축으로 댄 프로브를 체축에 평행하게 1~2cm 외측으로 Sweep(Sliding)시키면, 요추보다 평탄하게 늘어선 선상 고에코상이 관찰된다. 평탄하게 이어진 선상 고에코가 끊어진 부분이 있으며, 그 부위가 추간관절이다(**그림 9**). 추간관절에서 두미측 추간관절까지의 부분이 외측괴이다. 경추 측방에서 스캔할 때에는 외측괴의 오목한 부분에 척수신경 후지내측지가 존재한다(**그림 14**).

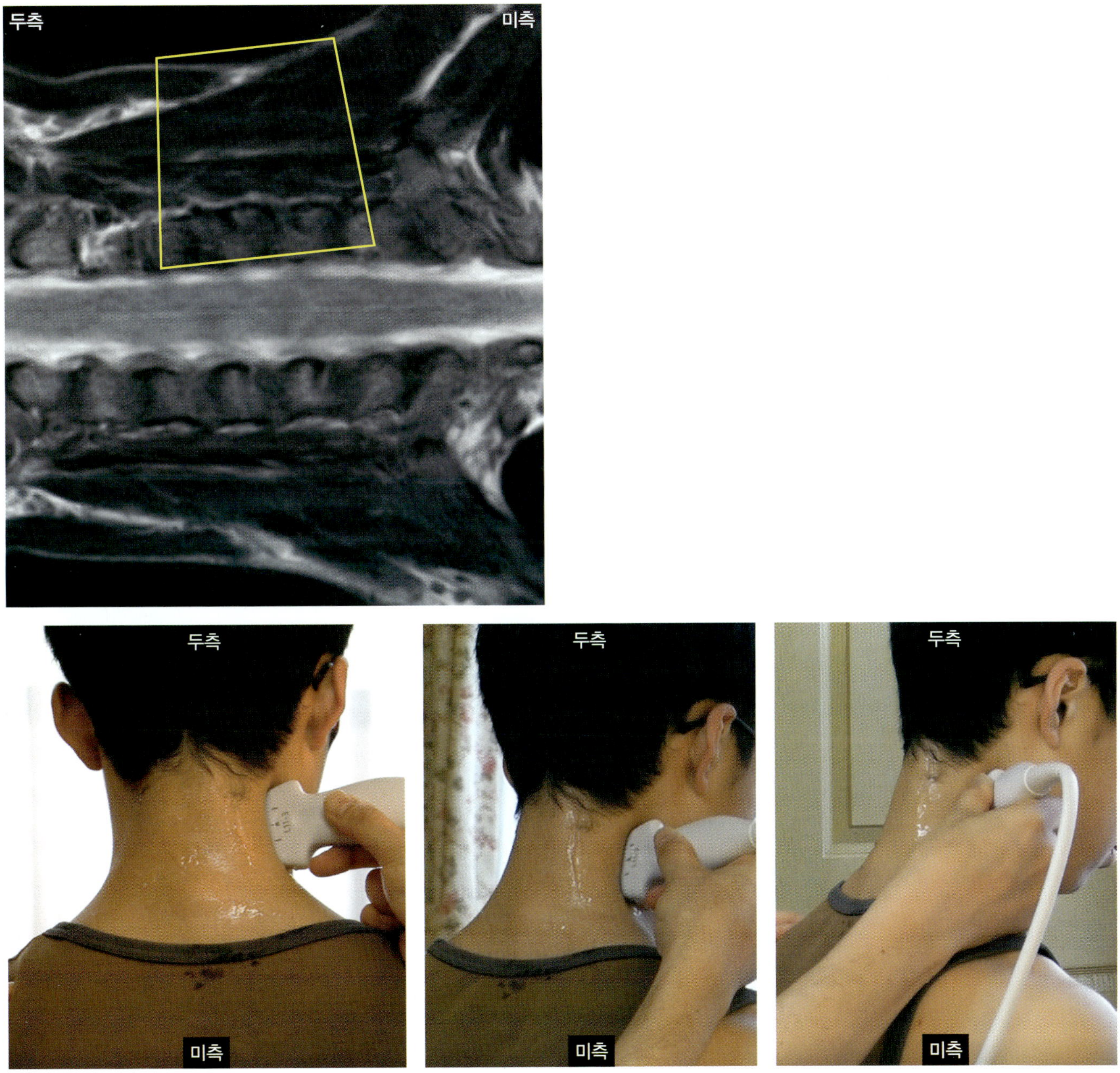

그림 14-2 관절주(장축상 · 측방)

▶ 초음파 영상(단축상)

경추 측방 약간 전방에서 경부에 대해 단축으로 프로브를 대고 레벨 확인 및 경추 신경근 및 후결절을 스캔한다. 경부를 따라 후방으로 프로브를 Slide(Sliding)시킨 후 천천히 두미측으로 프로브를 이동시키면 추간관절과 외측괴가 관찰된다(**그림 15**).

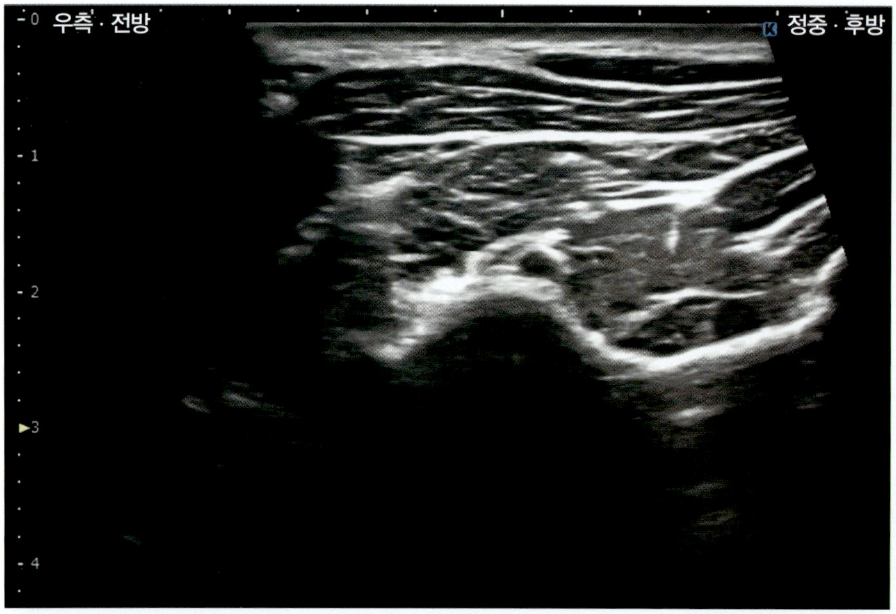

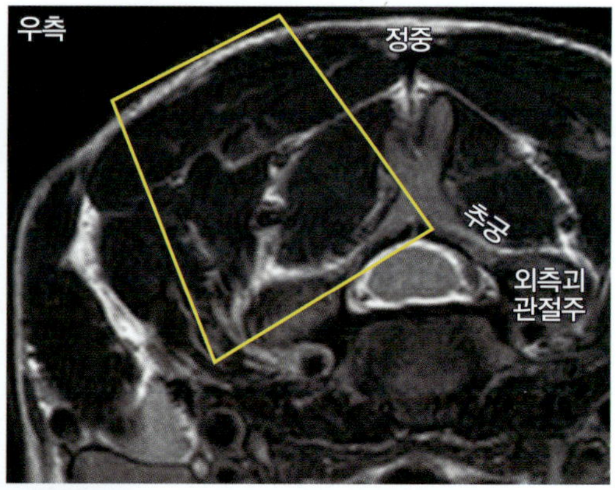

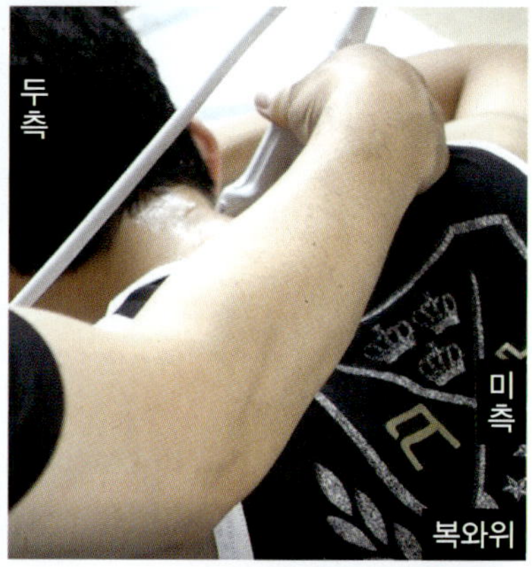

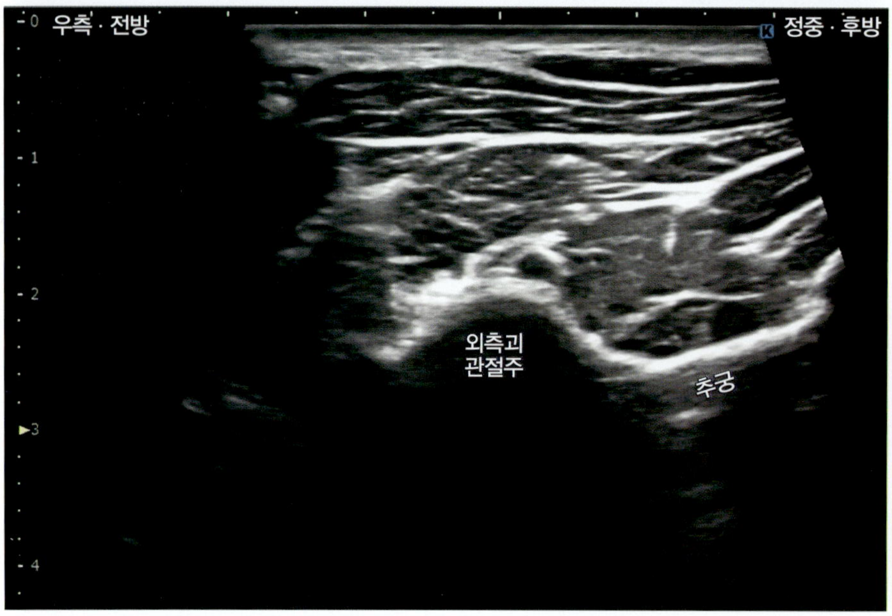

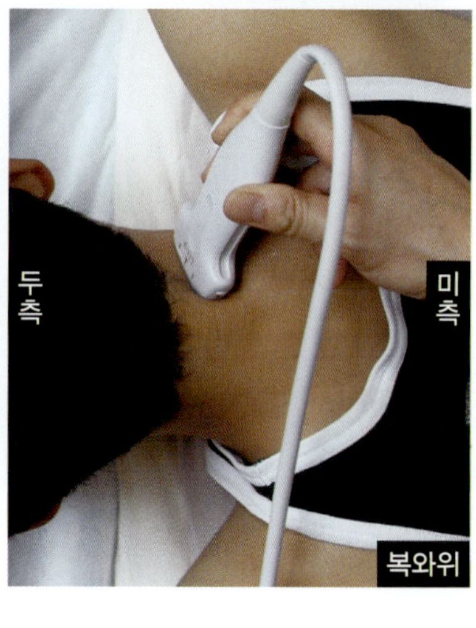

그림 15 외측괴 · 관절주(단축상)

추체 · 인후두강 · 기관후강 (그림 16-1, 16-2)

경부 전방에서 갑상연골 후두융기의 촉지는 남성에서 용이하며, C5 레벨의 지표이다. 그 미측에는 단단하며 매끄러운 윤상연골을 만질 수 있으며, C6 레벨의 지표이다.[3] 두 연골 사이가 윤상갑상간막천자를 시행하는 위치이며, 초음파로 식별 가능하다.

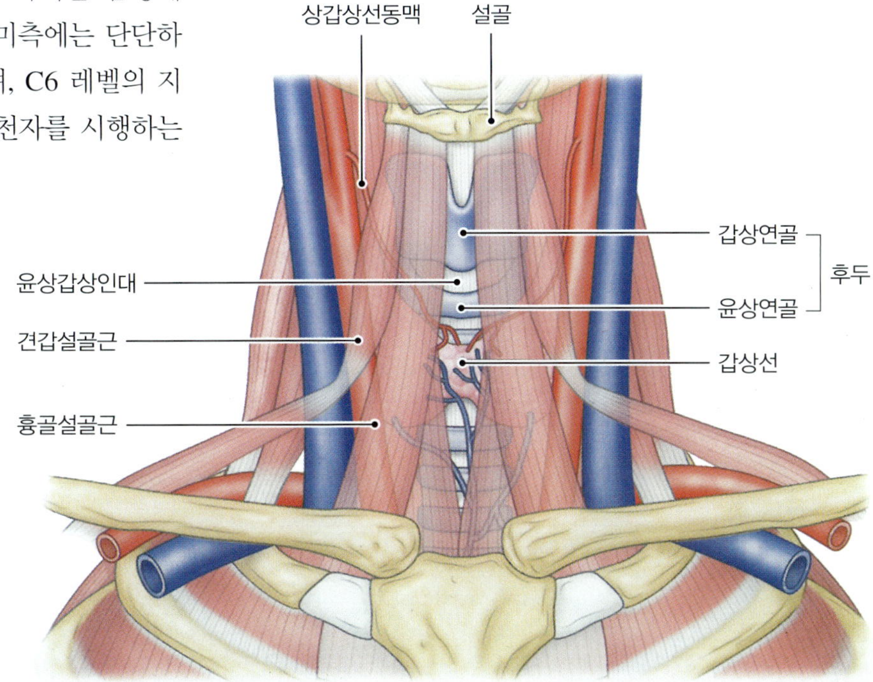

그림 16-1 갑상연골 · 윤상연골

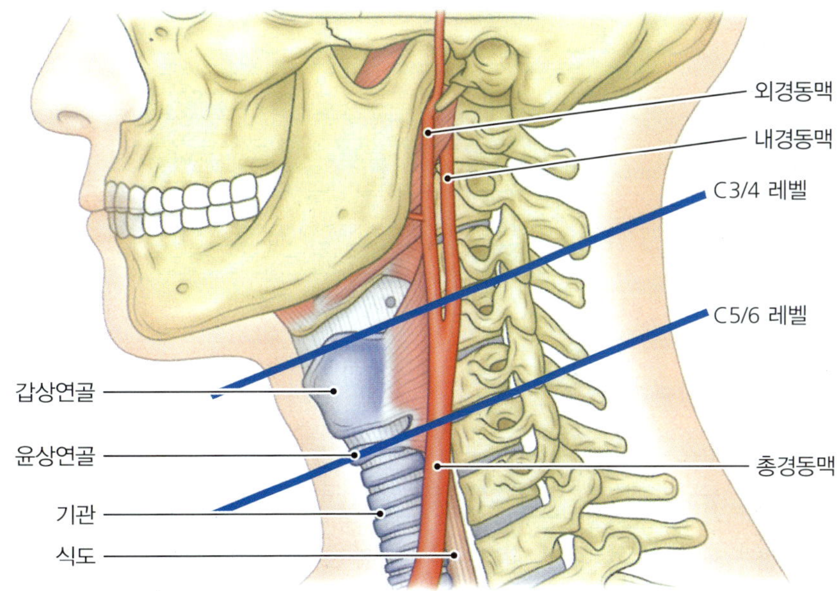

그림 16-2 갑상연골 · 윤상연골

▶ 초음파 영상(단축상)

경부 전방에서 갑상연골 · 후두융기 · 윤상연골을 촉지 후 윤상연골 바로 위에 수평으로 프로브를 대고 단축상으로 윤상연골 전면을 스캔한다(**그림 17**). 두측으로 이동시키면 윤상갑상인대의 두측에 삼각김밥 모양의 갑상연골이 관찰된다.

외측으로 프로브를 Slide(Sliding)시키면, 후방에 있는 추체 전면이 확인되며 추체 전면의 후인두강 및 기관후강 거리의 지표가 된다(**그림 18**). 두미측으로 프로브를 천천히 Sweep(Sliding)시키며 후인두강 · 기관후강 확대 유무를 관찰한다.

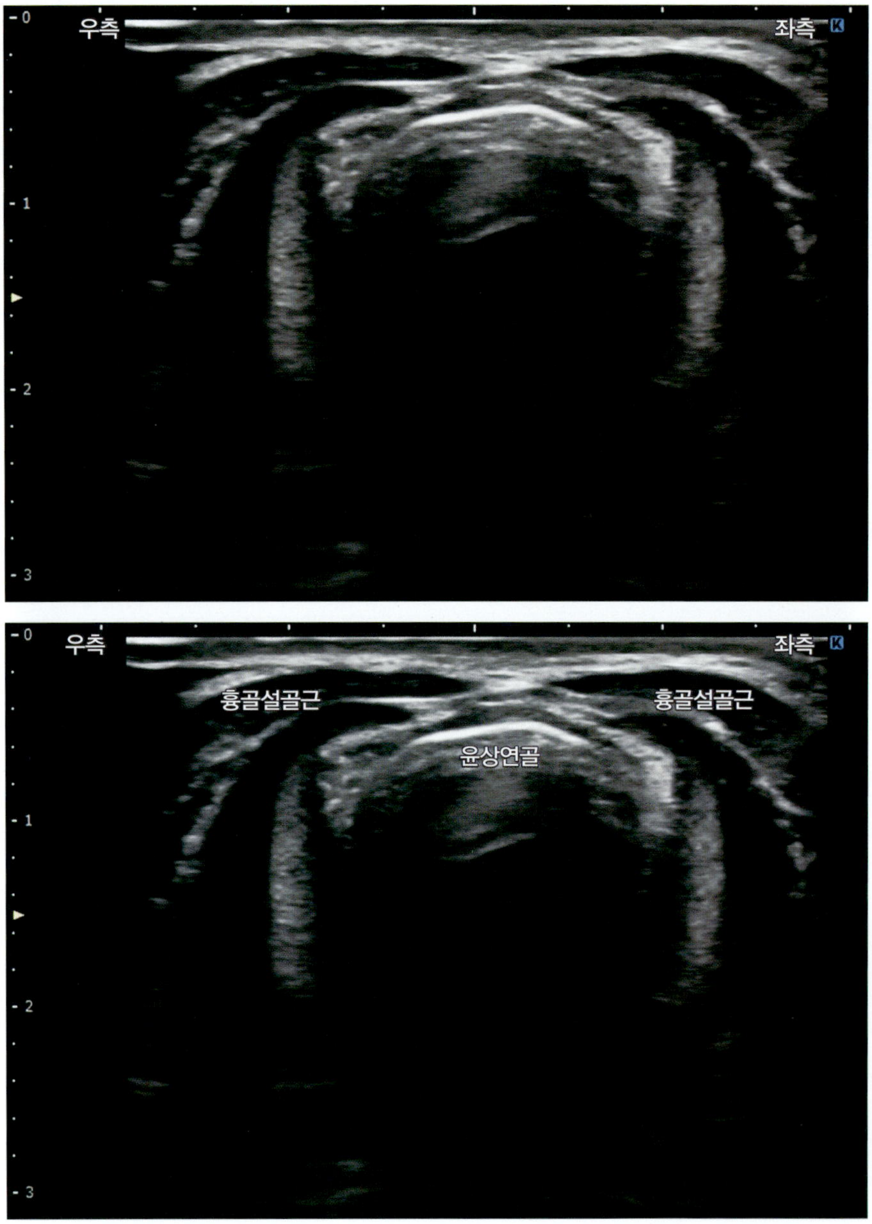

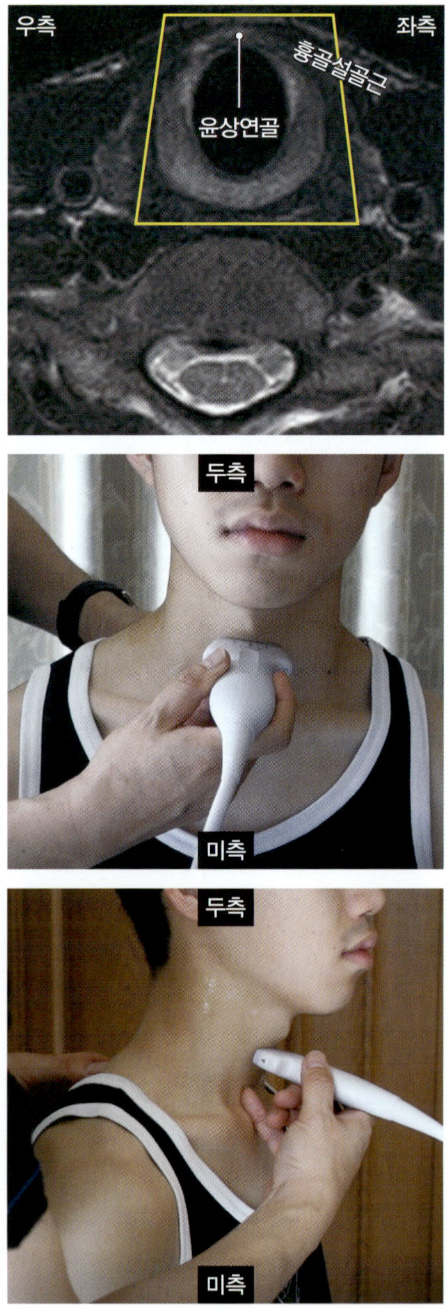

그림 17 윤상연골(단축상)

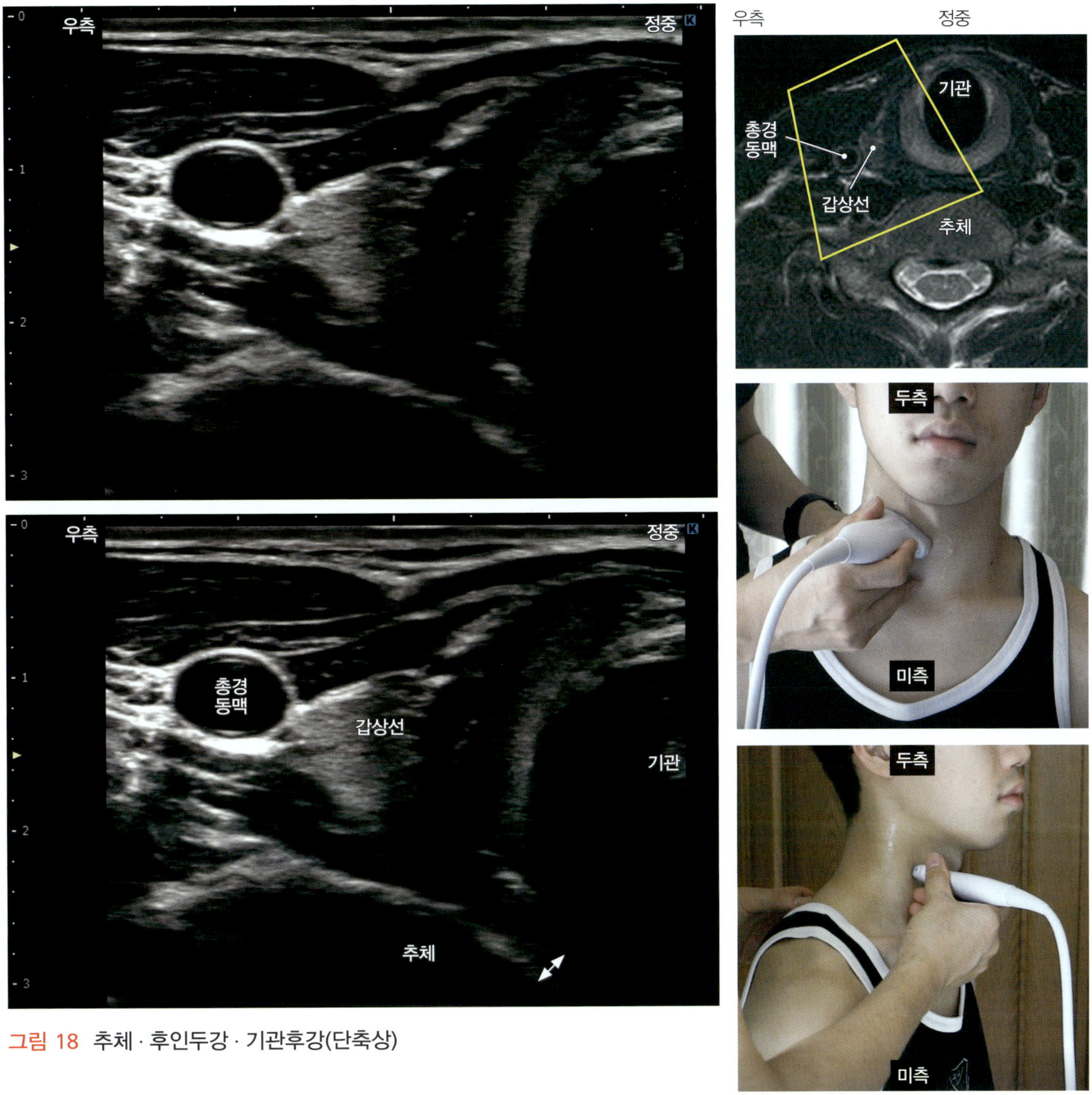

그림 18 추체 · 후인두강 · 기관후강(단축상)

▶ 초음파 영상(장축상)

경부 전방에서 세로로 프로브를 대면, 후방에 음향음영의 저에코를 동반한 완만한 경사면 같은 갑상연골 및 타원형의 윤상연골이 나타나며, 미측으로 Slide(Sliding)시키면 기관연골 및 그 후방에는 기도의 표면이 확인된다(**그림 19**).

기관 내 공기와 기관 전벽과의 경계가 선상 고에코로 나타난다. 외측으로 조금 Sweep(Sliding)시켜 정중으로 기울이면 후인두강 및 기관후강을 관찰할 수 있으며(**그림 20**), 그 부위의 확대를 평가할 때에는 단축 스캔이 좋다.

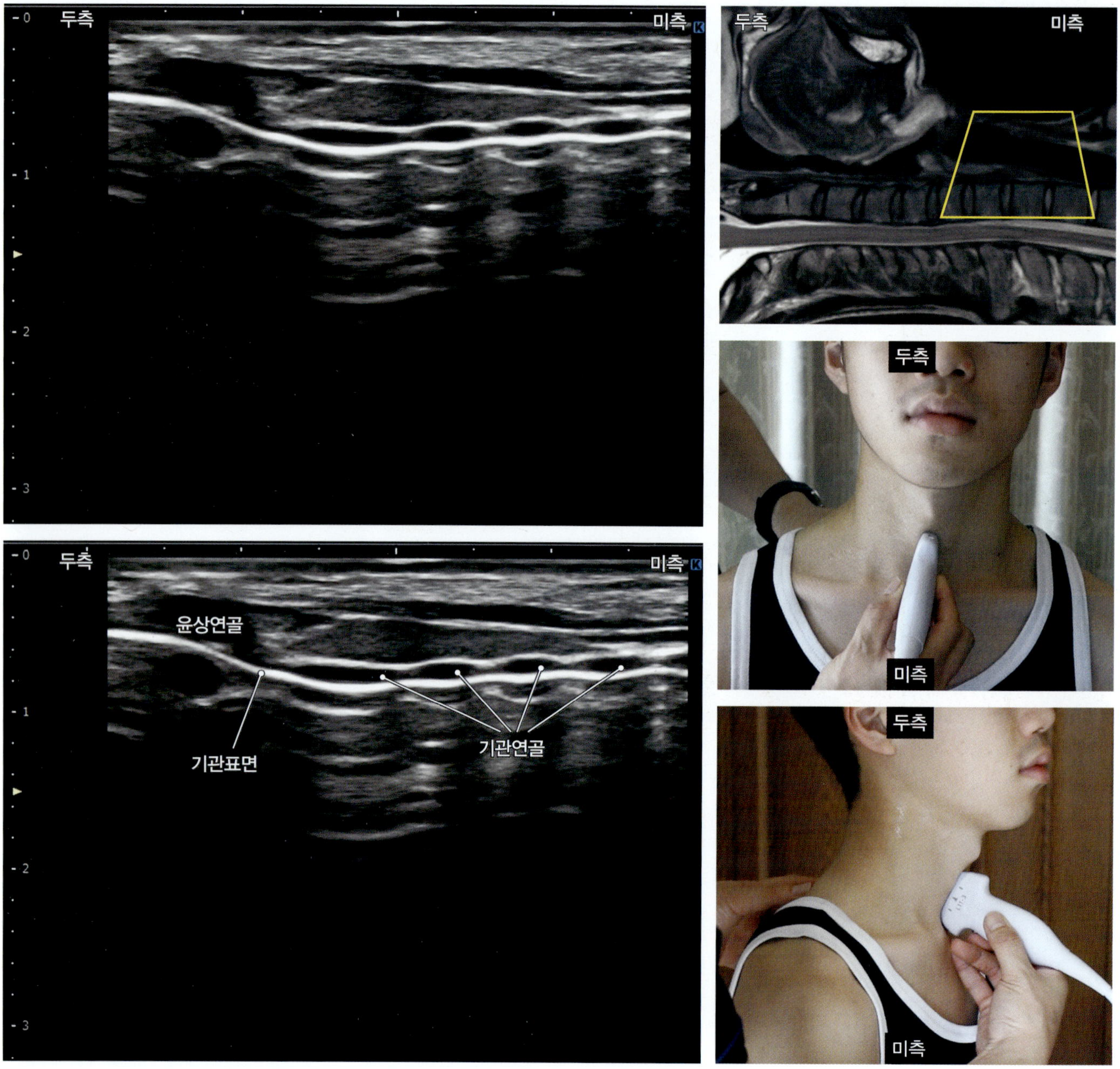

그림 19 기관연골 · 기도(장축상)

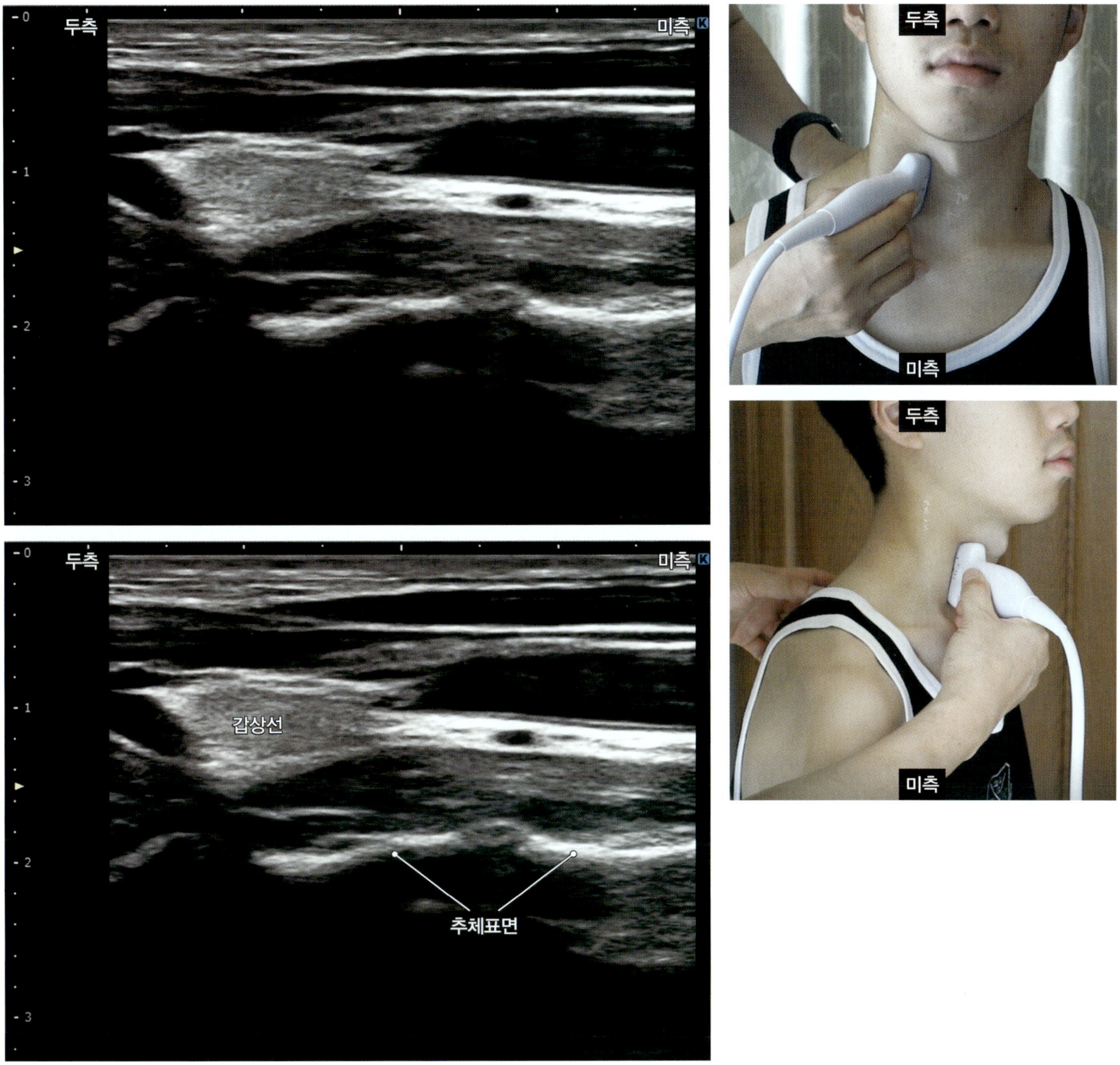

그림 20 추체 · 인후두강 · 기관후강(장축상)

2 — 추골동맥 · 총경동맥 (그림 21-1, 21-2)

추골동맥(vertebral artery)은 쇄골하동맥에서 분기되며, C6에서 C1까지의 횡돌공을 통해 상행한다. C7 신경근 전방을 주행하므로, 초음파 유도하 경추 신경근 차단술을 시행할 때 레벨 판단에 도움이 된다.

응급 외래에서 경추경수 손상이 의심되거나 두부 외상 등 다발 외상에서 의식 장애를 동반한 경우 필수 검사로 생각된다.

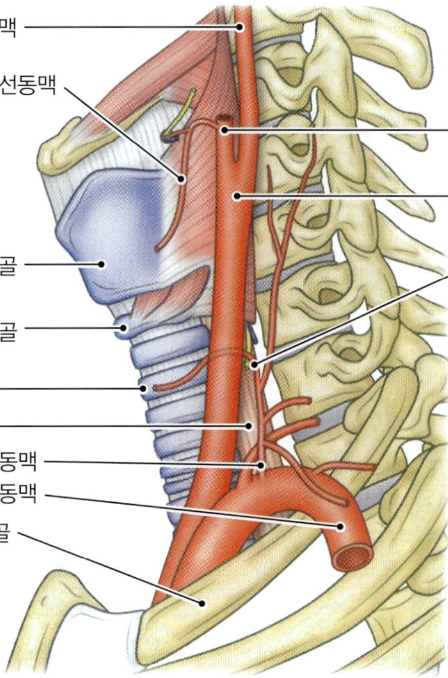

그림 21-1 **추골동맥 · 총경동맥**

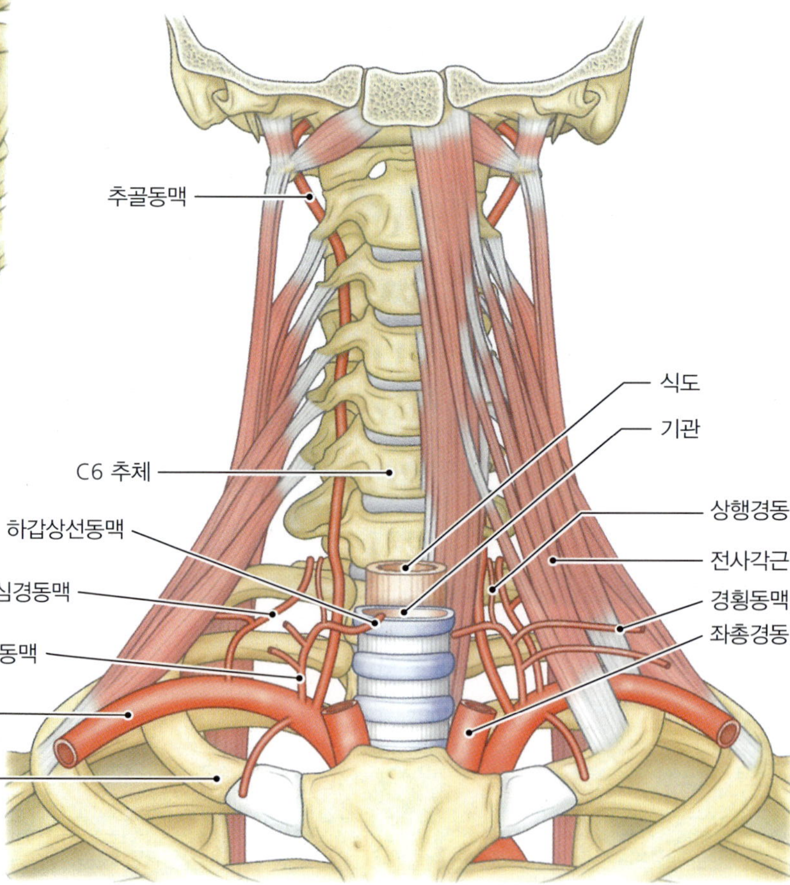

그림 21-2 **추골동맥 · 총경동맥**

▶ 초음파 영상(단축상)

앙와위 또는 좌위에서 추골동맥 관찰을 위해 경부는 정중위로 한다. 윤상연골을 촉지해 그 레벨에서 경부 전방 정중에 프로브를 단축으로 대면 음향음영을 동반한 아치형의 선상 고에코 양측에 갑상선이 확인된다. 외측으로 프로브를 Slide(Sliding)시키면 갑상선 외측에 총경동맥이 나타난다(**그림 22-1**). 두측으로 Sweep(Sliding)시키며 관찰하면 혈관 지름이 굵어지는 경동맥동 및 그 두측의 내경동맥·외경동맥 분기를 확인할 수 있다(**그림 22-2**). 분기를 확인할 때 하악이 방해가 된다면 프로브를 외측으로 이동시킨다.

추골동맥은 총경동맥 배외측에서 관찰 가능하지만(

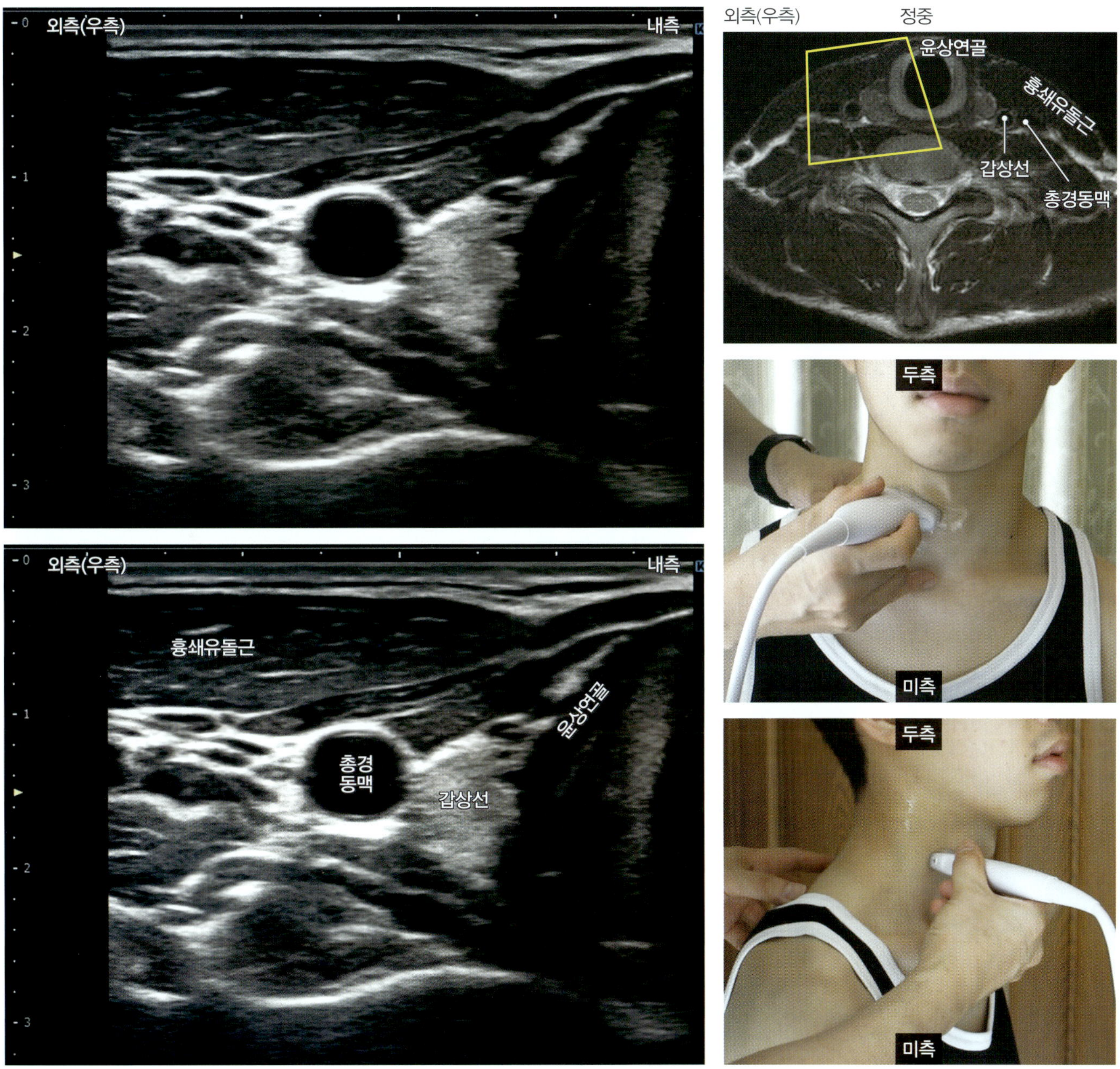

그림 22-1 **총경동맥(common carotid artery)(단축상)**

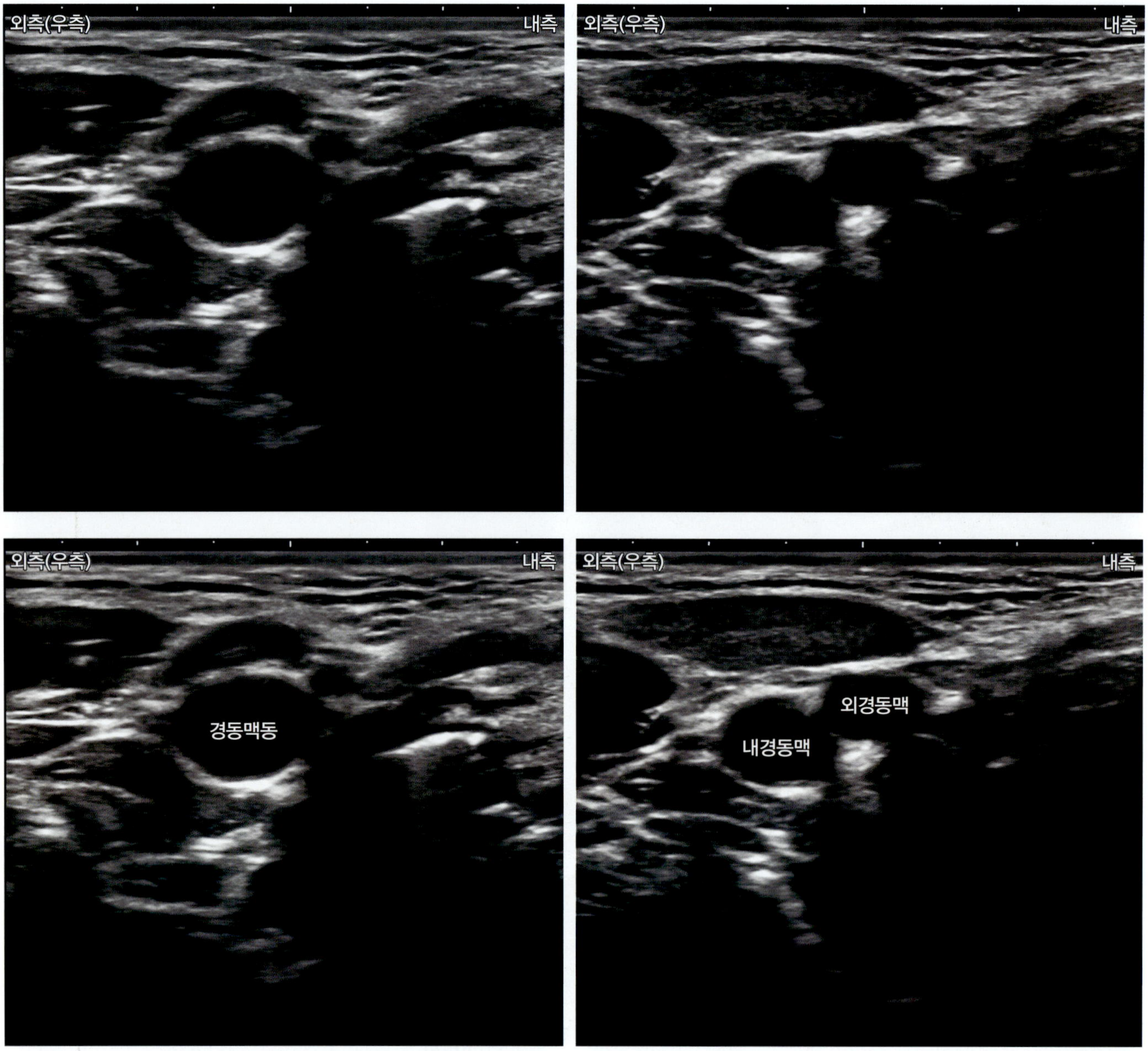

그림 22-2 경동맥동 · 내경동맥 · 외경동맥(단축상)

그림 23), 통상 C6 보다 두측의 횡돌기 레벨에서는 횡돌공 내를 주행하므로 관찰할 수 없으며 두미측의 횡돌기(횡돌공) 사이에서 스캔된다. 두경부 위치에 따른 위치 변화는 Bow hunter 증후군 진단에 유용하다.

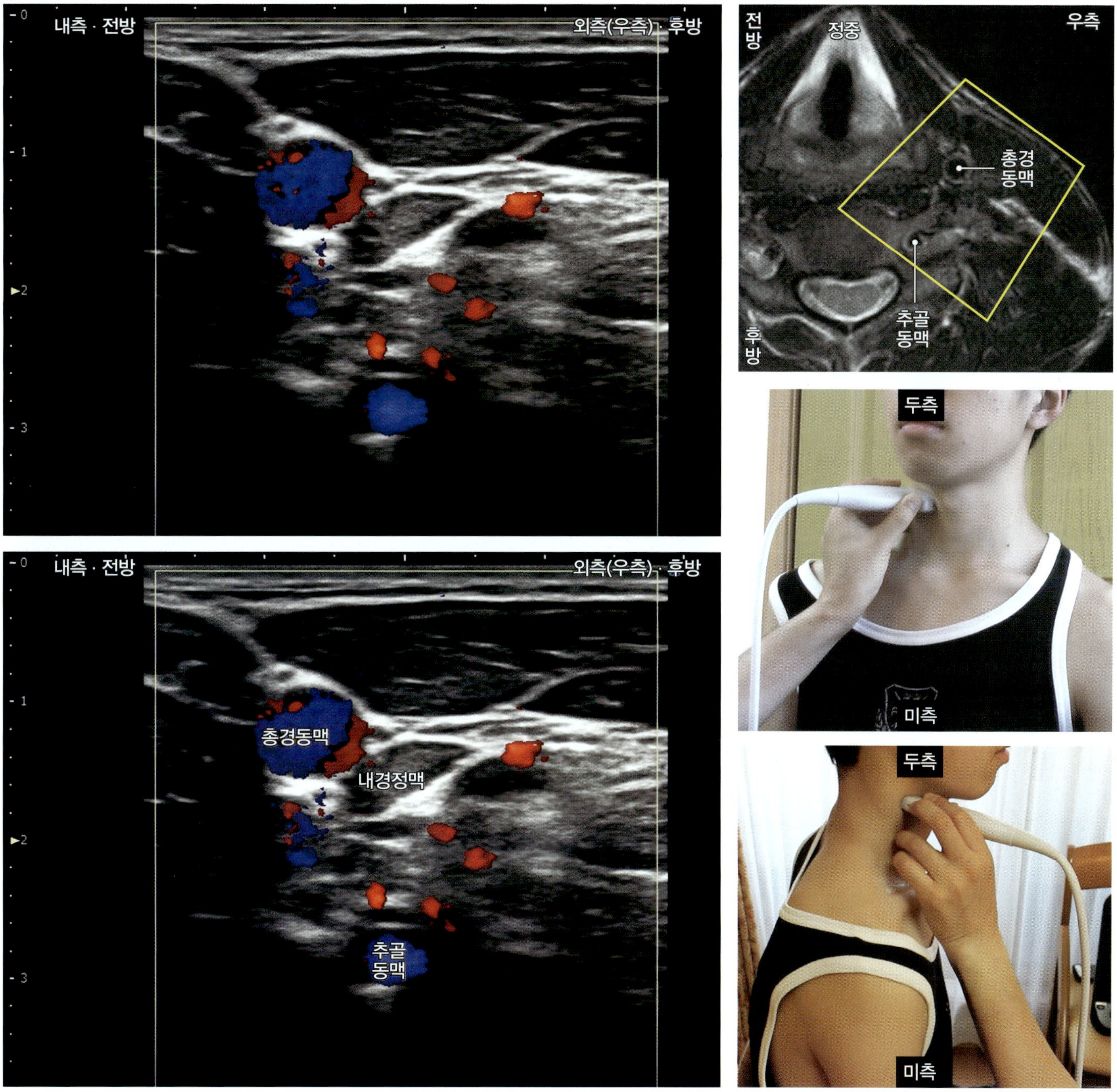

그림 23 **추골동맥(단축상)**

▶ 초음파 영상(장축상)

우선 단축상에서 총경동맥을 스캔 후 총경동맥을 화면의 중앙으로 이동시키고 프로브를 90° 회전시켜 장축상으로 총경동맥을 스캔한다(**그림 24**). 프로브를 Sweep(Sliding) 또는 Fan(Tilting)하면 추골동맥의 장축상이 확인된다(**그림 25**). 선상 고에코의 추체 및 횡돌기를 랜드마크로 관찰하면 C6 횡돌공 안으로 들어가는 추골동맥의 주행도 확인 가능하다(**그림 26**).

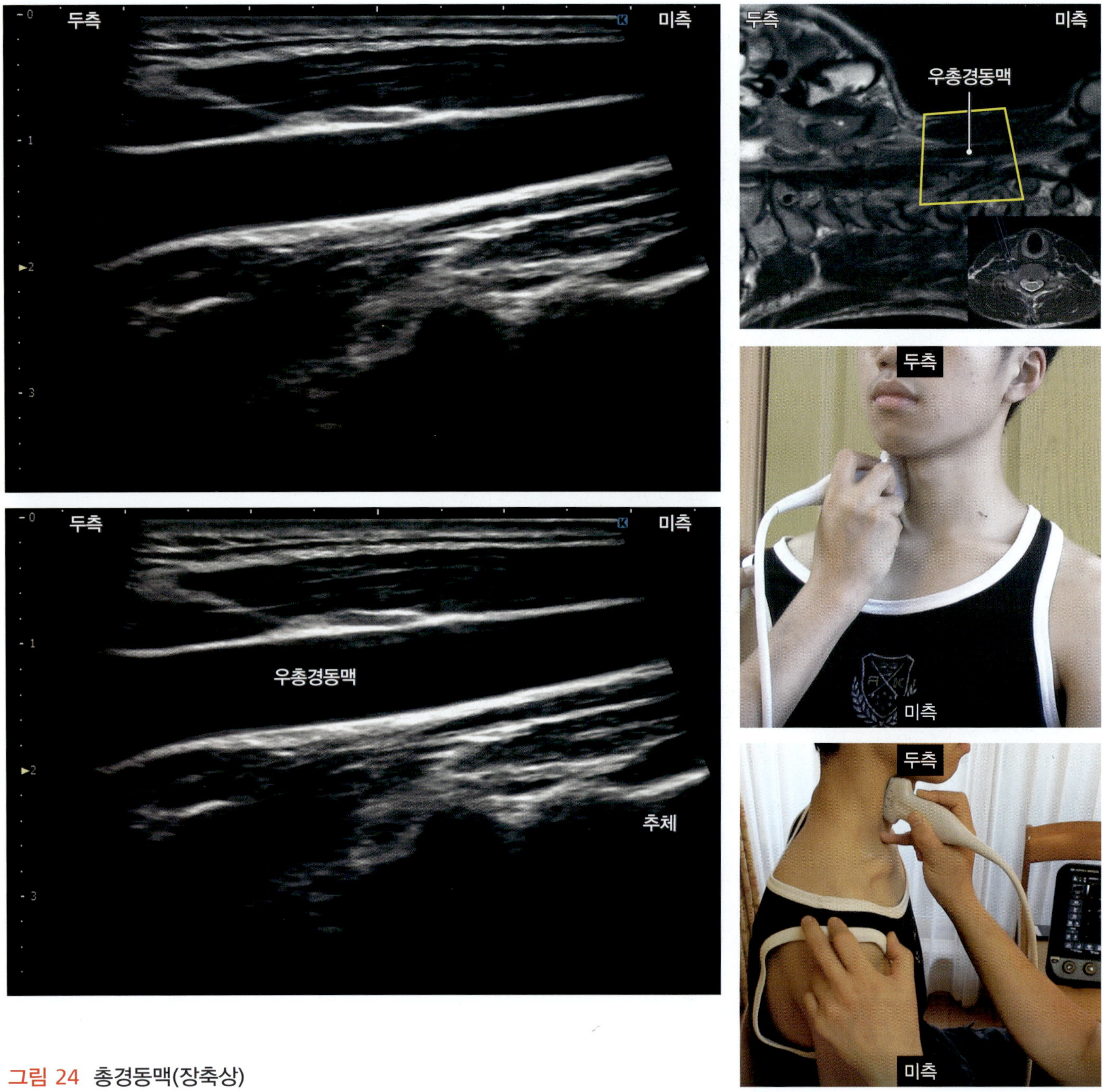

그림 24 총경동맥(장축상)

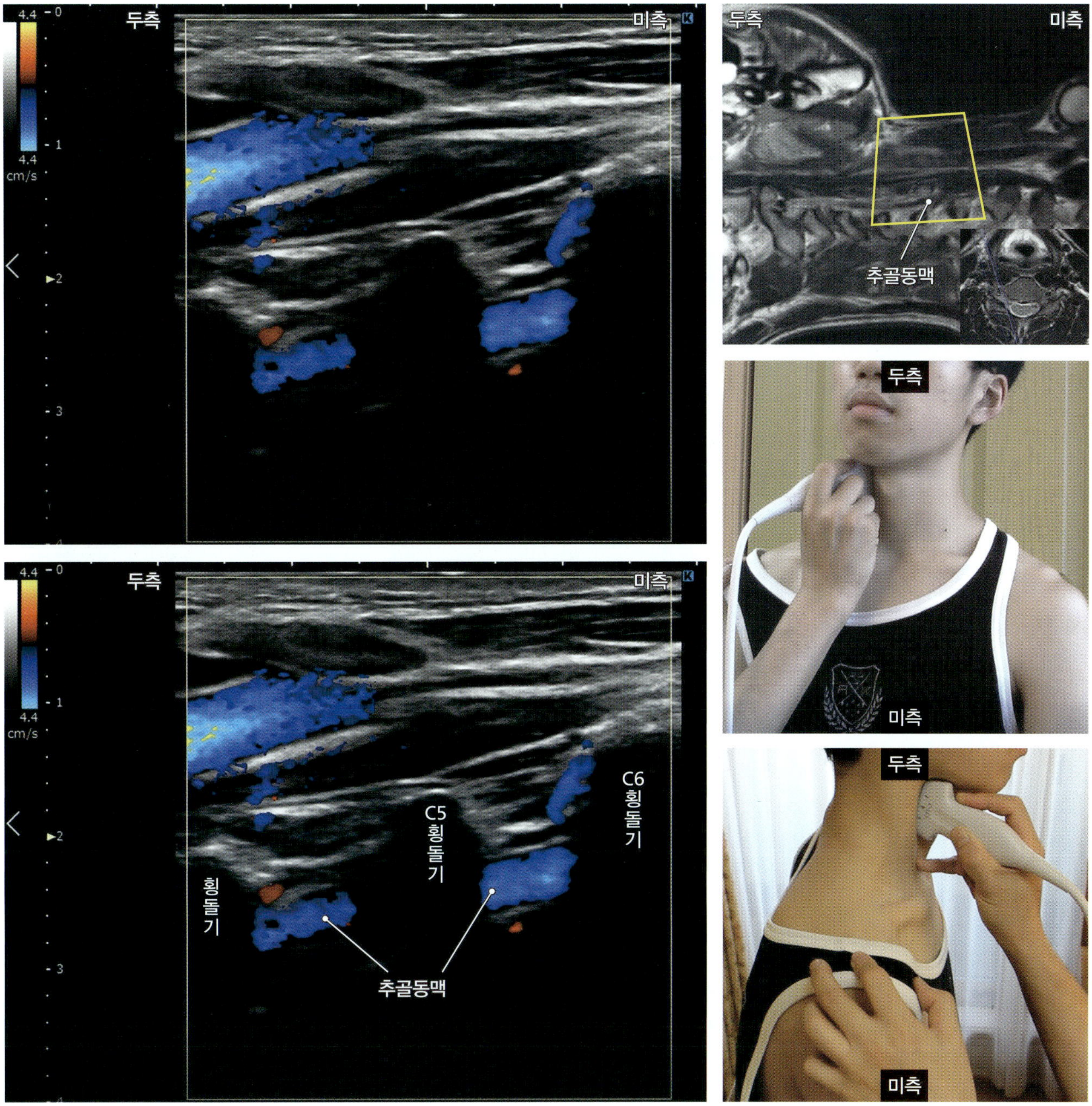

그림 25 추골동맥(장축상)

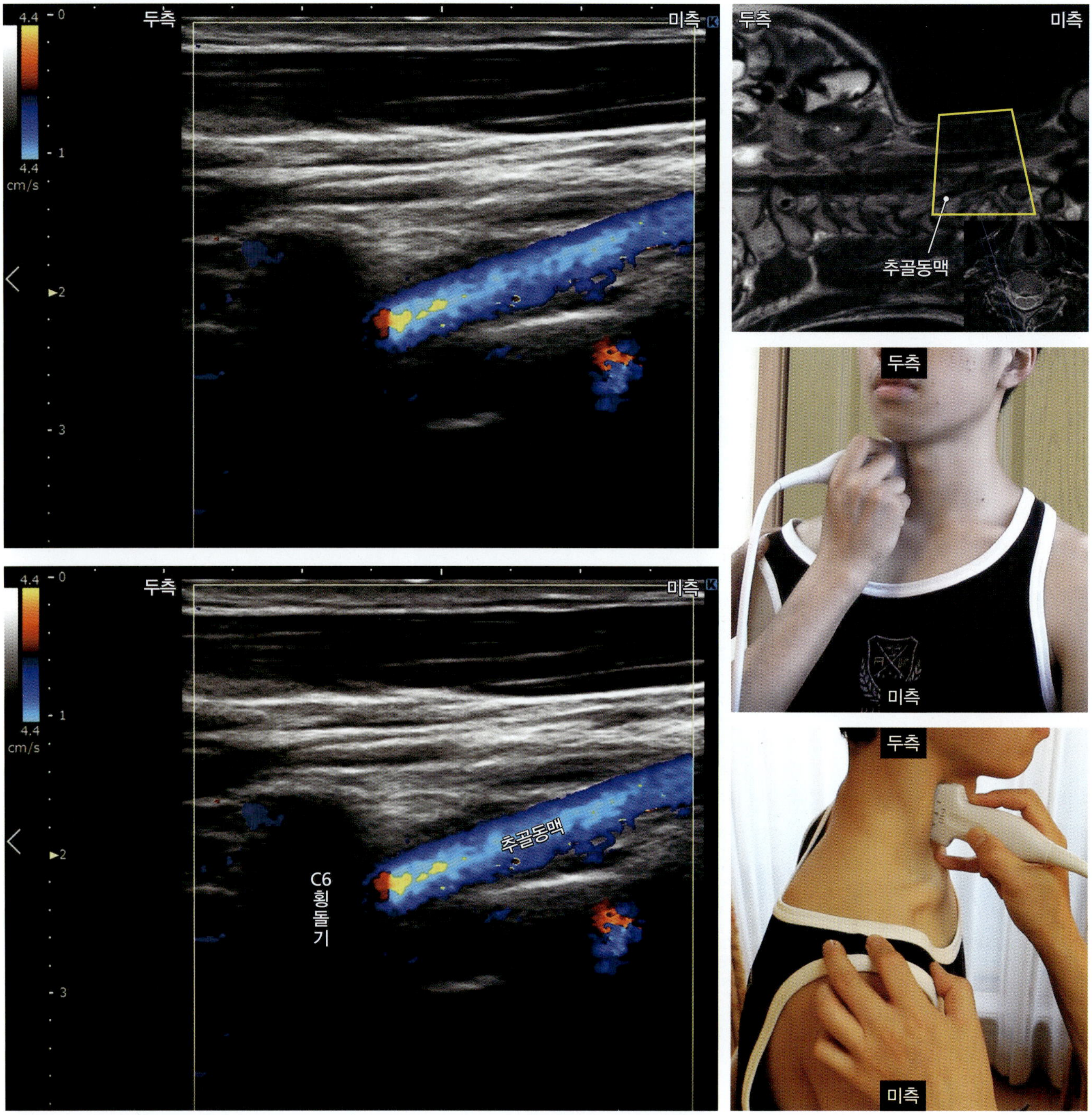

그림 26 추골동맥(장축상)

3 — 견관절, 상완이두근 장두건, 회전근개·견봉하활액낭

이 책은 '척추 초음파'이지만, 경견완부 통증의 진단과 치료에 있어 견관절 질환에 대한 치료가 필요한 경우가 많으므로 매우 기본적인 부분에 관해 기술하였다.

견관절은 상완골두와 견갑골 관절와로 이루어진 구관절이다. 이 견관절의 안정성을 높이는 기능을 갖는 회전근개는 견갑골에서 기시해 상완골에 부착하는 극상근 · 극하근 · 소원근 · 견갑하근으로 구성된다(**그림 27**). 상완이두근은 상완 전면에 있는 근육으로 주관절에서 전완을 굴곡 회외하는 작용을 하며 근피신경의 지배를 받는다. 두 갈래로 이루어지며 장두는 견갑골 관절와 바로 아래에서 기시해 결절간구를 지나 단두와 합쳐진다(**그림 28**).

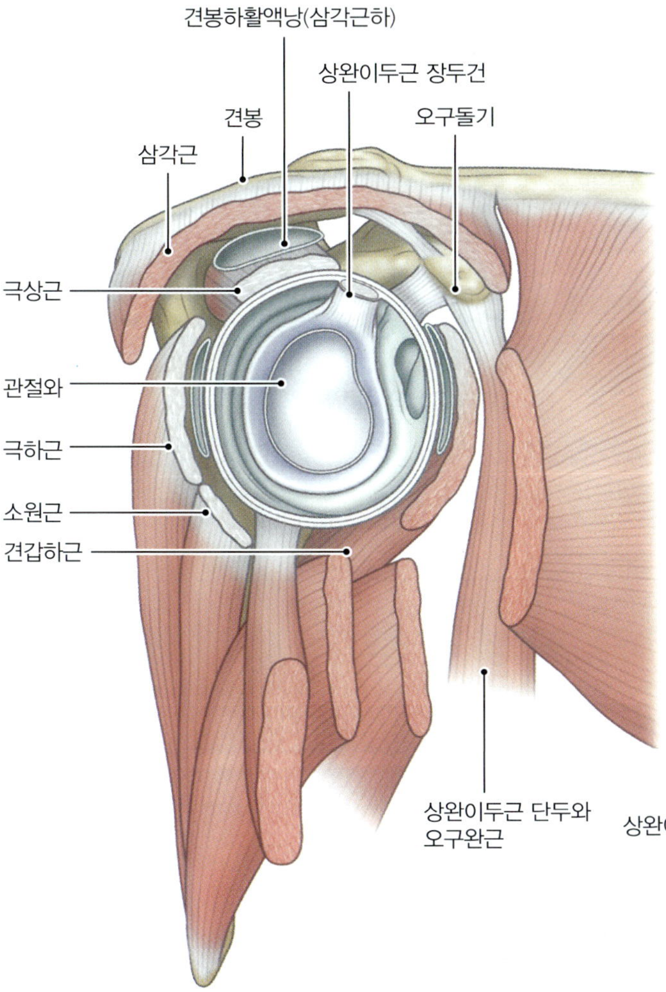

그림 27 **견관절 · 회전근개 · 견봉하활액낭 · 상완이두근 장두건**

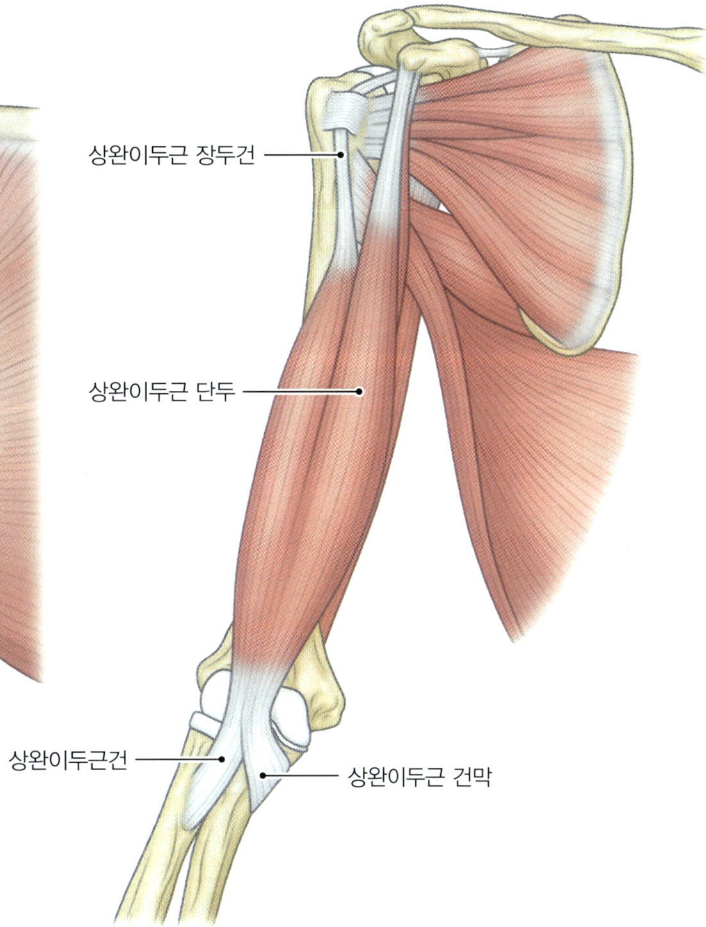

그림 28 **견관절 · 회전근개 · 견봉하활액낭 · 상완이두근 장두건**

▶ 견관절 초음파 영상(후방)

좌위에서 환자의 검사 측 손을 동측 허벅지에 올린 자세(견관절 경도 내회전위)에서 검사한다. 견봉과 견갑극 연결부인 견봉각을 촉지하고, 그 부위 미측에 어깨 후방에서 프로브를 대면 상완골두·후방 관절와순·관절와가 관찰된다(**그림 29**). 견관절을 내회전하면 회전하는 아치형의 선상 고에코상을 확인할 수 있으며, 상완골두를 찾는데 도움이 된다.

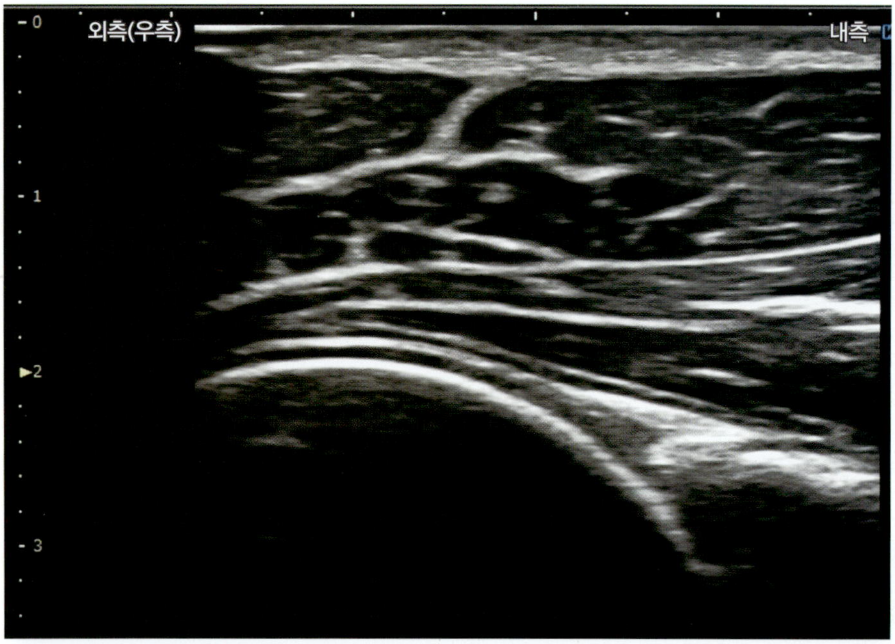

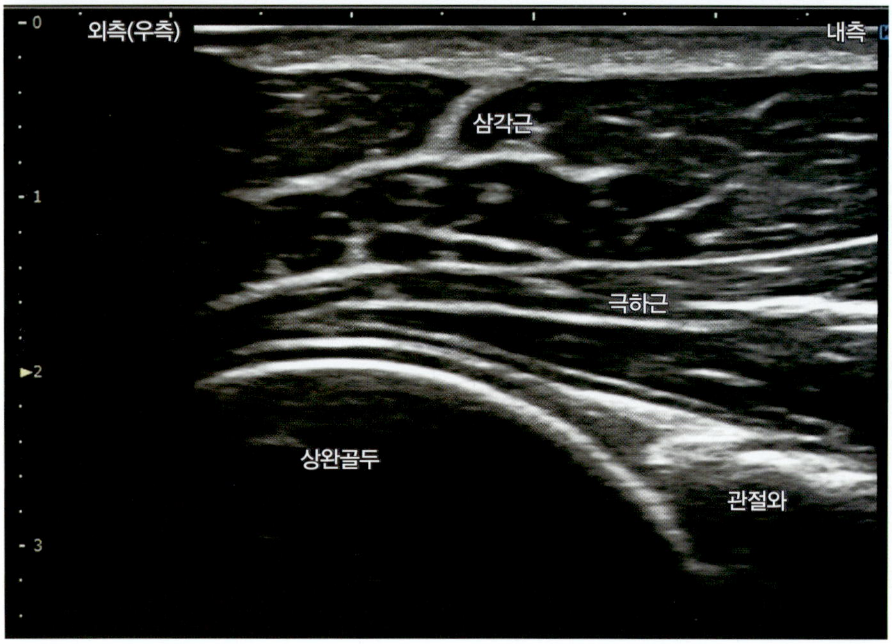

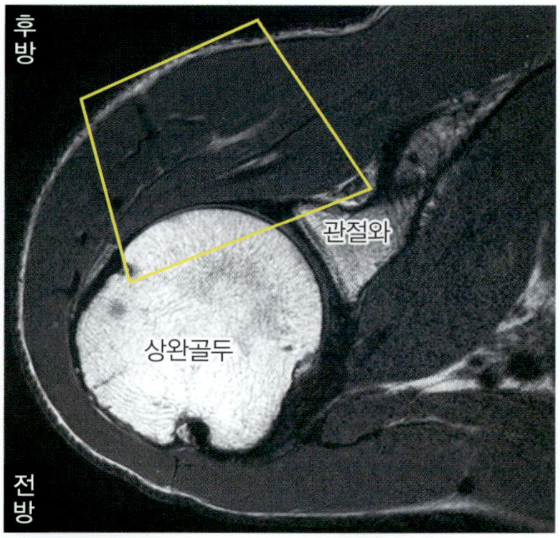

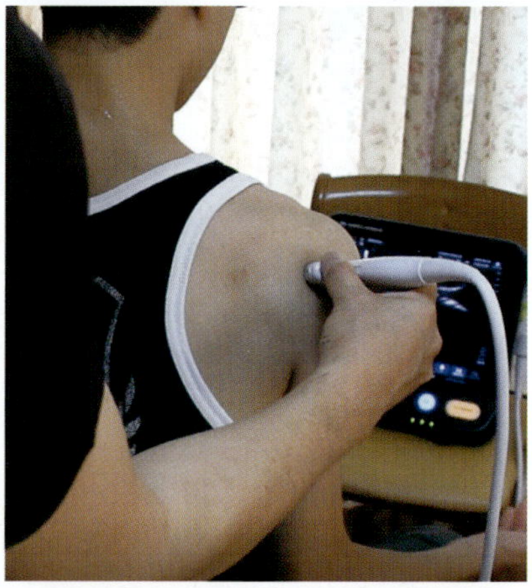

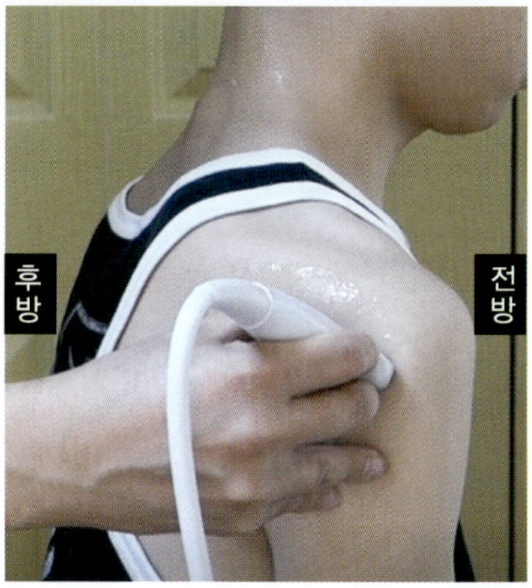

그림 29 **견관절(후방)**

▶ 상완이두근 장두건 초음파 영상(단축상·장축상)

좌위에서 환자의 검사 측 손을 동측 허벅지에 올린 자세를 취하면 장두건이 정면에 위치한다. 어깨 전방 정면에서 프로브를 대면 선상 고에코의 대결절과 소결절 사이에 있는 결절간구 내에 난원형의 고에코상(장두건 단축상)이 나타난다(**그림 30**). 이를 화면 중앙에 유지하며 프로브를 90° 회전시키면 선상 고에코가 층상 배열된 fibrillar pattern으로 상완이두근 장두건의 장축상이 확인된다(**그림 31**).

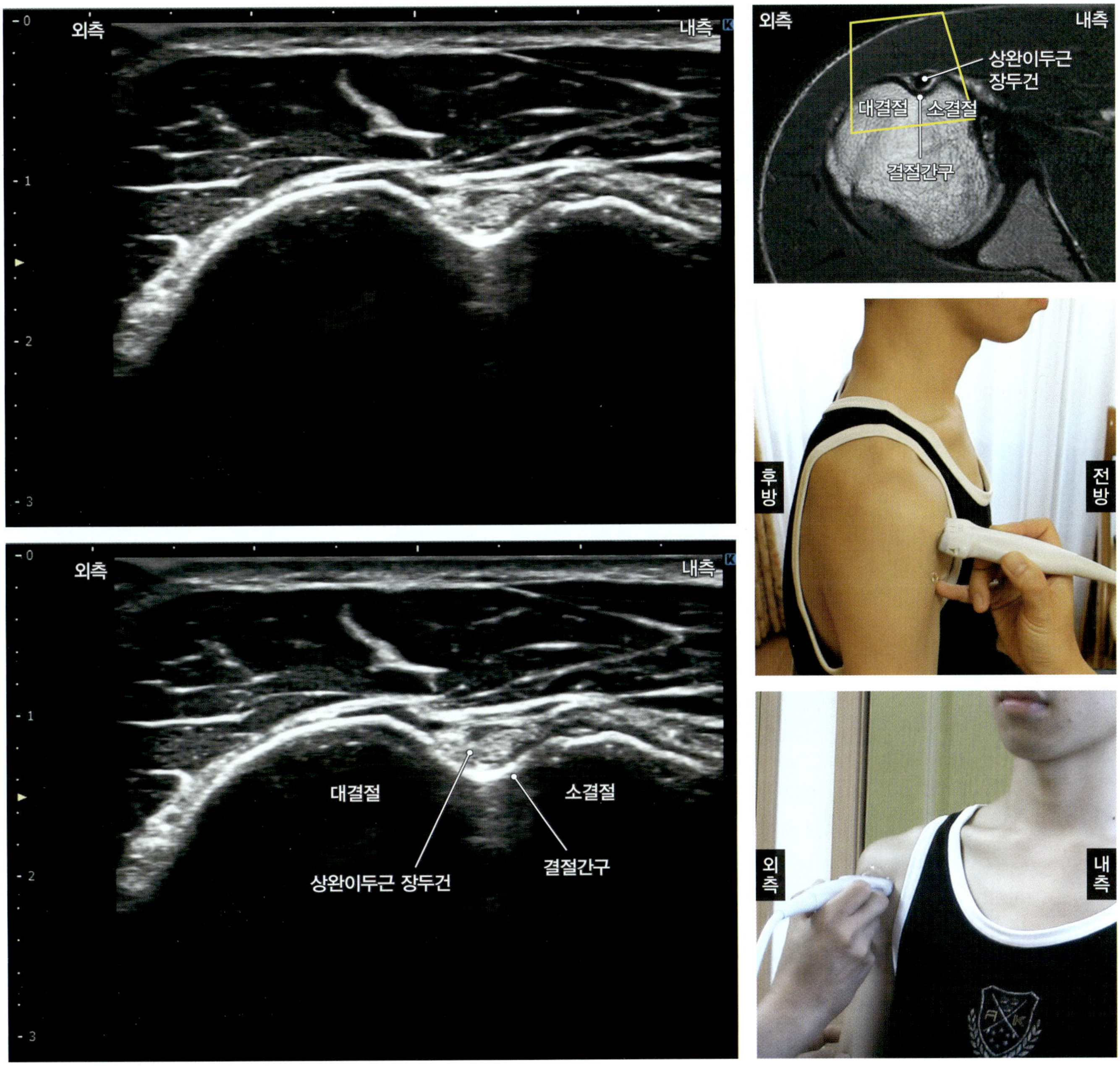

그림 30 상완이두근 장두건(단축상)

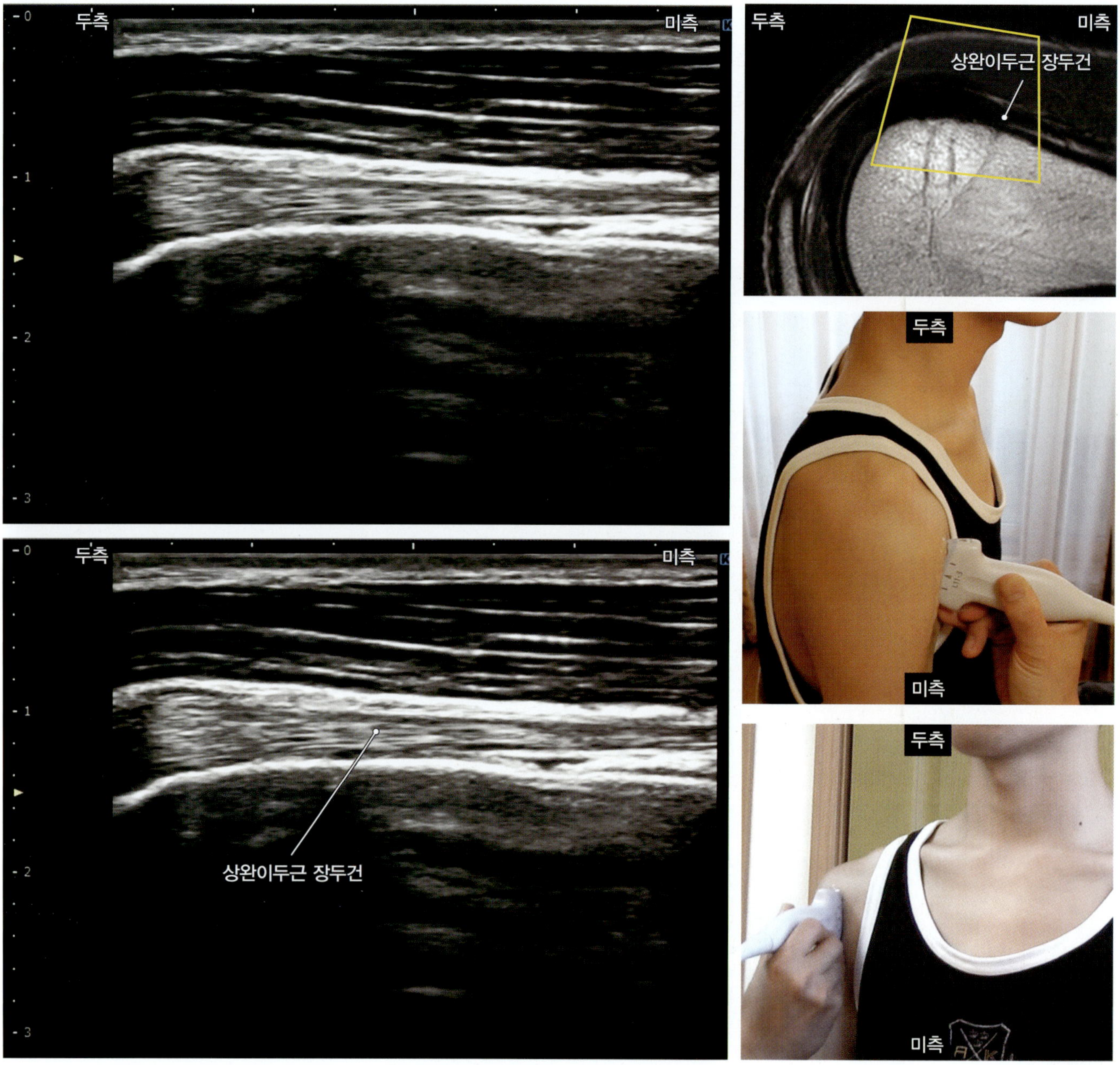

그림 31 상완이두근 장두건(장축상)

▶ 회전근개·견봉하활액낭 초음파 영상(장축상)

견갑하근건은 상완이두근 장두건 장축상을 스캔한 상태(**그림 32-1**)에서 견관절을 외회전위로 하면 상완골두 전방에서 관찰이 쉽다(**그림 32-2**). 그 외의 회전근개는 외상방에서 스캔한다. 가슴을 편 상태에서 검사 측 손을 주머니에 넣은 듯한 자세를 취하게 한다(손을 허벅지 근위 외측에 대고 견관절 경도 신전위로 하여 회전근개를 견봉 전방으로 이동시킨 상태). 외상방에 프로브를 대

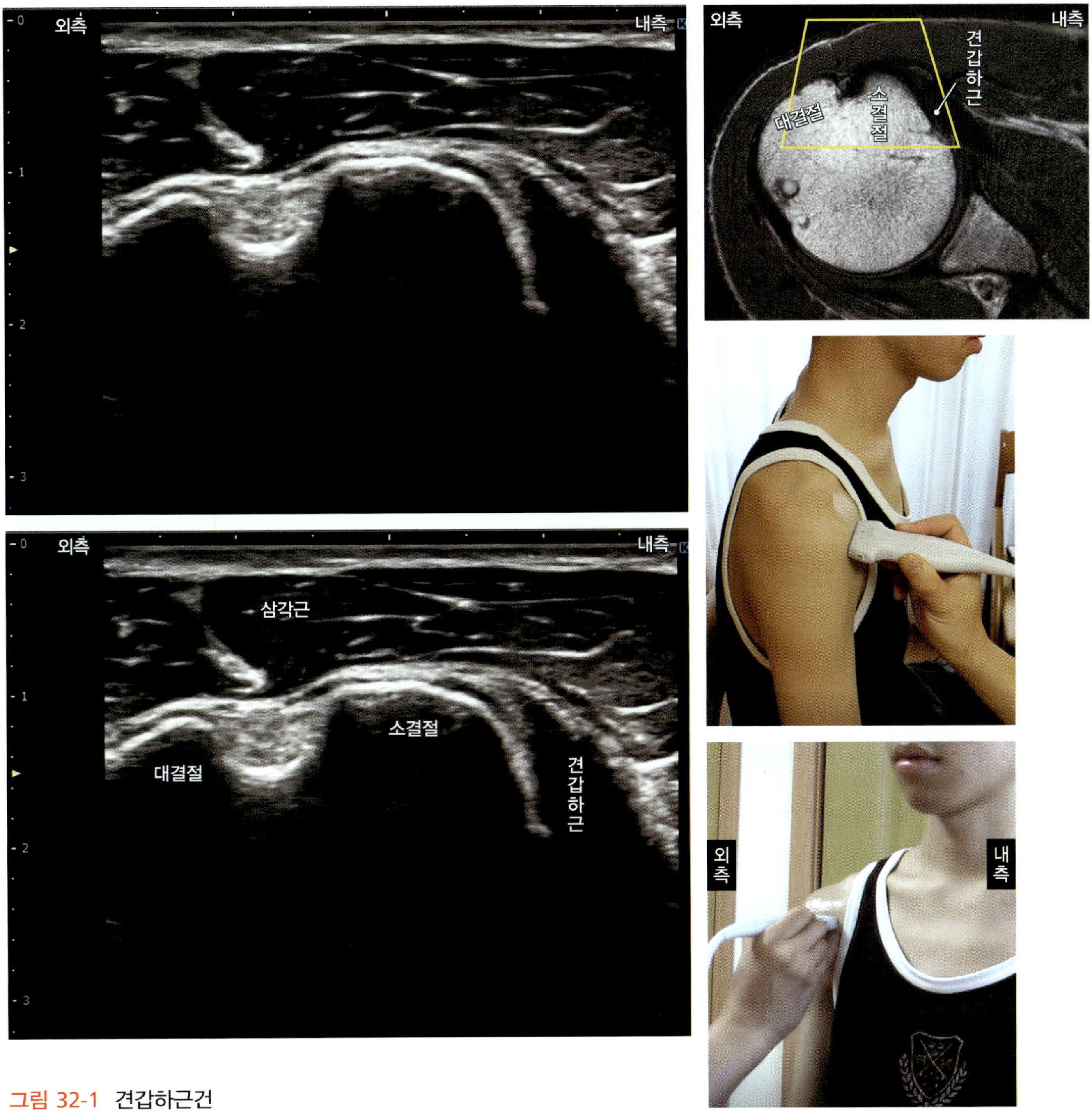

그림 32-1 견갑하근건

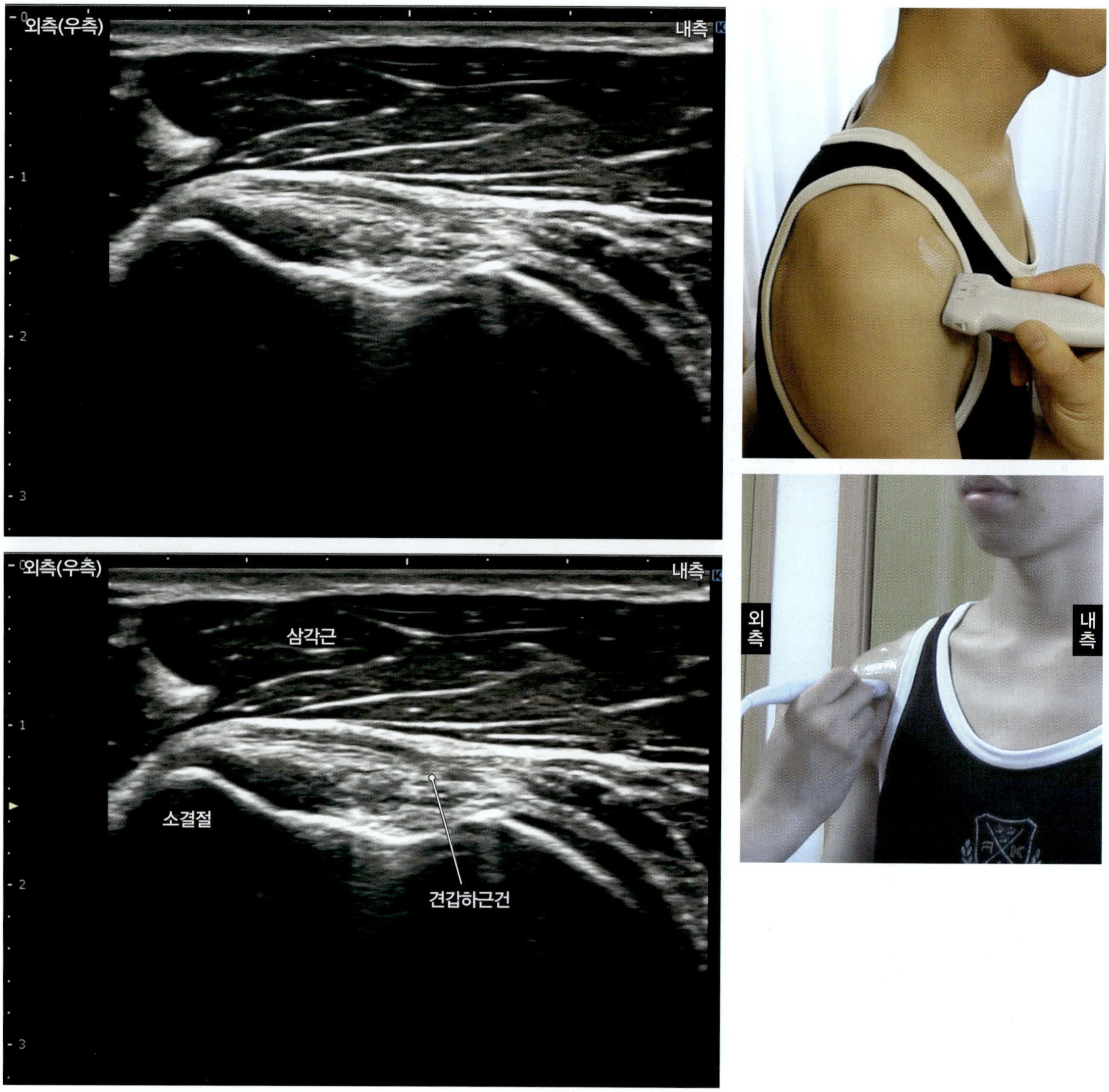

그림 32-2 견갑하근건(외회전위)

면 회전근개가 나타난다. fibrillar pattern을 보이는 극상근건 및 극하근건이 관찰 가능하며, 각각의 대결절 부착면(facet)의 형태로 확인한다. 전방에서 경사가 높은 superior facet에 부착하는 것은 극상근건(**그림 33**)이며, 후방으로 프로브를 이동시켜 경사가 낮은 middle facet에 부착하는 것은 극하근건으로 식별할 수 있다(**그림 34-1**).

삼각근 심층의 회전근개 표면에는 선상 고에코상이 확인되며, 이는 견봉하활액낭의 두측에 있는 지방층(peribursal fat)이다(**그림 34-2**).[4]

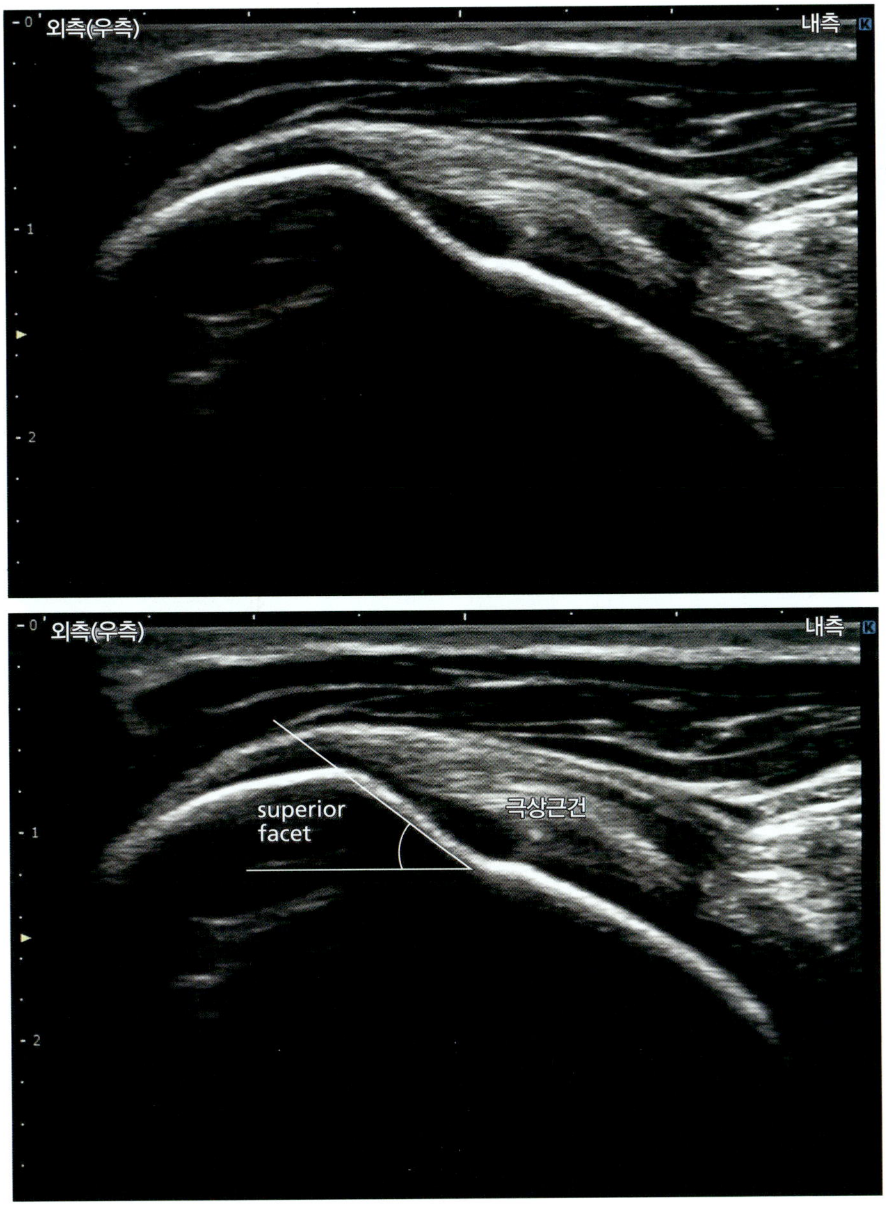

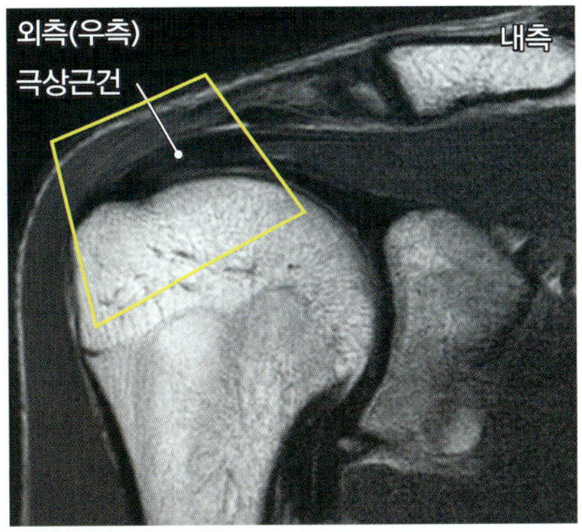

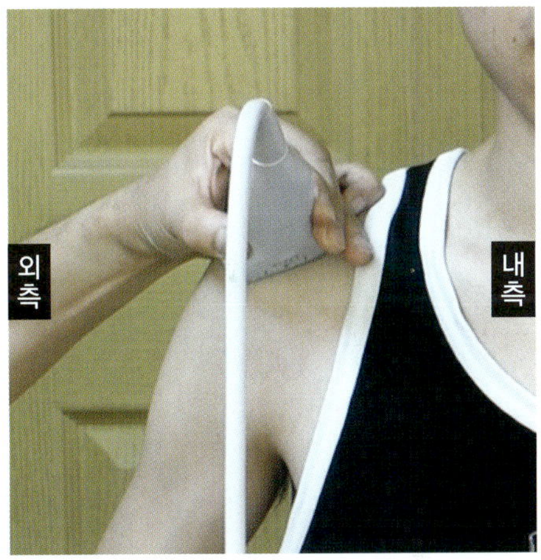

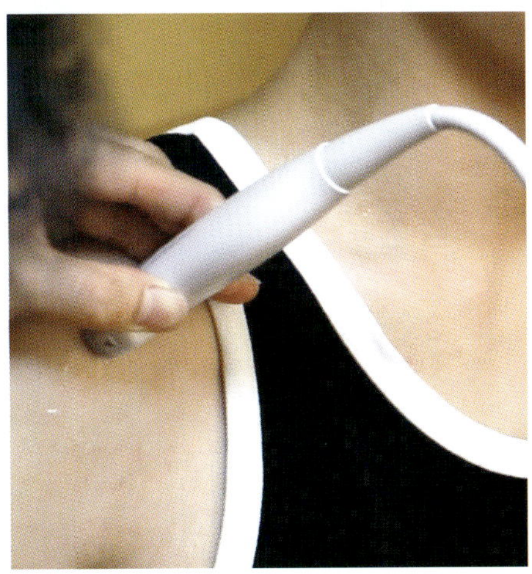

그림 33 **극상근건**

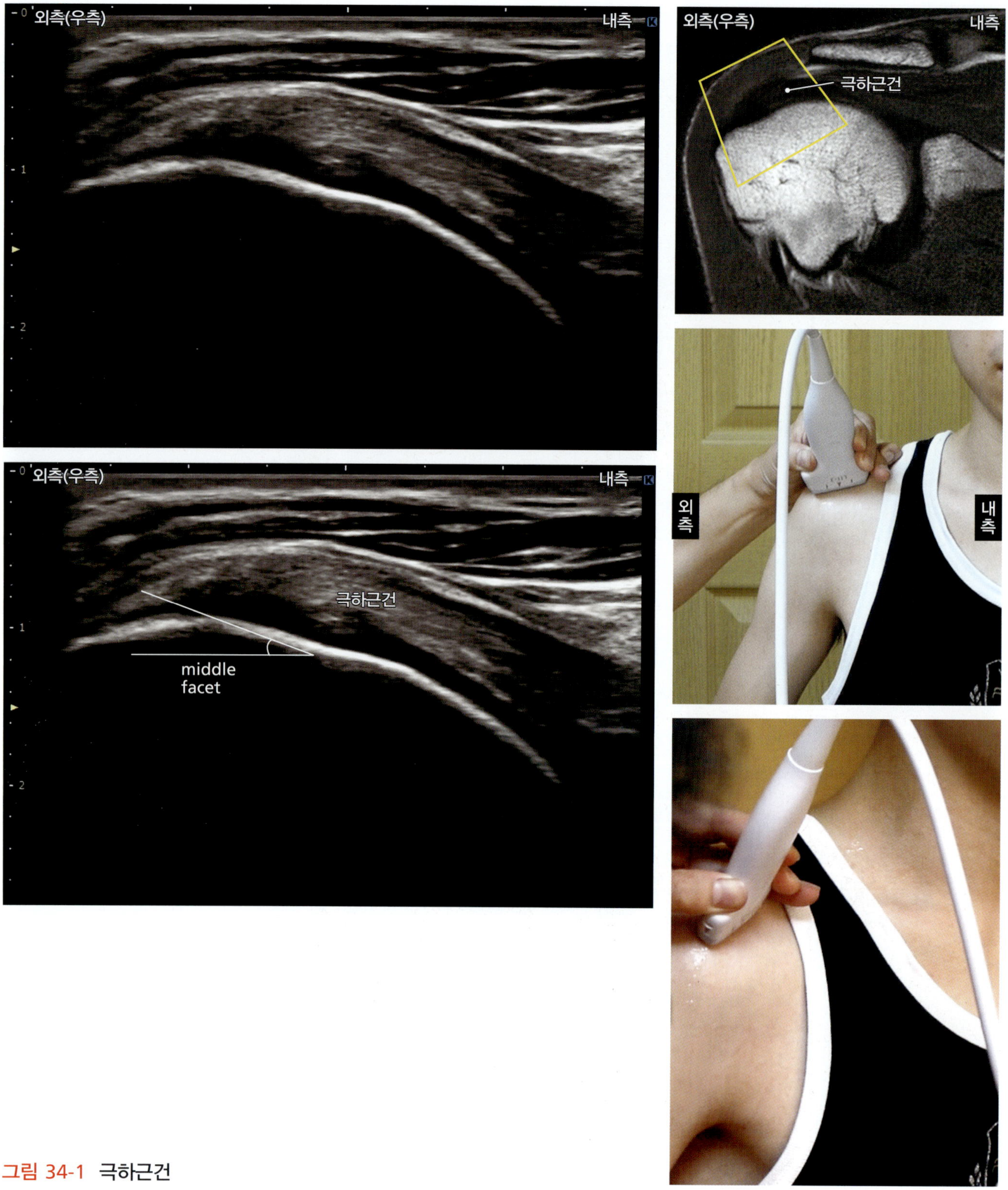

그림 34-1 극하근건

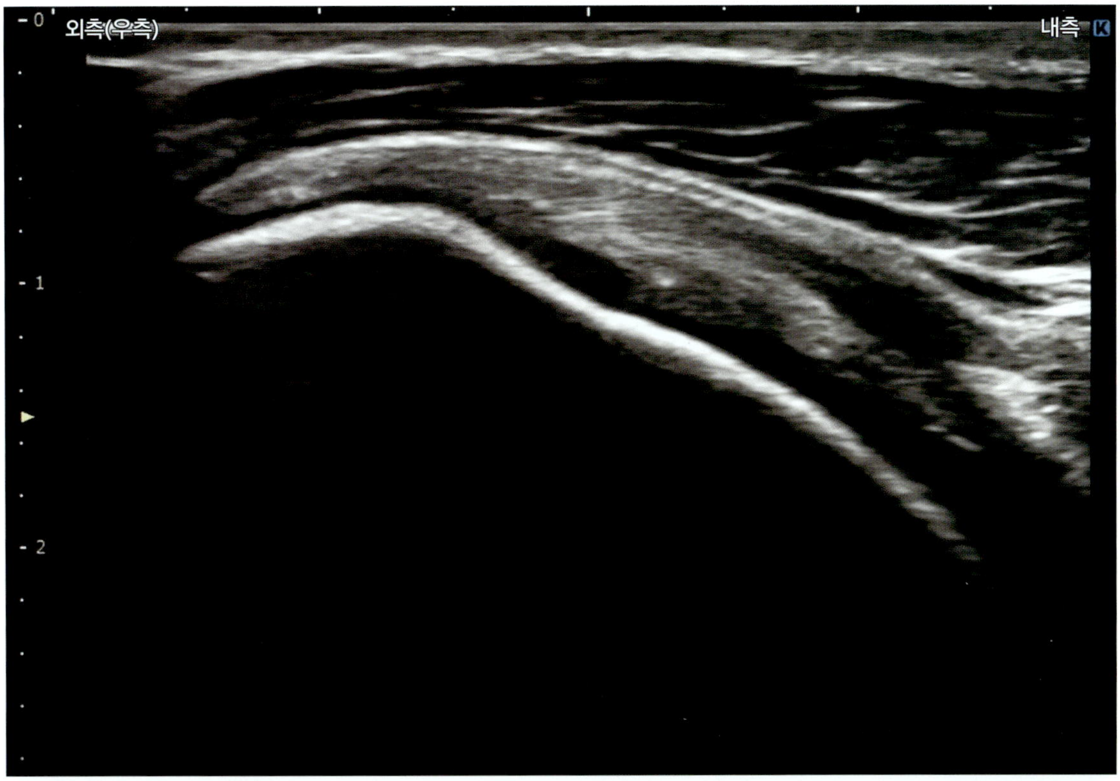

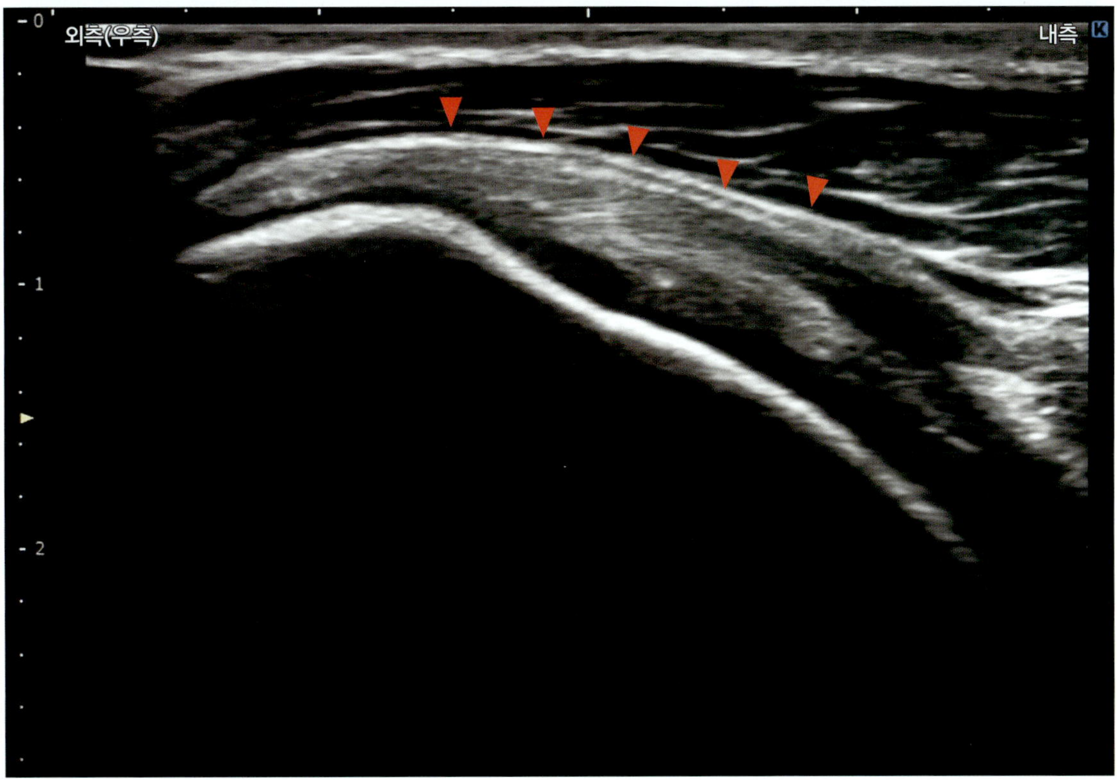

그림 34-2 peribursal fat(빨간 화살촉)

4 — 상지대 배측의 근육 (승모근, 견갑거근, 대·소능형근)(표 1)

체간에서 기시해 상지대에 부착하는 근육 중, 배측에 위치하는 승모근, 견갑거근, 대·소능형근은 견갑골의 운동(**그림 35**)에 작용하며, 외래에서 어깨 결림(neck stiffness)의 진료 시 중요한 근육이다.

표 1 경견완부의 근육

분류(부위)	근육
상지대 배측의 근육	승모근
	견갑거근
	대·소능형근
경부 고유배근	두·경판상근
	두·경최장근
	경장늑근·경극근
	두·경반극근
	다열근·회전근
천배근	흉쇄유돌근
후경근	전·중·후사각근
	두·경장근
후두하근	대·소후두직근
	상·하두사근

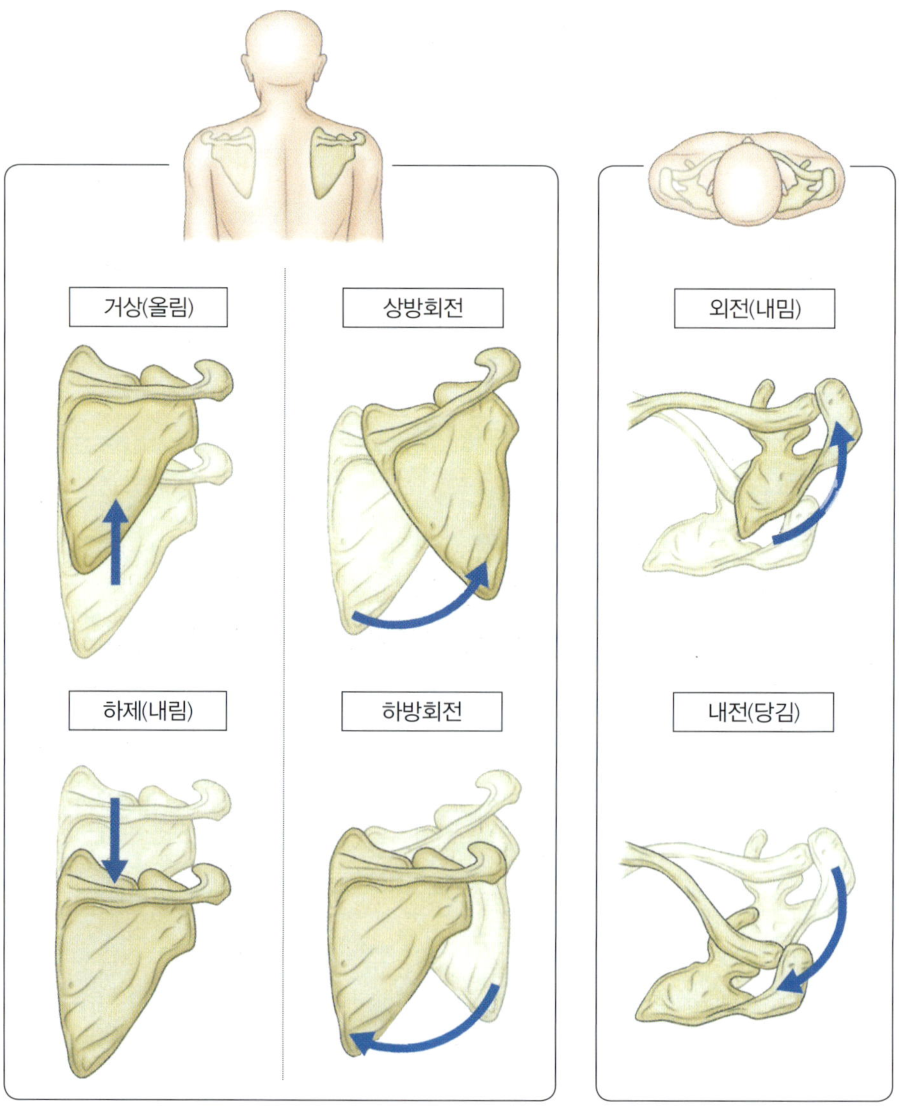

그림 35 견갑골의 운동

승모근(그림 36)

승모근(trapezius m.)은 외후두융기, 항인대, C7~T12 극돌기에 이르는 정중선에서 기시해 쇄골의 외측 1/3, 견봉, 견갑극에 정지한다.

작용 : 견갑골 내전(당김) · 거상(올림) · 상방회전

지배신경 : 부신경, C2-C4

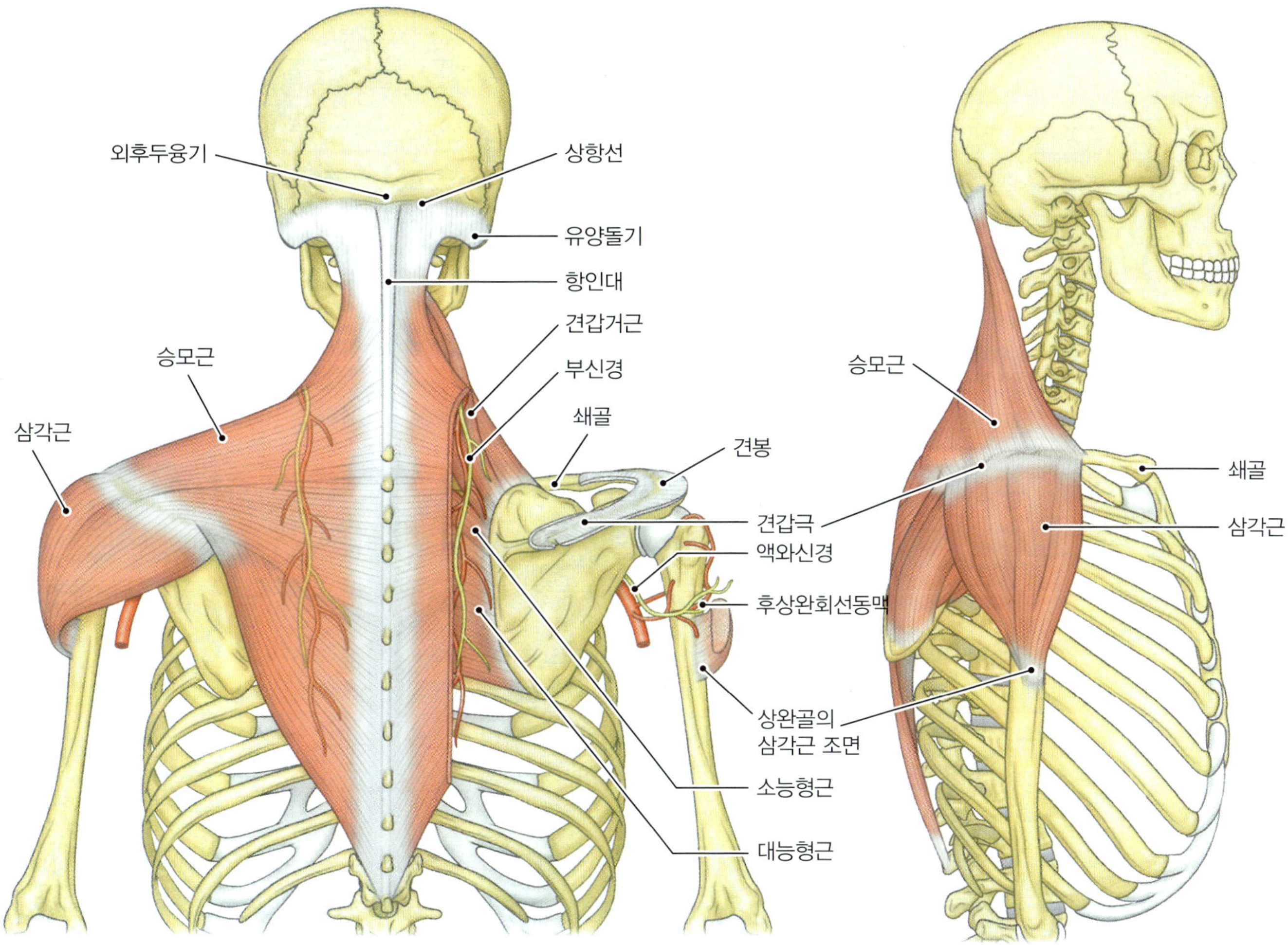

그림 36 **승모근**

▶ 초음파 영상

하위 경추 중에서도 가장 잘 만져지는 C7(융추) 극돌기 및 쇄골 원위단을 체표에서 랜드마크로, 이 둘 중간의 두측에서 전후방으로 프로브를 대고 관찰한다.

표층에 있는 근육이 승모근이며, 외측으로 프로브를 평행이동시키면 승모근의 두께는 얇아지고 견봉이 나타난다(**그림 37-1, 37-2**).

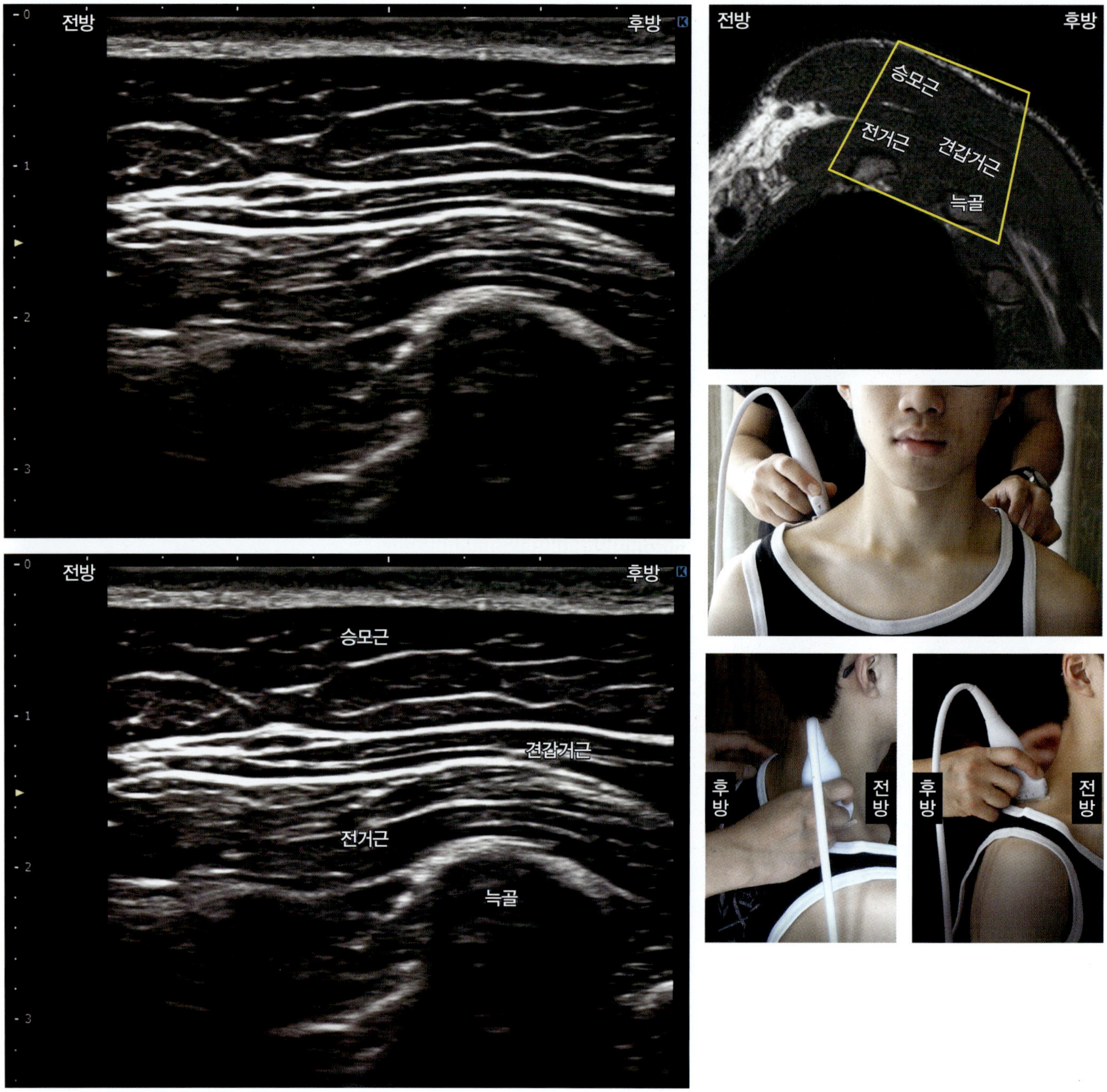

그림 37-1 **승모근**

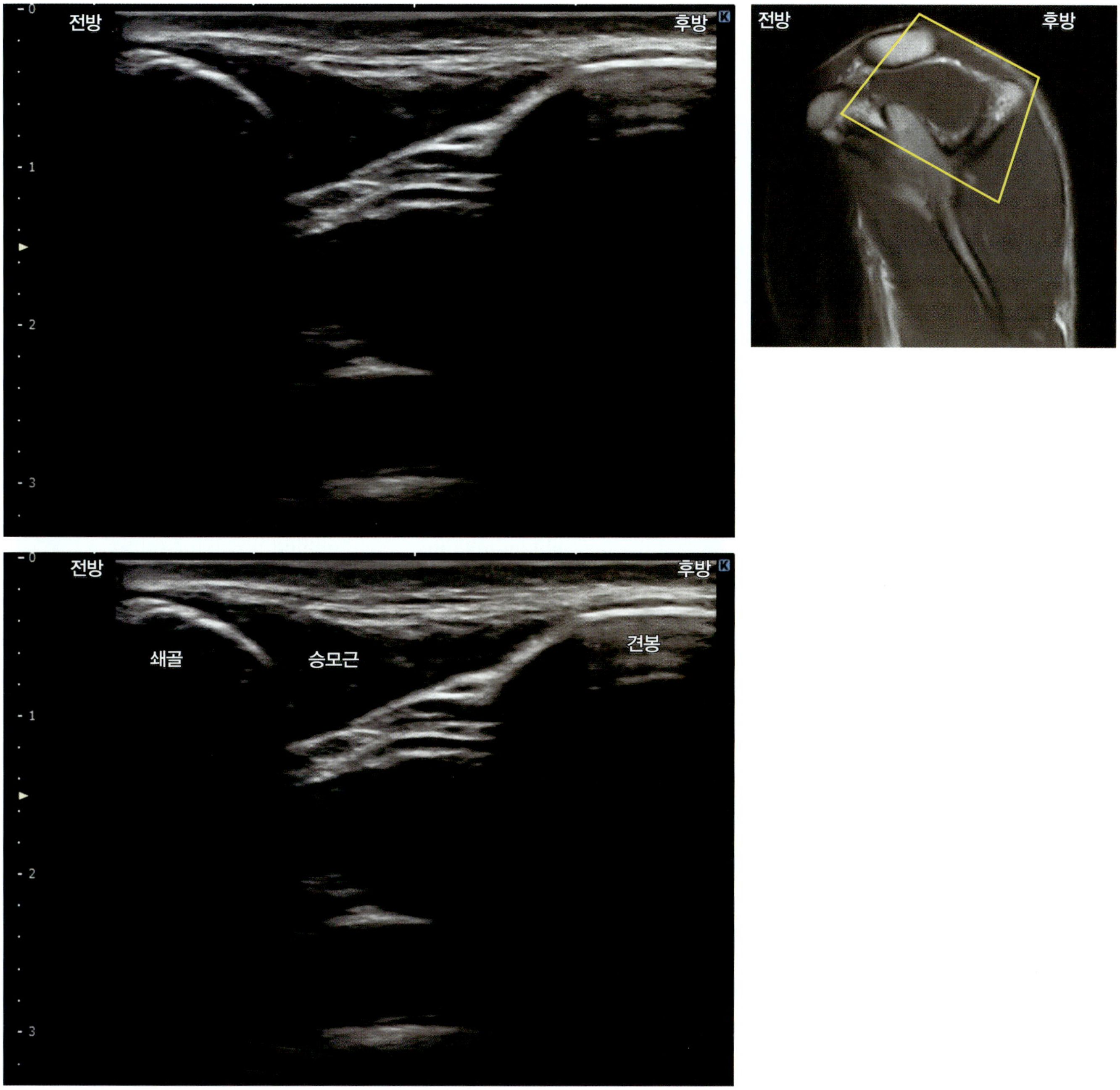

그림 37-2 승모근

견갑거근(그림 38)

견갑거근(levator scapulae m.)은 경추와 견갑골을 잇는 근육으로, 상위 경추 횡돌기에서 기시해 견갑골 상각 및 견갑골 내측연에 정지한다.

작용 : 견갑골 거상(올림)

지배신경 : 견갑배신경, C3 · C4

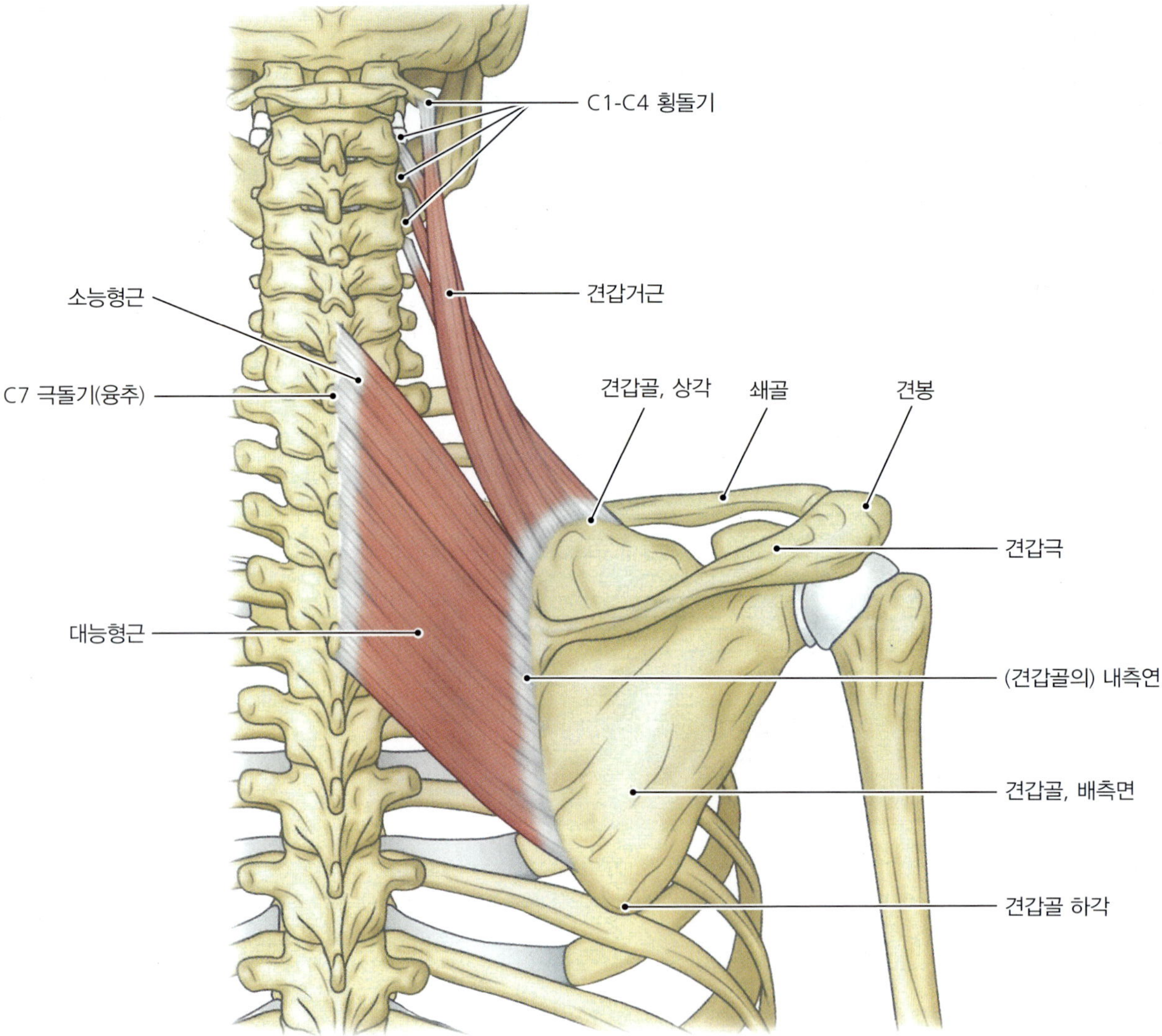

그림 38 견갑거근, 대능형근, 소능형근

▶ 초음파 영상(단축상)

상기 방법으로 승모근을 스캔한 상태에서 프로브를 내측으로 평행이동시키면, 심층에 있는 견갑골의 선상 고에코가 단절되며, 늑골이 음향음영을 동반한 짧은 선상 고에코상으로 나타나게 된다. 이 위치에서 승모근의 심층에 관찰되는 근육이 견갑거근이다(**그림 39-1**). 프로브를 댄 채로 천천히 어깨(목)를 움츠리면(**그림 39-2 화살표**) 근복이 확대되는 것이 관찰된다(**그림 39-2**). 견갑거근을 화면 중앙에 두고 두측으로 프로브를 Sweep(Sliding)시켜 경부 중앙 레벨(**그림 40**)에서 전방으로 Slide(Sliding)시키면 흉쇄유돌근과 그 심층의 총경동맥이 확인된다.

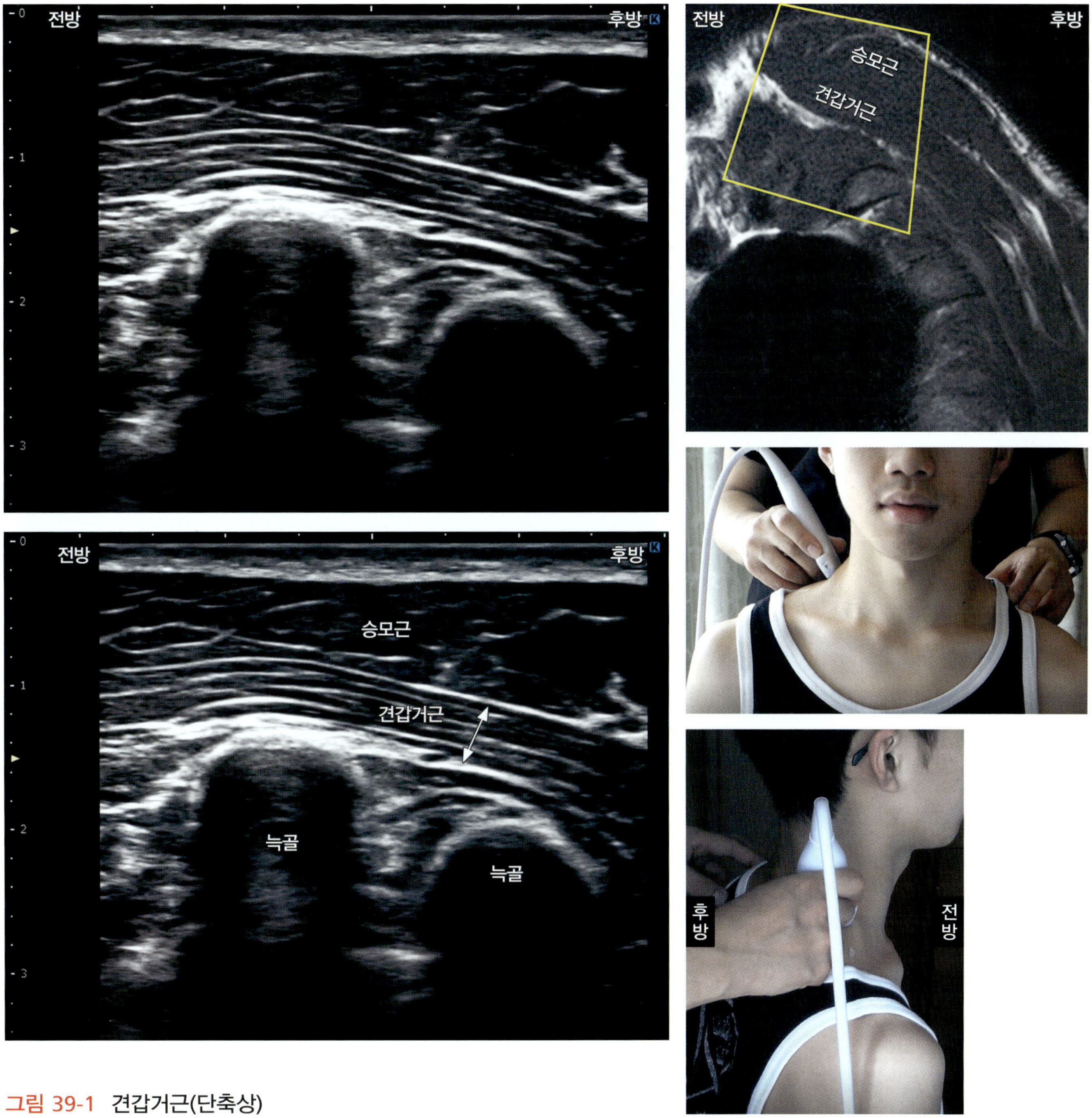

그림 39-1 견갑거근(단축상)

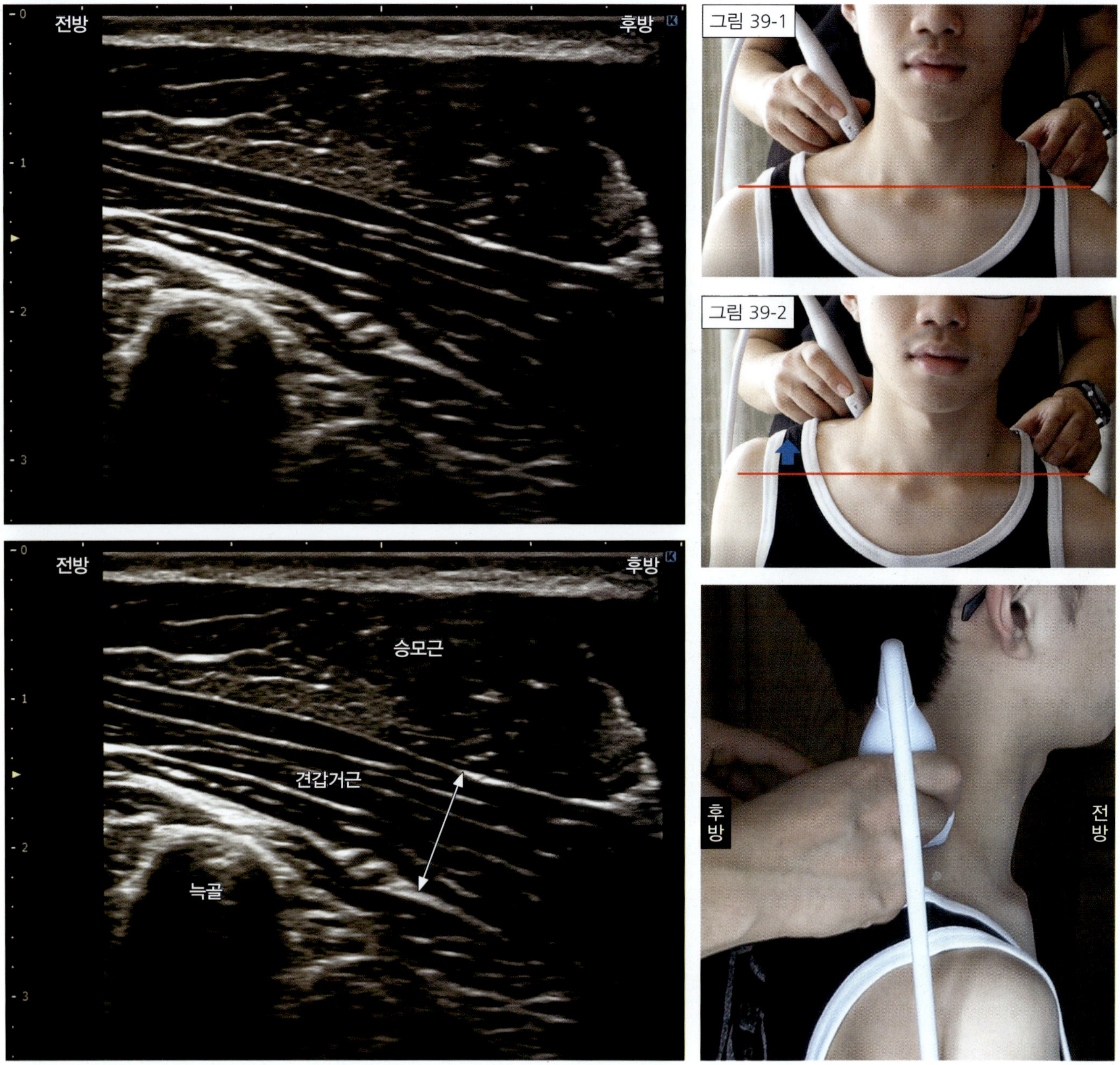

그림 39-2 견갑거근

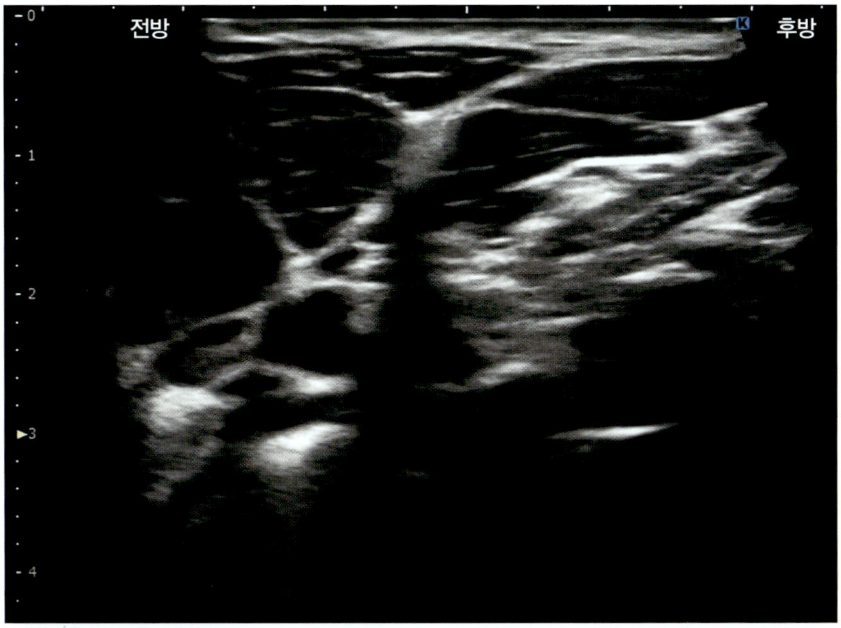

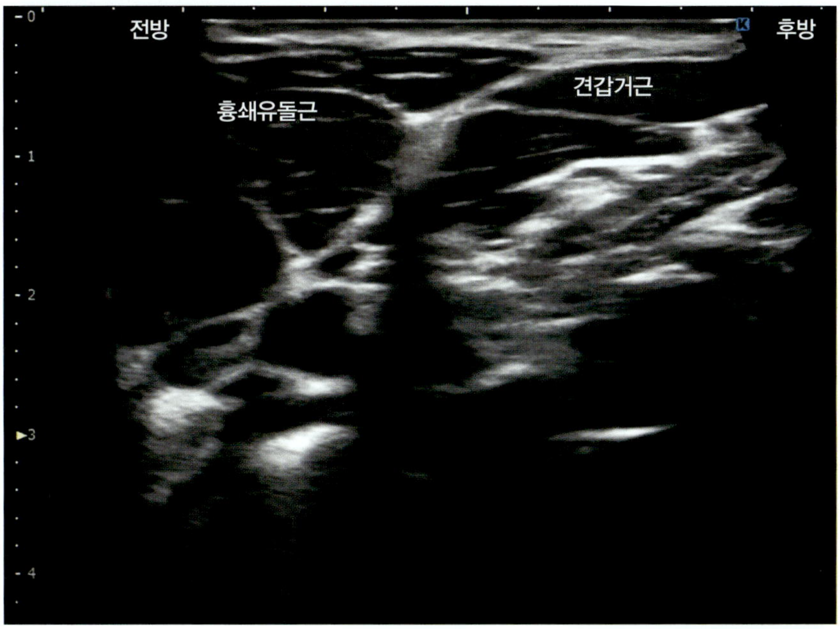

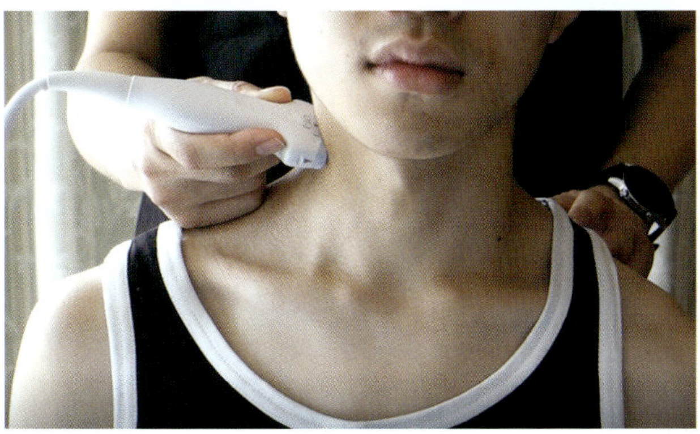

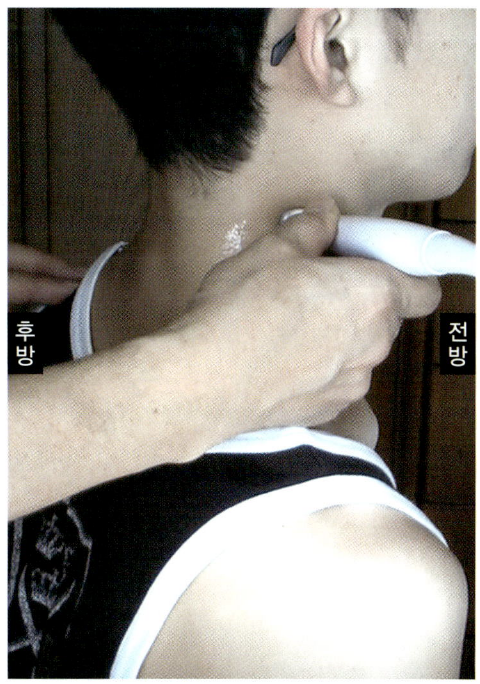

그림 40 견갑거근

대 · 소능형근(그림 38)

능형근(rhomboid m.)은 승모근 심부에 있으며, C6(C5)~T4(T5) 극돌기에서 기시해 견갑골 내측연에 정지한다. 경횡동맥 심지가 지나는 결합조직을 경계로 경추에서 기시하는 두측의 소능형근과 흉추에서 기시하는 미측의 대능형근으로 나뉜다.

작용 : 견갑골 내전(당김) · 거상(올림) · 하방회전

지배신경 : 견갑배신경

▶ 초음파 영상(장축상 · 체간 단축)

견갑극, 견갑골 내측연, 견갑골 하각을 촉지해 랜드마크로 한다(**그림 41**). 하각과 견갑극 사이 레벨에서 흉추 극돌기와 견갑골 내측연 사이에 프로브를 체축에 수직으로 대면, 승모근 심층에 대능형근이 관찰된다(**그림 42**). 견갑극 내측연보다 두측에서는 승모근 심층에 소능형근이 확인되며(**그림 43**), 두측에 프로브를 Sweep(Sliding)시키면 소능형근 외측(견갑골 측)에 견갑거근이 나타나며 그 심층에 전거근도 관찰할 수 있다.

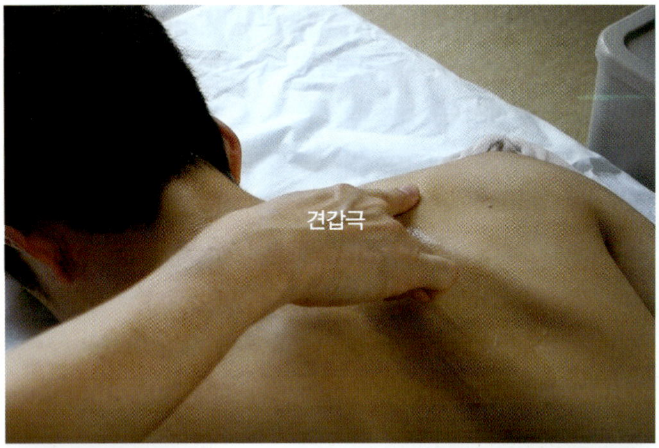

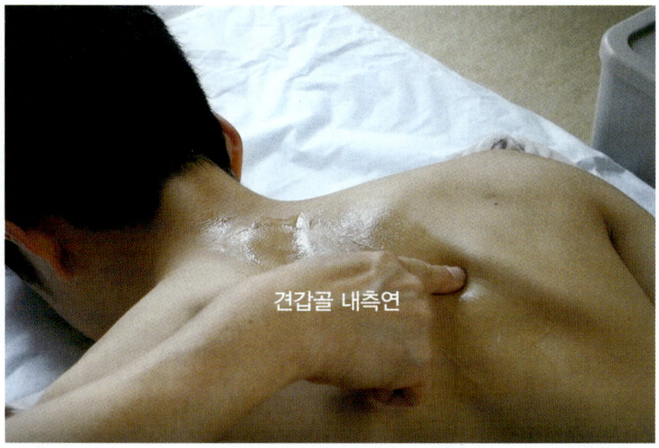

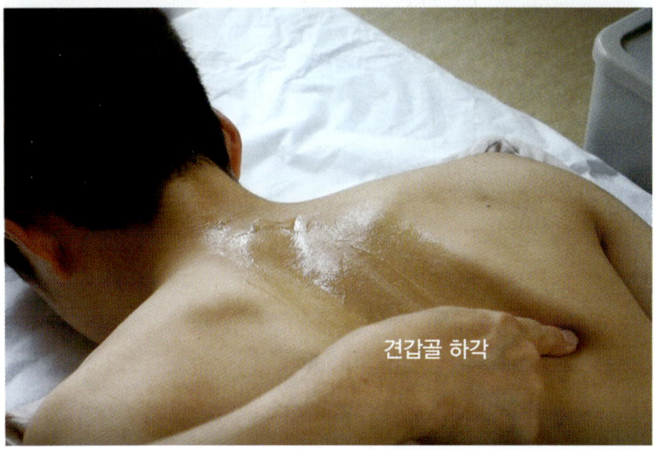

그림 41 **견갑극, 견갑골 내측연, 견갑골 하각**

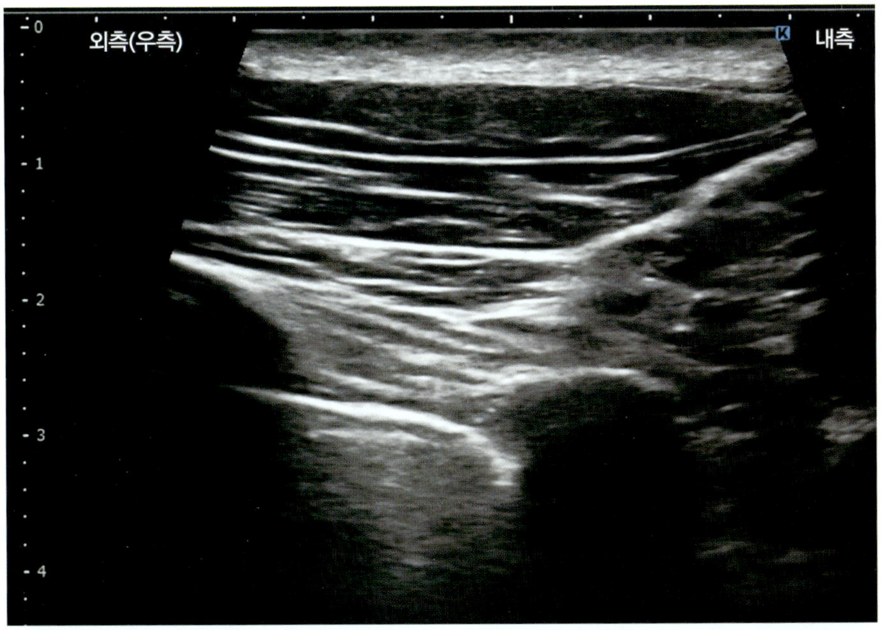

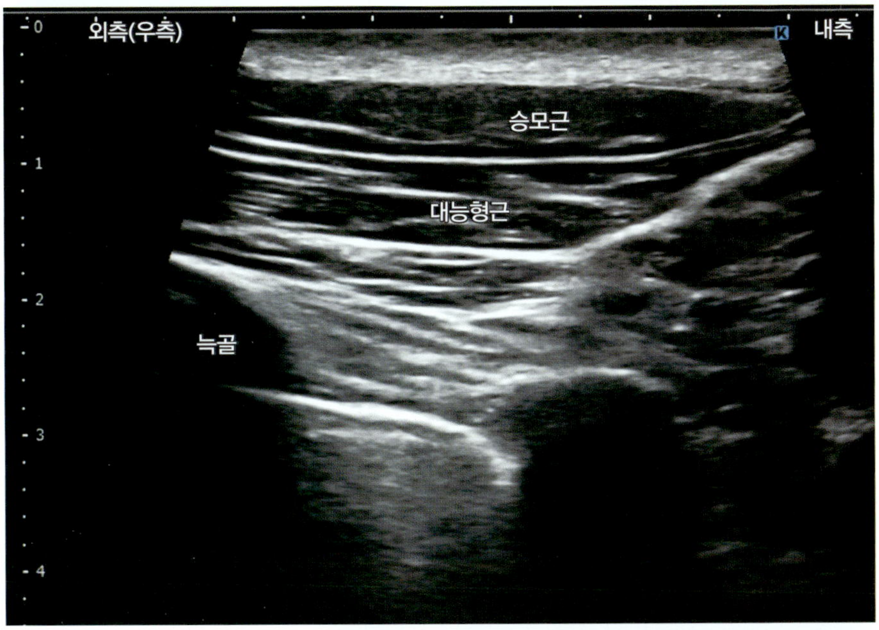

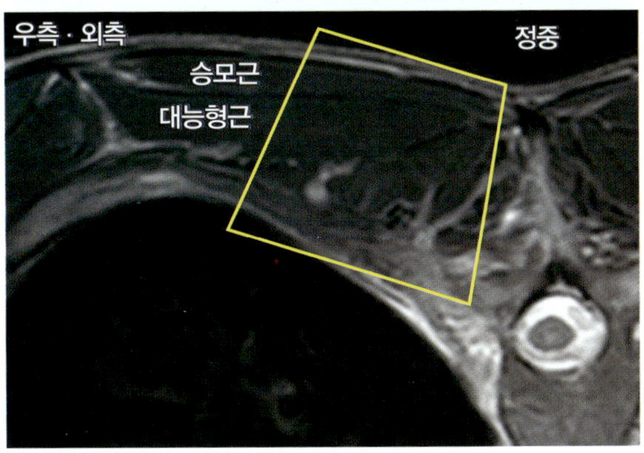

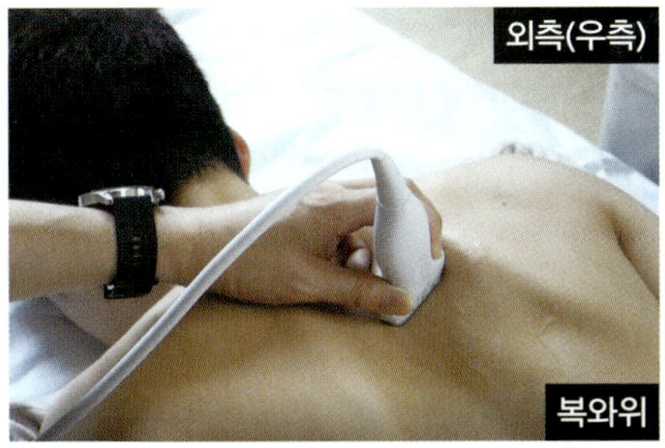

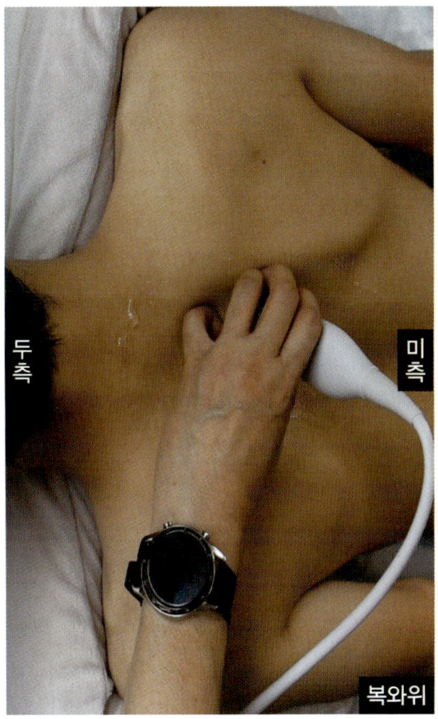

그림 42 대 · 소능형근
(장축상 · 체간 단축)

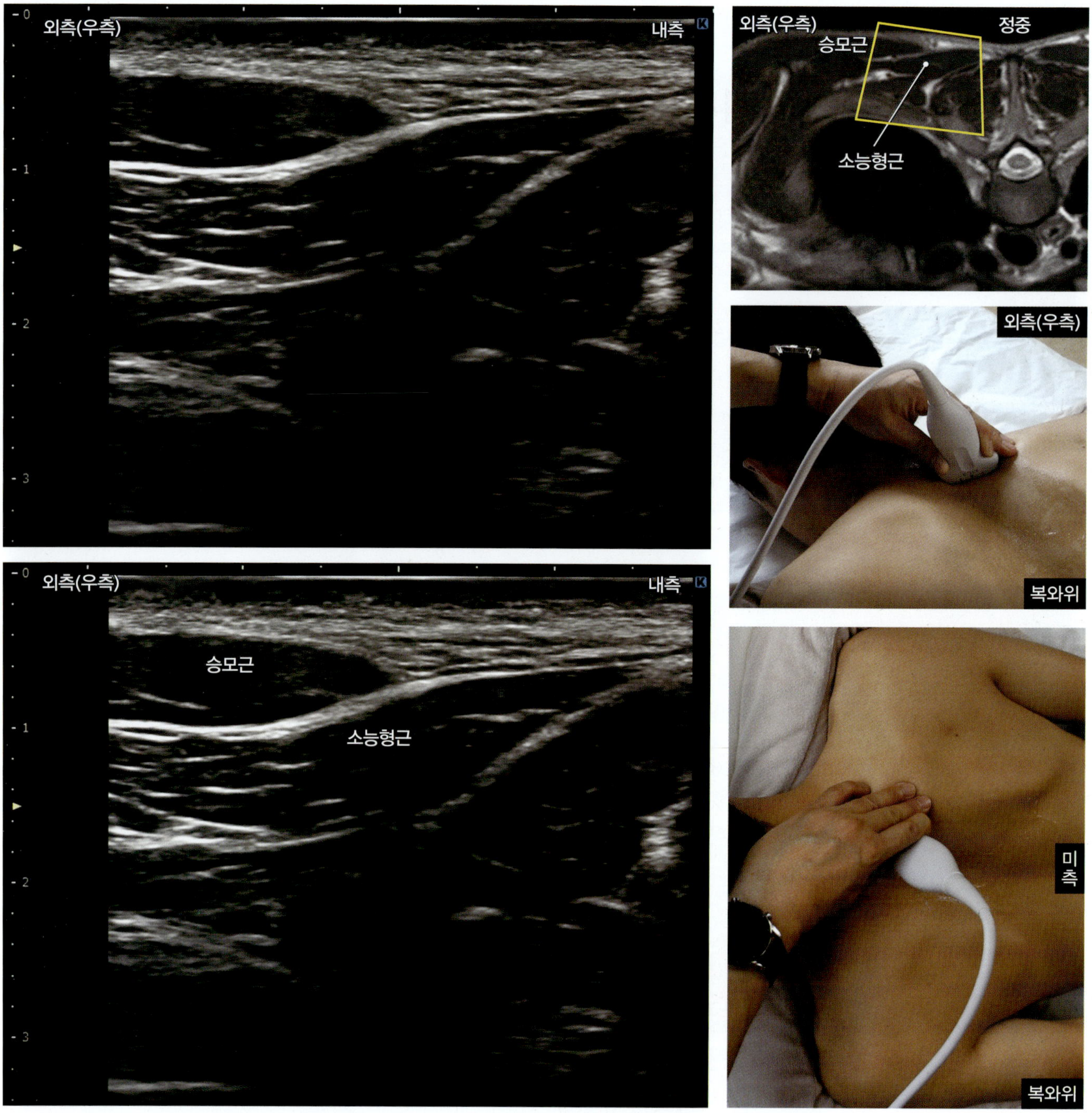

그림 43 대 · 소능형근(장축상 · 체간 단축)

5 — 흉쇄유돌근 (표 1, 그림 44)

흉쇄유돌근(sternocleidomastoid m.)의 흉골두는 흉골병(manubrium sterni) 상연, 쇄골두는 쇄골의 내측 1/3에서 기시하며, 유양돌기부터 후두골 상항선 외측부에 정지한다.

작용 : 경부의 동측 측굴과 반대측에의 회전, 경부 굴곡, 호흡 보조

지배신경 : 부신경, C2 · C3

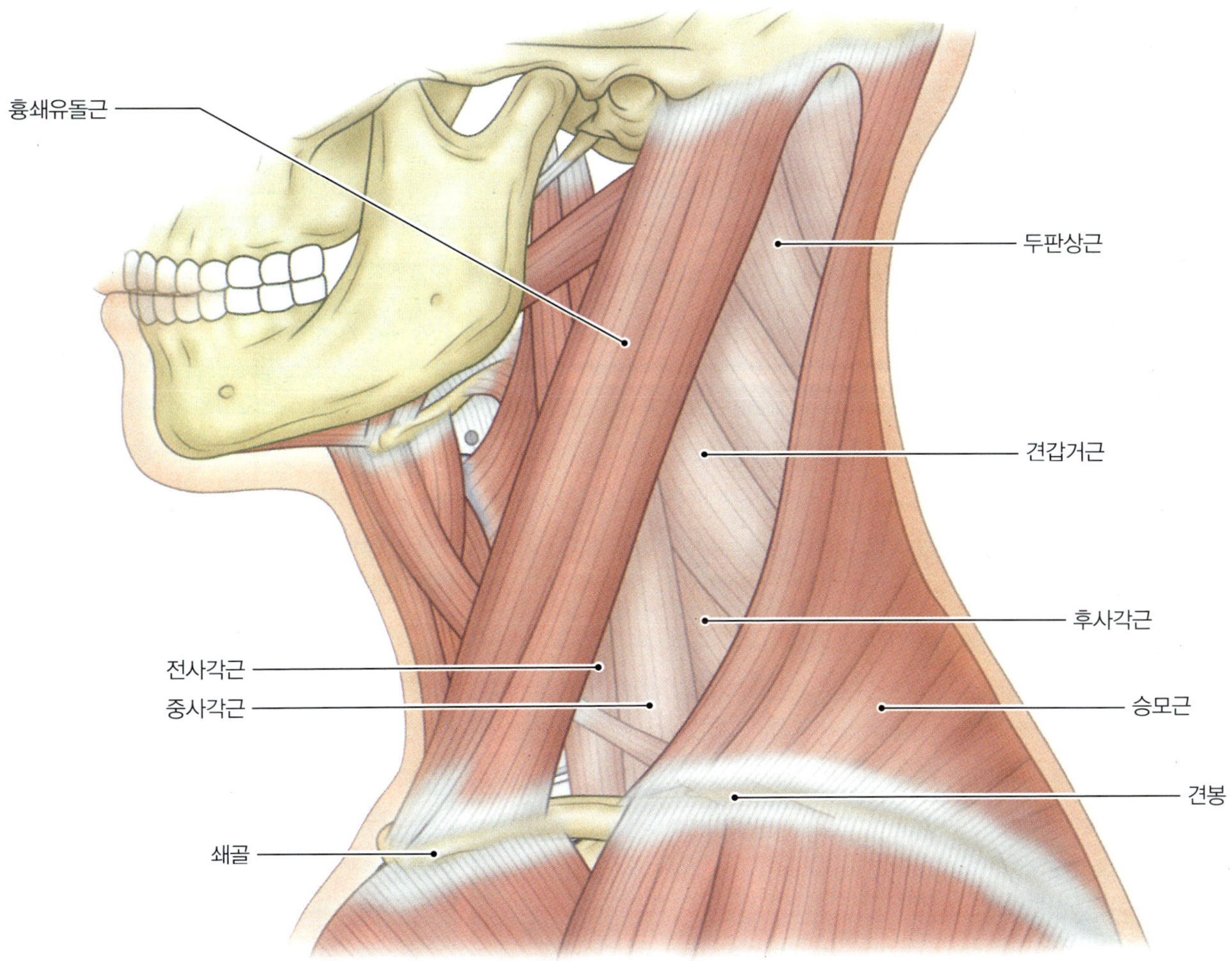

그림 44 **흉쇄유돌근**

▶ 초음파 영상(단축상)

경부 중앙 레벨의 전측방에서 수평(전후 방향)으로 프로브를 대고 박동하는 총경동맥을 스캔하면, 그 표층에 있는 근육이 흉쇄유돌근이다(**그림 45-1**). 또한, 얼굴을 반대 측으로 향하게 하면 체표에서 확인이 쉬워 촉지 확인(**그림 45-2**) 후 얼굴을 정면을 향하게 하고 프로브를 대는 방법으로 흉쇄유돌근을 관찰할 수도 있다.

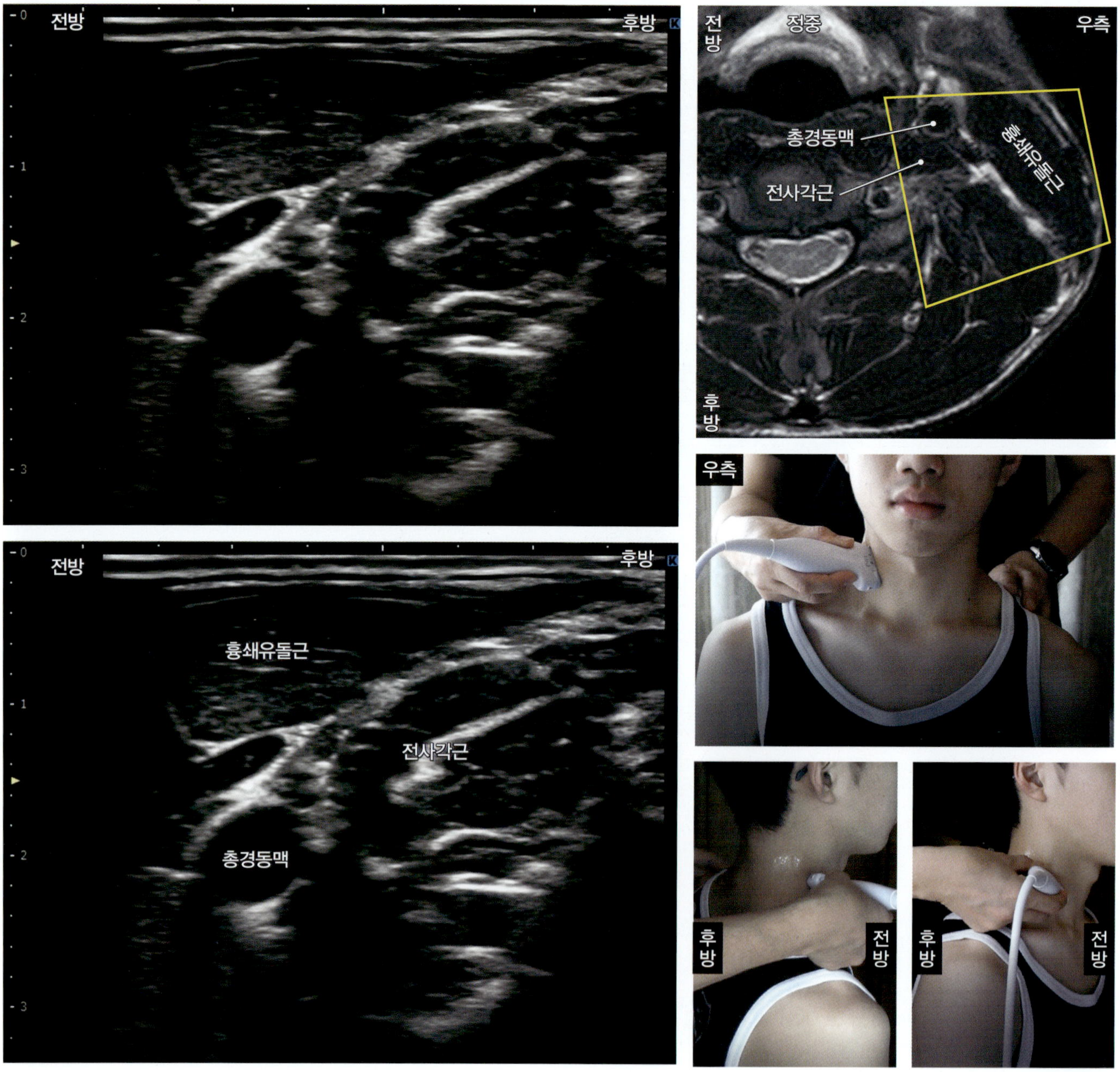

그림 45-1 **흉쇄유돌근(단축상)**

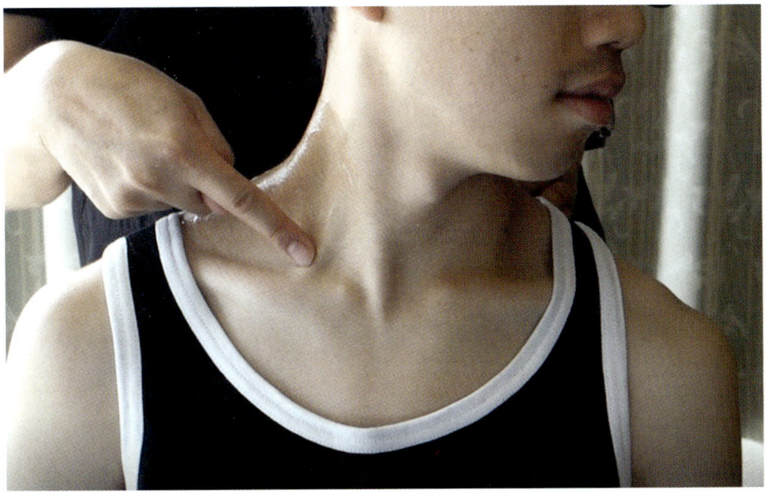

그림 45-2 흉쇄유돌근

6 — 경부 고유배근(표 1)

두 · 경판상근(그림 46)

두판상근(splenius capitis m.)은 C4~T3 극돌기에서 기시해 후두골 상항선 외측부 및 유양돌기에 정지하고, 경판상근은 T3-T6 흉추 극돌기에서 기시해 상위 경추 횡돌기에 정지한다.

작용 : 두경부 신전, 두경부 동측에의 측굴과 회전

지배신경 : C1-C6 후지

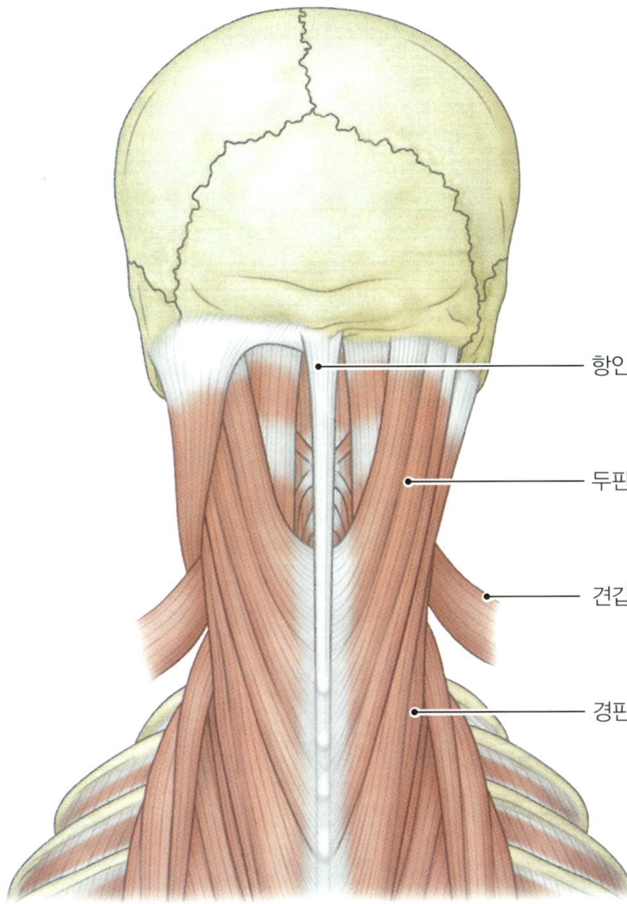

그림 46 두 · 경판상근

▶ 초음파 영상(두판상근)

경부 중앙 레벨에서 흉쇄유돌근을 스캔하고 그 부착부인 유양돌기를 향해 두측 및 약간 후방으로 프로브를 이동시키면 흉쇄유돌근의 심층에 두판상근이 확인된다(**그림 47**). 또 다른 방법으로, 우선 중위 경추 레벨의 후방에서 단축으로 극돌기를 스캔한다. 프로브를 외측으로 Slide(Sliding)시키면 5층의 근육이 확인되며 얇게 나타나는 승모근 심층이 두판상근이다(**그림 48**). 거기서 외측 및 두측, 유양돌기 방향으로 프로브를 이동시키면 두판상근의 표층에 흉쇄유돌근이 나타난다(**그림 49**).

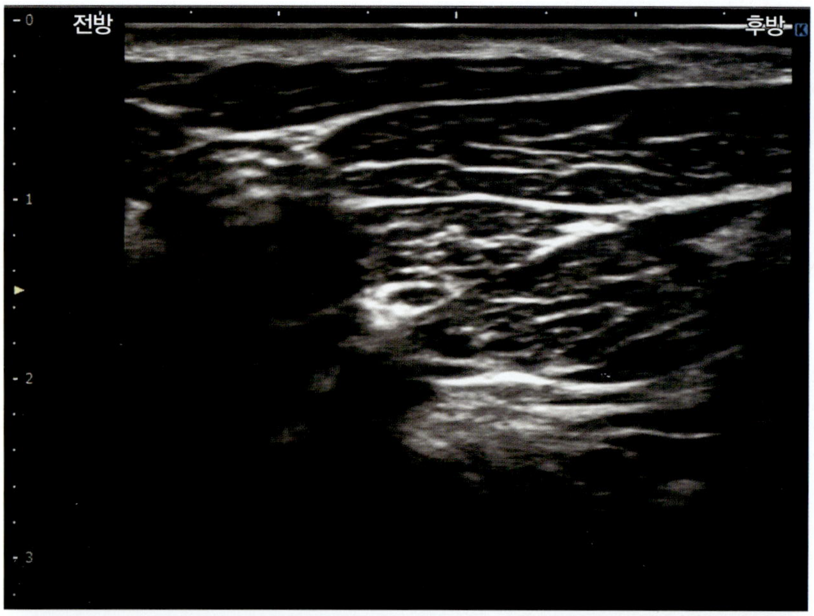

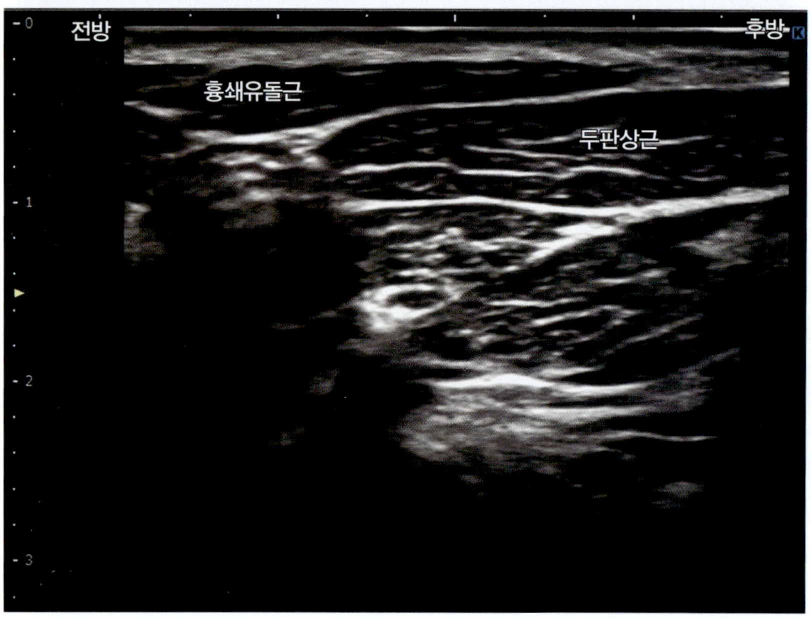

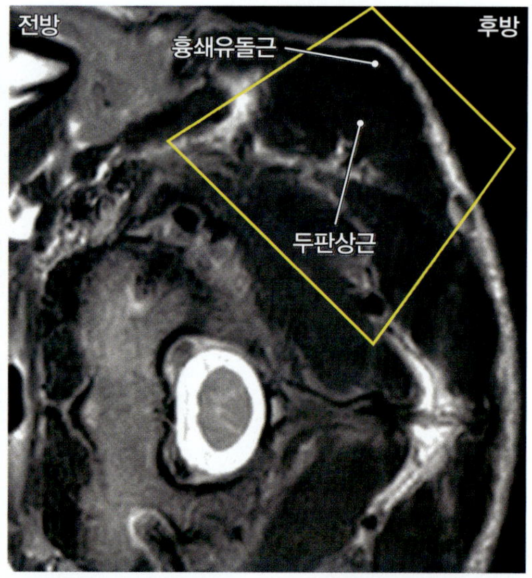

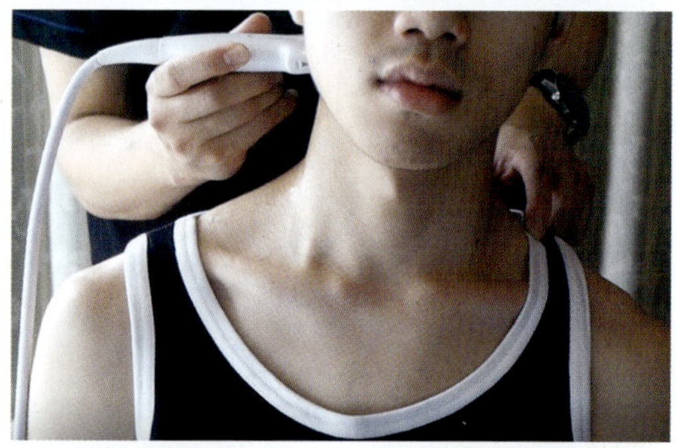

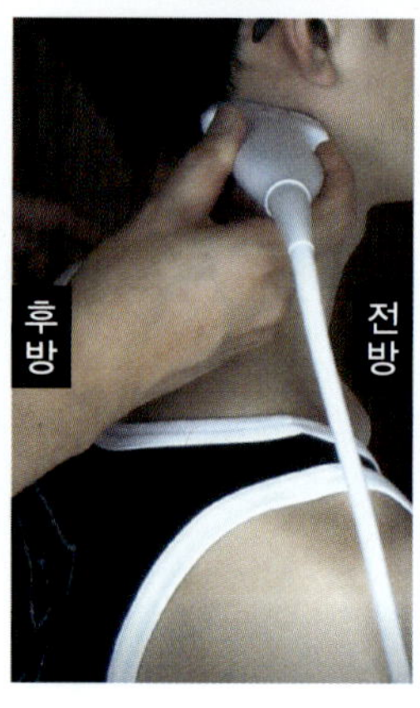

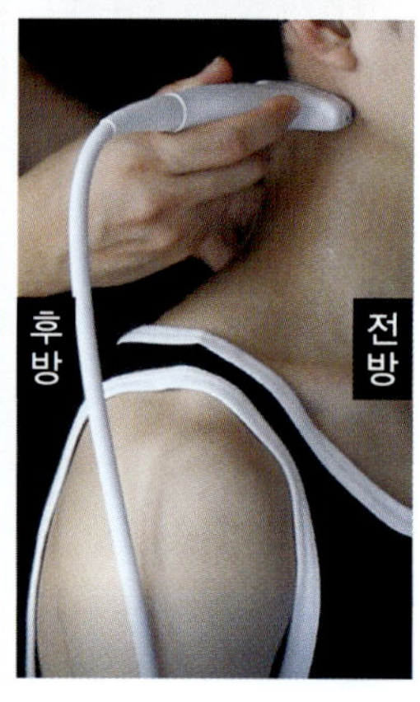

그림 47 두판상근(단축상)

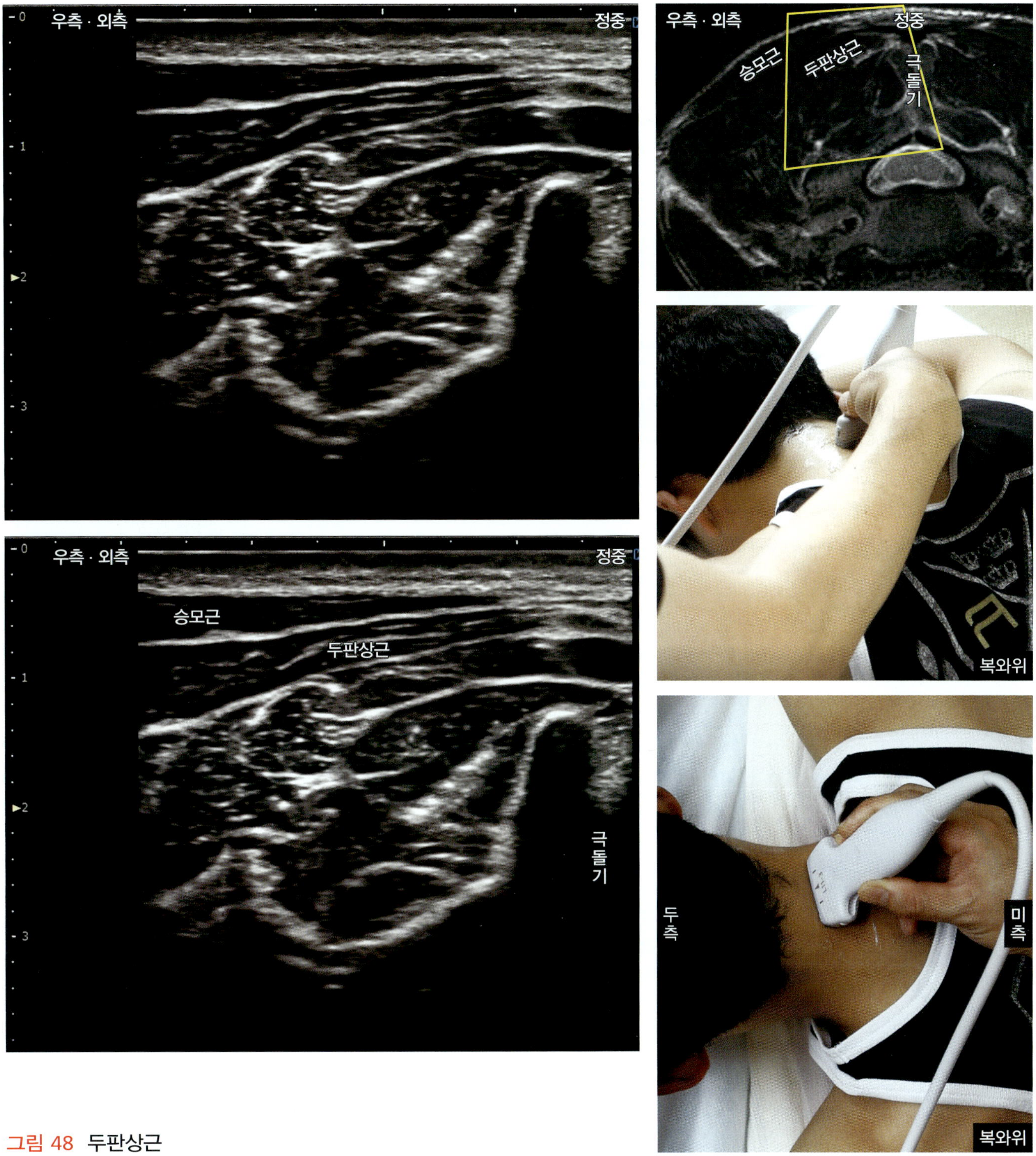

그림 48 두판상근

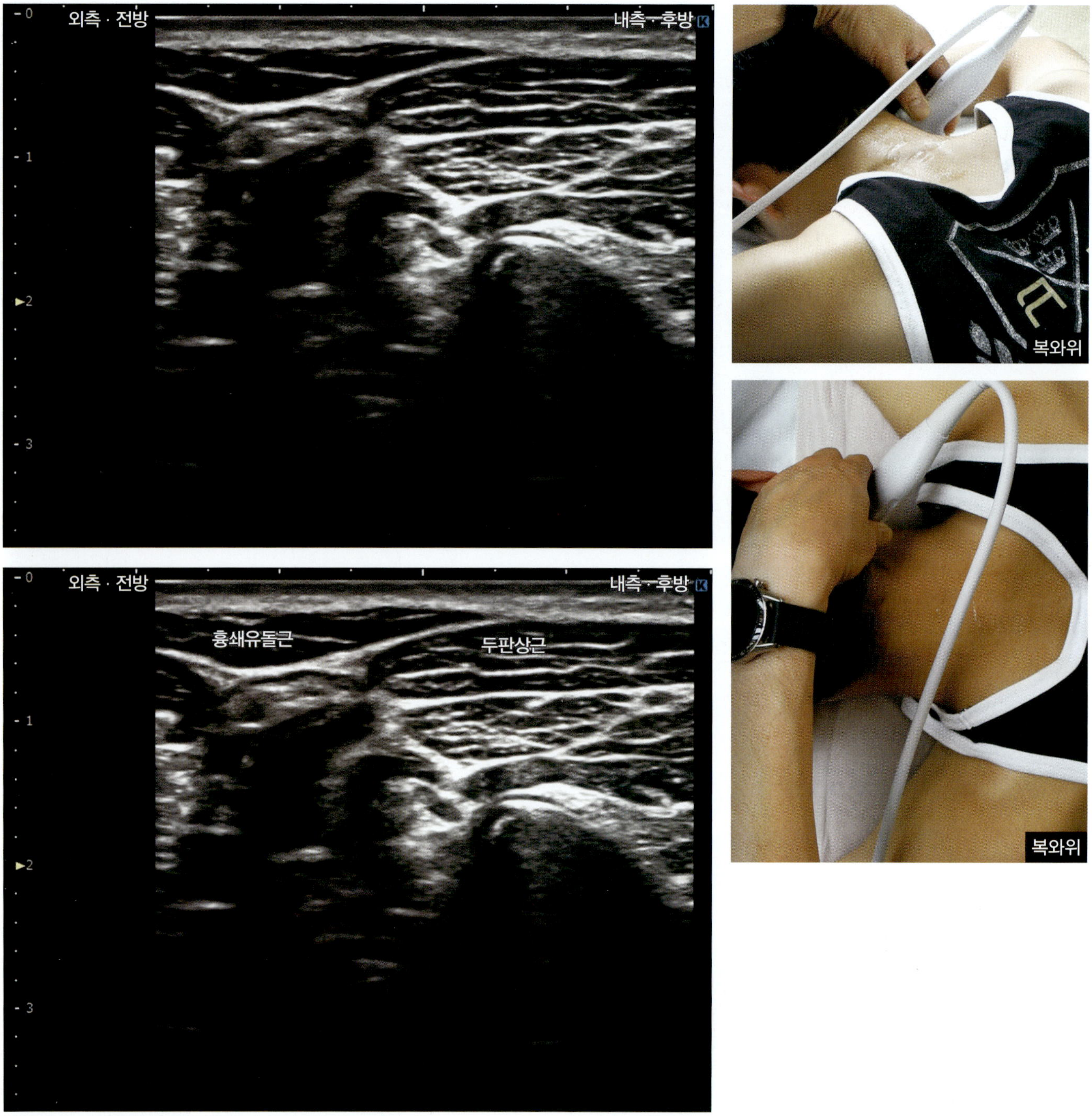

그림 49 두판상근

두 · 경반극근, 다열근, 회전근(그림 50)

반극근(semispinalis m.) · 다열근(multifidus m.) · 회전근(rotator m.)은 모두 횡돌기에서 기시해 비스듬히 상행하여 극돌기에 부착하므로 횡돌극근이라고 한다. 길이는 반극근, 다열근, 회전근 순서로 길다.

두반극근은 C4~T6 횡돌기에서 기시해 후두골 상항선과 하항선 사이에 정지한다. 경반극근은 T1-T6 횡돌기에서 기시해 C2-C6 극돌기에 부착한다. 다열근은 반극근보다 짧고, 횡돌기에서 기시해 2~3개 두측의 극돌기에 부착한다. 회전근은 다열근보다 짧고 더 심측에 있으며, 횡돌기에서 기시해 1~2개 두측의 극돌기 기저부에 부착한다.

작용 : 반극근은 두부 · 경추 신전, 두부 · 경추 동측에의 측굴과 반대측에의 회전. 다열근은 신전과 미세한 회전. 회전근은 척추 신전과 회전

지배신경 : 척수신경 후지

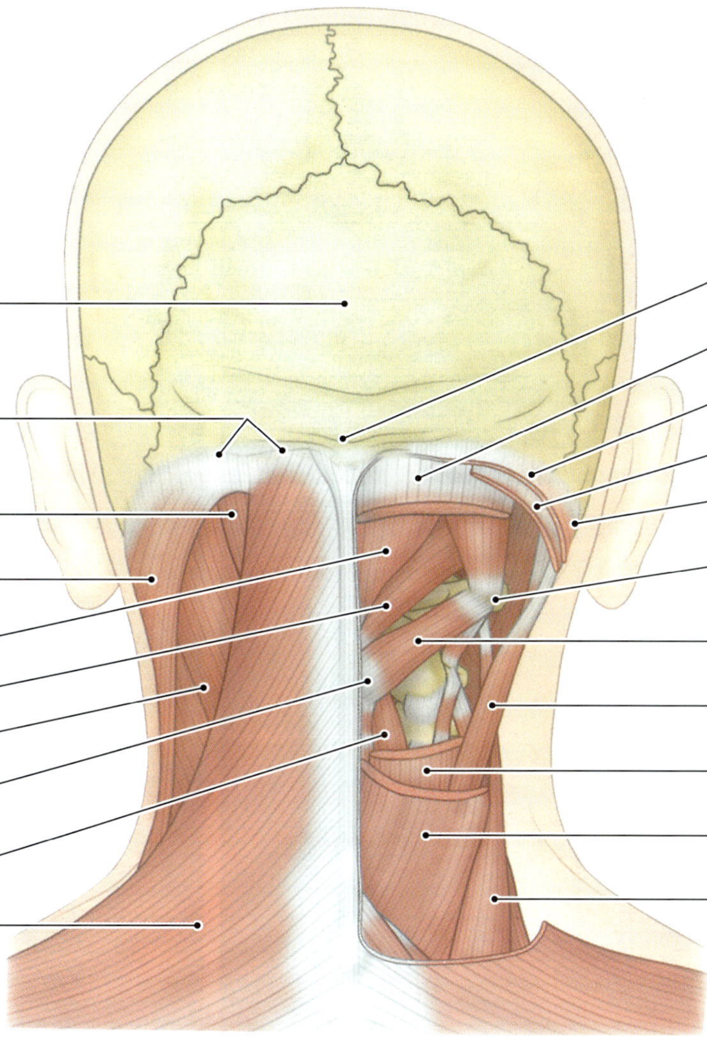

그림 50 **두 · 경반극근**

▶ 초음파 영상(단축상)

중위 경추 레벨 후방에서 단축상으로 극돌기를 스캔한다. 프로브를 외측으로 Slide(Sliding)시키면 5층의 근육이 확인되며 표층부터 순서대로 승모근, 두판상근, 두반극근, 경반극근, 다열근(및 회전근)이 관찰된다(**그림 51**).

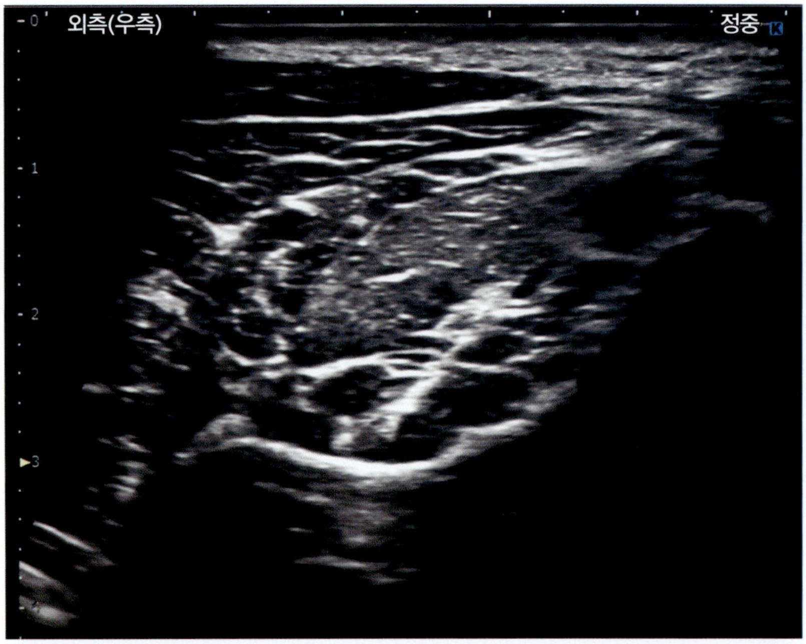

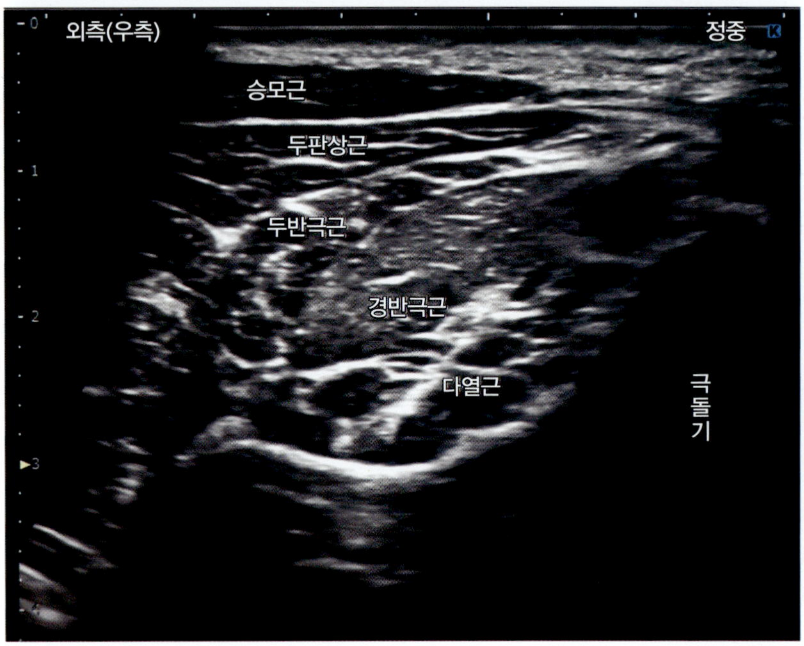

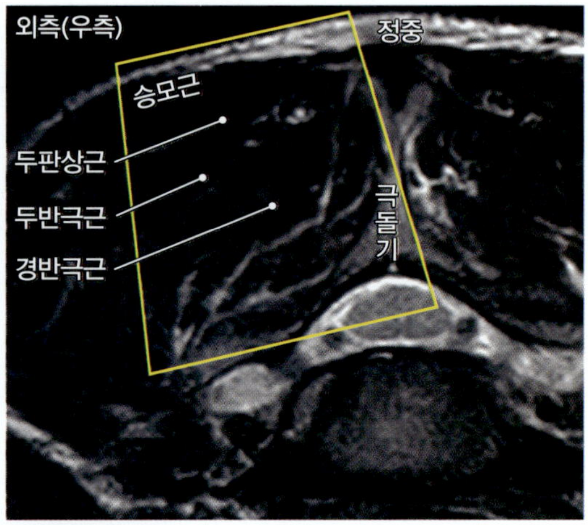

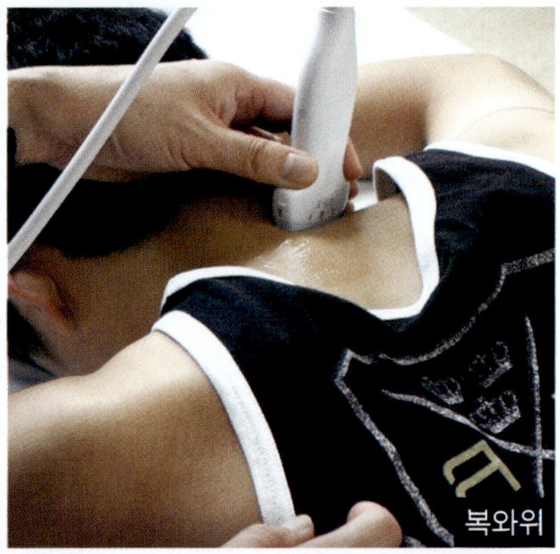

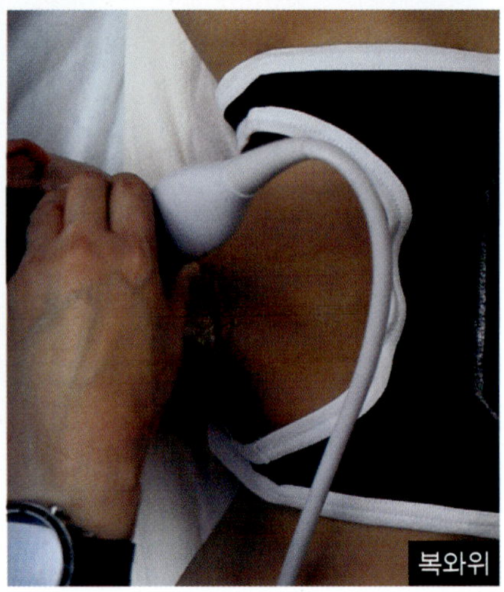

그림 51 **반극근, 다열근, 회전근**

척추기립근(경장늑근, 두 · 경최장근, 경극근)(그림 52, 53)

척추기립근(erector spinae m.)은 외측부터 장늑근, 최장근, 극근으로 이루어진다.

경장늑근은 제3~제6늑골 상연에서 기시해 C4-C6 횡돌기에 정지한다. 경최장근은 T1-T5 횡돌기에서 기시해 C2-C6 횡돌기(후결절)에 부착하며, 두최장근은 C3-C7과 T1-T3 횡돌기에서 기시해 측두골 유양돌기 후연에 부착한다.

작용 : 세 근육은 공동으로 작용해 두부나 척추를 신전시켜 척추를 기립시킨다. 동측으로 두경부를 측굴과 회전시킨다.

지배신경 : 척수신경 후지

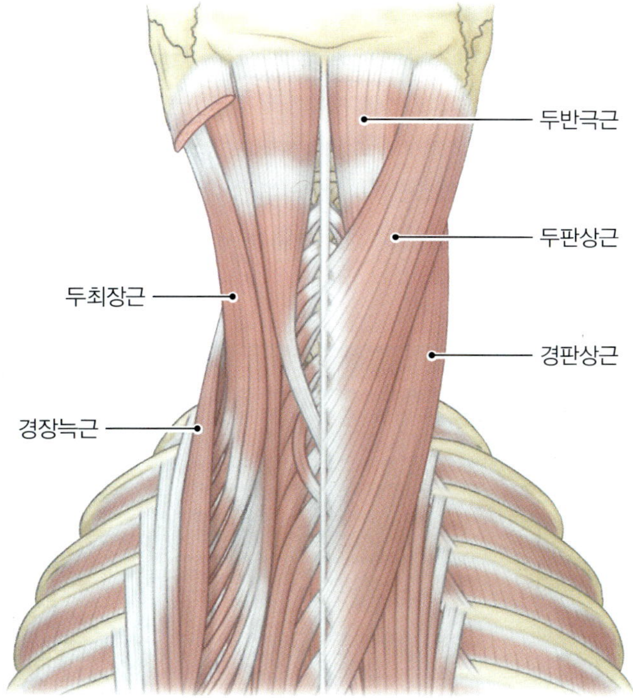

그림 52 **최장근 · 장늑근**

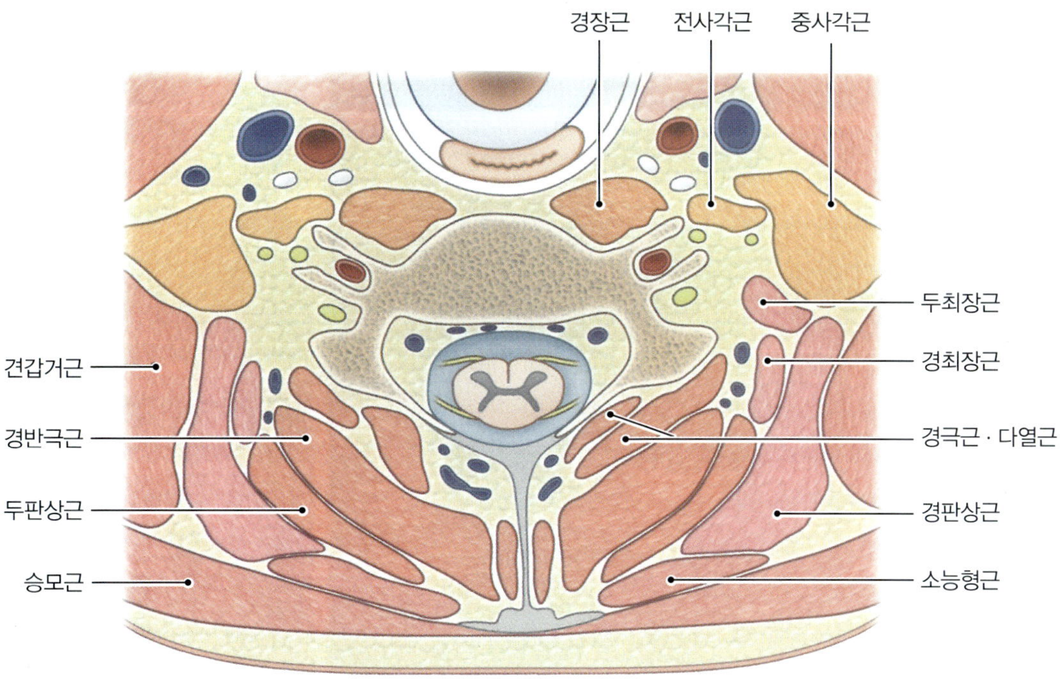

그림 53 **두 · 경최장근, 경극근(C6 레벨)**

▶ 초음파 영상(단축상)

중위 경추 레벨 후방에서 단축상으로 극돌기를 스캔한다. 5층의 근육을 확인 후 천천히 프로브를 외측 전방으로 Slide(Sliding)시키면 두판상근 위치에 견갑거근이 나타나고, 반극근이 추간관절 · 횡돌기에 가까워진다. 견갑거근과 반극근 사이에 최장근이 확인된다(**그림 54**).

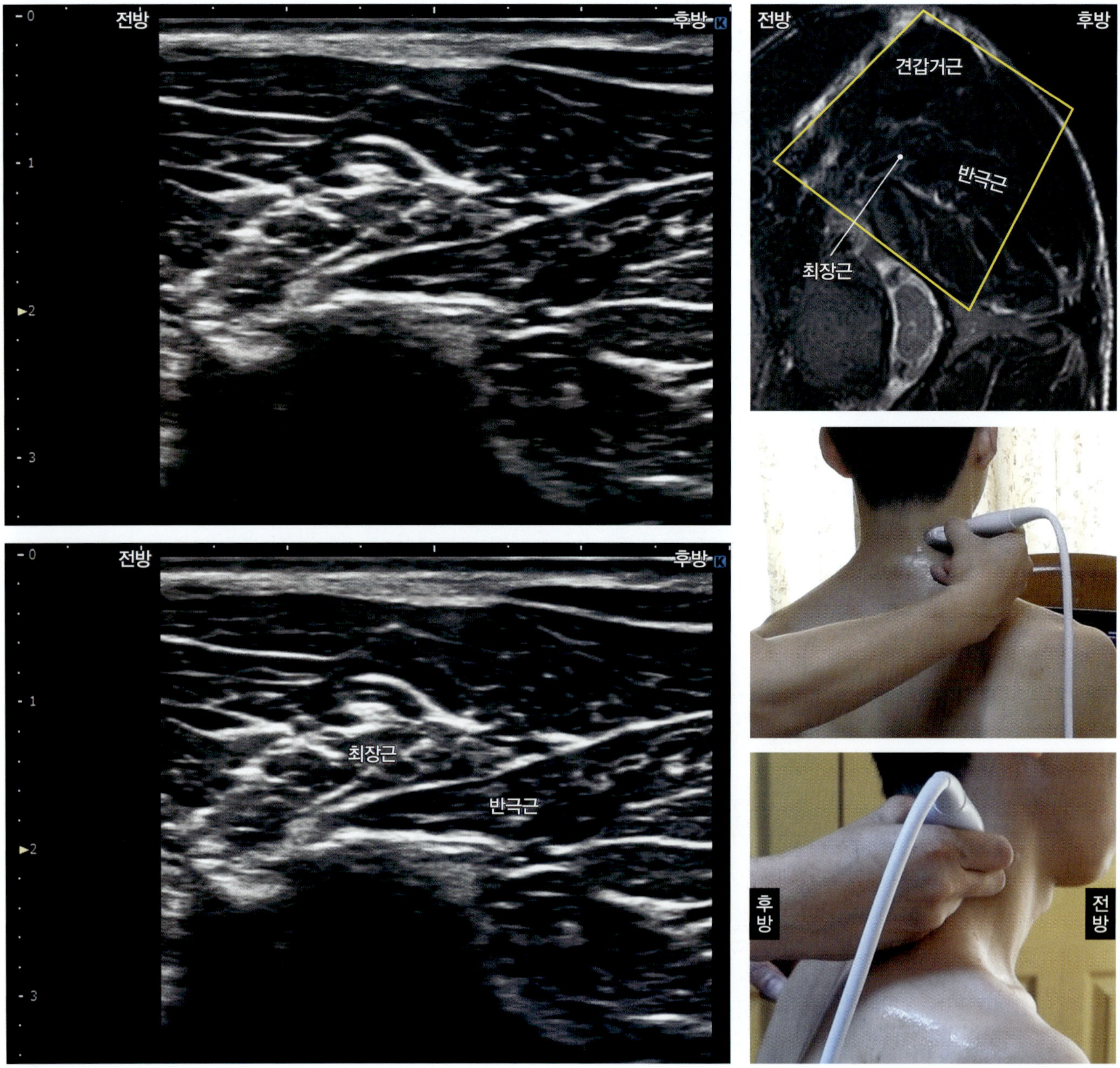

그림 54 최장근(단축상)

7 — 후경근(사각근, 추전근)(표 1)

후경근(posterior cervical m.)에는 경추 전면의 추전근과 측면의 사각근이 있다.

전 · 중 · 후사각근(그림 55)

사각근(scalene m.)은 경추 횡돌기에서 기시해 상위 늑골에 정지한다. 각각의 기시 · 정지는 전사각근이 C3-C6 횡돌기 전결절에서 제1늑골, 중사각근이 C2-C7 횡돌기 후결절에서 제1늑골, 후사각근이 C4-C6 횡돌기 후결절에서 제2늑골이다.

작용 : 경부 전굴과 측굴, 호흡 보조

지배신경 : C3-C7 전지

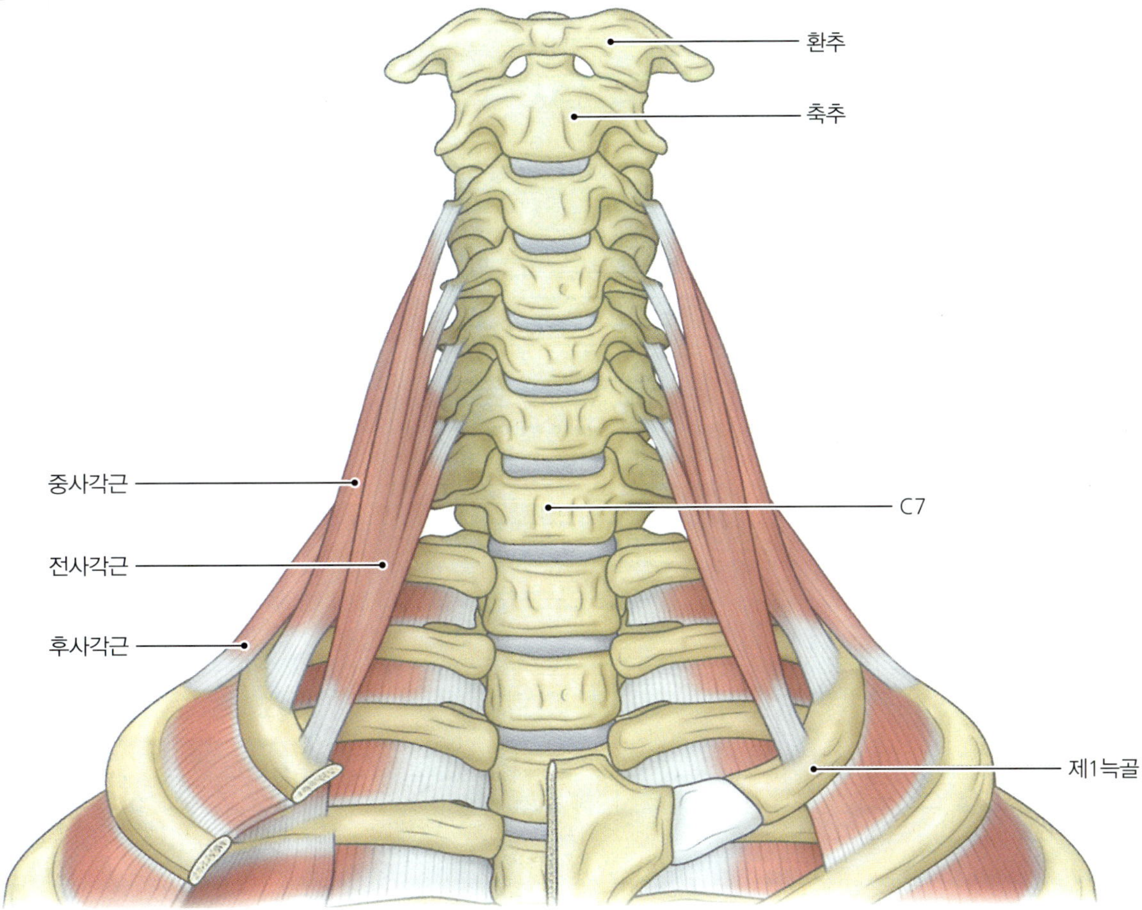

그림 55 전 · 중 · 후사각근

▶ 초음파 영상(단축상)

중위 경추 미측에서 경부 전측방에 프로브를 댄다. 우선 총경동맥과 흉쇄유돌근을 스캔하고 천천히 후방으로 프로브를 Slide(Sliding)시키면 흉쇄유돌근 심층의 전사각근이 확인된다. 그 후방(흉쇄유돌근 후연의 심층)에 중사각근이 나타나며, 전사각근과 중사각근 사이에는 원형 저에코의 척수신경(상완신경총, **그림 56 빨간 원**)이 나란히 존재하는 것이 관찰된다(**그림 56**). 신경근 · 척수신경 스캔에 익숙해지면, 그 원형 저에코로 보이는 신경의 앞뒤가 각각 전사각근과 중사각근이다.

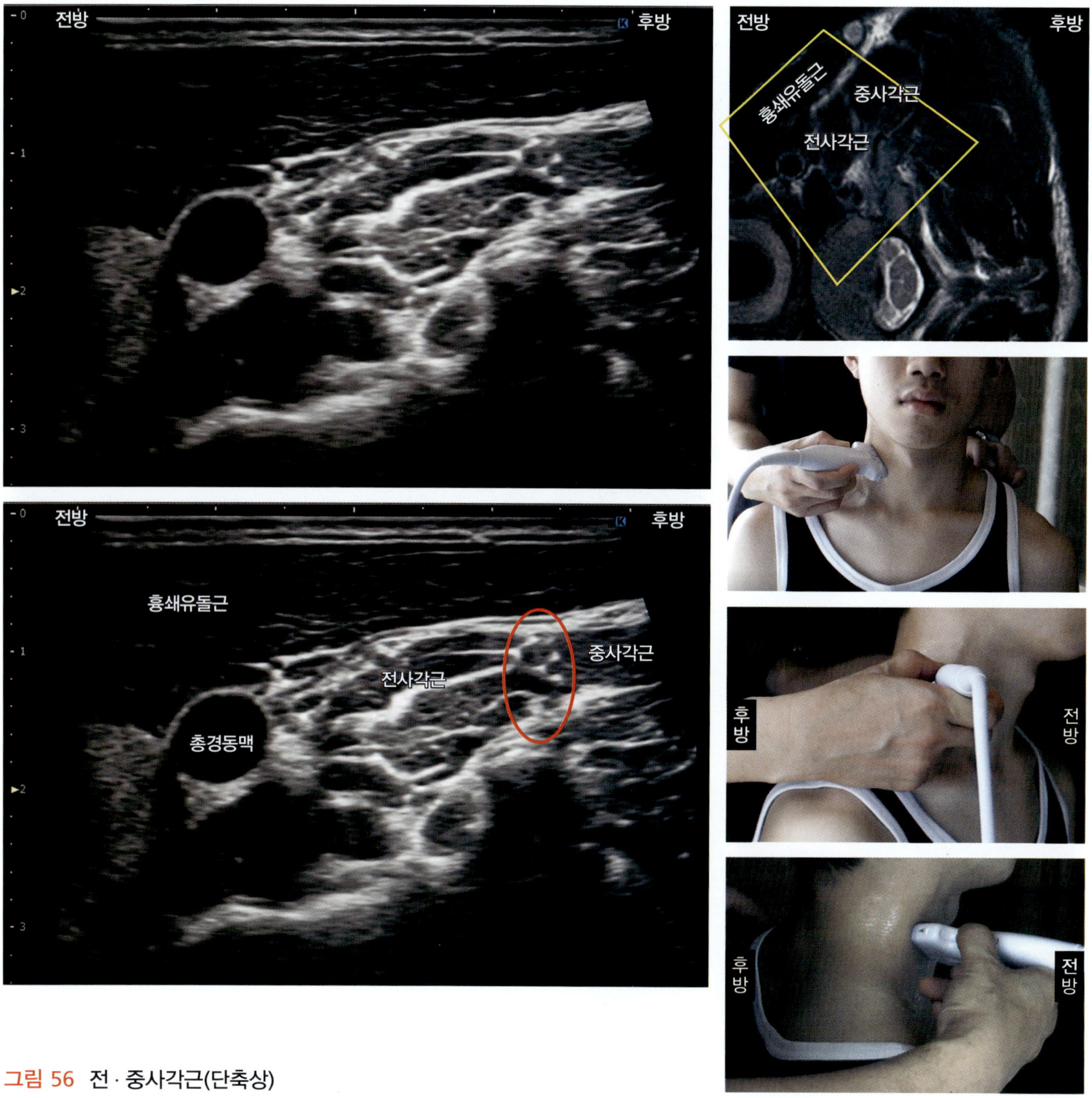

그림 56 전 · 중사각근(단축상)

두 · 경장근(그림 57)

두장근은 C3-C6 횡돌기에서 기시해 후두골 저부 아랫면에 정지한다. 경장근은 세부분으로 나뉘며, 그 기시는 상사부에서 C3-C5 횡돌기, 수직부는 C5-C7과 T1-T3 추체, 하사부는 T1-T3 추체이다. 경장근의 정지는 상사부에서 환추 전결절, 수직부는 C2-C4 추체, 하사부는 C6-C7 횡돌기이다.

작용 : 두장근은 두부 전굴, 경장근은 경부 전굴, 동측에의 측굴과 반대 측에의 회전

지배신경 : 두장근(C1-C3 전지), 경장근(C2-C6 전지)

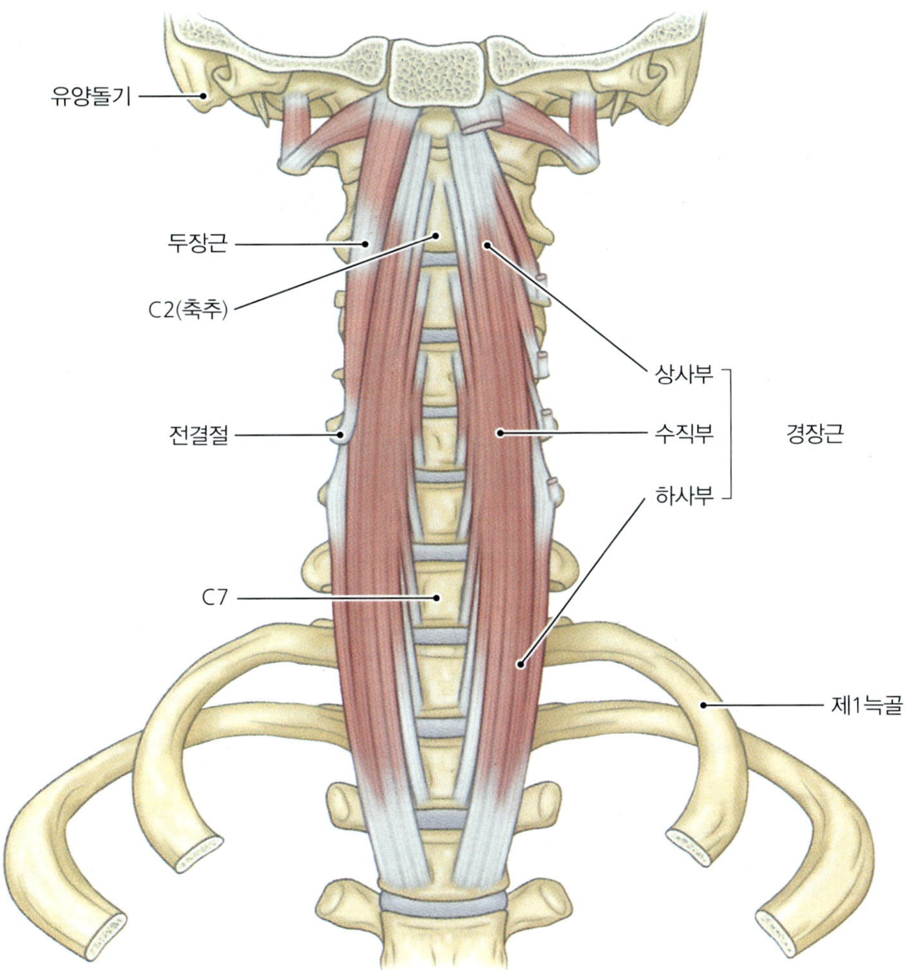

그림 57 **두 · 경장근**

▶ 초음파 영상(단축상)

「**1 경추**」 장의 「**전 · 후결절**」(p. 40)에 기재한 방법으로 C6 후결절 및 전결절을 확인한다. 전결절 전방, 선상 고에코로 보이는 추체벽 표층, 총경동맥 심층에 보이는 것이 경장근이다(**그림 58**).

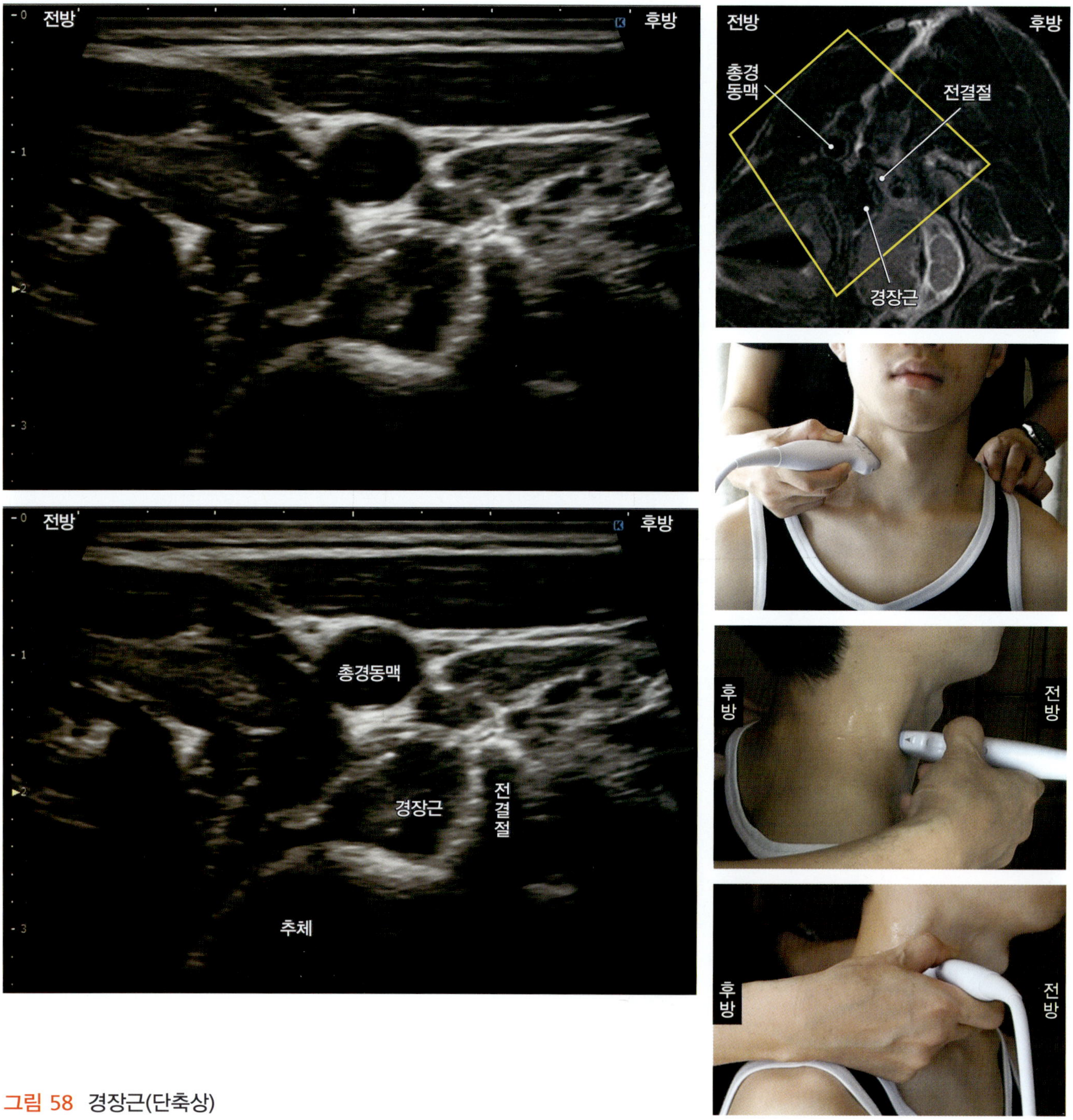

그림 58 경장근(단축상)

8 — 후두하근(대·소후두직근, 상·하두사근)(표 1)

후두하근에는 C1(환추), C2(축추)에서 기시해 후두골에 부착하는 대 · 소후두직근, 상 · 하두사근이 있다.

대후두직근은 축추 극돌기에서 기시해 후두골 하항선 중앙에 정지하며, 소후두직근은 축추 추궁에서 기시해 후두골 하항선 내측 1/3에 부착한다. 상두사근은 환추 횡돌기에서 기시해 후두골 상항선과 하항선 사이에 부착하고, 하두사근은 축추 극돌기에서 기시해 환추 횡돌기에 부착한다. 경추 수술 시 축추에 부착하는 대후두직근, 하두사근, 경반극근의 주행이나 위치관계에 대한 이해를 요한다(**그림 59**).

작용 : 두부 후굴(신전), 두부 측굴 · 회전

지배신경 : 후두하신경(C1) 후지

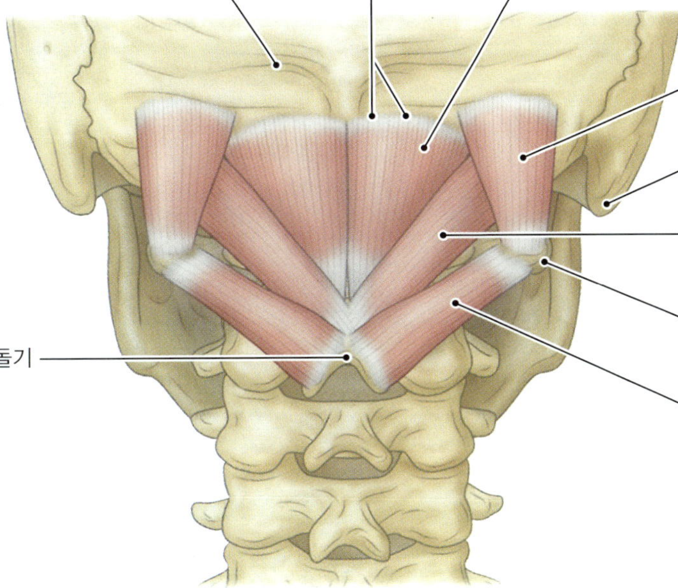

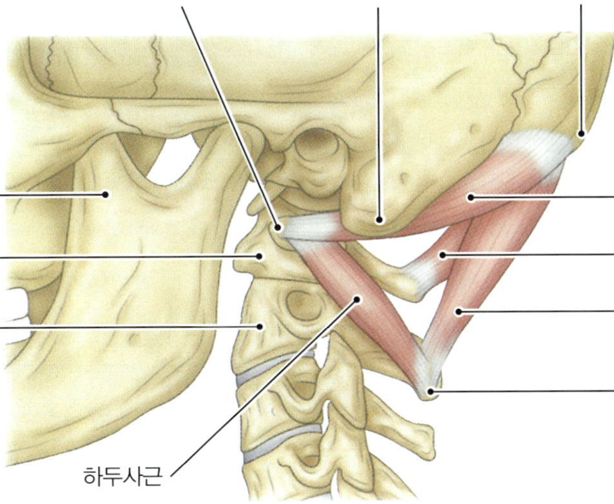

그림 59 C2(축추) 부착 근육

▶ 초음파 영상

후경부 정중에서 C2 극돌기를 찾고, 외측으로 프로브를 이동시켜 C2 극돌기를 화면 끝에 둔다. 끝에 보이는 극돌기를 지점으로 하고, 유양돌기를 랜드마크로 하여 프로브 외측을 두측으로 Rotation(Rotating)시키면 하두사근의 장축상이 확인되며(**그림 60**), 그 표층에는 두반극근과 그 내측두와 외측두를 나누는 격벽도 관찰할 수 있다(**그림 70 참조**).

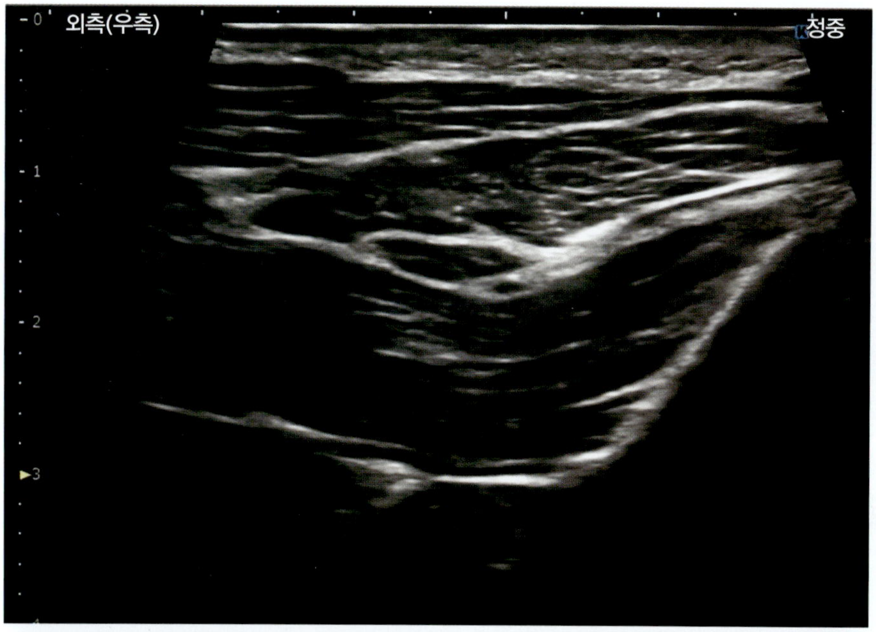

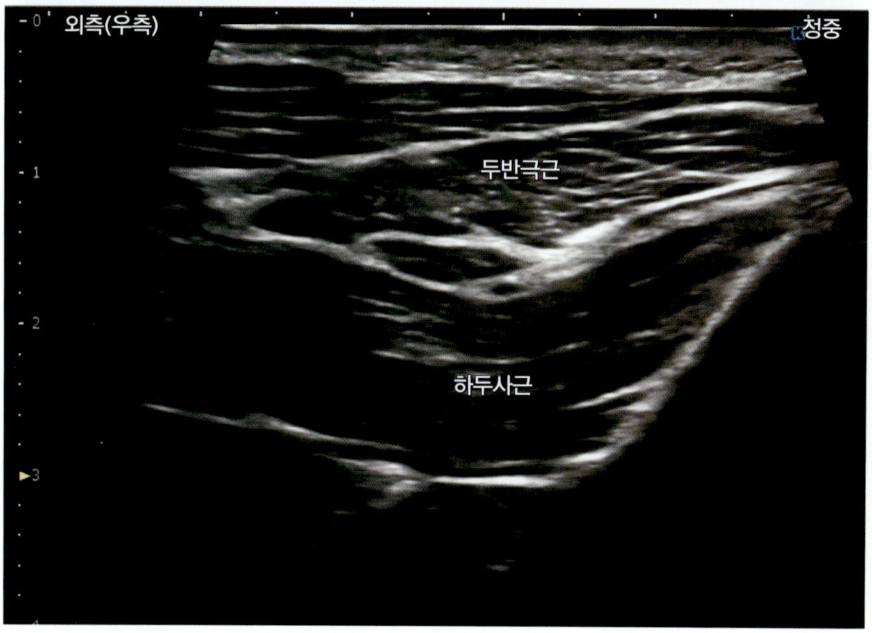

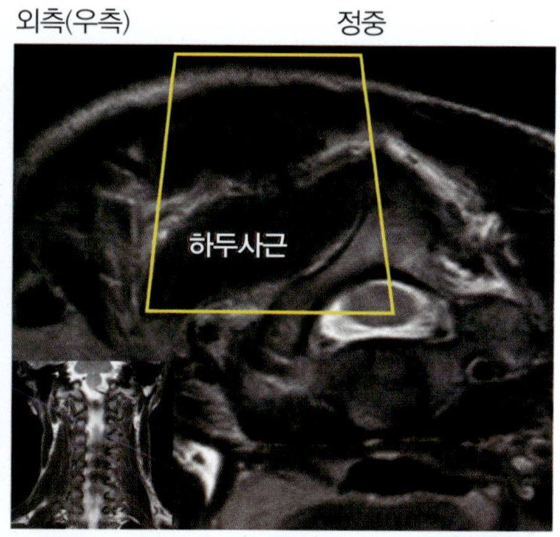

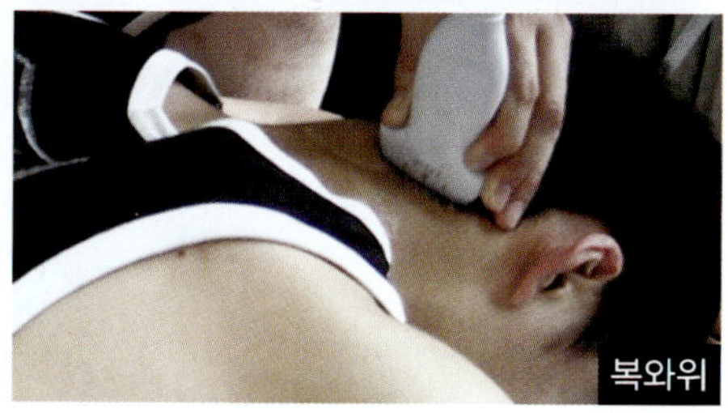

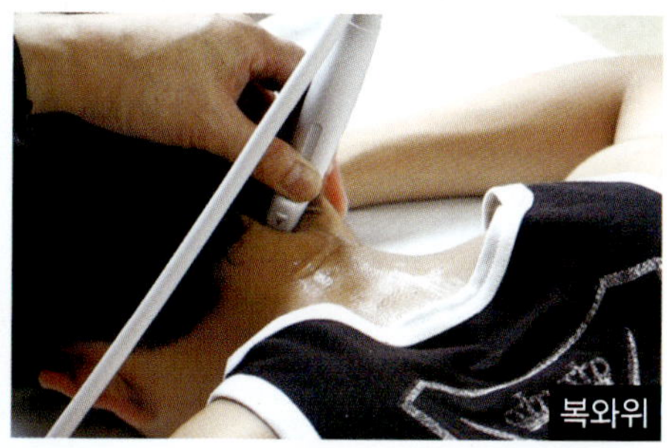

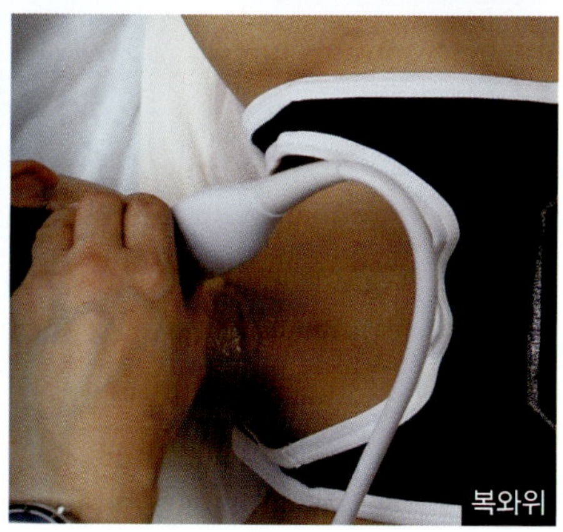

그림 60 하두사근(장축상)

9 — 신경근 · 척수신경 (상완신경총)

신경근은 중추신경계와 말초신경계를 연결하는 신경 조직으로 전근과 후근으로 구별된다. 해부학적으로는 신경외막이 없으며, 신경근초에 덮인 경막 내 부위를 가리키지만, 임상적으로는 경막 분기부에서 후근신경절 말초까지의 부위를 신경근이라고 할 때가 많다. 전근과 후근은 후근신경절을 지나는 지점에서 합류되어 척수신경이 되며, 추간공에서 나온다.[5] 추간공을 나오면 전지와 후지로 나뉜다(**그림 61**).

제1~제4경신경 전지는 경신경총을 이루며, 두경부에 분포하고, 제5경신경 이하의 전지는 상완신경총이 되어 상지에 분포한다. 후지는 근지와 피지로 나뉘고, 각각 고유배근과 배부의 피부에 분포한다.

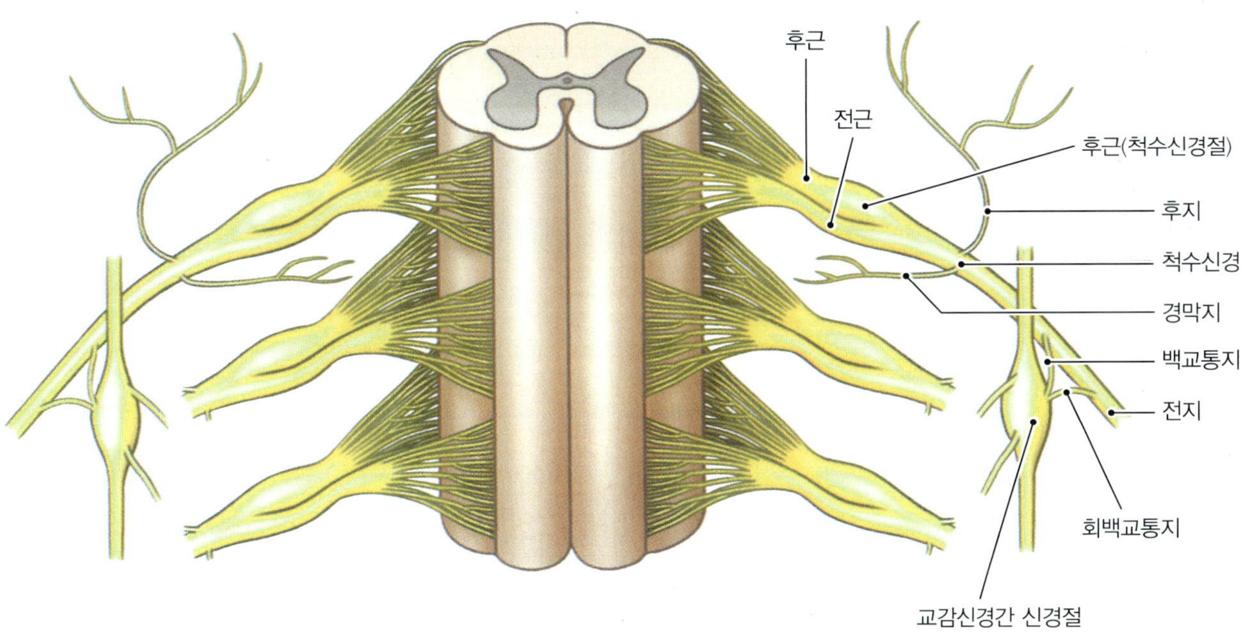

그림 61 **신경근**(nerve root) · **척수신경**(spinal nerve)

▶ 초음파 영상(단축상)

중위 경추보다 미측에서 경부 전측방에 프로브를 댄다. 우선 총경동맥과 흉쇄유돌근을 스캔한다. 프로브를 후방으로 이동시켜, 총경동맥을 화면 끝으로 이동시키면 경추 횡돌기가 관찰된다. 신경근 및 척수신경은 이 횡돌기의 전결절과 후결절로 이루어진 결절간구를 주행한다. C7은 전결절이 존재하지 않아 추골동맥이 동반 주행하는 해부학적 특징이 있어 레벨 판단이 가능하다 (**그림 62**). C7 신경을 확인 후 프로브를 천천히 두측으로 Sweep(Sliding)시키면 전결절과 후결절로 이루어진

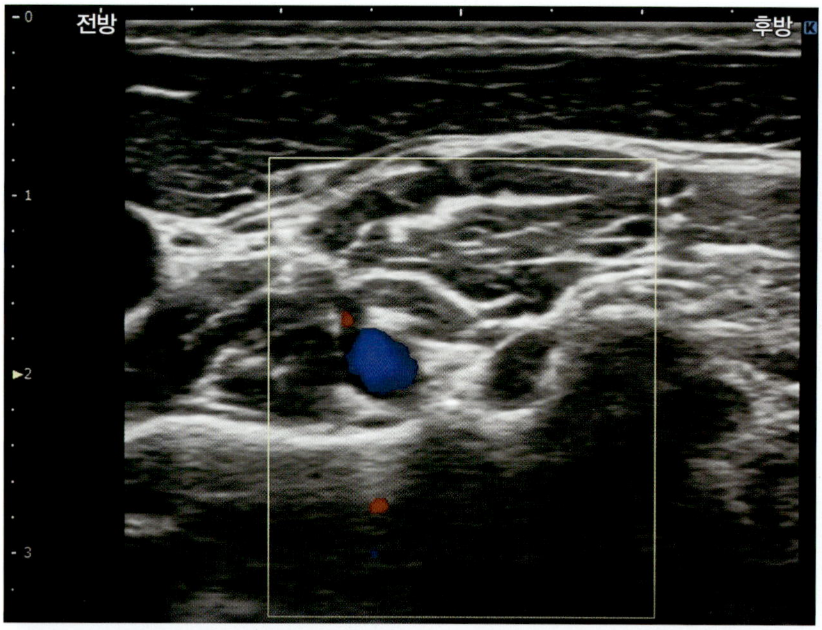

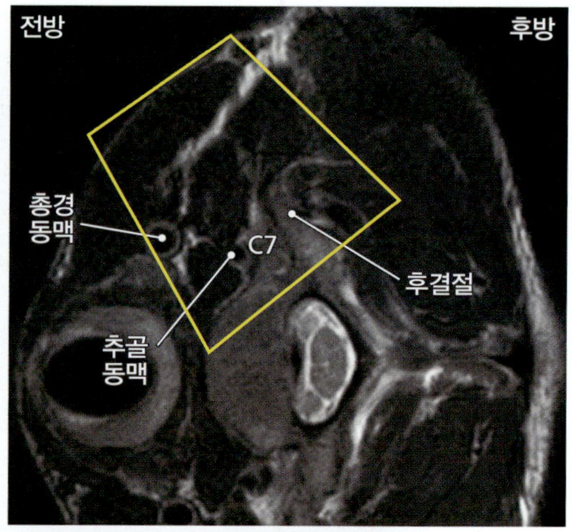

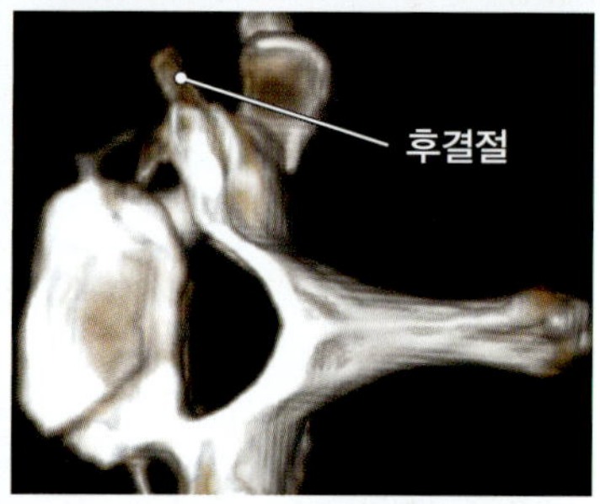

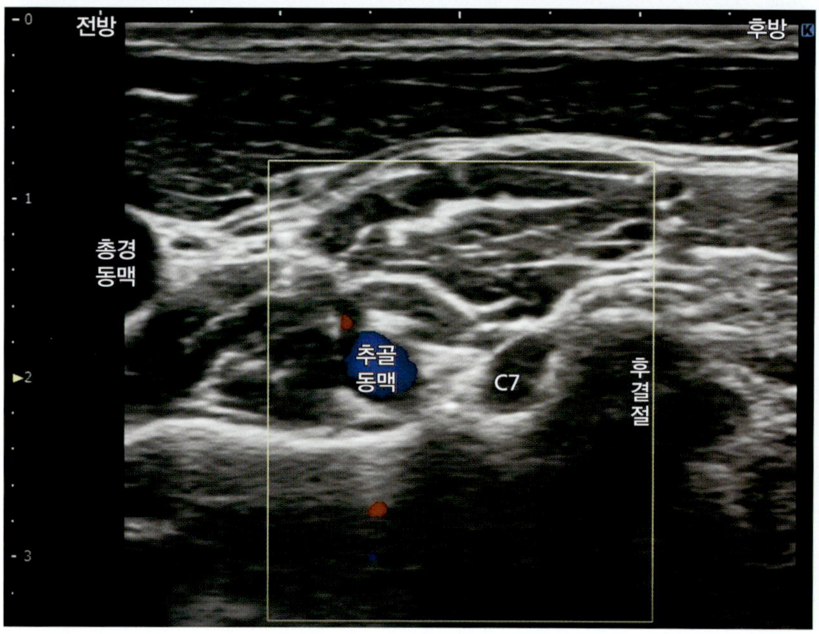

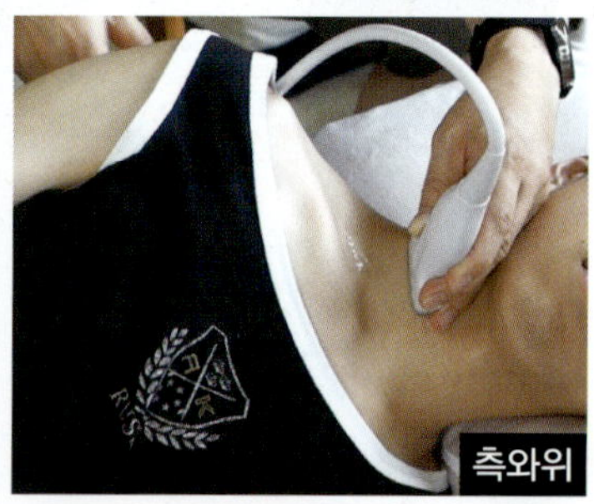

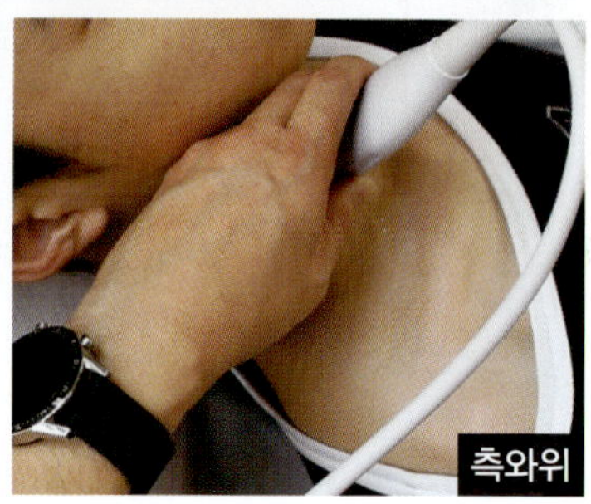

그림 62 C7

결절간구가 집게발 모양에 저에코상으로 나타난다. 이 집게발 사이에 존재하는 원형 저에코가 C6 신경이다(**그림 63**). 이 순서로 두측으로 프로브를 Sweep(Sliding) 시키면 C5 및 C4를 확인할 수 있다(**그림 64, 65**).

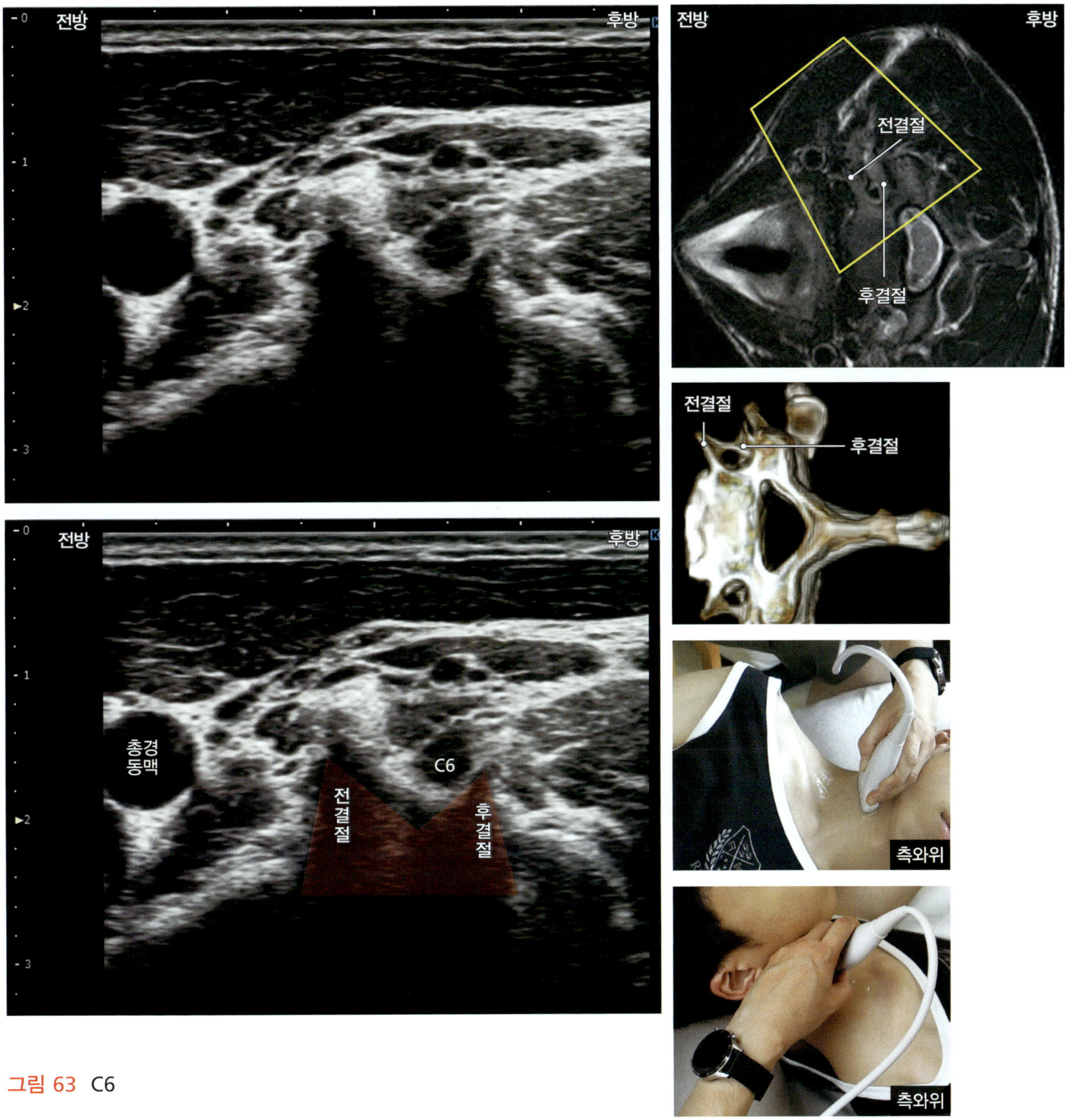

그림 63 C6

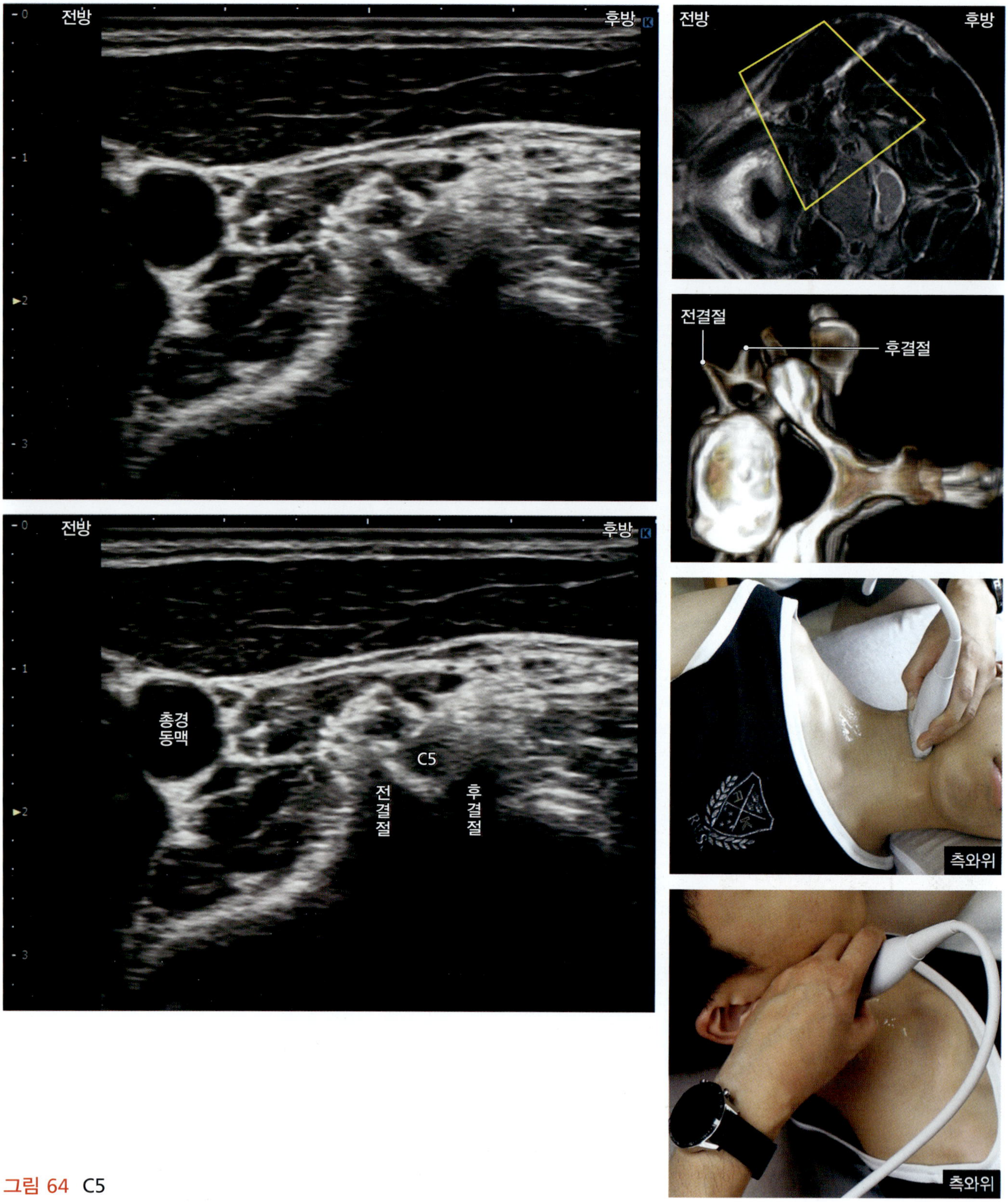

그림 64 C5

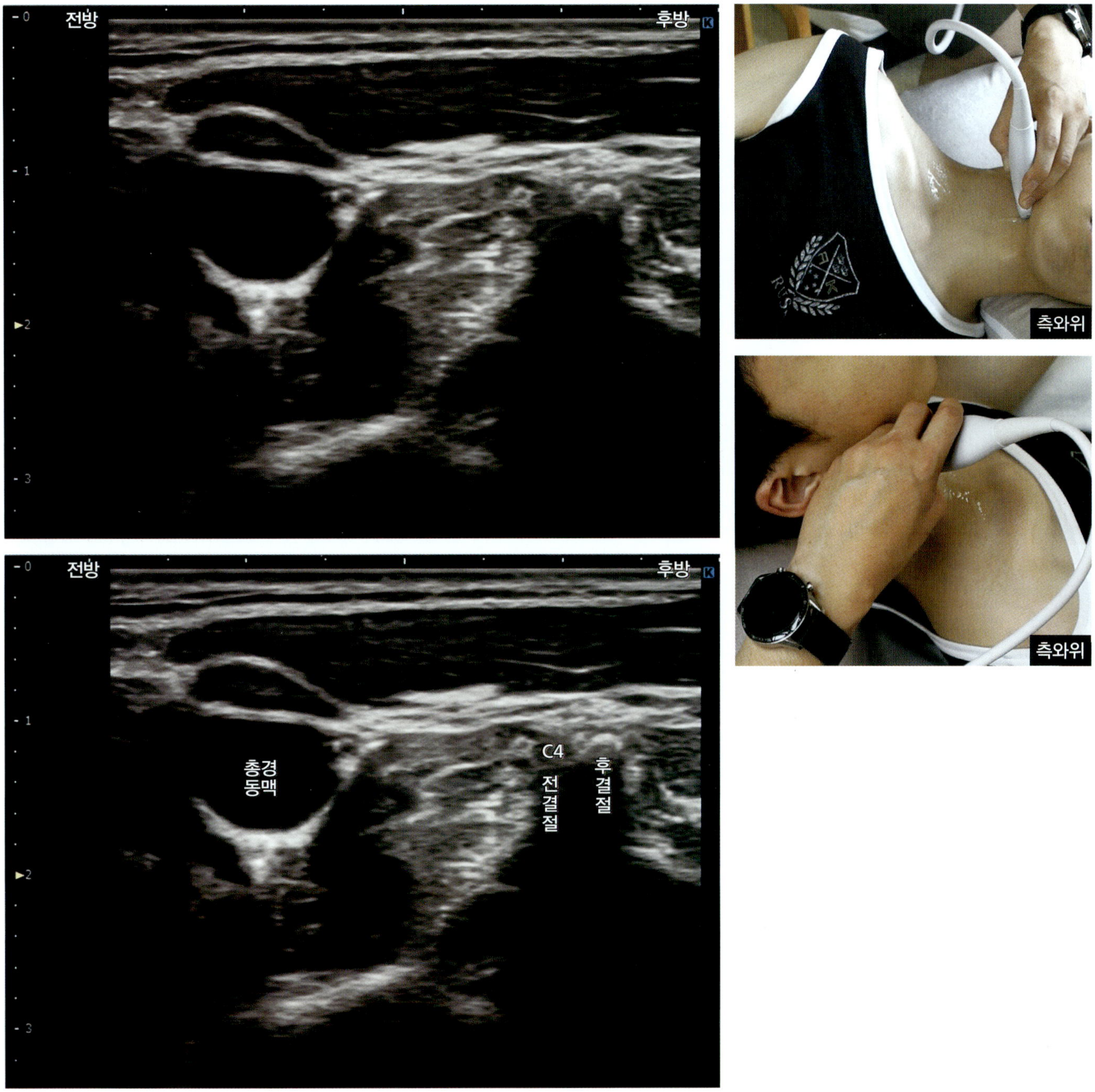

그림 65 C4

▶ 초음파 영상(장축상)

단축상에서 신경근을 스캔(**그림 66-1**)해, 이를 화면 중앙에 두고 천천히 프로브를 Rotation(Rotating)시키면 경추에서 말초로 주행하는 신경근·척수신경의 장축이 관찰된다(**그림 66-2**).

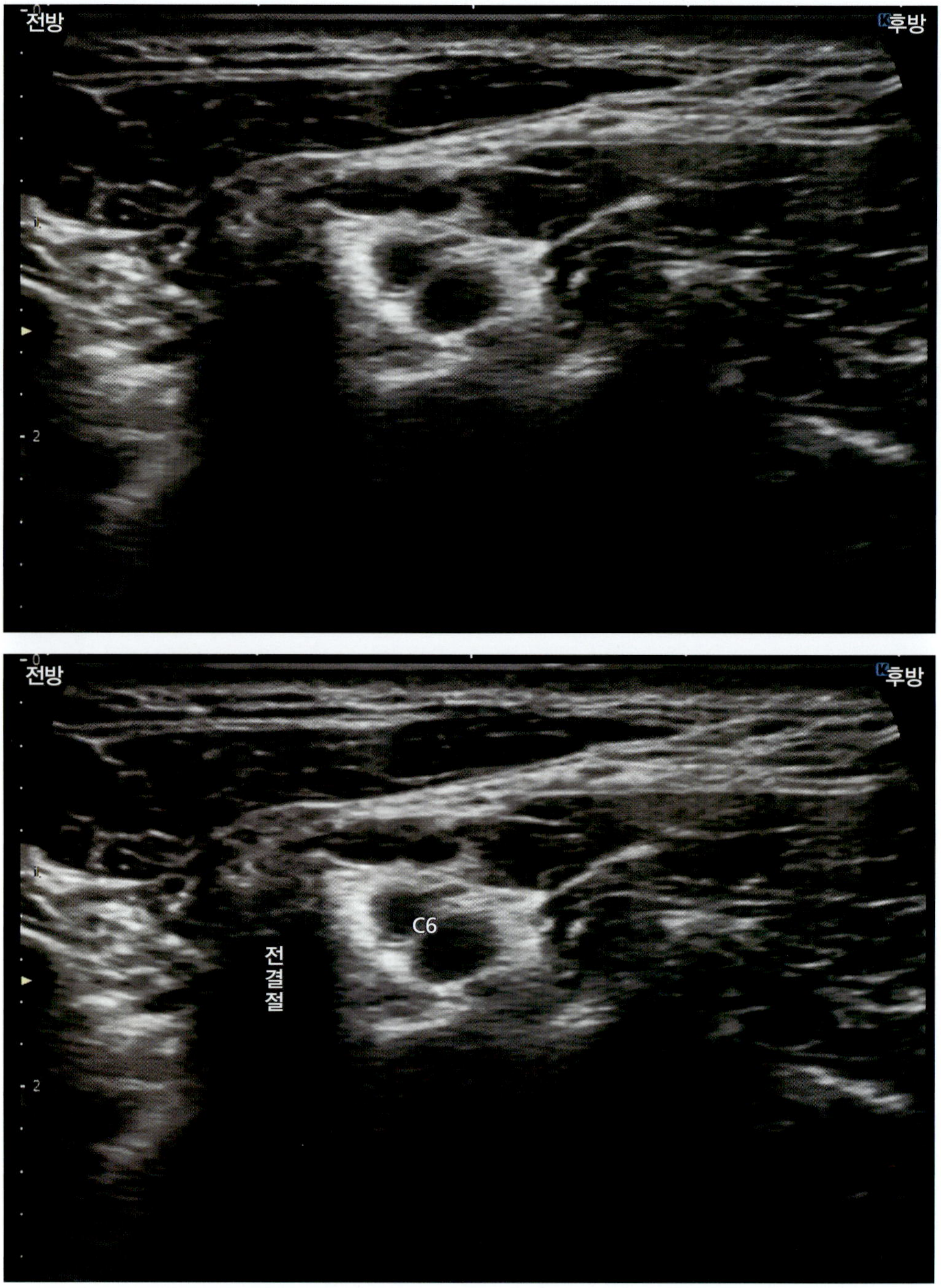

그림 66-1 C6 척수신경(단축상)

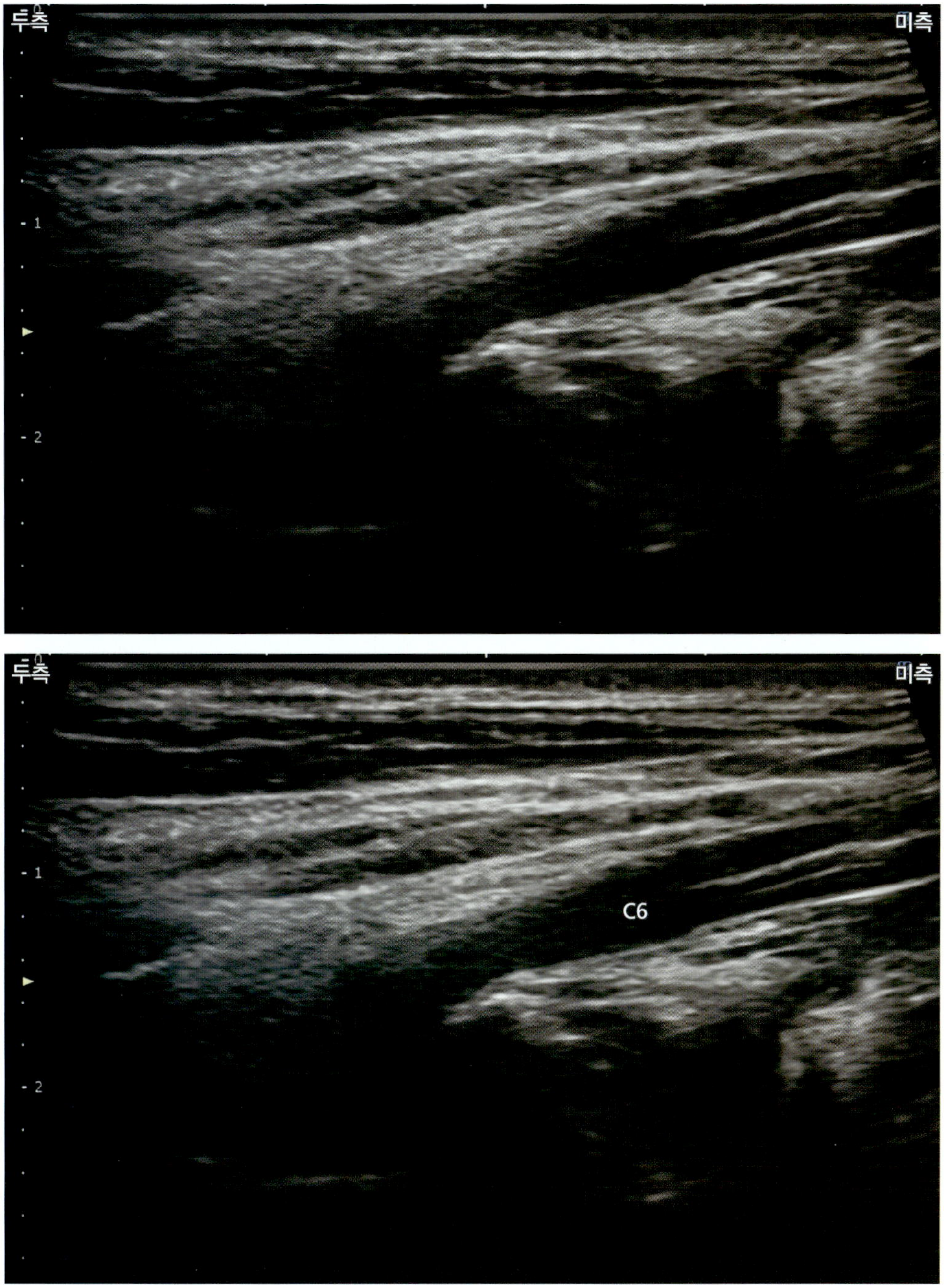

그림 66-2 C6 척수신경(장축상)

10 — 경신경총

경신경총(cervical plexus)은 C1-C4 전지로 구성되며, 척추와 경추 주위 근육을 감싸는 추전엽(prevertebral layer)이라는 경근막에 싸여, 근지인 심지와 피지인 천지를 낸다. 경신경총의 피지(천지)는 흉쇄유돌근 후연에서 후경삼각 천층으로 나오며, 소후두신경 · 대이개신경 · 경횡신경 · 쇄골상신경으로 나뉘며 이개 후방에서 측경부의 감각을 지배한다(**그림 67-1, 67-2**).

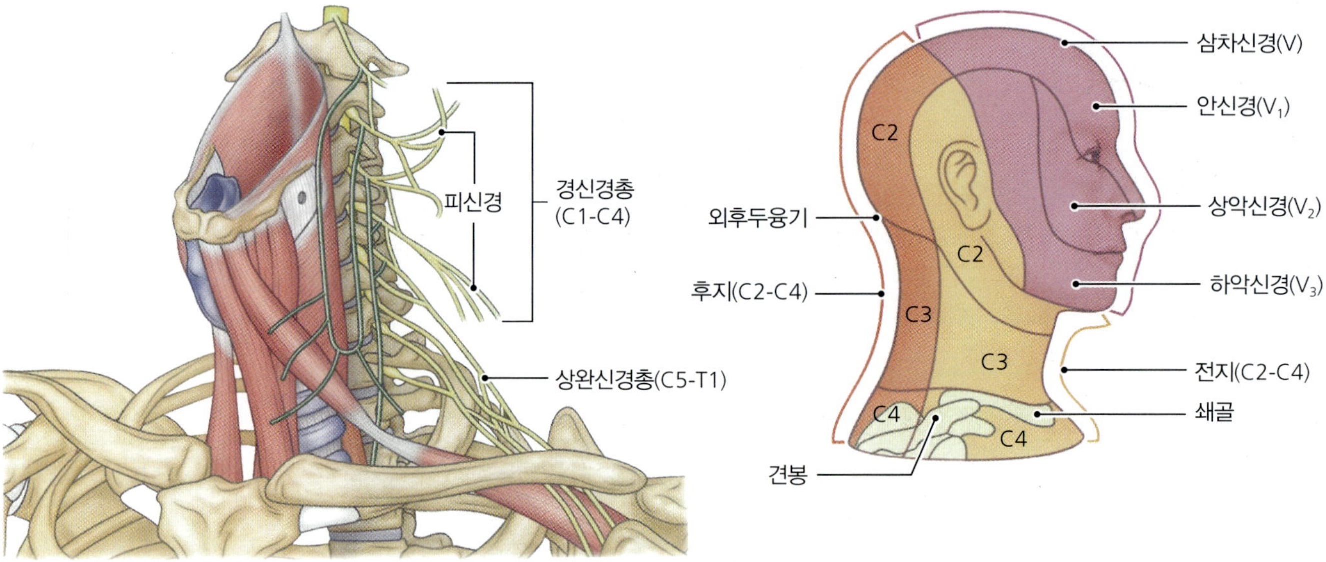

그림 67-1 경신경총

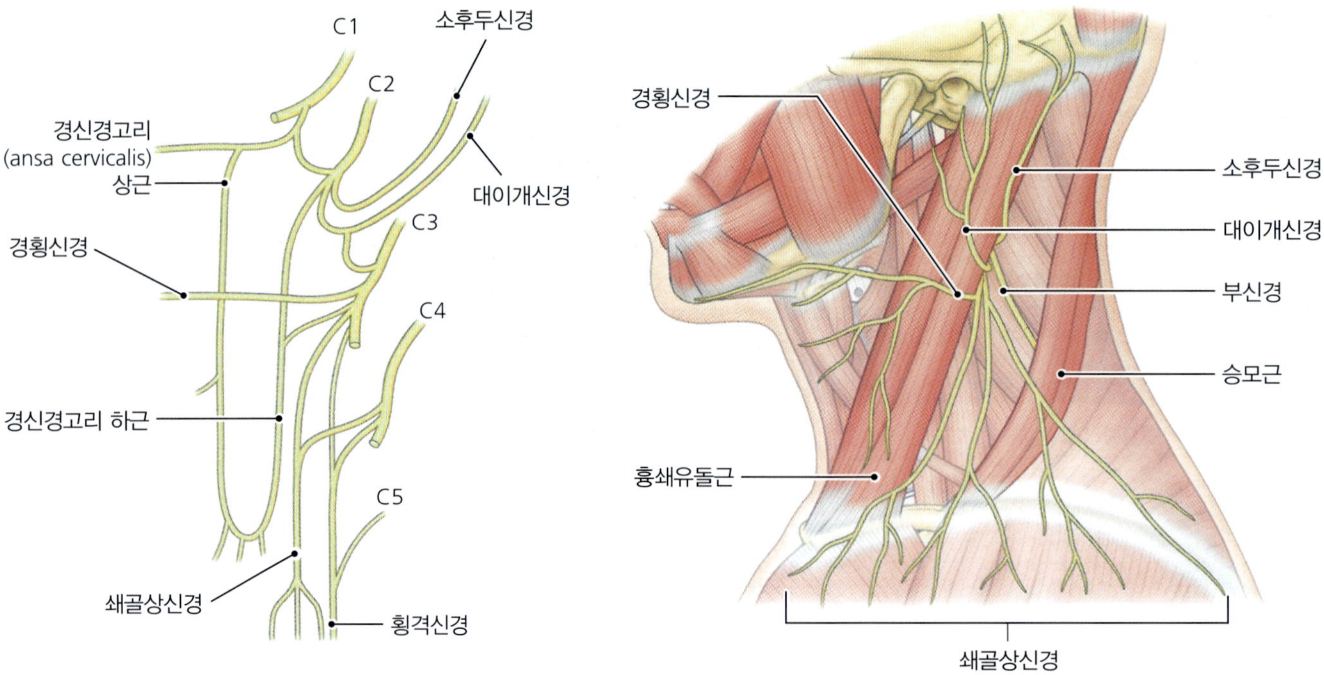

그림 67-2 경신경총

▶ 초음파 영상

「**9 신경근 · 척수신경(상완신경총)**」 장(p. 95)에 기술된 방법으로 C4 횡돌기 단축상을 스캔한다. 경신경총은 C4 횡골기 전방 심층에 있는 추전근(두장근 · 경장근)과 횡돌기 표층에 있는 사각근 사이를 지나며, 사각근과 그 천층의 흉쇄유돌근 사이(**그림 68 빨간 원**)를 통과해 흉쇄유돌근 후연에서 표층으로 나온다. 경신경총 자체의 스캔은 곤란하며, 주행 위치의 이해가 인터벤션 시 필요하다.

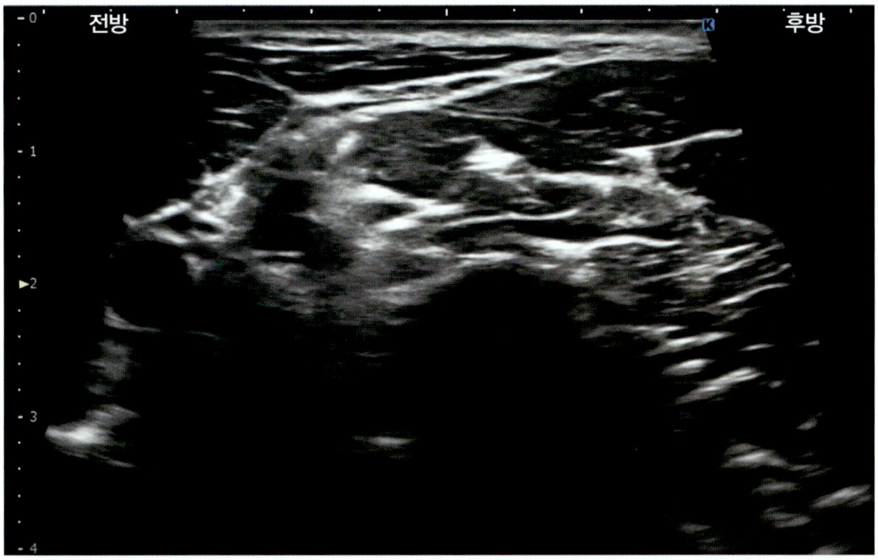

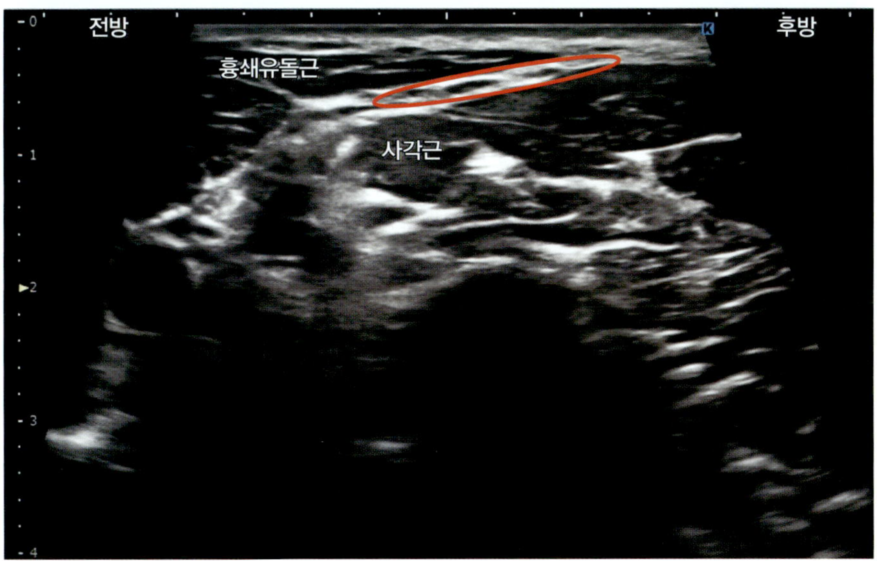

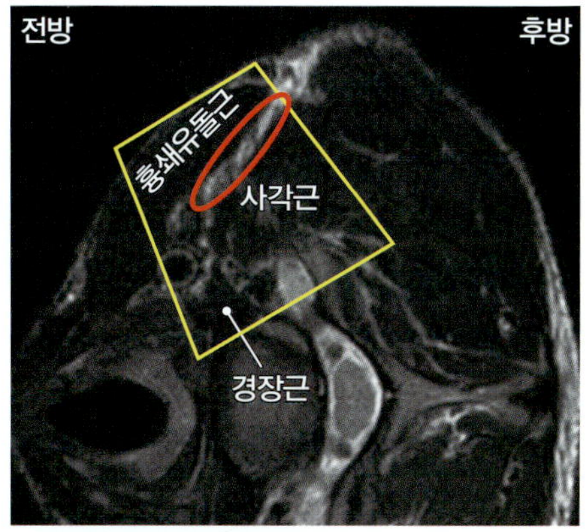

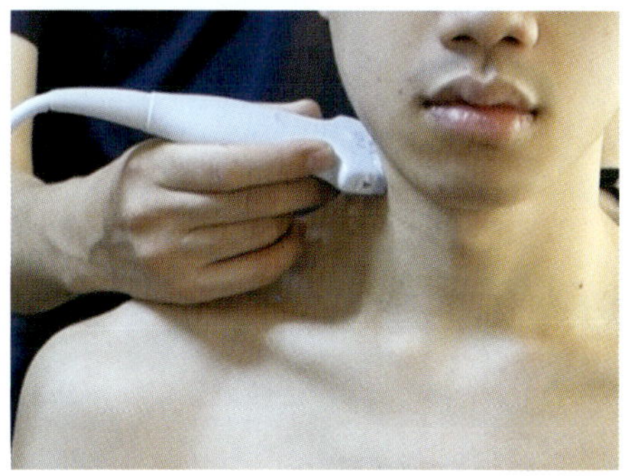
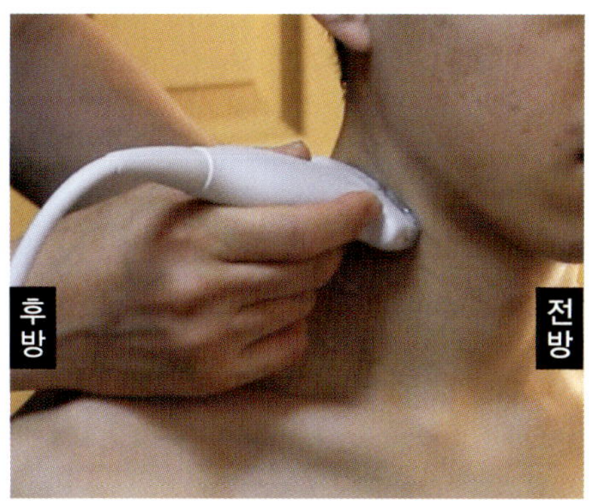

그림 68 경신경총

11 — 대후두신경

제1~제3경신경 후지는 잘 발달되어 C1이 후두하신경, C2가 대후두신경, C3가 제3후두신경을 분지한다. 대후두신경은 하두사근 미측에서 나와 하두사근과 두반극근 사이의 두측 및 약간 내측을 주행하며 두반극근과 승모근을 관통해 후두동맥의 내측을 주행하고 후두부에 분포한다(**그림 69**).

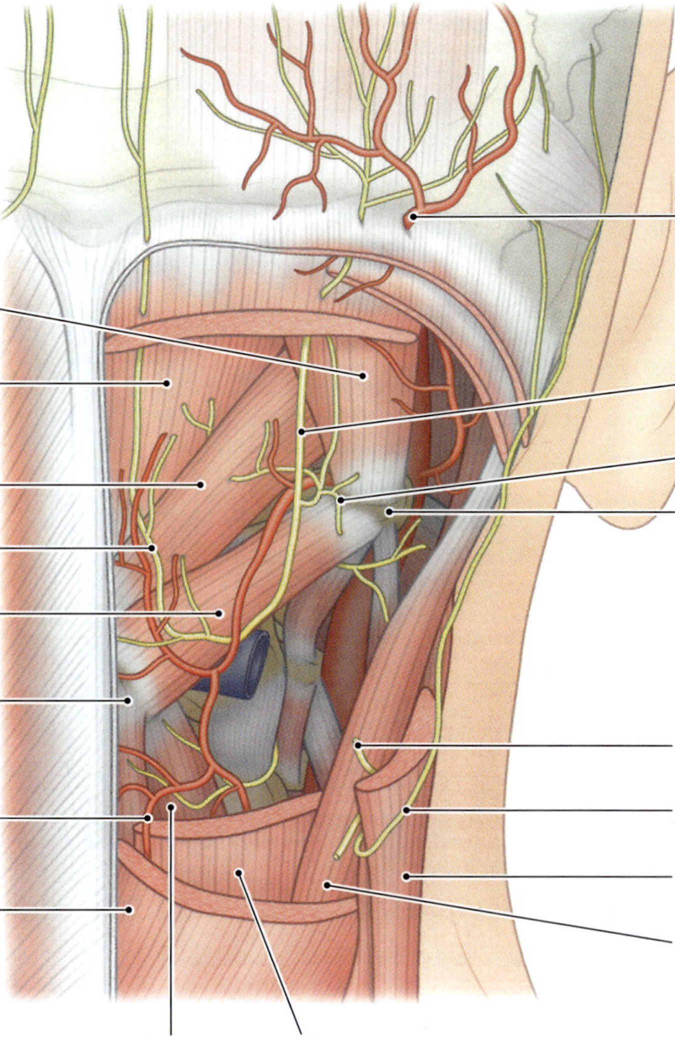

그림 69 대후두신경(greater occipital nerve)

▶ 초음파 영상(단축상)

경부 후방 정중에서 C2 극돌기를 찾고, 외측으로 프로브를 이동시켜, 화면 끝에 C2 극돌기를 스캔한다. 프로브의 내측 끝을 고정한 상태로 외측을 두측으로 Rotation(Rotating)시켜(유양돌기가 랜드마크), 하두사근의 장축상을 관찰한다. 정중에서 25mm, 체표에서 20mm 정도 깊이의 하두사근 배측에 위치한다(**그림 70**).

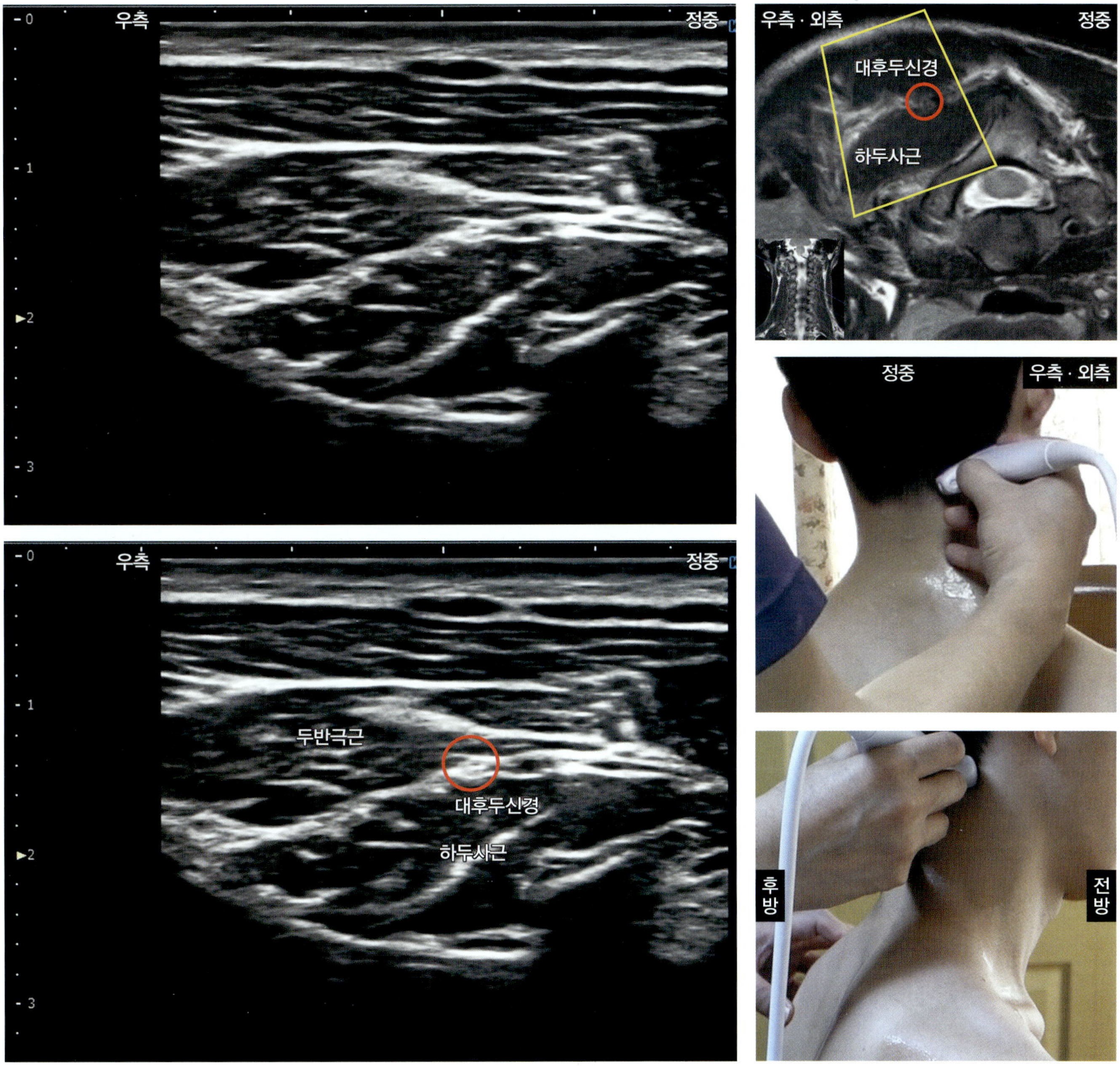

그림 70 대후두신경

12 — 척수신경 후지 (그림 71)

척수신경은 추간공 출구에서 전지와 후지로 나뉘며, 이후 후지는 외측지와 내측지로 분지되어 내측지는 관절주 중앙 부근을 지나 후방으로 돌아가고 두미측에 추간관절지를 낸 후 근지와 피지가 된다.

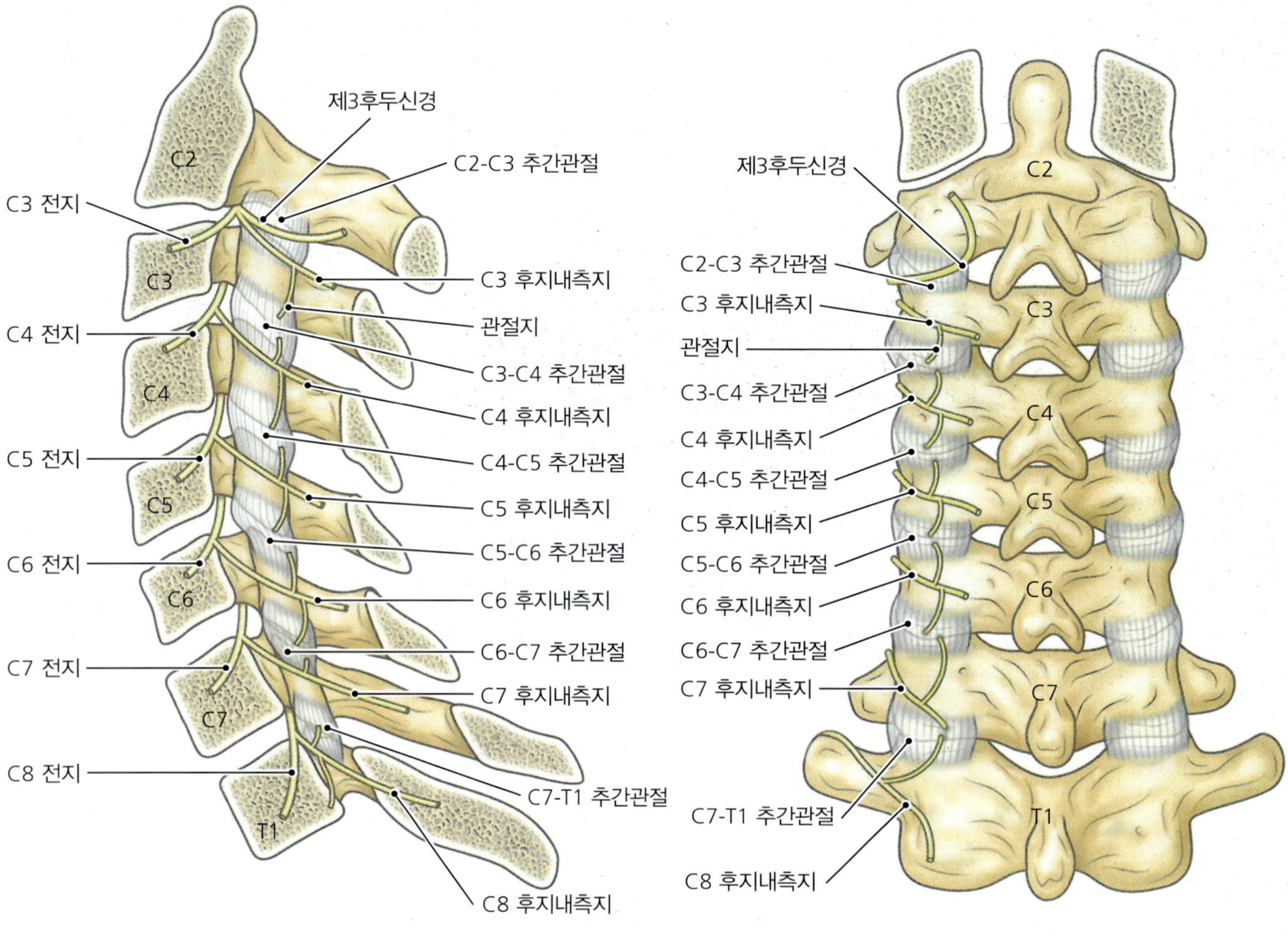

그림 71 **추간관절 신경지배**

▶ 초음파 영상

「9 신경근 · 척수신경(상완신경총)」 장(p. 95)에 기술한 방법으로 집게발과 신경을 스캔한다. 프로브를 후방으로 이동시켜, 추간관절 · 외측괴(관절주)를 관찰하고 조금씩 두측으로 올려 외측괴의 높이가 약간 오목해진 부분에 척수신경 후지가 존재한다(**그림 72**). 또는 척추에 대해 장축 방향으로 프로브를 대면 추간관절 및 외측괴가 선상 고에코로 관찰된다. 외측괴 중앙 선상 고에코가 오목해진 부분(**그림 73 빨간 화살촉**)에 척수신경 후지가 존재한다.

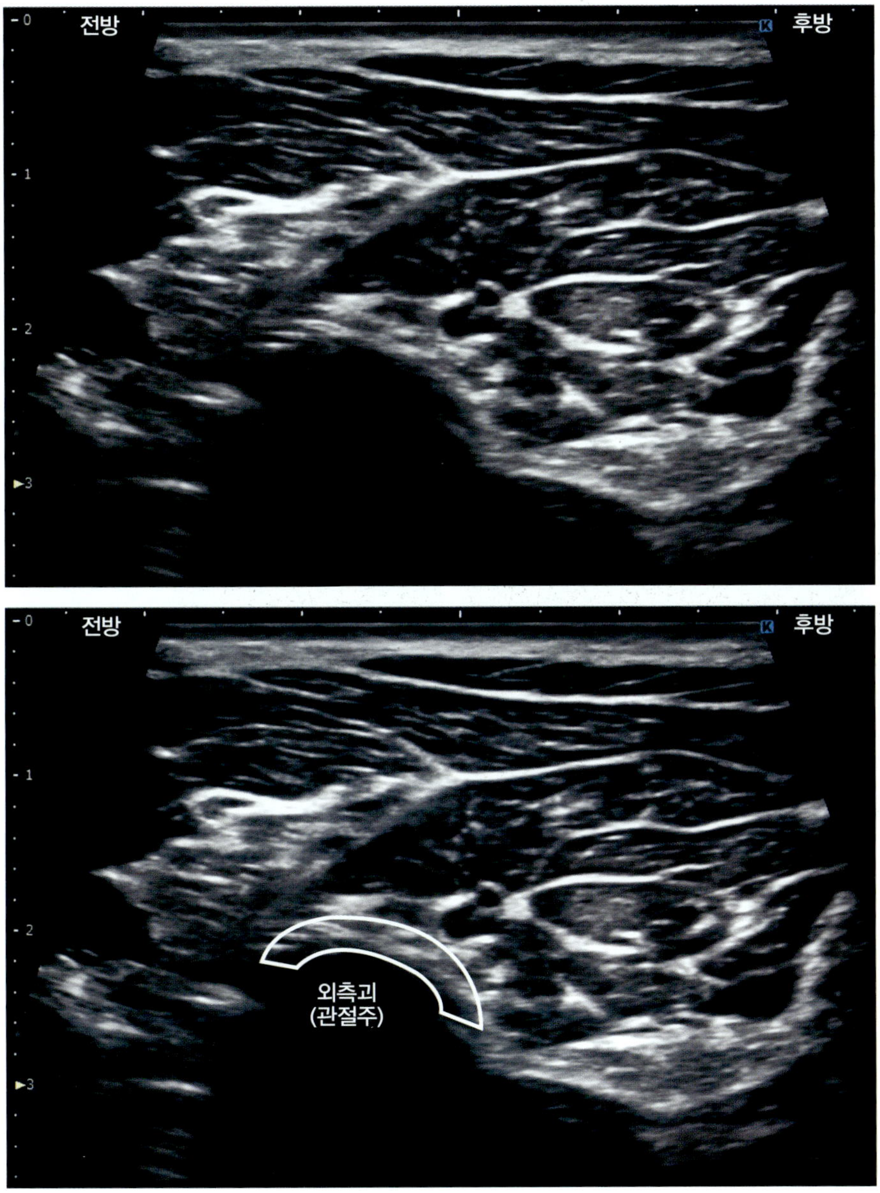

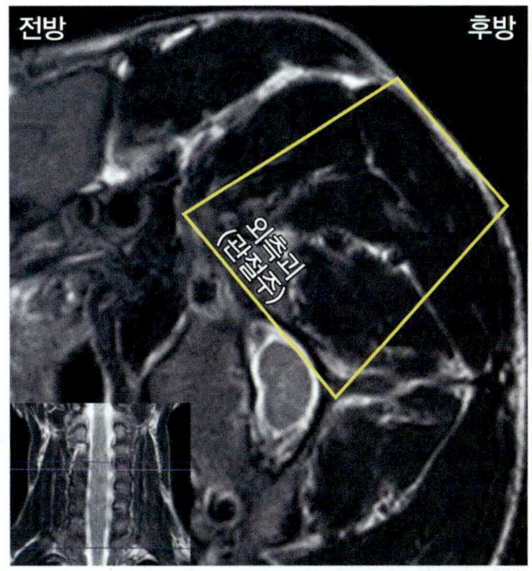

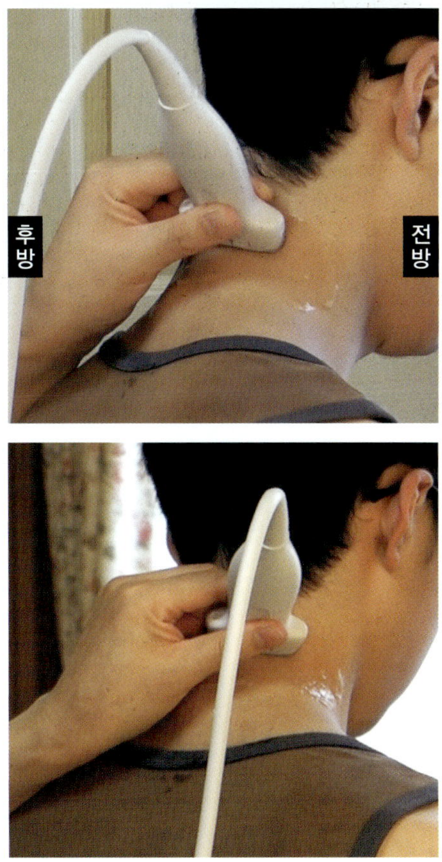

그림 72 **척수신경 후지(장축상 · 체간 단축)**

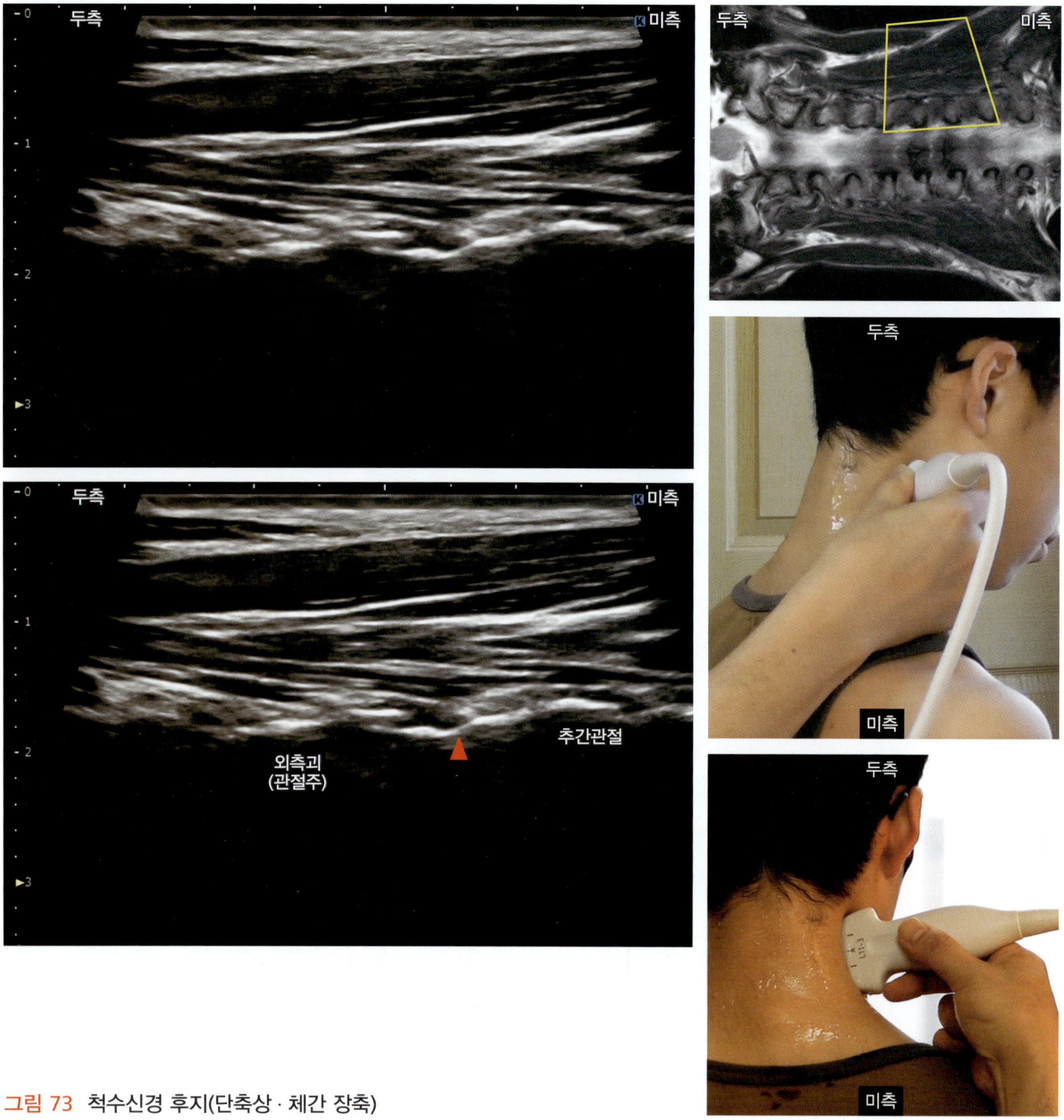

그림 73 척수신경 후지(단축상 · 체간 장축)

13 — 부신경

연수근과 척수근으로 구성되며, 척수근은 경수[C1-C5(C6)] 외측면에서 나와 척추관 내에서 상행해 하나로 합쳐져 대후두공에서 두개 내측으로 들어가 연수근과 합류한다. 척수근에서 유래한 외지는 미측 및 후방을 향해 진행하여 흉쇄유돌근 내면에 이른다. 이 근육을 뚫고(또는 그 내측면을 따라), 흉쇄유돌근 후연에 나타난 후 외측 경부(견갑거근 천층)를 지나 승모근 전연에 도달해 내면을 주행하고 승모근에 운동지를 낸다. 척수근에서 유래한 외지는 흉쇄유돌근 · 승모근에 분포한다(**그림 74**).

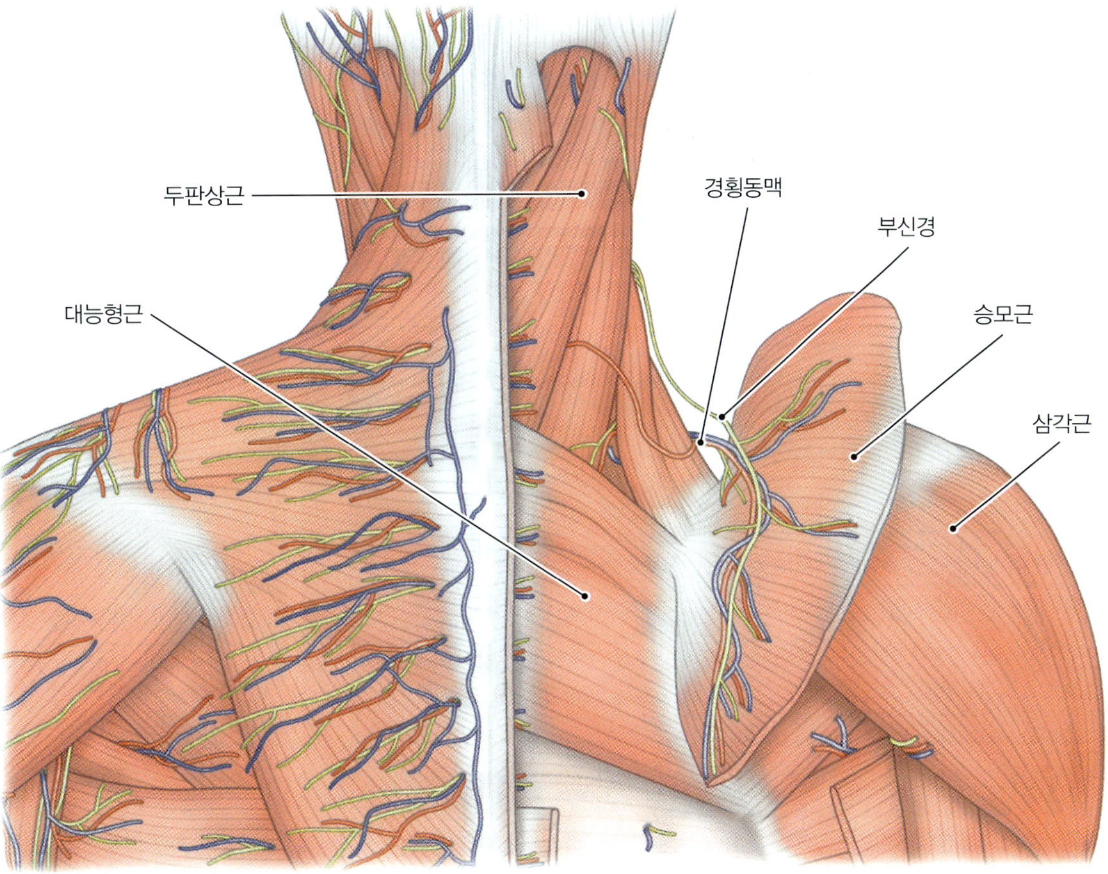

그림 74 **부신경**(accessory nerve)

▶ 초음파 영상

하악골하 레벨에서 내경동정맥과 흉쇄유돌근 사이를 스캔 후 프로브를 천천히 후방 미측으로 이동시키며 흉쇄유돌근 심층을 확인하면, 작은 원형 저에코를 확인할 수 있으며, 더 후방 미측으로 천천히 이동시키면 흉쇄유돌근 후연을 나온 승모근-견갑거근 사이 후방으로 원형 저에코가 이동하는 것을 알 수 있다(**그림 75, 76**).

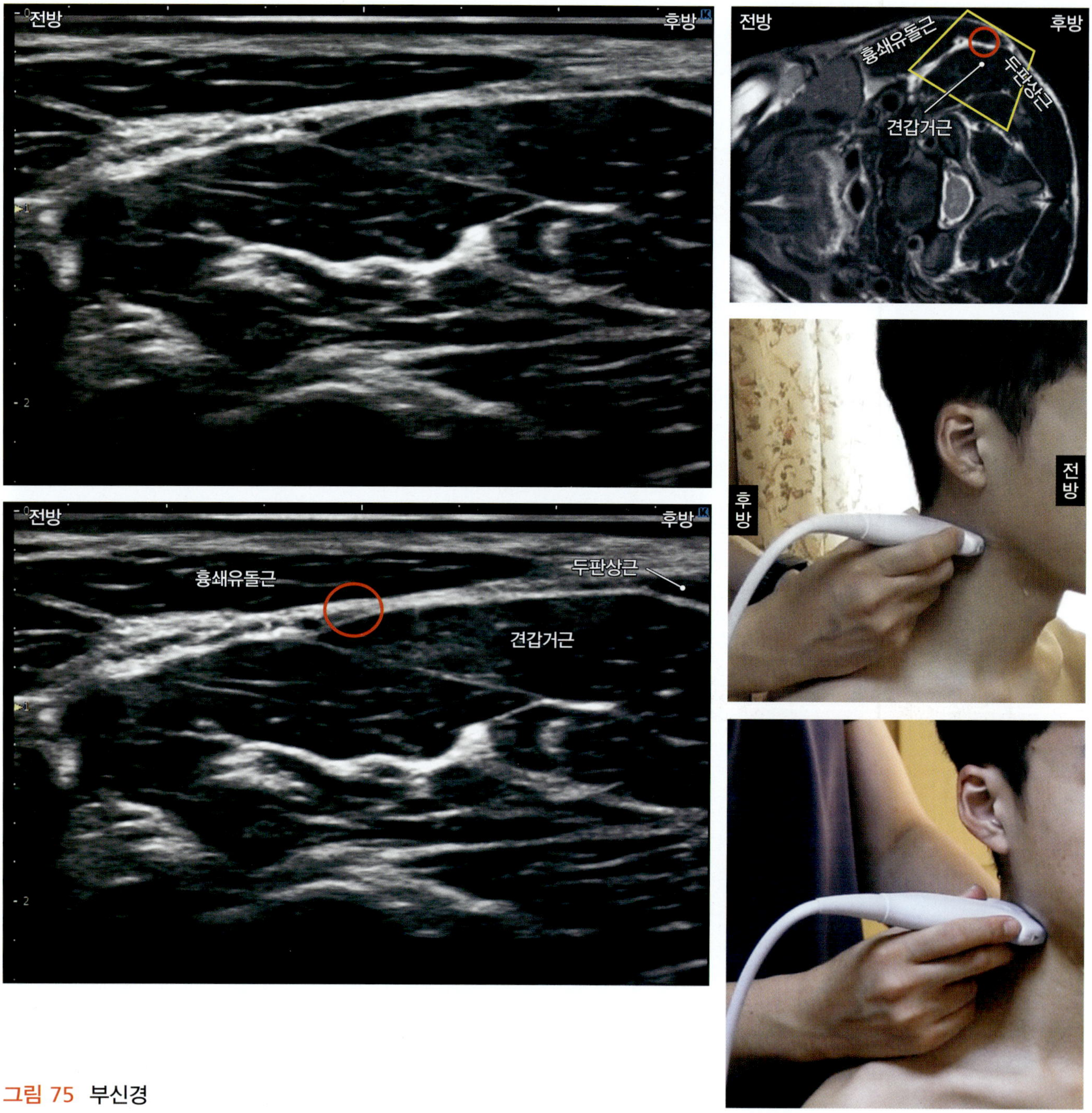

그림 75 **부신경**

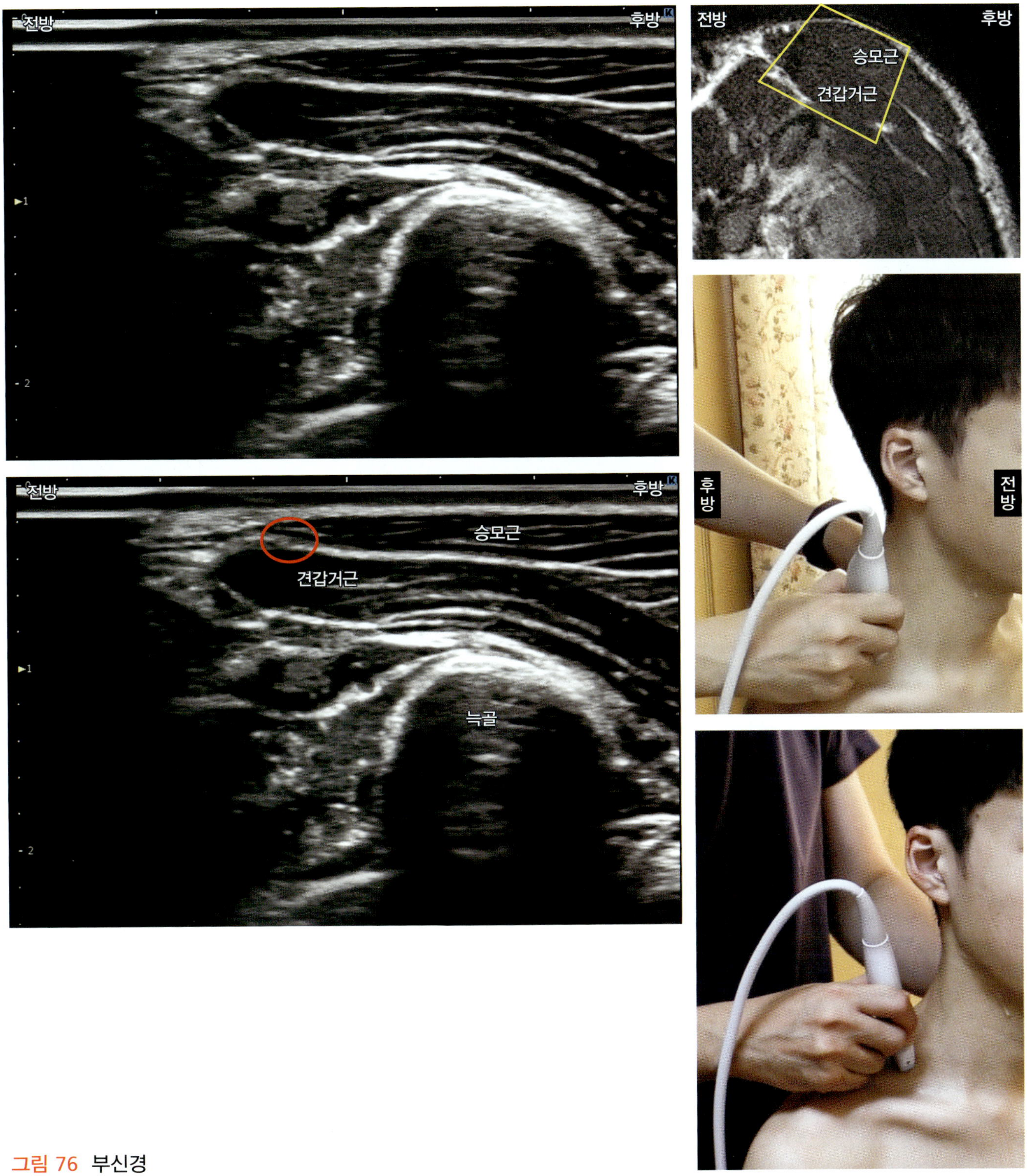

그림 76 부신경

14 — 견갑배신경

C4 · C5 신경근에서 유래해 상완신경총의 상신경간을 경유하여, 대 · 소능형근과 견갑거근을 지배한다. 상완신경총에서 분지된 견갑배신경은 사각근을 통과 후 견갑거근과 능형근의 복측을 주행한다(**그림 77**).

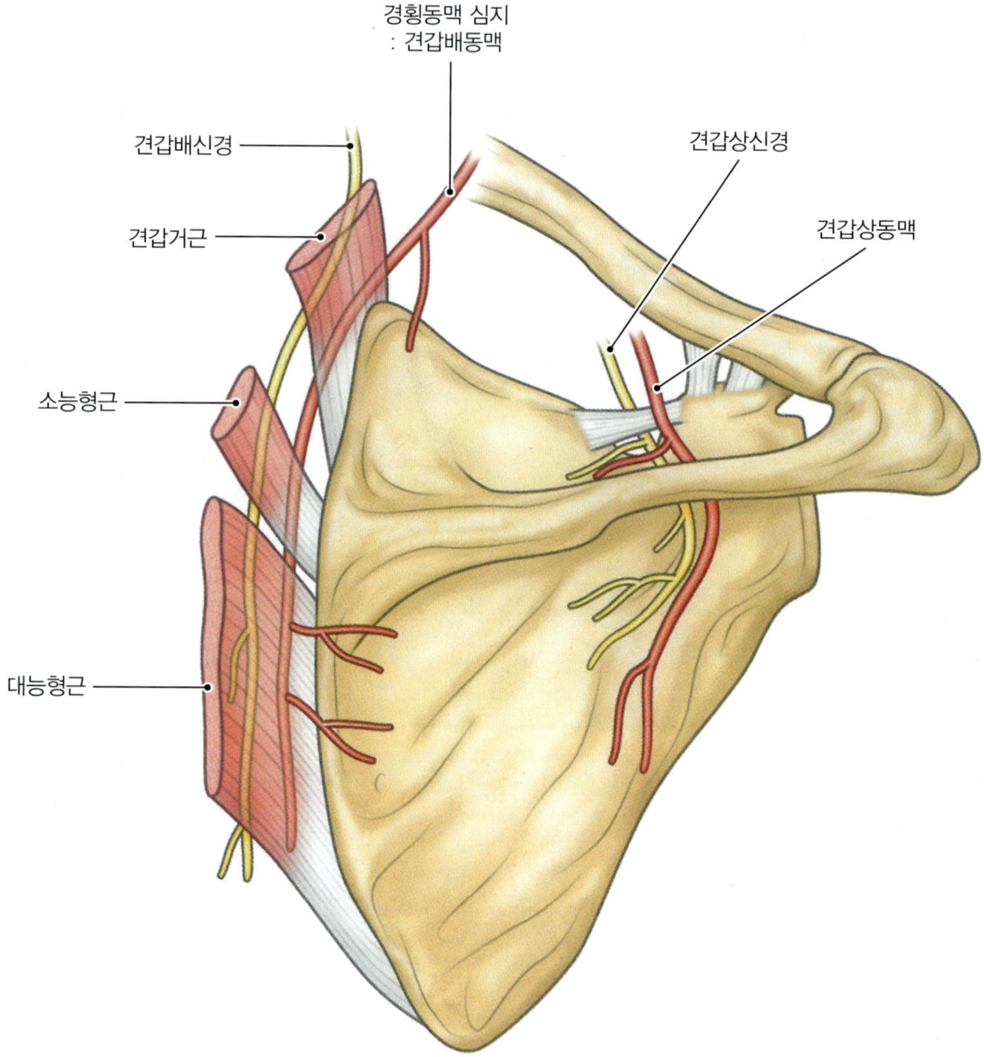

그림 77 **견갑배신경(dorsal scapular nerve)**

▶ 초음파 영상(단축상)

견갑골 상각 내측에서 프로브를 체간에 단축으로 스캔하면 견갑골에 부착하는 견갑거근이 나타난다. 견갑거근 아래의 견갑배동맥을 도플러로 확인하면 그 내측에 견갑배신경이 존재한다. Cho 등에 따르면 견갑골 상각 레벨에서 견갑배신경은 모두 견갑배동맥의 내측을 주행하고, 양자의 거리는 평균 7.4mm이다.[6] 더욱 미측으로 프로브를 Sweep(Sliding)시키면 소능형근과 대능형근의 심층에 견갑배신경이 주행한다(**그림 78**). 견갑골 상각에서 확인된 견갑배신경을 근위로 좇으면 견갑거근 심층에 선상 고에코로 보이는 늑골 천층을 지나 사각근으로 향한다(**그림 79**).

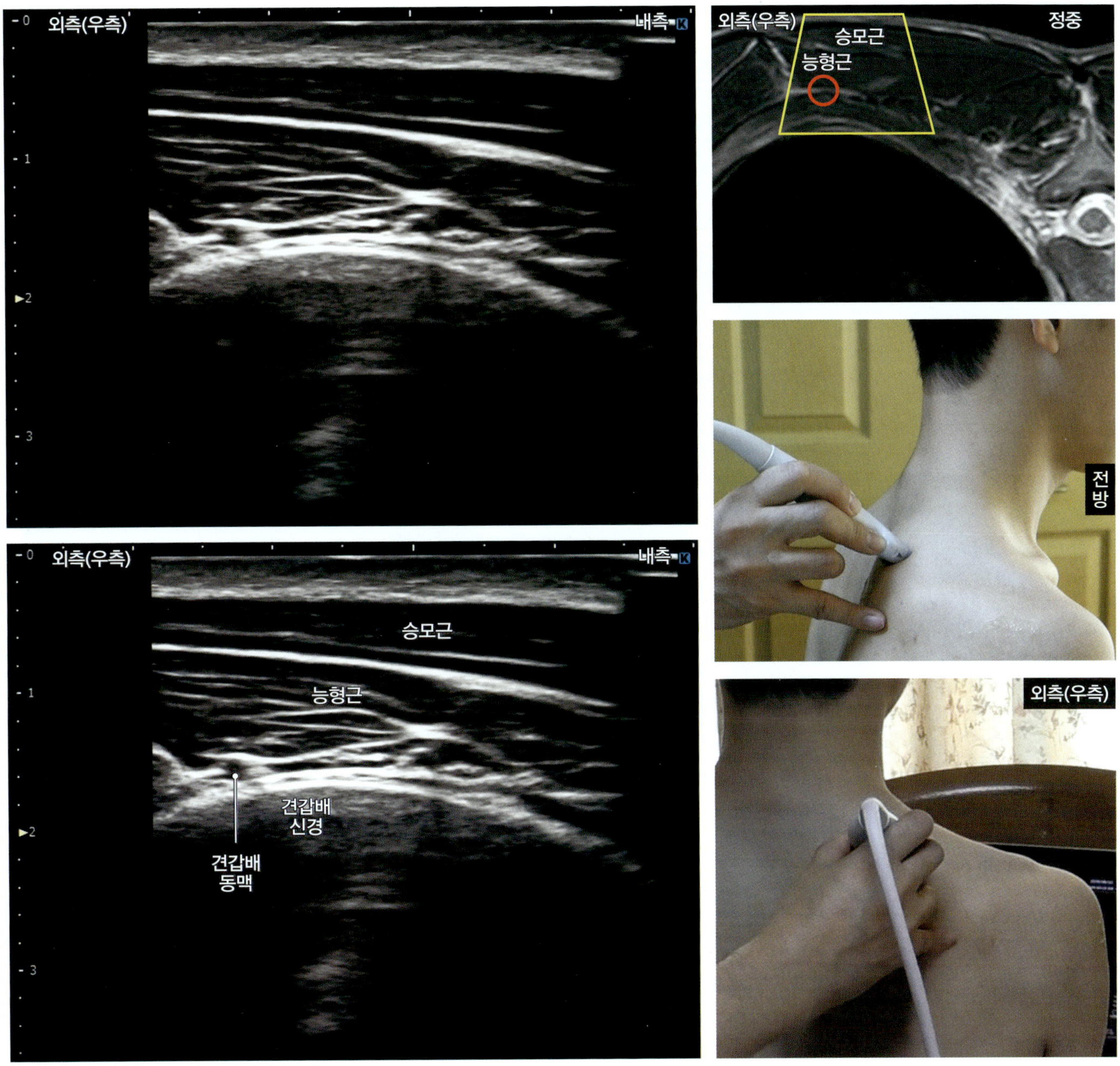

그림 78 **견갑배신경(단축상)**

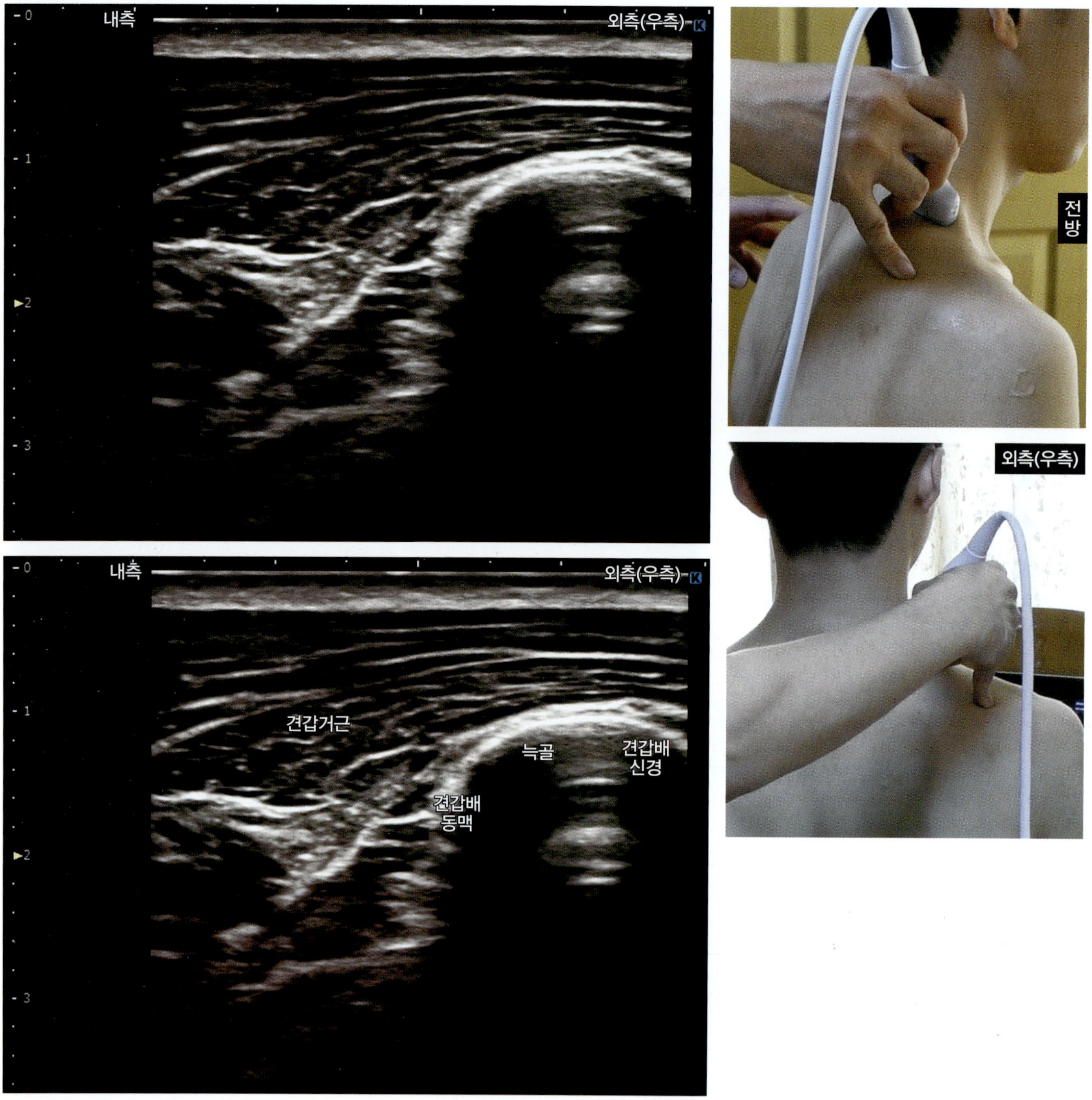

그림 79 견갑배신경

15 — 견갑상신경

C5 · C6 신경근에서 유래해 상완신경총의 상신경간에서 나와 견갑골 상연의 견갑절흔을 지나 견갑골 후면의 극상근에 분지를 낸다. 이후 극하절흔을 통과해 최종적으로 극하근에 이른다. 그 밖에 견쇄관절 · 견관절 · 견관절낭 · 어깨 후면 피부에 감각지가 분포한다(**그림 80**).

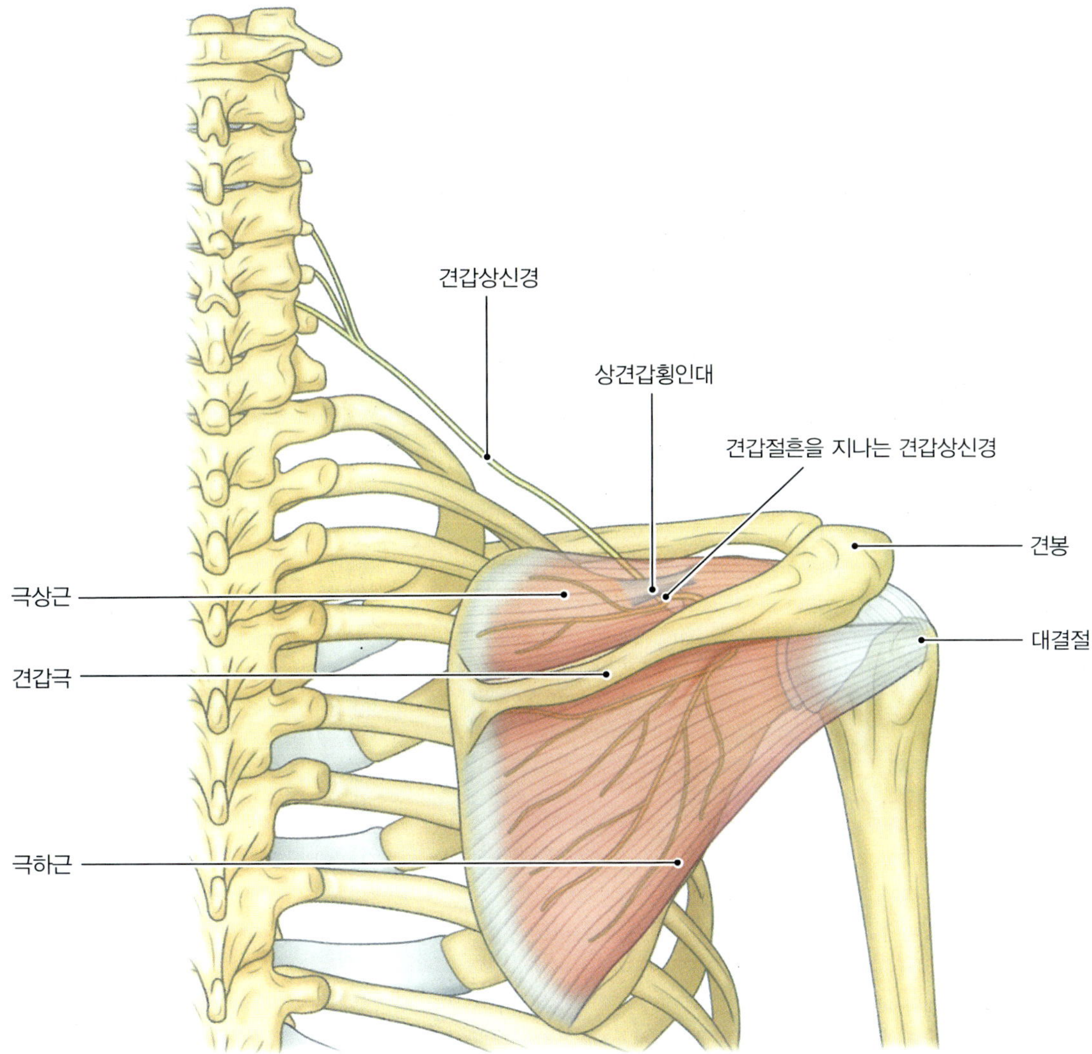

그림 80 **견갑상신경**(suprascapular nerve)

▶ 초음파 영상(단축상)

「9 신경근 · 척수신경(상완신경총)」 장(p. 95)에서 기술한 방법으로 집게발과 C5 · C6 신경을 스캔한다. 말초로 프로브를 Sweep(Sliding)시키면 두 신경이 합류하여 상신경간이 된다. 더 말초로 이동해 쇄골 위에서 프로브를 천천히 세우며 관찰하면, 쇄골하동맥의 외측에 위치한 상완신경총에서 외측으로 멀어지는 견갑상신경이 확인된다(**그림 81**).

배부에서 견갑극에 평행하게 프로브를 대면 극상와의 바닥 부분이 선상 고에코상으로 나타나며 그 배측에 승모근과 극상근이 존재한다. 내측에서 외측으로 프로브를 이동시키면 선상 고에코가 끊어지거나 단차를 보이

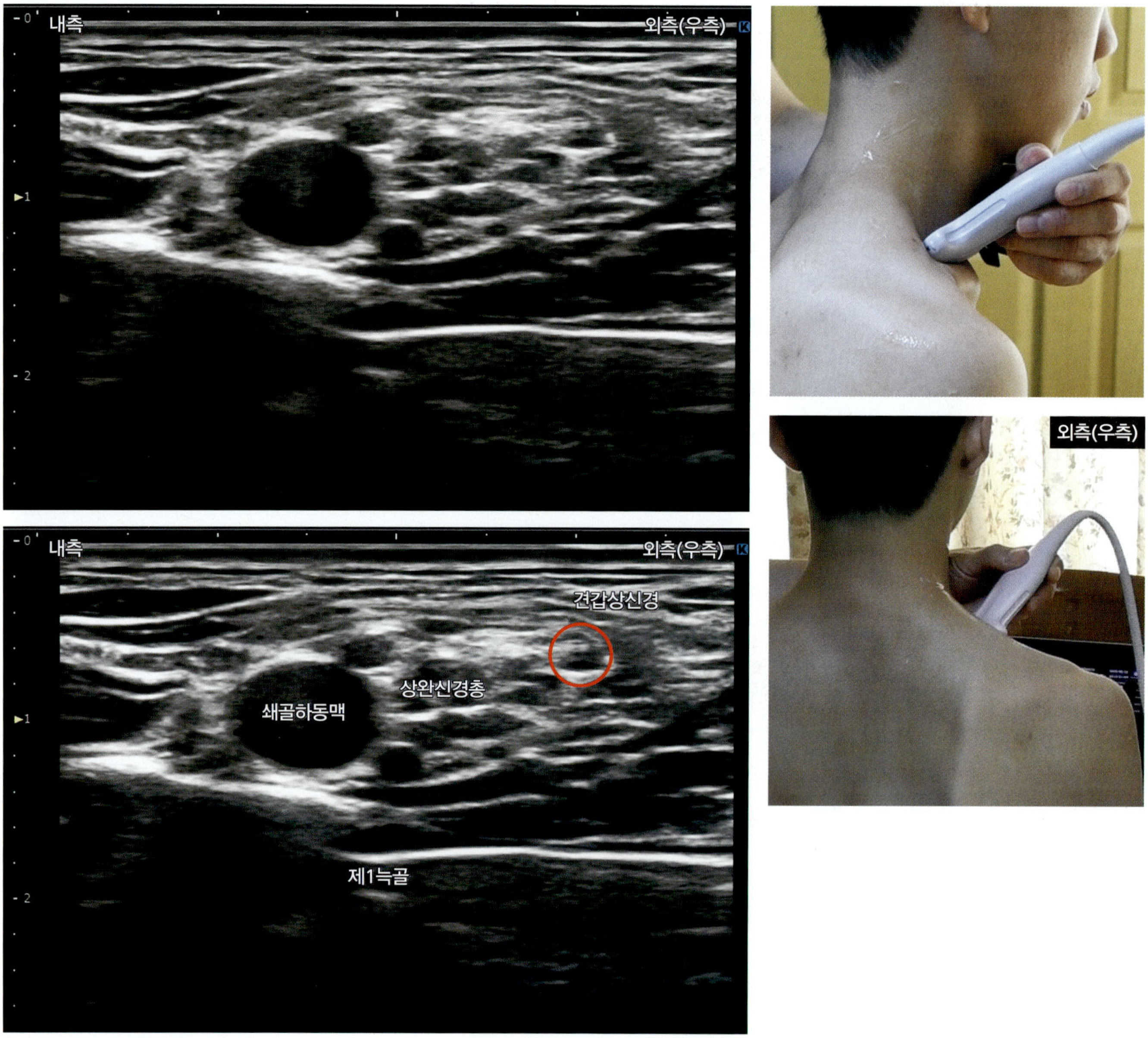

그림 81 **견갑상신경(단축상)**

는 부분이 확인된다. 이 견갑절흔과 상견갑횡인대 사이에 견갑상동맥과 견갑상신경이 존재한다(**그림 82**).

더 말초에서는 견갑극의 미측에서 프로브를 두측을 향해 기울이면 극하근 심층에 극하절흔이 확인되며, 그 부위에 견갑상신경이 주행한다(**그림 83**). 또한 그 미측으로의 주행도 확인할 수 있다(**그림 84**).

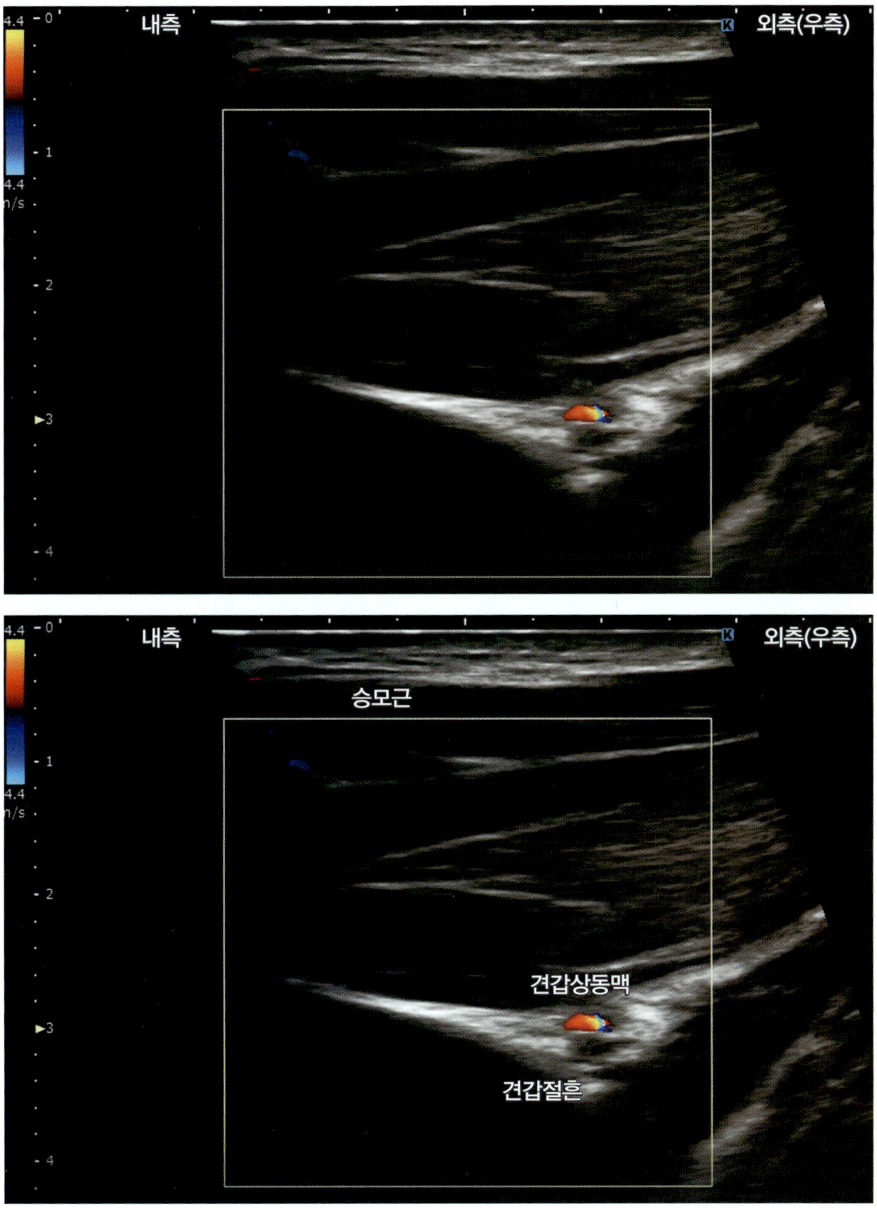

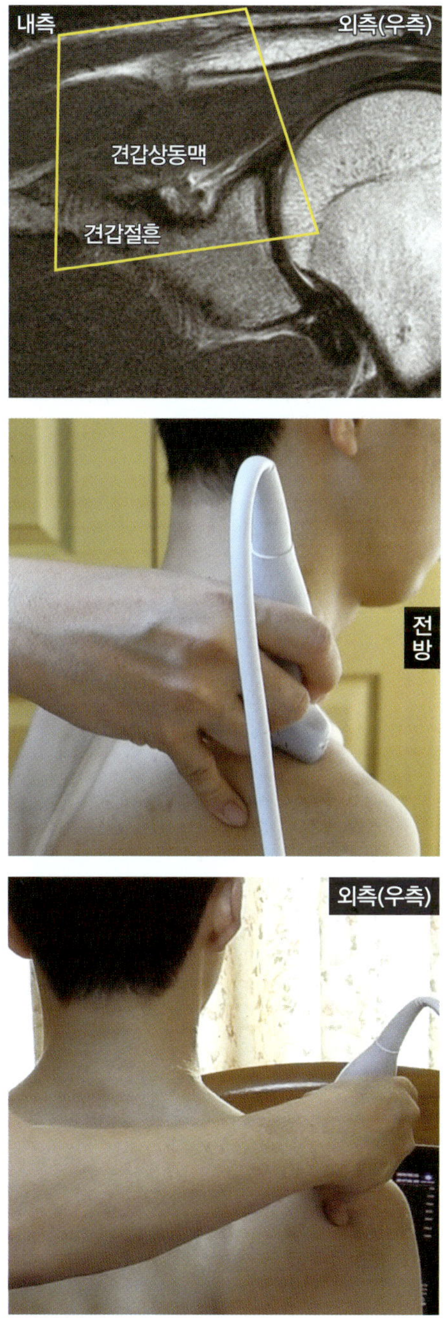

그림 82 **견갑상신경(단축상 · 견갑절흔부)**

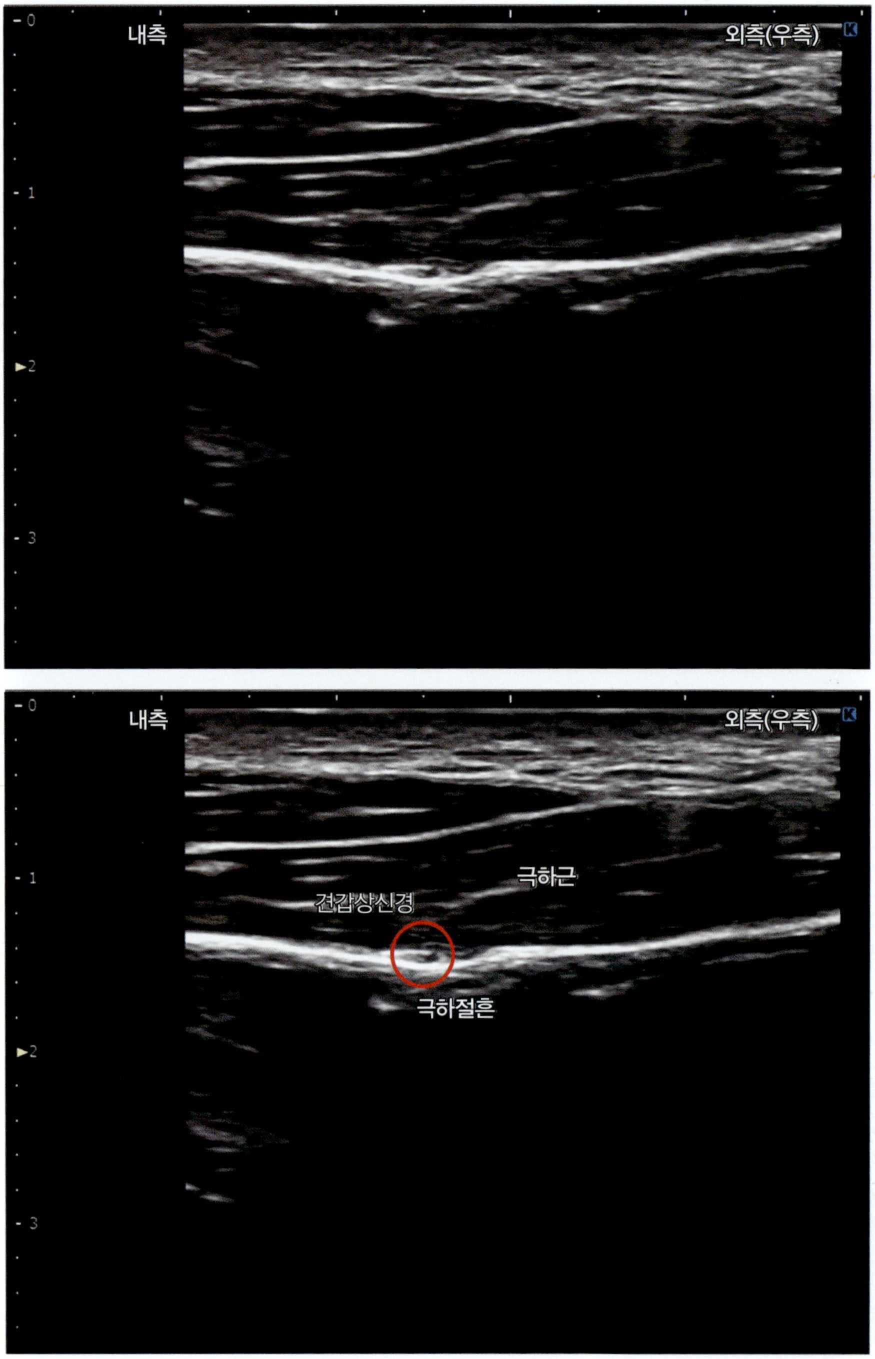

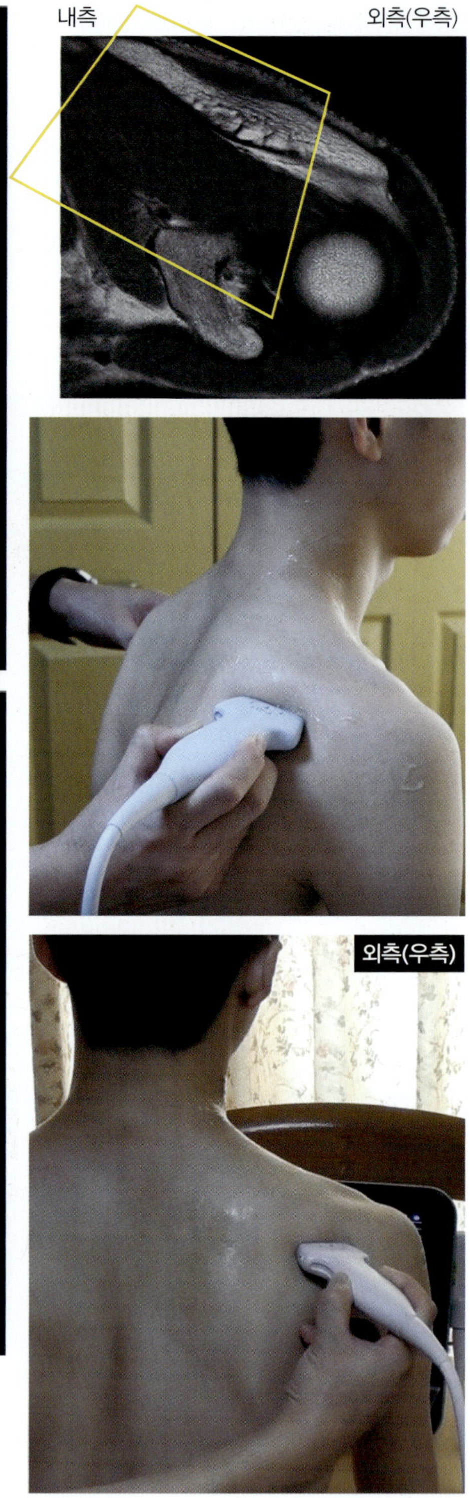

그림 83 견갑상신경(단축상 · 극하절흔부)

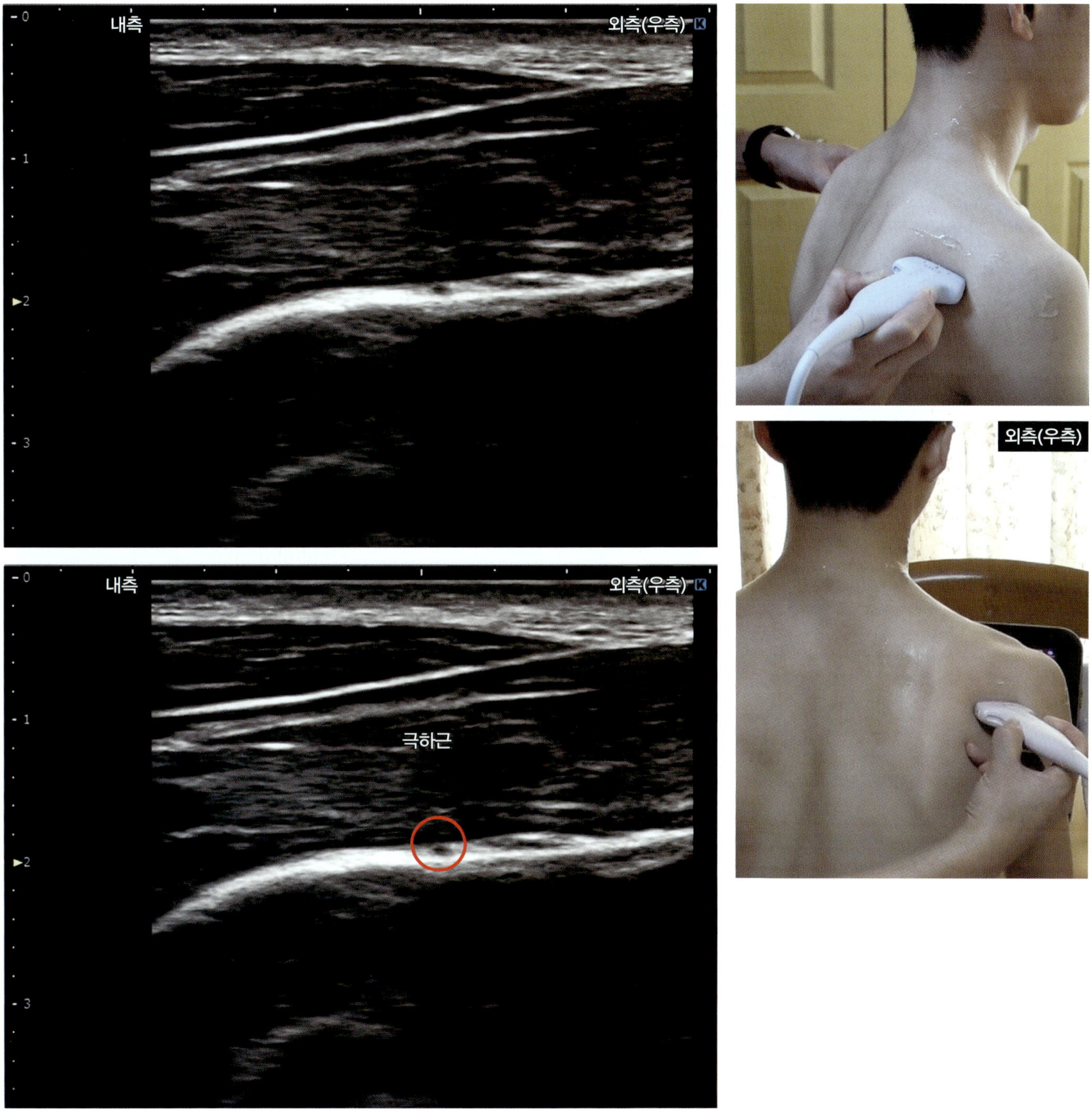

그림 84 견갑상신경(단축상)

16 — 액와신경

상완신경총의 후신경속에서 유래해 액와 후벽에서 대원근 · 소원근 · 상완삼두근 장두 · 상완골로 형성된 간격[quadrilateral space ; QLS(사각공간)]을 후상완회선동맥과 함께 빠져나와 상완골 후면에서 외측을 향하는 근지는 소원근과 삼각근을 지배한다. 피지는 삼각근 후연에서 상외측 상완피신경이 되어 상완 외측의 감각을 지배한다(**그림 85**).

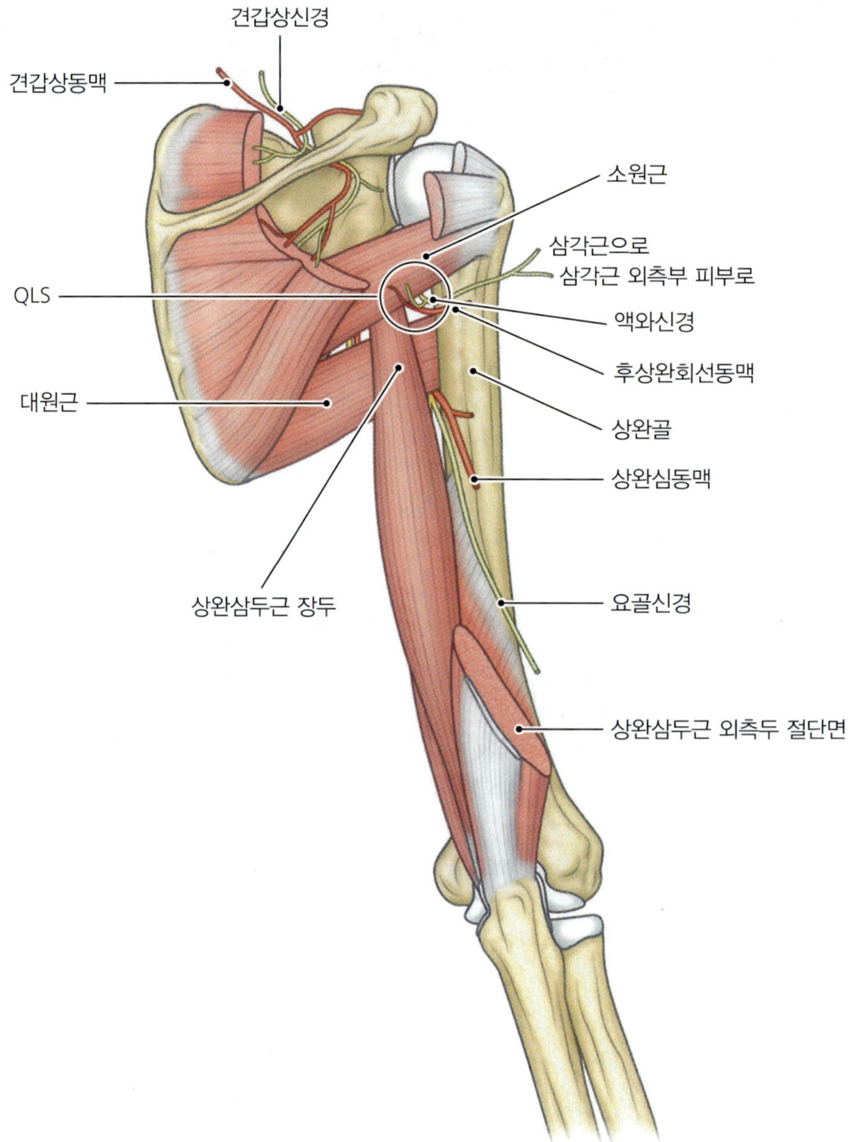

그림 85 액와신경(axillary nerve)

▶ **초음파 영상(단축상)**

측와위에서 가능한 만큼 상지를 거상(견관절 외전)시킨다. 액와부 전방에 프로브를 대면 혈관과 그 후방에 대원근, 그리고 그 심층에 상완골이 보인다(**그림 86-1**). 이 위치에서 후방으로 프로브를 Slide(Sliding)시키면 대원근 후방에 상완삼두근 장두가 나타나며, 더 후방에 심층에서 상완삼두근 쪽으로 뾰족한 형태의 소원근이 관찰된다(**그림 86-2**). 이 위치에서 두미측으로 약간 프로브를 Sweep(Sliding)시켜 골두를 명료하게 스캔하면, 골두의 아치형 고에코상 천층에 전방부터 대원근 · 상완삼두근 · 소원근이 관찰된다. 상완골두와 상완삼두근 사이에 액와신경이 존재(**그림 86-3**)하며, 프로브를 두미측으로 이동시키면 확인하기 쉽다.[7), 8)]

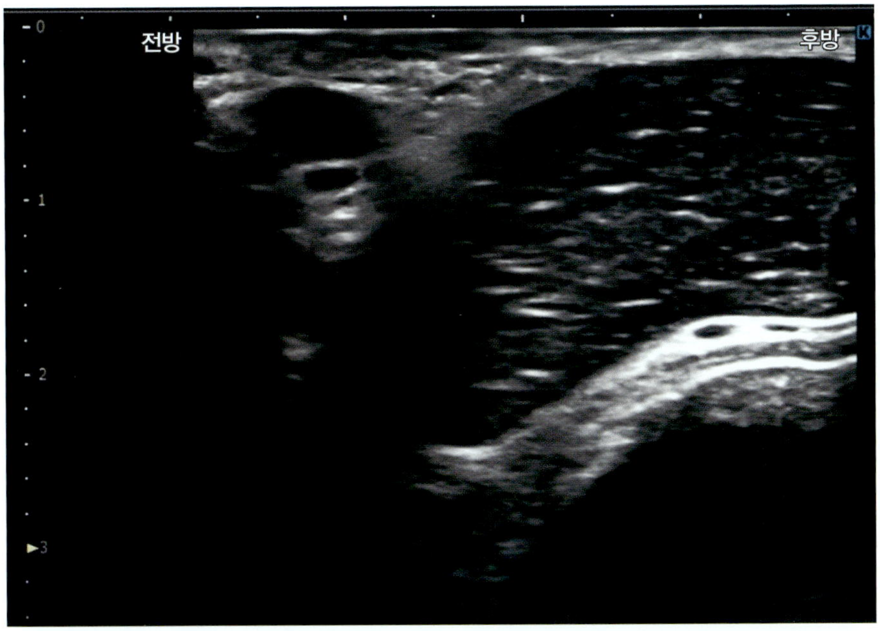

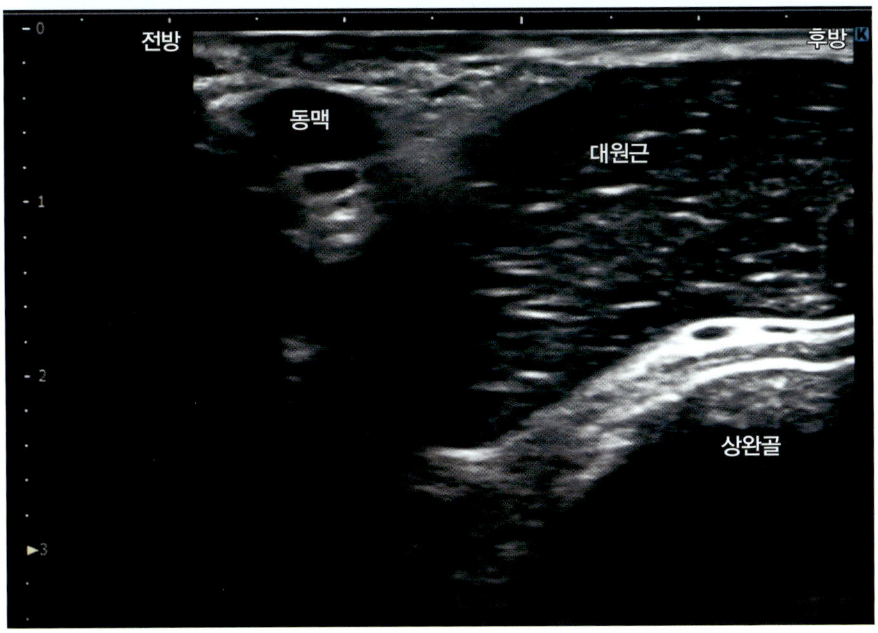

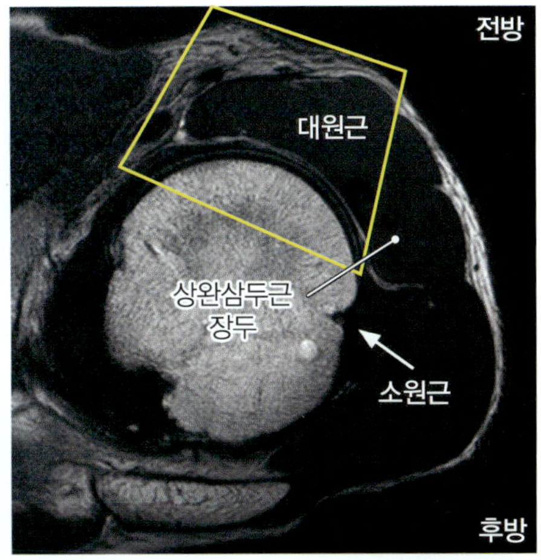

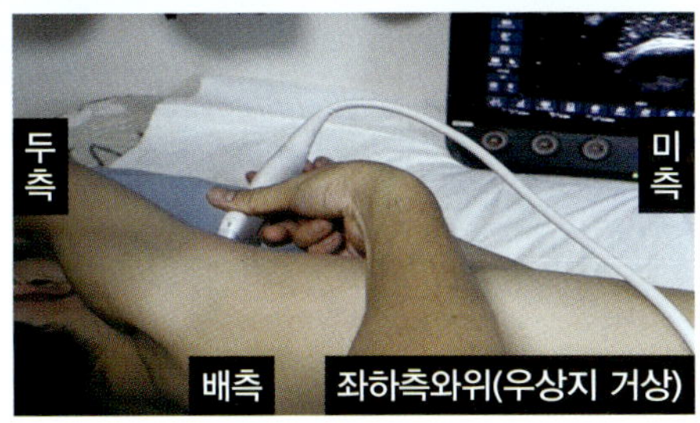

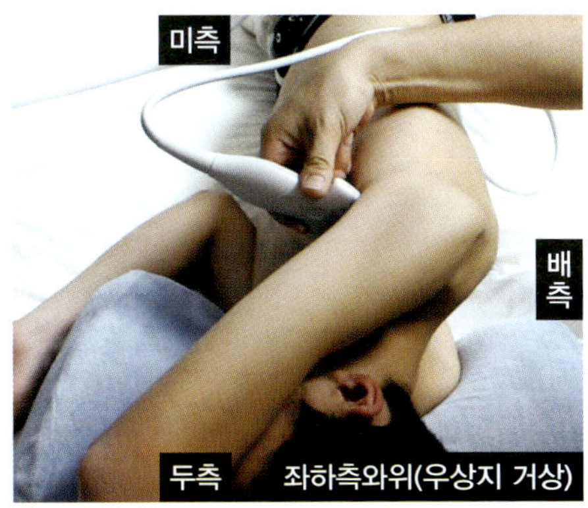

그림 86-1 액와신경(액와부)

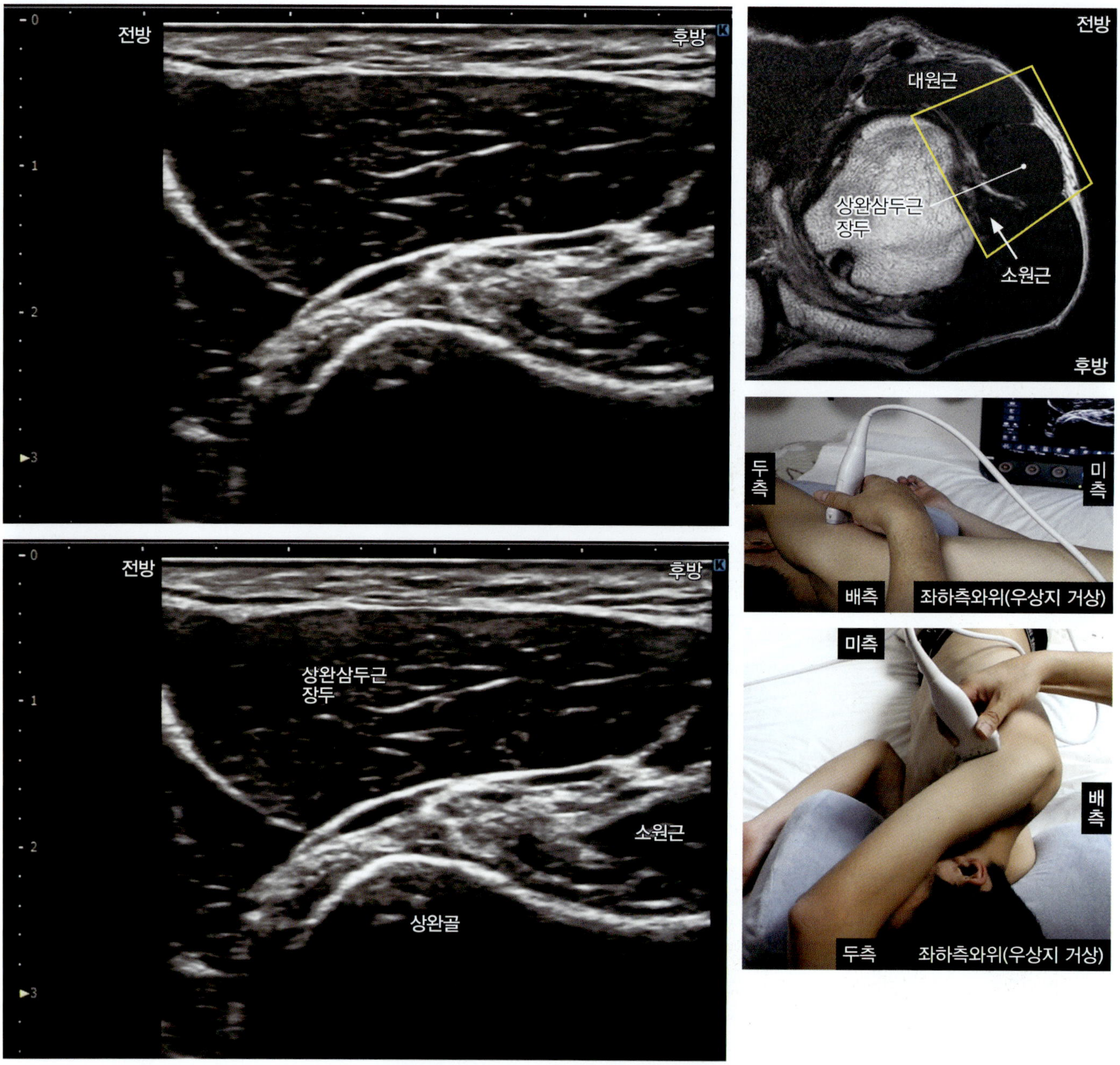

그림 86-2 액와신경(액와부, 그림 86-1에서 후방으로)

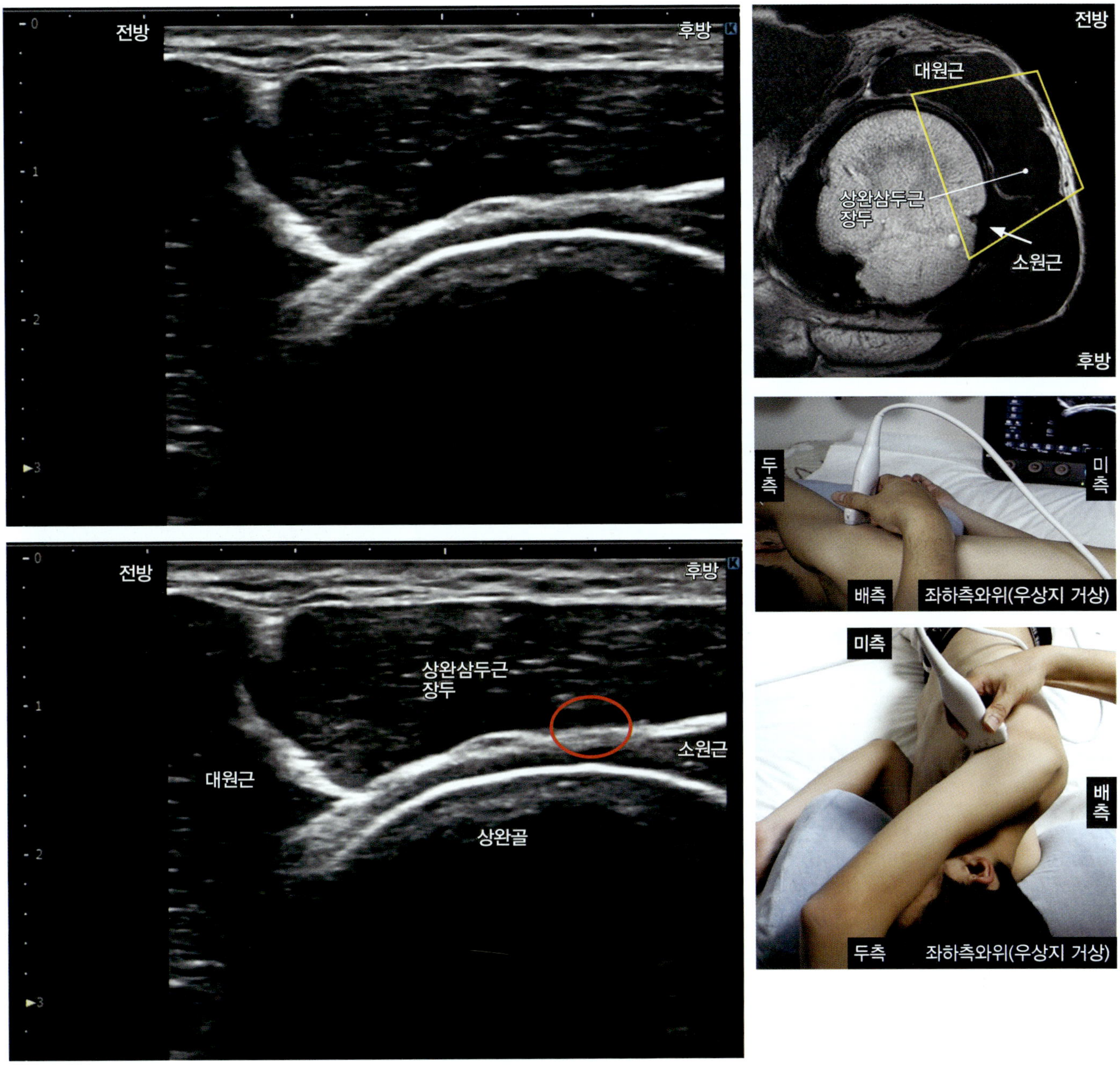

그림 86-3 액와신경(빨간 원, 액와부, 그림 86-2에서 약간 미측)

그 밖에, 상지를 내린 자세(중립위)에서 후방 관찰법도 있으며, 측와위 · 복와위, 좌위에서도 시행이 쉽다. 상지는 체간을 따라 가능한 범위에서 견관절을 내회전, 전완을 회내시키면 관찰하기 좋다. 후방에서 프로브를 대고 상완골두를 스캔 후 미측으로 Slide(Sliding)시켜 삼각근과 그 심층 두측에 소원근, 미측에 상완삼두근이 확인된다. 그 부위에서 박동하는 후상완회선동맥 근방에 상외측상완피신경이 주행하며(**그림 87-1**), QLS에서 액

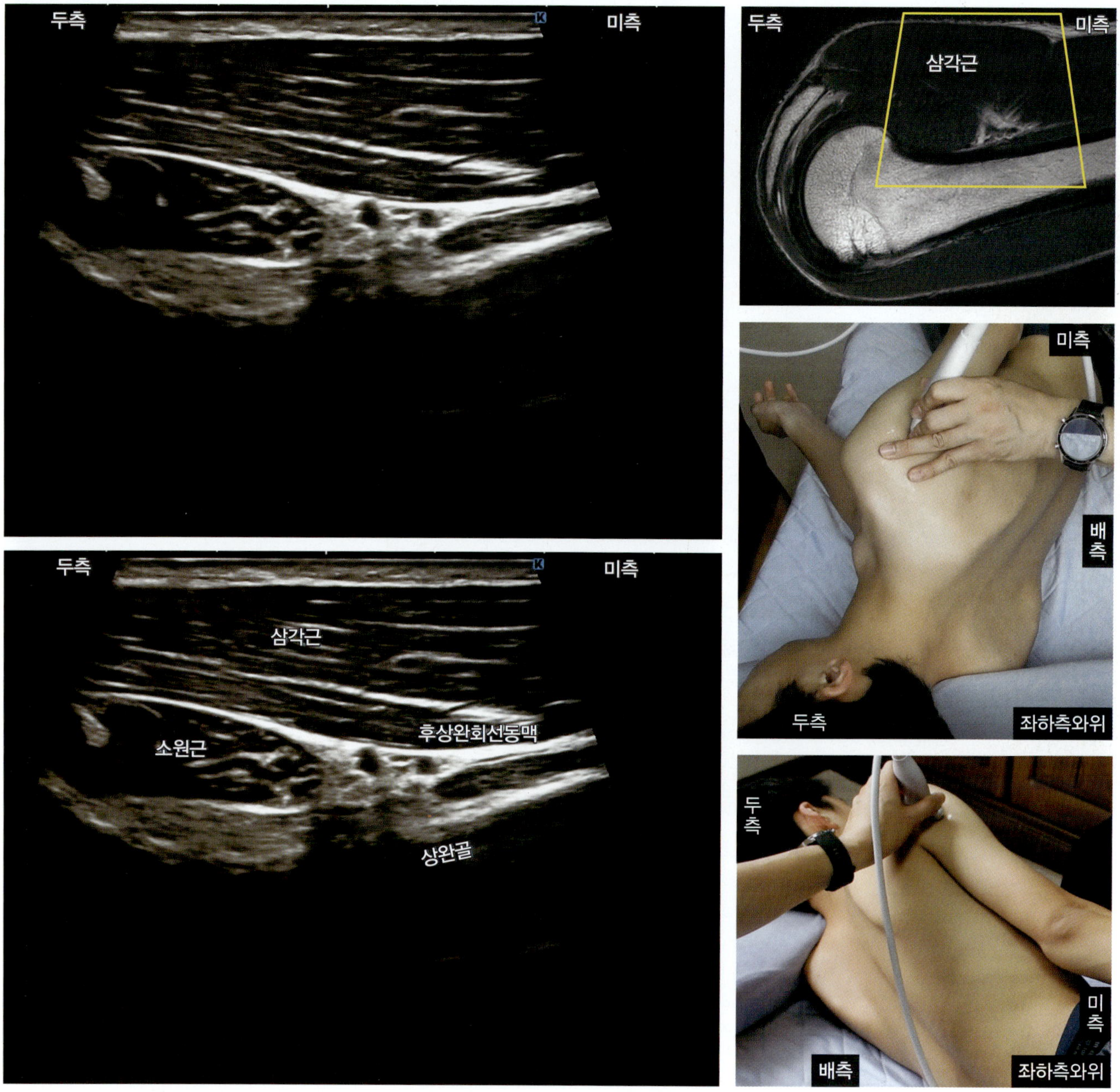

그림 87-1 액와신경(후방)

와신경보다 약간 원위에 있으므로,[8] 그대로 천천히 내측으로 프로브를 Sweep(Sliding)시켜, 상완골두가 견갑상완관절로 이행하는 프로브 위치에서 액와신경(**그림 87-2 빨간 원 안**)을 확인한다.

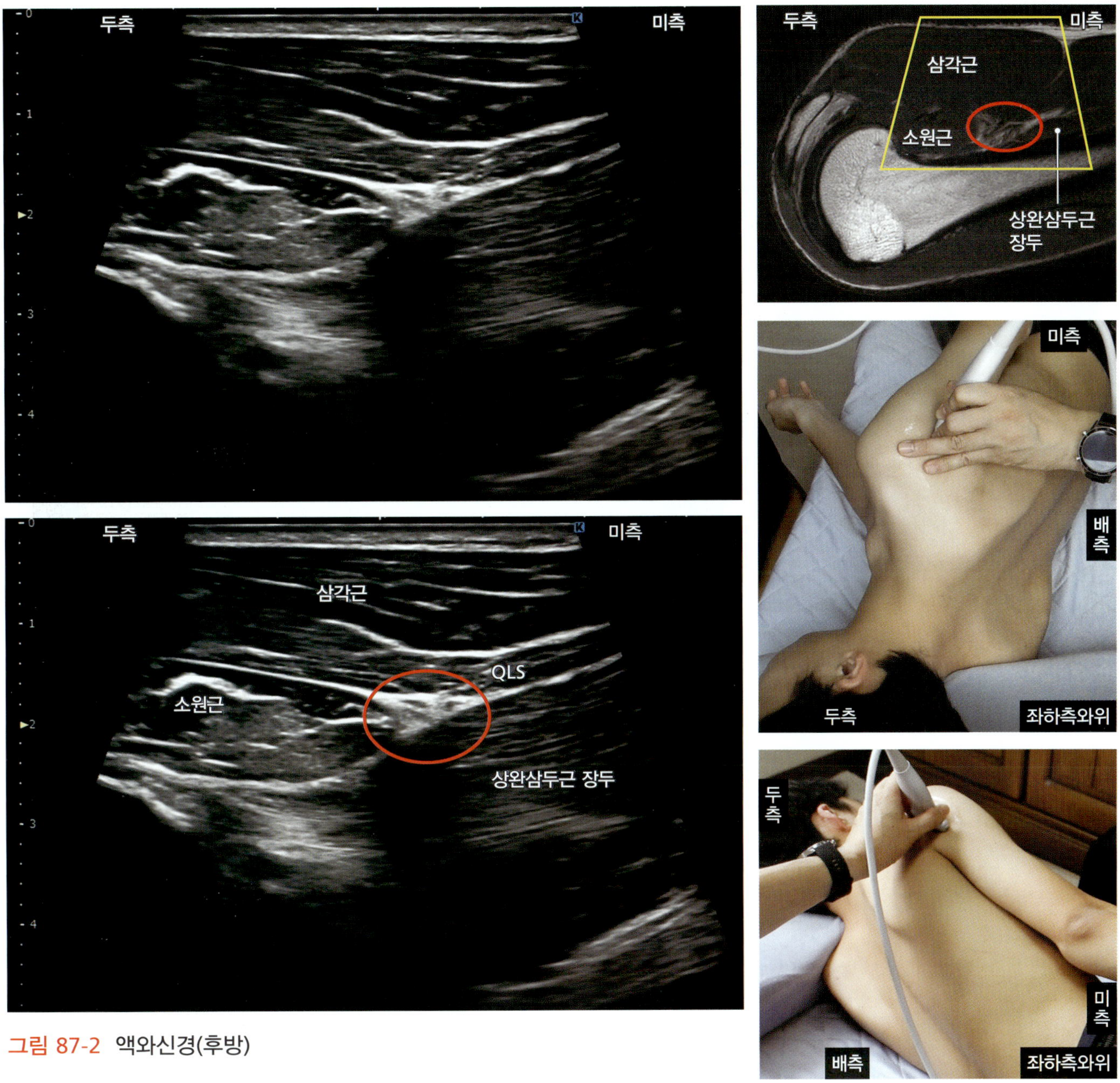

그림 87-2 액와신경(후방)

참고문헌

1. 宮本雅史, 他 : 1章 構造と機能. 最新整形外科学大系 第11巻 頚椎・胸椎. 越智隆弘, 総編集. 戸山芳昭, 専門編集. 中山書店, 2007, p2-13.
2. 日本脊椎脊髄病学会, 編 : 脊椎脊髄病用語辞典. 改訂第6版. 南江堂, 2020, p29.
3. 岡田隆平 : ポケットチューター体表からわかる人体解剖学. 大川 淳, 他監訳. 南江堂, 2014, p253-4.
4. 皆川洋至 : 超音波でわかる運動器疾患ー診断のテクニック. メジカルビュー社, 2010, p165-70.
5. 日本脊椎脊髄病学会, 編 : 脊椎脊髄病用語辞典. 改訂第6版. 南江堂, 2020, p30-1.
6. Cho H, et al : New insights into pathways of the dorsal scapular nerve and artery for selective dorsal scapular nerve blockade. Korean J Pain. 2019; 32(4): 307-12.
7. 岩本 航 : 肩関節・上腕における末梢神経のエコー解剖. 臨整外. 2020; 55(5): 571-80.
8. 宮武和馬, 他 : 超音波ガイド下インターベンションと理学療法の融合. 理療ジャーナル. 2020; 54(9): 1002-9.

2 경견완부 통증에 대한 초음파 유도하 주사 -TARGET and INTERVENTION-

Target 101 : 추간관절

이 책 최초의 타깃에 대해 의문형으로 시작하는 것이 몹시 괴롭지만, 경추 추간관절의 통증은 존재하는 것일까? 그리고 그 확정진단은? 신경근이나 척수신경 후지와의 관계는?과 같은 많은 의문이 떠오른다.

보고된 추간관절 유래 통증 부위[1)]와 신경근 유래 통증 부위[2)]가 유사한(**그림 1**) 것이 필자의 의문이었다. Tanaka[3)]가 기술한 대로 추간관절 내에 주입된 약물이 관절 외로 누출되어 추관관절이 아닌 발통원(source of pain)에 작용할 가능성을 부정할 수 없다.

두 가지 모두 척수신경 후지 또는 신경근에 후지와 연속되는 신경섬유 유래로 생각하면 납득이 된다. 따라서 현시점에는 상지 방사통을 동반하지 않는 경부통에서 추간관절의 관련이 의심될 때는 추간관절 및 척수신경 후지내측지[「**Target 113 : 척수신경 후지내측지**」 장(p. 173)]를 의식해 주사하며, 효과가 부족한 경우에는 신경근(척수신경)에 대해 인터벤션을 시행한다.

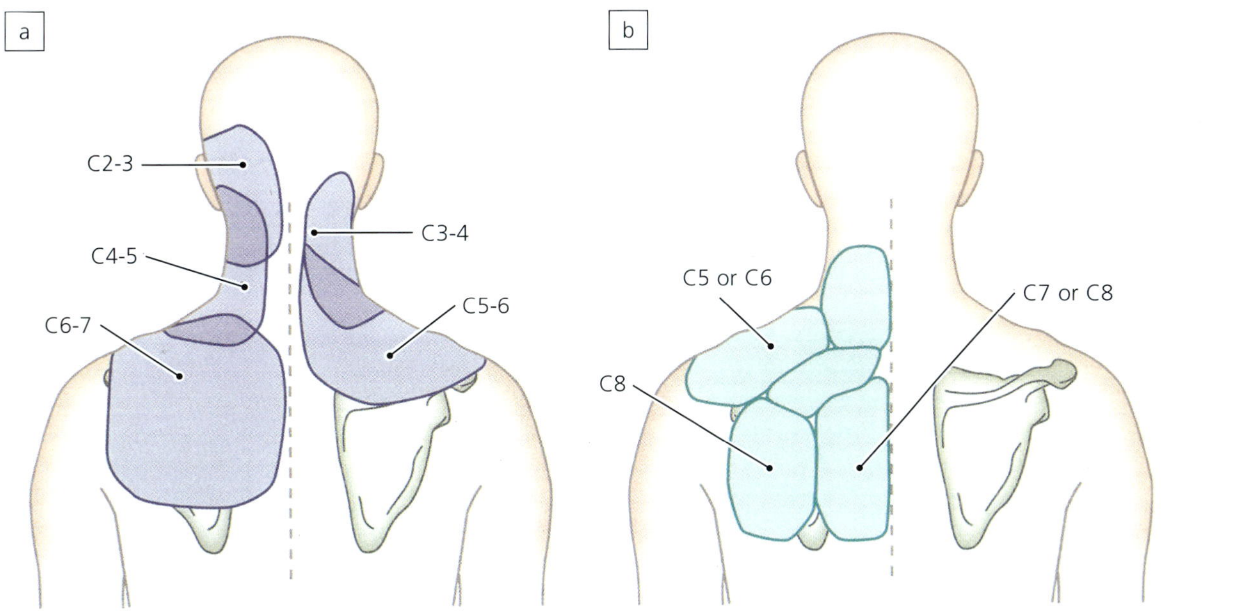

그림 1 보고된 통증 부위

a : 추간관절 유래, b : 신경근 유래

〔그림 a : Dwyer A. et al : Cervical zygapophyseal joint pain patterns. I : A study in normal volunteers. Spine(Phila Pa 1976). 1990 : 15(6) 453-7을 바탕으로 작성. 그림 b : Tanaka y. et al: Cervical roots as origin of pain in the neck or scapular regions Spine(Phila Pa 1976). 2006 : 31(17) : E568-73. 그림 5를 바탕으로 작성〕

적응증!

상지 방사통을 동반하지 않는 경부 통증에서 경추 신전이나 회전 시 악화되며, 후경부 약간 외측의 추간관절부에 압통을 동반한 경우나 그 부위를 중심으로 국한된 통증의 경우

저자의 말

초음파 유도하 치료를 시작할 즈음, 경견완부 통증 또는 경추증성 신경근증의 상지 방사통이 개선된 후 경부나 견갑대 통증의 타깃으로 생각해 치료를 시행했다. 그러나 집필 중인 2021년 현재에는 이러한 통증의 치료로 경추 신경근(척수신경)[「**Target 110 : 신경근 · 척수신경**」 장(p. 144)], 척수신경 후지 등을 타깃으로 보고 인터벤션을 시행하는 경우가 늘었다.

준비

- 자세 : 환측을 위로 측와위
- 프로브 : 리니어
- 실린지 : 5mL
- 주사바늘 : 25G long needle

0 Pre-scan

[「**I-1 초음파 해부 —SONOANATOMY—**」, 「**추간관절**」 장(p. 37) 참조]

정중 극돌기 위에 장축으로 댄 프로브를 외측으로 Sweep(Sliding)시키면, 평탄하게 늘어선 선상 고에코상이 관찰된다. 이 선상 고에코가 끊어진 부분이 추간관절이다. 외측으로 더 프로브를 Sweep(Sliding)시켜, 측방에서 대면 추간관절 및 외측괴가 선상 고에코로 나타난다. Maeda는 수종(effusion), 주위 혈류 증가, 압통의 존재(sonopalpation)에 따라 종합적으로 원인 관절을 결정하는 방법을 기재했다.[4] 인터벤션을 시행할 때는 「**Target 110 : 신경근 · 척수신경**」 장(p.144)에 기재된 방법으로 경추 측방 약간 전방에서 레벨을 확인하고 경추 신경근 및 후결절을 스캔 후 프로브를 후방으로 Slide(Sliding)시켜 추간관절을 스캔한다.

저자의 말

형태의 특징으로 인해 추간관절의 장축 · 단축을 판단하기는 어렵지만, 이 책에서는 경부 체축에 직교하는 체간 단축의 프로브 위치를 추간관절 장축상으로 표현한다.

1 장축상 · 체간 단축(평행법)

Pre-scan에서 압통이나 혈류 등에서 목표하는 추간관절을 스캔 후 화면 중앙으로 이동시킨다. 천천히 프로브를 두미측으로 Sweep(Sliding)시키면 약간 오목한 외측괴(관절주) 부분과 돌출된 추간관절 부분의 차이가 나타난다(**그림 2**). 프로브 후방의 피부를 소독하고 바늘을 자입해(**그림 3**), 추간관절로 진행시킨다(**그림 4**). 약제를 주입하면 관절낭이 팽창하는 모습이 관찰(**그림 5**)되기도 한다.

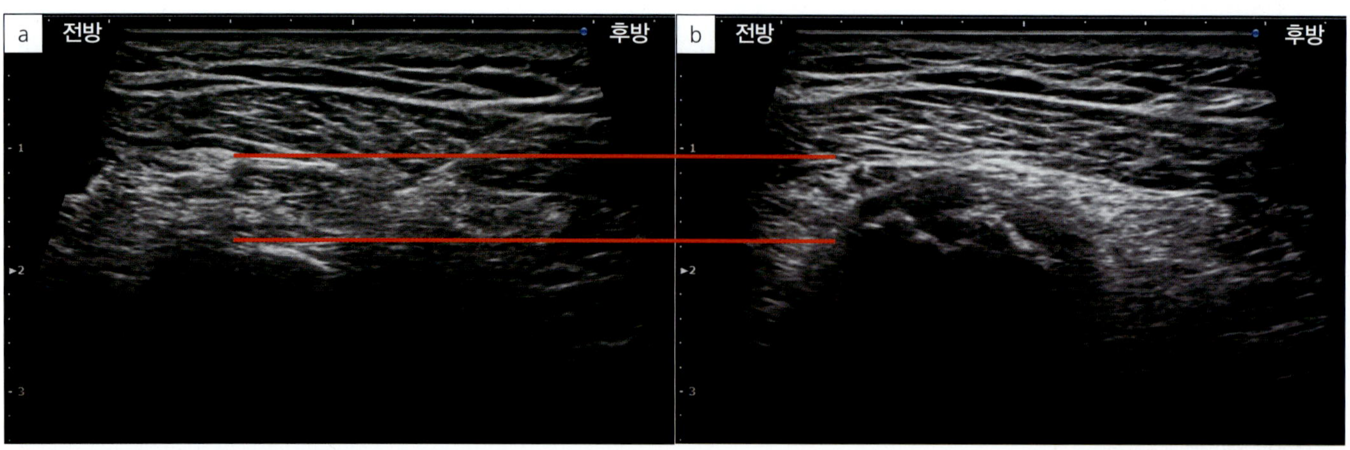

그림 2 외측괴(a)와 추간관절(b)의 높이 차이

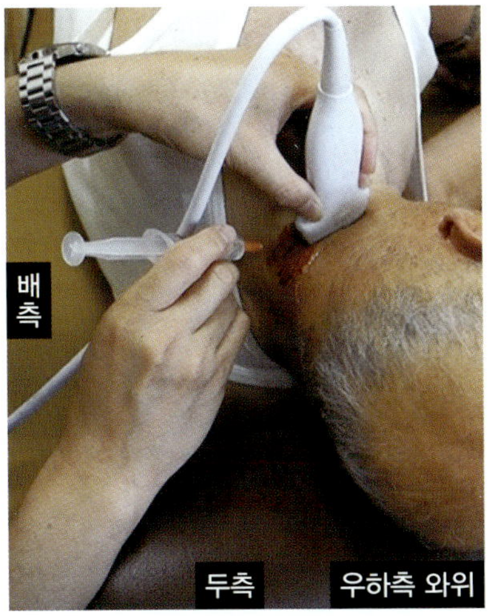

그림 3 좌측 추간관절에 대한 초음파 유도하 주사의 천자(장축상 · 체간 단축 · 평행법)

저자의 말

경추 추간관절에의 인터벤션 직후 일시적으로 경부의 무겁고 나른한 느낌이 나며, 그 후 효과를 느끼는 경우가 있음을 환자에게 설명한다.

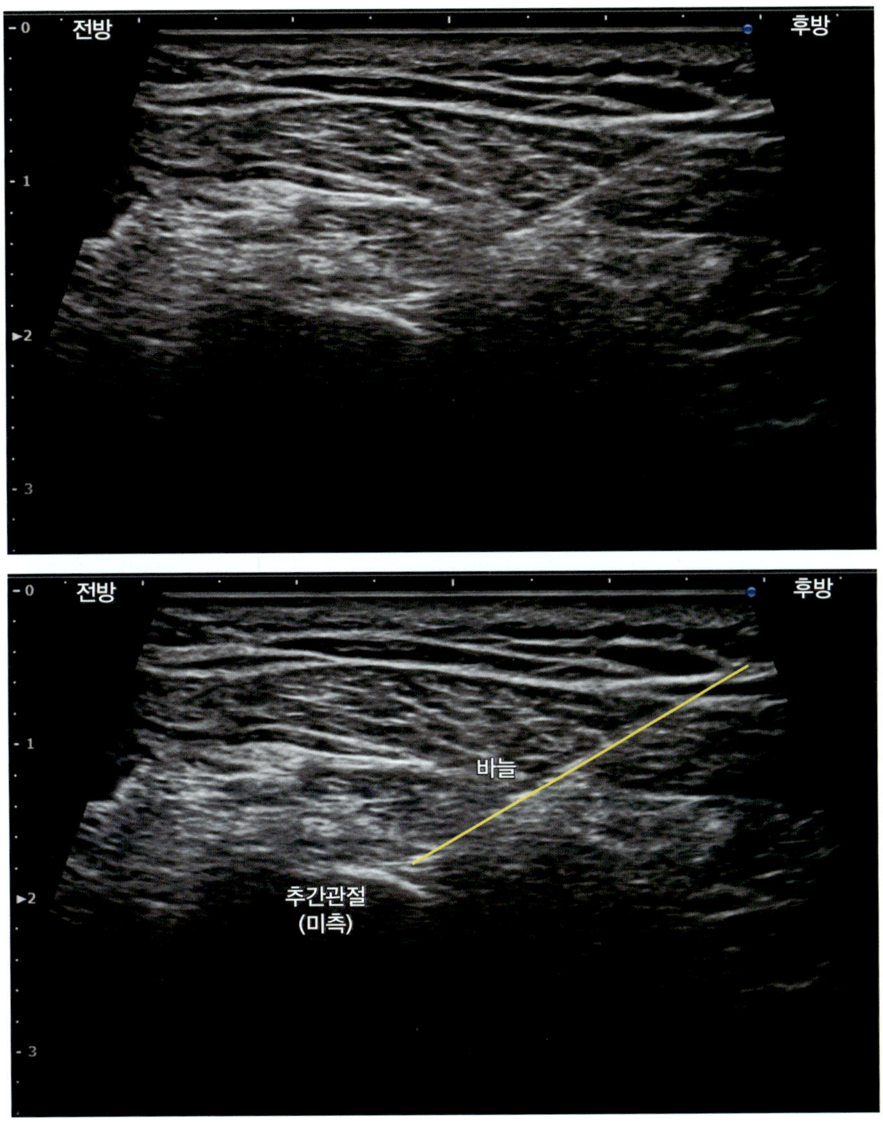

그림 4 추간관절에 대한 초음파 유도하 주사(장축상 · 체간 단축 · 평행법)

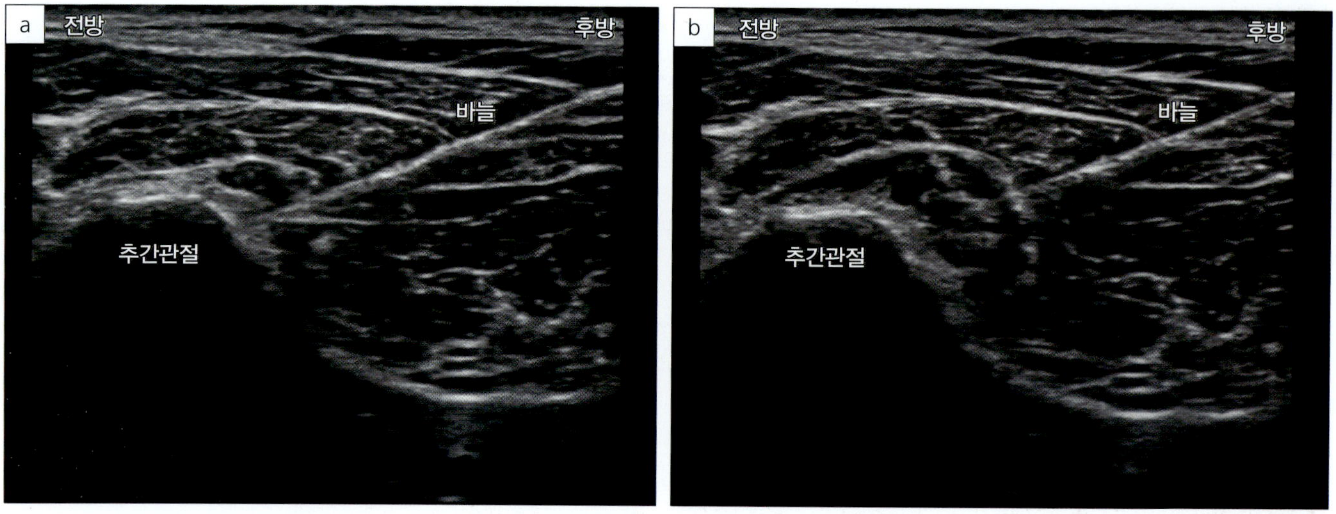

그림 5 약제 주입 전(a)과 후(b)

Target 102 : 상완이두근 장두건

어깨부터 상지의 통증을 호소하는 경우, 척추외과의로서 경추 신경근증을 가장 먼저 떠올리기 쉽지만, 결절간구 부위의 강한 통증에는 상완이두근 장두건 질환을 의심해 프로브를 결절간구에 대보면 좋다.

적응증!

어깨의 동작에 따른 어깨 전방 통증이 주증상으로 결절간구 부근을 강하게 아파하며, 초음파 영상에서 건 주위의 저에코상, 건의 비대, 아탈구나 결절간구 주위 혈류증가(**그림 6**)가 확인된 경우 주사를 시행한다.

준비

- 자세 : 좌위 · 와위
- 프로브 : 리니어
- 실린지 : 5mL
- 주사바늘 : 25G

좌위에서 장두건을 확인하기 쉬우므로 환자의 검사측 손을 동측 허벅지에 올리게 한다.

포인트

상기 자세를 취하면 15° 정도 내회전위가 되므로, 결절간구가 몸의 정면을 향하게 된다.

0 Pre-scan

[☞「I-1 초음파 해부 —SONOANATOMY—」, 「3 견관절, 상완이두근 장두건, 회전근개 · 견봉하활액낭」장(p. 59) 참조]

어깨 전방 정면에 프로브를 대면, 선상 고에코의 대결절과 소결절 사이에 있는 결절간구 내에 장두건이 나원형의 고에코상으로 나타난다. 이방성[☞「Zero」, 「3 초음파 기본지식」장(p. 13) 참조]에 주의하며 장두건 주위의 저에코 존재나 건 비대, 동작에 따른 아탈구 등을 확인한다.

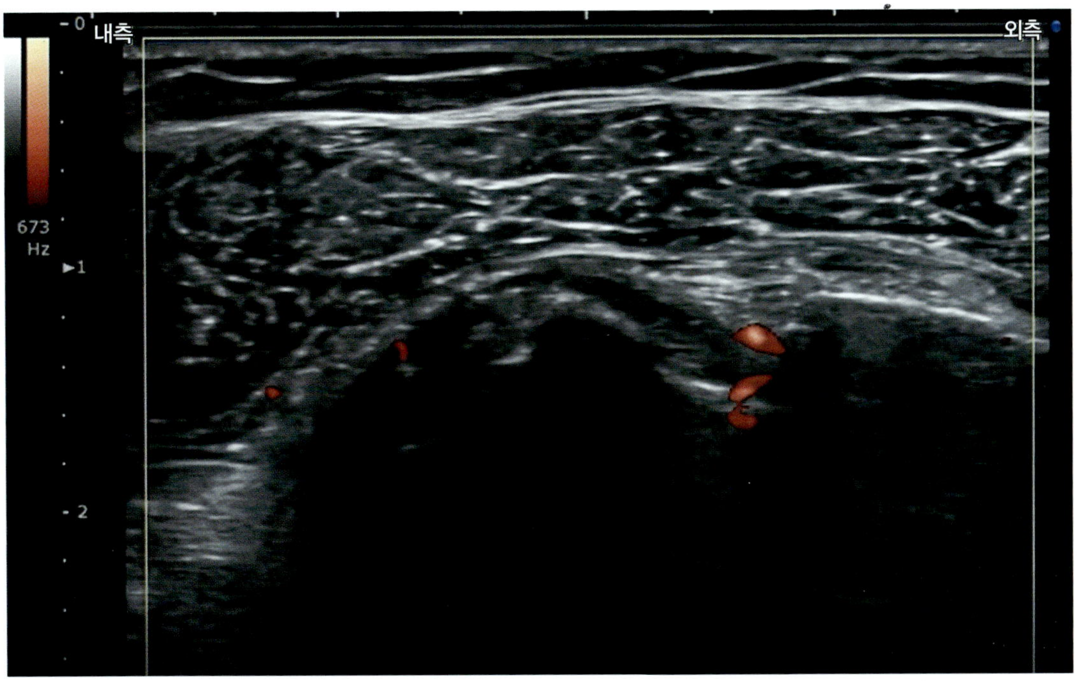

그림 6 결절간구 주위의 혈류 증가

1 단축상(교차법)

장두건을 화면 중앙으로 이동시킨 후 프로브 두측을 소독하고 교차법으로 바늘을 자입해(**그림 7-1**), 건 내에 자입하지 않도록 주의하며 건 주위와 결절간구에 약제를 주입한다(**그림 7-2**). 주사 후 통증 개선이 진단이 된다.

포인트

상완이두근 장두건 파열은 문진 및 시진에서의 특징적인 근복의 하강에 따른 상완 전방의 팽륭(Popeye sign)으로 진단은 어렵지 않으며, 초음파에서 원위부터 근위로 확인하여 파열 및 결절간구 내에 장두건이 존재하지 않는 것이 확인된다.

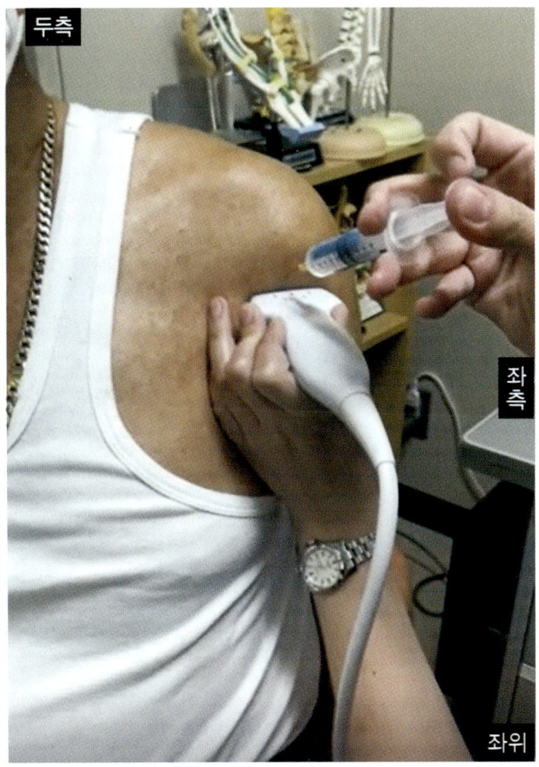

그림 7-1 상완이두근 장두건에 대한 초음파 유도하 주사의 천자(단축상 · 교차법)

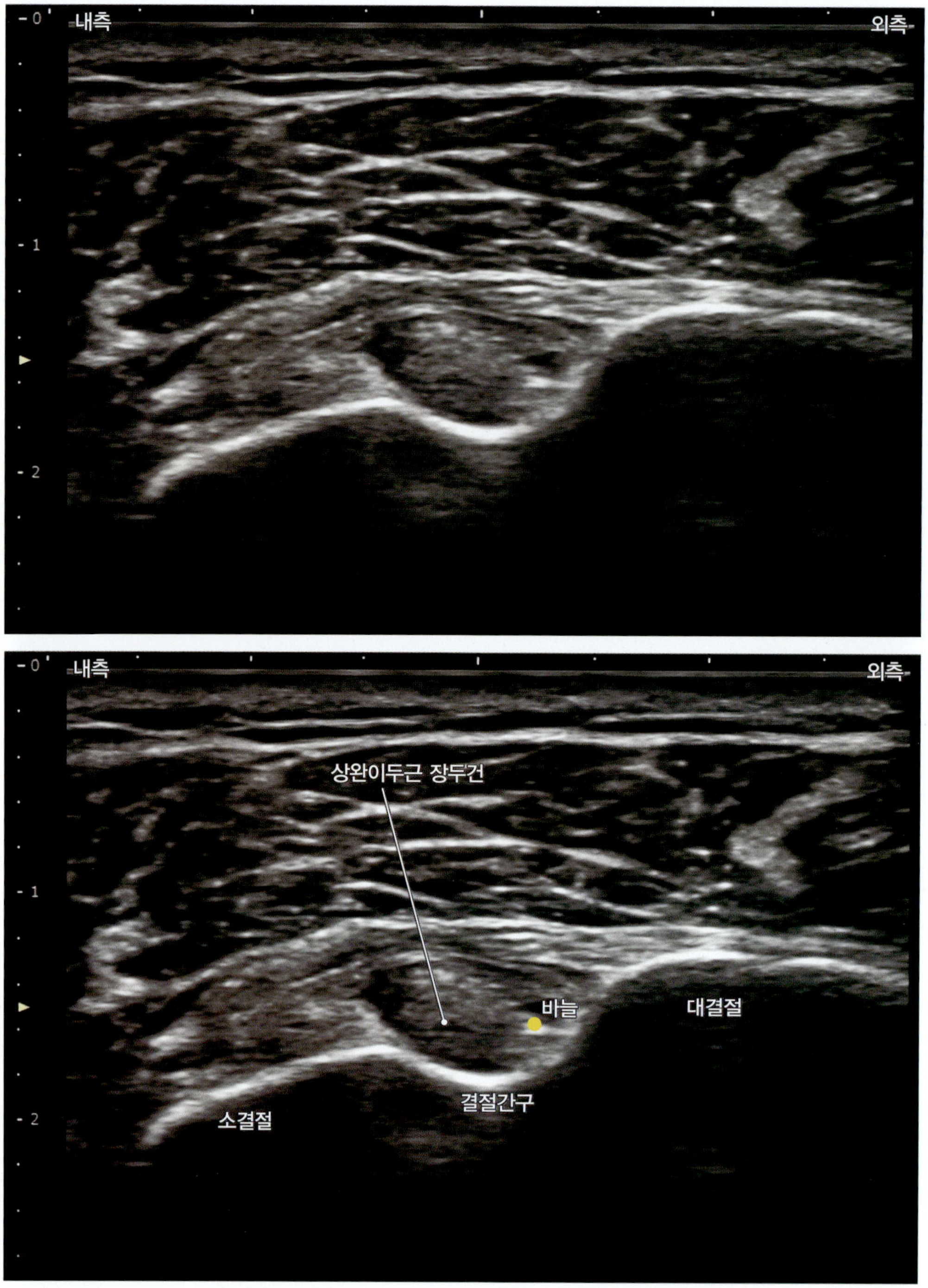

그림 7-2 상완이두근 장두건에 대한 초음파 유도하 주사(단축상 · 교차법)

Target 103 : 회전근개·견봉하활액낭(·견갑상완관절강 내)

이 책은「척추 초음파」라는 표제를 갖지만, 경견완부 통증에 대한 치료를 시행할 때 견관절 질환은 피할 수 없다. 견관절 전문이 아니라는 이유로 감별진단이나 통증에 대한 처치를 시행하지 않으면 안 된다.

또한, 초음파 유도 없이 시행하는 견봉하활액낭에의 주사 정확도는 접근법에 따라 다르지만 62.5%[5] 또는 87%[6] 등으로 다양하여 높은 정확도로 주입하기 위해서는 초음파 유도가 필수라고 생각한다.

적응증!

견관절 운동 시 통증, 가동범위 제한, 야간통 등의 조건이 충족되면 진단은 가능하며, 근력저하 및 견관절 주위 통증의 경우는 경추증성 근위축증(neuralgic amyotrophy : NA)과의 감별이 필요하다. 이 타깃에의 주사 효과 유무가 진단에 도움이 되기도 한다.

준비

- 자세 : 좌위
- 프로브 : 리니어
- 실린지 : 5mL
- 주사바늘 : 23G · 25G

좌위에서 시행할 때 환자의 옆에서 환측에 술자, 반대측에 모니터를 배치한다. 물론 모든 타깃에 해당되지만 진료실의 크기나 배치 또는 수기 숙련도에 따라 달라질 수 있다.

0 Pre-scan

[☞「I-1 초음파 해부 –SONOANATOMY–」, 「3 견관절, 상완이두근 장두건, 회전근개 · 견봉하활액낭」 장(p. 59) 참조]

극상근 · 극하근의 관찰은 가슴을 편 상태에서 검사 측 손을 주머니에 넣은 듯한 자세를 취하게 하여(손을 허벅지 근위 외측에 대고 견관절 경도 신전위로 하여 회전근개를 견봉 전방으로 이동시킨 상태), 외상방에 프로브를 대면 나타난다. 프로브를 천천히 전후로 Sweep(Sliding)과 Fan(Tilting)을 조합한 형태로 이동시켜 부착면(facet)의 형태를 확인하며 회전근개를 관찰한다. 이 때 골두의 구형을 의식할 필요가 있다. 삼각근 심층의 회전근개 표면에는 선상 고에코상이 확인되며 이는 견봉하활액낭 두측에 있는 지방층(peribursal fat)이 관찰된다.

Minagawa는 견봉하활액낭 내 저에코상, peribursal fat의 함몰 및 평탄화, 회전근개 내 저에코상(파열상), 석회의 존재가 의심되는 회전근개 내 고에코상, fibrillar pattern의 부정상(irregularity)이나 불명료화, 회전근개 부착면(facet)의 골표면 부정상 등이 이상 소견이다.[7]

저자의 말

극상근 · 극하근을 명료하게 스캔할 수 없었던 시절, 견갑골면을 의식해 외측을 30° 정도 전방으로 내민 형태로 프로브를 대고 골두의 구형을 의식해 프로브를 이동시키면 스캔이 쉬워진 경험이 있다.

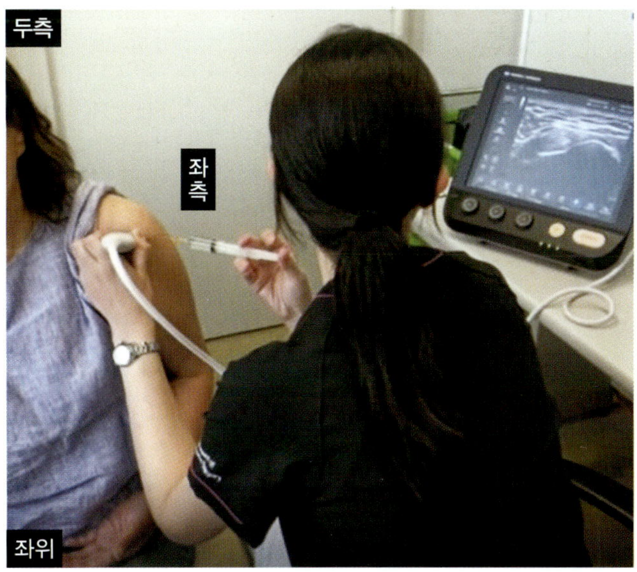

그림 8-1 견봉하활액낭에 대한 초음파 유도하 주사의 천자(장축상 · 평행법)

1 장축상(평행법)

극상근 건의 장축상을 스캔해 선상 고에코의 peribursal fat을 확인한다. 프로브 외측을 소독하고(**그림 8-1**), 평행법으로 peribursal fat에 바늘 끝을 위치시켜 약제를 주입한다(**그림 8-2**). 주사 후 통증 및 가동범위 제한 개선 등이 진단에 도움이 된다.

> **저자의 말**
>
> 와카야마현립의과대학 Sonekatsu 선생에게 후방에서 견갑상완관절강 내에 투여하는 방법(**그림 9-1, 9-2**)을 배웠고, 그 때까지 견봉하활액낭의 주사만 시행했던 필자의 견관절에 대한 치료의 폭이 넓어졌다. 주사 시 어깨를 약간 내전시키면 좋다는 것도 배워 실천하고 있다.

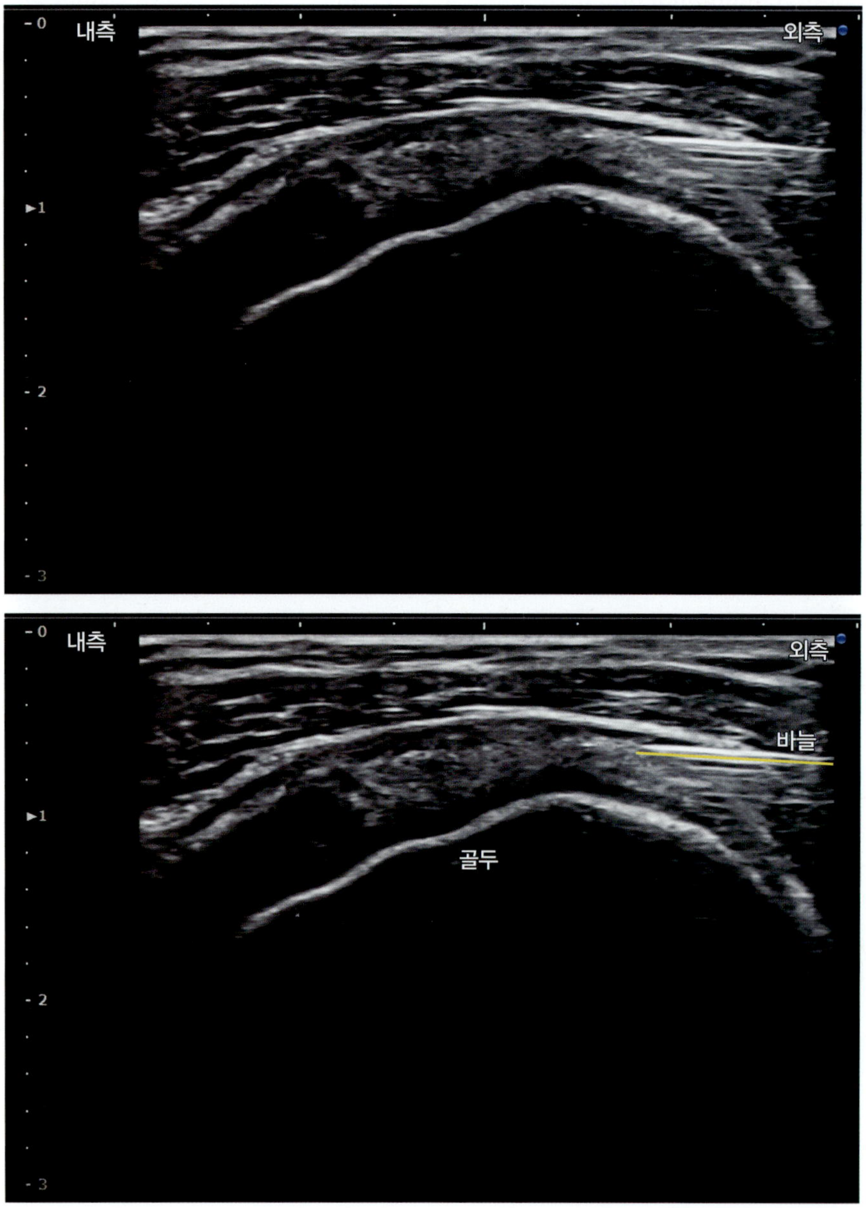

그림 8-2 견봉하활액낭에 대한 초음파 유도하 주사(장축상 · 평행법)

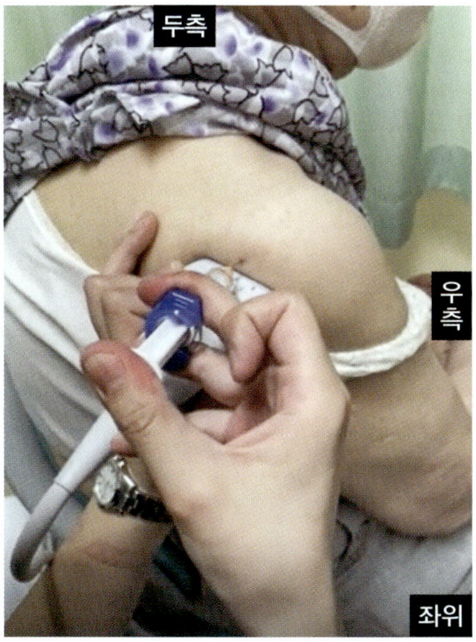

그림 9-1 견갑상완관절강에 대한 초음파 유도하 주사의 천자(단축상 · 교차법)

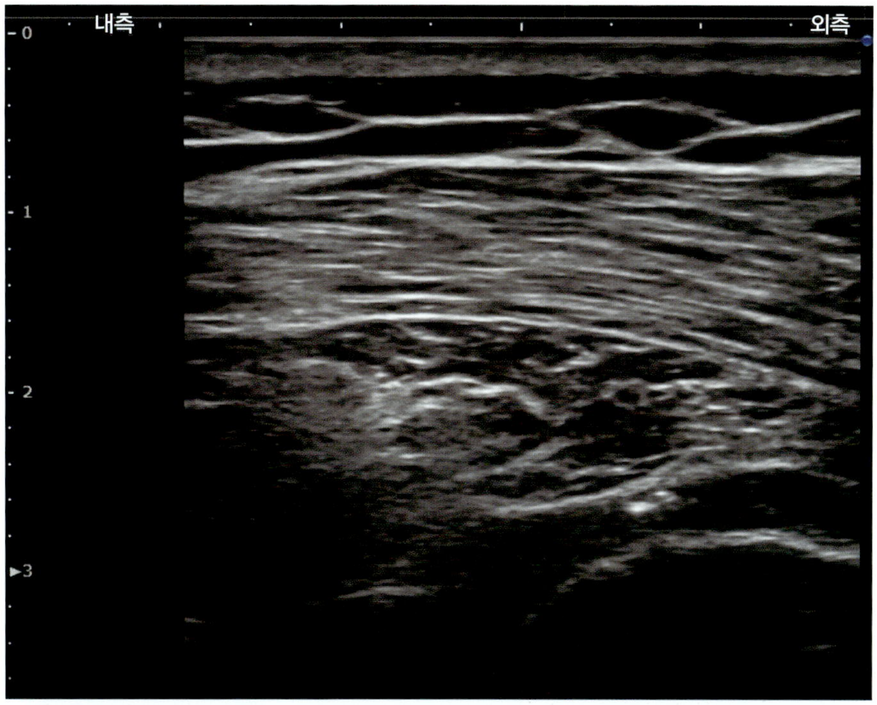

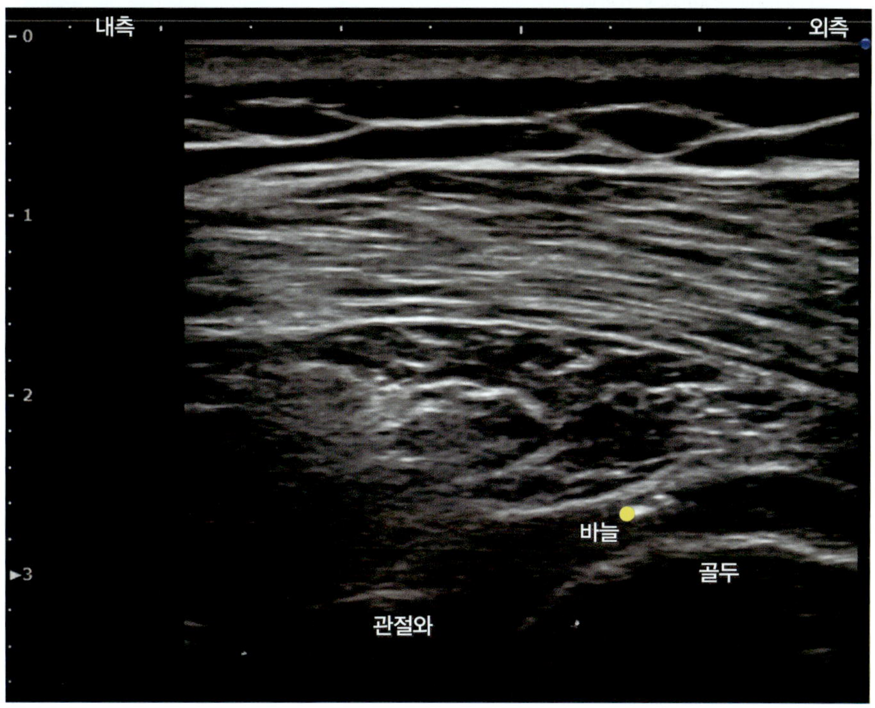

그림 9-2 견갑상완관절강에 대한 초음파 유도하 주사(단축상 · 교차법)

Target 104 : 승모근·견갑거근

필자가 처음 시행한 초음파 유도하 주사는 승모근-견갑거근 사이에의 주사로 기억한다. Tajiri는 소위 어깨결림의 원인을 자세불량이나 근력저하 등으로 견갑골 주위 근육이 피로해진 근원성과 근원성 이외의 타질환에 수반되는 증후성으로 분류해 「hydrorelease의 유효성」을 검토했다.[8] 그 중, 발생기전으로 승모근과 견갑거근의 관여가 기재되었다.

적응증!

사무작업 등 경추 전굴위 자세가 많고, 경추를 전굴하거나 상지를 계속 내리고 있을 때 증상이 악화되고, 견갑골 상각 주위에 압통 및 경결이 촉진되는 경우 등에 시행한다.
상지 하수위에서 거상위로 바꾸면 증상이 개선되는 소견도 적응증 판정에 도움이 된다.

저자의 말

승모근-견갑거근 사이나 견갑거근 심층 등에의 약물 주입이 근육이나 근막 자체에 영향을 미치는지, 그 부위를 주행하는 부신경이나 견갑배신경 등에 영향을 미치는지, 이러한 신경의 신경(nervi nervorum)이나 신경의 맥관(vasa nervorum), 또는 근육에의 혈류 등에 영향을 미치는지에 대해 현시점에서는 아직 명확한 바가 없다.

준비

- 자세 : 좌위
- 프로브 : 리니어
- 실린지 : 5mL, 10mL
- 주사바늘 : 25G · 25G long needle

좌위에서 시행하며, 후방에 술자가 서고, 모니터는 환자의 전방에 배치한다.

0 Pre-scan

[☞「I-1 초음파 해부 —SONOANATOMY—」, 「4 상지대 배측의 근육(승모근, 견갑거근, 대 · 소능형근)」 장(p. 68) 참조]

C7 극돌기 및 쇄골 원위단을 체표에서 촉지해 양자 중간 부위 상방에 프로브를 대면 표층에 승모근이 관찰된다. 프로브를 내측에 Sweep(Sliding)시키면 심층에 있는 견갑골의 선상 고에코상이 끊어지고, 늑골이 음향음영을 동반한 짧은 선상 고에코상으로 나타나게 된다. 이 위치에서 승모근의 심층에 있는 견갑거근을 관찰한다.

1 단축상(평행법)

통증 부위나 압통을 참고해 약제를 주입하는 부위를 스캔 후 프로브 후방의 피부를 소독, 평행법으로 바늘을 자입해(**그림 10**), 승모근-견갑거근 사이(**그림 11, 12**)나 견갑거근 하방(**그림 13**)에 약제를 주입한다. 바늘 끝의 bevel 방향을 의식하며 천자 및 주입하면 근육 사이에 약물의 저에코상이 퍼지는 모습이 관찰된다.

포인트

견갑골 내측연과 극돌기 사이의 견갑간 부위 통증을 호소할 때, 대 · 소능형근을 타깃으로 보고, 승모근-능형근 사이나 견갑배신경에의 인터벤션을 흔히 시행하지만 그 부위는 C7, C8 경추 신경증으로 인해 유발된 편측의 통증일 수 있다.

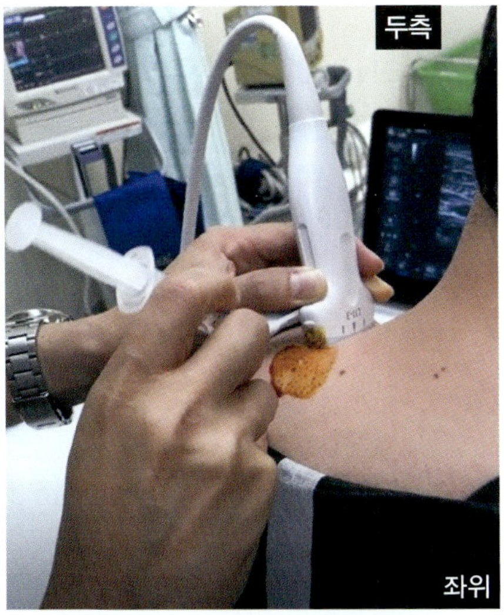

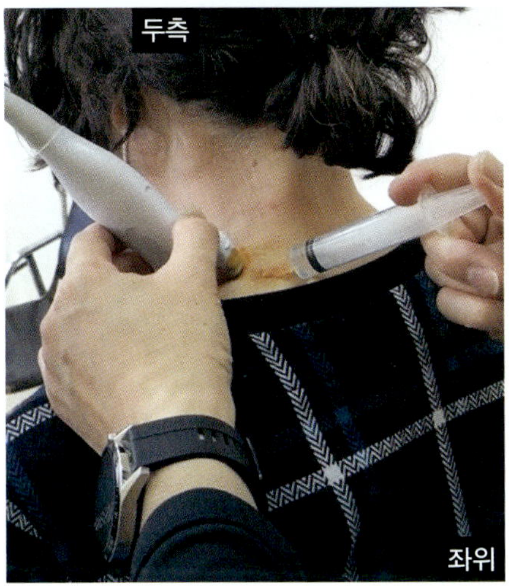

그림 10 견갑거근에 대한 초음파 유도하 주사의 천자(단축상 · 평행법)

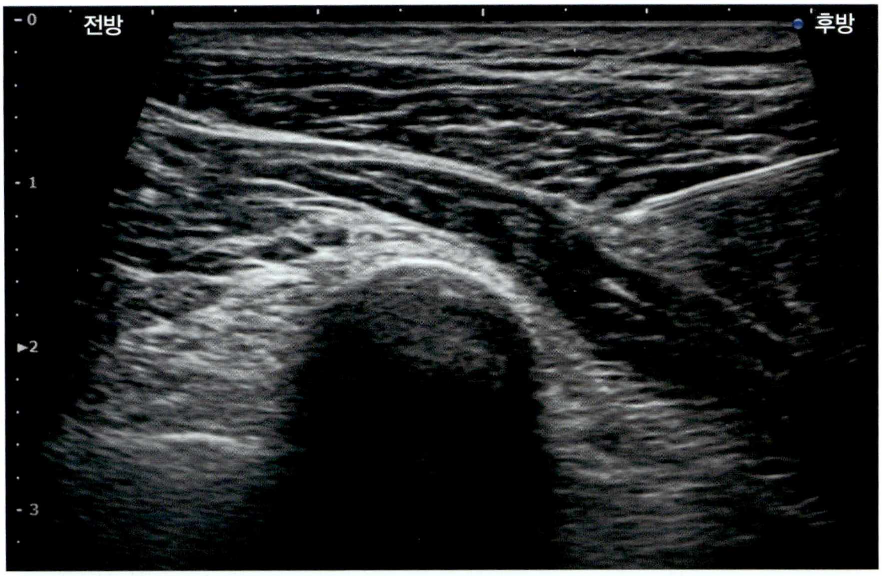

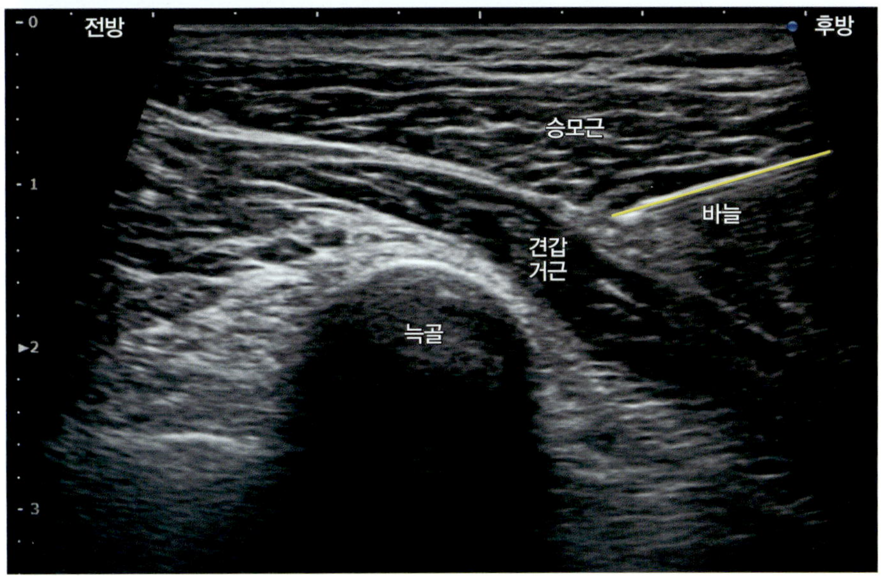

그림 11 견갑거근에 대한 초음파 유도하 주사 ①(단축상 · 평행법)

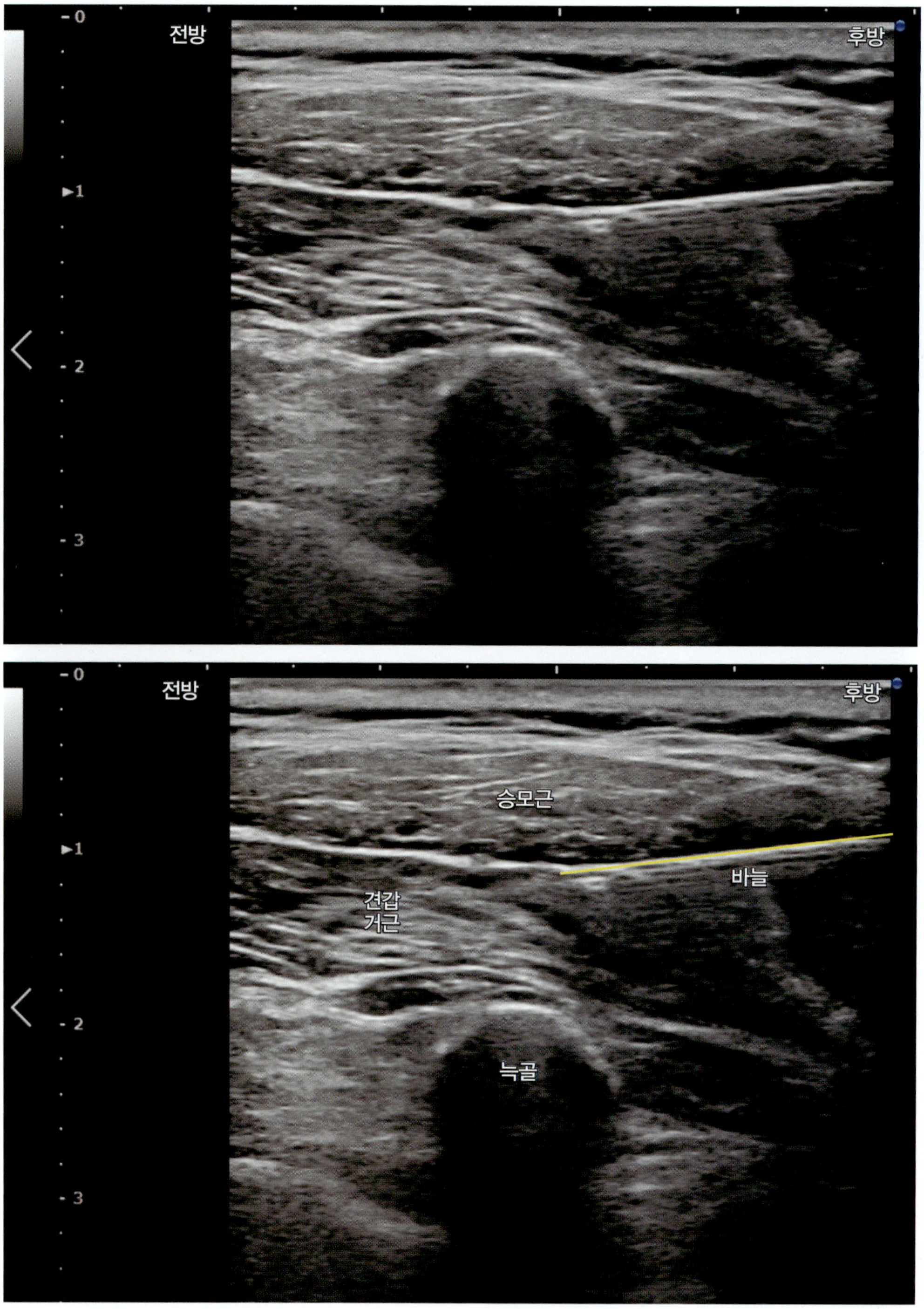

그림 12 견갑거근에 대한 초음파 유도하 주사 ②(단축상 · 평행법)

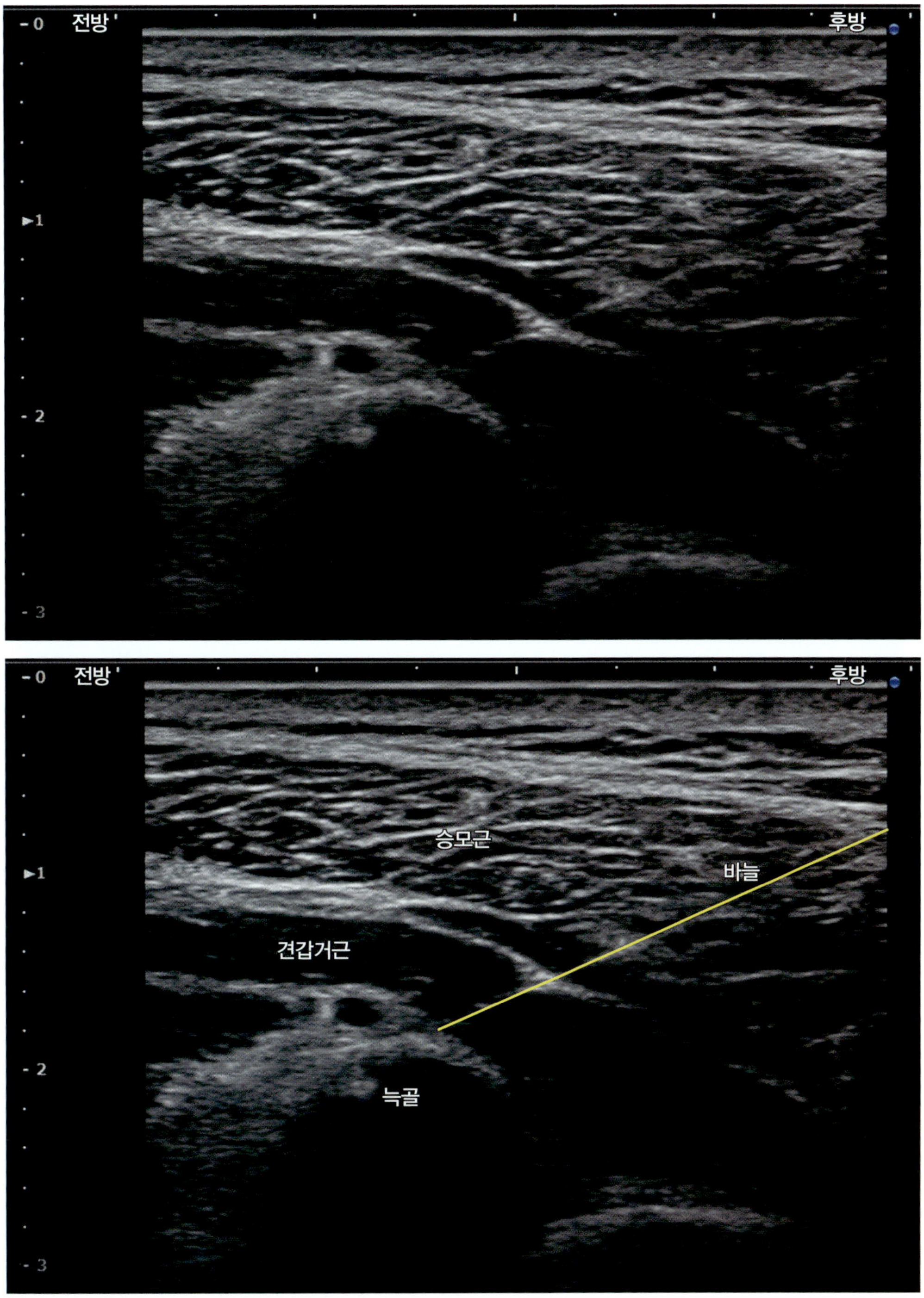

그림 13 견갑거근에 대한 초음파 유도하 주사 ③(단축상 · 평행법)

Target 105 : 흉쇄유돌근

초음파 해부를 이해할 때, 체표에서 확인이 용이한 흉쇄유돌근이 기준이 된다. 두배측으로 프로브를 이동시키면 심층에 두판상근, 후방으로 Slide(Sliding)시키면 사각근, 전방으로 움직이면 갑상선, 갑상 · 윤상연골, 기관이 확인된다.

또한, 초음파 유도하 치료에서는 경신경총, 부신경에의 인터벤션을 시행하기 위한 기준이 된다(후술).

Target 106 : 두판상근, 두 · 경반극근, 다열근

천층으로 분류되는 두 · 경판상근, 심층으로 분류되는 반극근, 다열근 등의 경부 고유배근은 척수신경 후지의 지배를 받으며, 척수신경 후지를 타깃으로 한 인터벤션의 경우에 기준이 된다[「**Target 113** : **척수신경 후지내측지**」 장(p. 173)].

적응증!

경추 전굴 시 후경부의 당기는 듯한 통증뿐 아니라 후굴 시 악화되는 후경부 · 견갑부 통증에 대해서도 시행한다.

준비

- 자세 : 복와위(좌위)
- 프로브 : 리니어
- 실린지 : 5mL(10mL)
- 주사바늘 : 25G

기본적으로는 복와위에서 시행하지만, 수차례 시행한 환자에서는 좌위로도 가능하다. 복와위의 경우 전흉부에 쿠션이나 타올 등을 넣어 경추가 신전위가 되지 않도록 한다. 외측에서 바늘을 자입하기 위해 술자는 환측에서, 모니터는 반대측에 두고 시행한다.

0 Pre-scan

[☞「**I-1 초음파 해부 –SONOANATOMY–**」, 「**6 경부 고유배근**」 장(p. 81) 참조]

중위 경추 레벨 후방에서 단축으로 극돌기를 스캔한다. 프로브를 외측으로 Slide(Sliding)시키면 5층의 근육이 확인되며 표층부터 순서대로 승모근, 두판상근, 두반극근, 경반극근, 다열근(및 회전근)이 관찰된다.

1 단축상(평행법)

2017년,[9] 2018년[10]에 Ohgoshi는 경다열근면 차단(multifidus cervicis plane block ; MCP block)과 반극근간 차단(inter-semispinal plane block ; ICP block)을 보고하였고, Suzuki는 척수신경 후지를 타깃으로 한 새로운 신경차단으로 알기 쉽게 보고하였다.[11] 중위 경추 레벨 후방에 체축에 대해 단축으로 프로브를 대고, pre-scan과 같이 5층의 근육을 스캔해 다열근-경반극근간과 경반극근-두반극근간을 확인한다. 통증이나 압통 부위를 참고해 두미측으로 프로브를 Sweep(Sliding)시킨 후 프로브 외측을 소독하고 바늘 끝을 다열근-경반극근간(MCP block) 또는 경반극근-두반극근간(ICP block)으로 위치시켜 약제를 주입한다(**그림 14, 15**).

저자의 말

경견완부 통증에 대한 치료 대상이 되는 주요 근육은 승모근, 판상근, 견갑거근, 능형근, 극상근 등이라고 기재되었다.[12] 이러한 근육 또는 그 주위를 주행하는 신경이나 혈류에의 영향, 신경의 신경(nervi nervorum)이나 맥관(vasa nervorum) 또는 다른 이유일지 모른다. 향후 진통의 기전이 밝혀지기를 바란다.

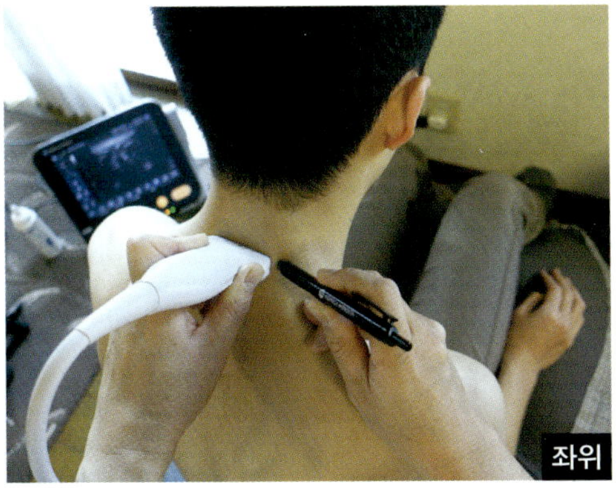

그림 14 경부 고유배근에 대한 초음파 유도하 주사의 천자 이미지(단축상 · 평행법)

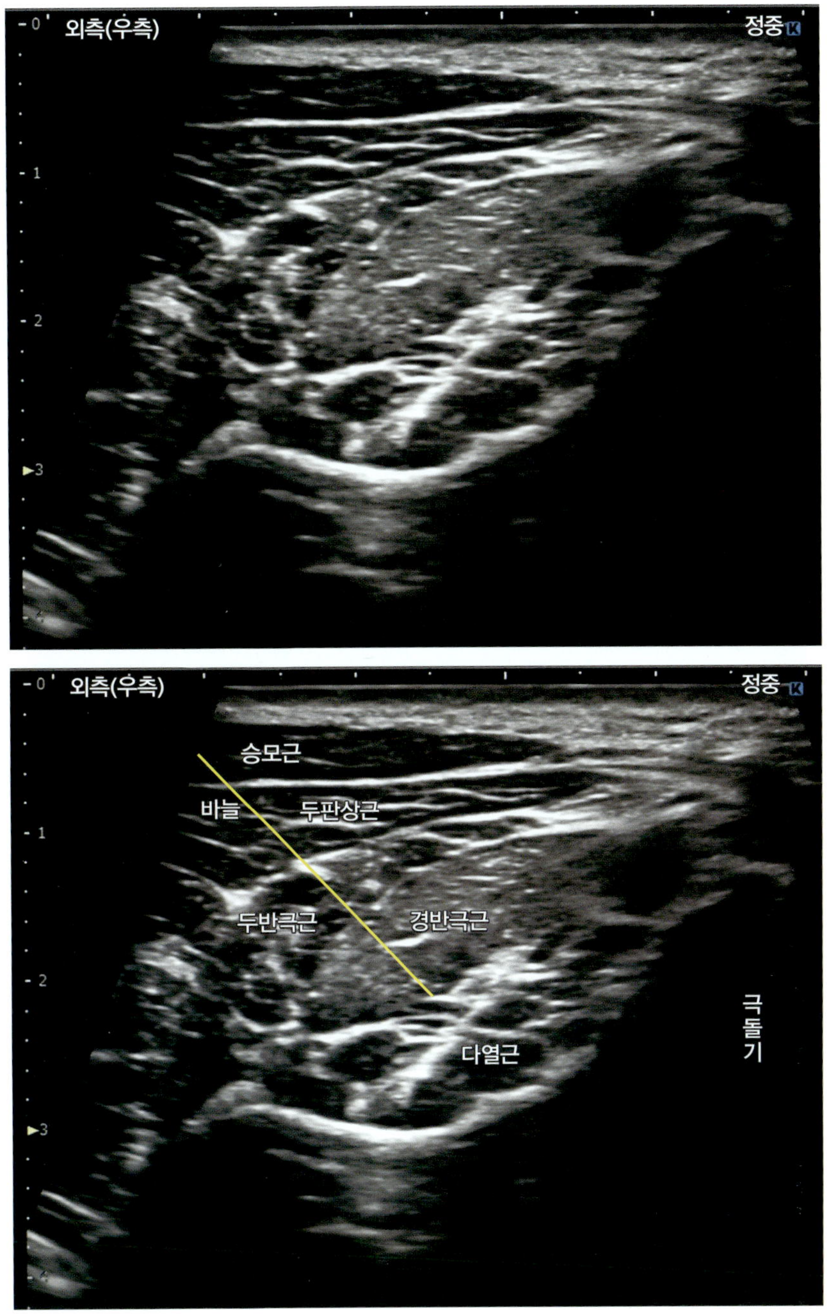

그림 15 경부 고유배근에 대한 초음파 유도하 주사의 이미지(단축상 · 평행법)

Target 107: 전·중·후사각근

경견완부 통증의 초음파 유도하 치료를 시행할 때, 사각근을 명료하게 스캔하고 그 위치관계를 파악할 수 있으며, 부근을 주행하는 신경과의 위치관계를 이해하는 것이 필수이다. 추간공에서 나온 후 척수신경 · 상완신경총은 전사각근과 중사각근 사이를 주행한다(**그림 16**). 견갑배신경과 장흉신경은 상완신경총에서 분기된 후 사각근을 관통하는 형태로 주행한다.

흉곽출구증후군 특히 사각근증후군이 의심되거나 견관절 수술 및 동결견에 대한 silent manipulation을 시행하기 위한 차단술의 경우에 사각근간에서 척수신경 · 상완신경총을 차단한다. 경추추간판 탈출증이나 경추증성 신경병증의 치료에는 「**Target 110 : 신경근 · 척수신경**」장(p. 144)에도 기재된 것처럼 가급적 중추의 척추에 근접한 부분에의 주사를 의식하고 있다. 그러나 사각근증후군 치료나 견관절에 대한 수술 및 manipulation을 시행할 경우의 차단술은 이보다 약간 말초에서 전사각근과 중사각근 사이에 C5 · C6 · C7 척수신경이 경단과 같이 늘어선 부분(**그림 17 빨간 원**)에 약제를 주입한다.

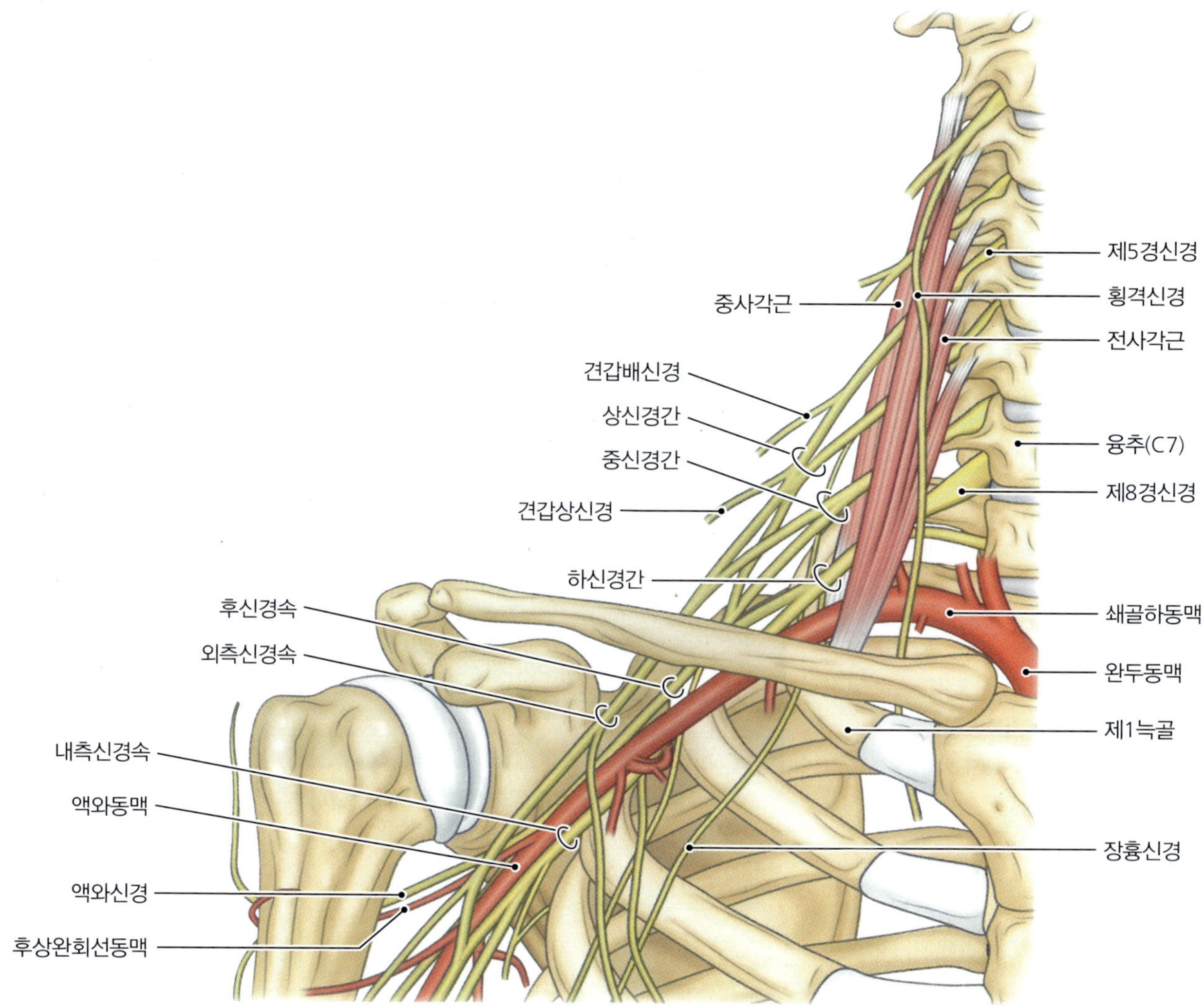

그림 16 사각근과 신경

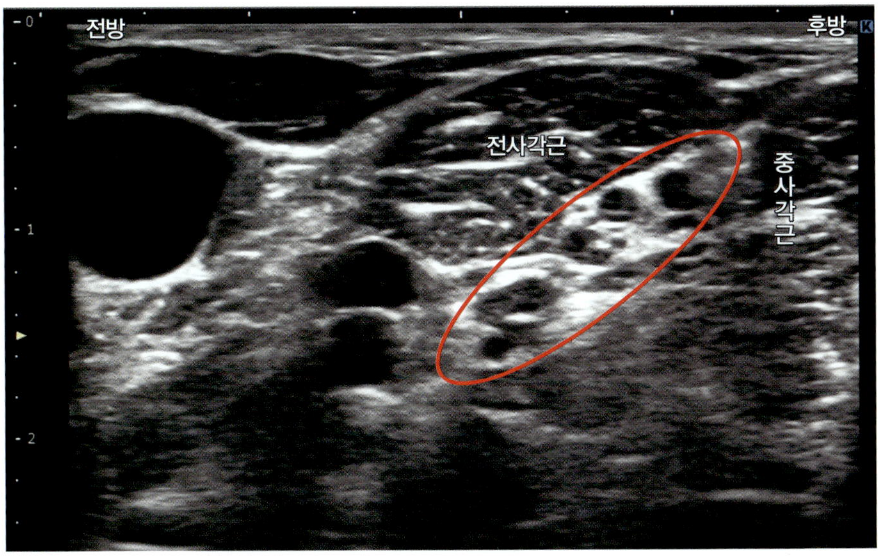

그림 17 사각근간의 척수신경

Target 108 : 두장근·경장근

경장근은 경추 추체 전외측면을 주행하며, 두경부를 안정시킨다고 생각된다. 척추 수술에서는 전방 접근 시 추간판 절제나 골성 감압 전 추체 전면에서 박리하는 근육이므로 척추외과의에게 익숙한 근육이다. 한편, 필자에게 두장근은 초음파 유도하 천·심경신경총을 타깃으로 한 인터벤션을 시행하며 의식하게 된 근육이다. 천·심경신경총에의 인터벤션은 [「Target 111 : 경신경총」장(p. 164)]에 설명할 것이며 여기에서는 pre-scan을 위해 필요한 초음파 해부에 관해 기술한다.

0 Pre-scan

[☞「I-1 초음파 해부 −SONOANATOMY−」, 「7 후경근(사각근, 추전근)」장(p. 89) 참조]

「Target 110 : 신경근·척수신경」장(p. 144)에 기재한 방법으로 우선 C7 후결절을 확인 후, 두측으로 프로브를 Sweep(Sliding)시켜 C4의 후결절 및 전결절을 스캔한다. 전결절에 덮여 있듯이 두장근이 확인된다. 두장근 전방 심층을 보면, 전결절 전방의 선상 고에코로 나타나는 추체벽의 표층, 총경동맥의 심층에 경장근이 확인된다.

Target 109 : 하두사근

대후두신경을 타깃으로 한 초음파 유도하 인터벤션 시의 중요한 기준이 되므로 여기에서는 pre-scan으로서의 스캔 방법을 설명하고, 대후두신경에 대한 주사의 상세한 내용은 「Target 112 : 대후두신경」장(p. 169)에 기재한다.

0 Pre-scan

[☞「I-1 초음파 해부 −SONOANATOMY−」, 「8 후두하근(대·소후두직근, 상·하두사근)」장(p. 93) 참조]

후경부 정중에서 체간에 대해 단축으로 프로브를 대고 C2 극돌기를 찾는다. 외측으로 프로브를 Slide(Sliding)하여 C2 극돌기를 화면 끝으로 옮긴다. 화면 끝의 극돌기를 지점으로 하고, 유양돌기를 랜드마크로 하여 지점과 반대측의 프로브 외측을 두측으로 Rotation(Rotating)시키면 하두사근의 장축상이 확인된다.

Target 110 : 신경근·척수 신경

필자가 근골격계 초음파를 이용한 진료와 만나게 되어 정말로 다행이라고 생각하는 이유는 이 경추 신경근(척수신경)에 대한 인터벤션 수기를 손에 넣었다(손에 넣었다는 것은 과언이며 '알게 되었다')는 것이다. 따라서 다른 Target 장에 비해 양이 많으므로 양해 바란다.

투시하와 초음파 유도하 경추 신경근 차단을 비교한 논문에서, 초음파 유도하는 진통 효과가 동일하고 방사선 피폭이 없으며, 혈관 내 주입도 55례 중 0례(투시하는 55례 중 5례)로 보고되었다.[13] 필자의 경험에서도,[14] 처치 직후 NRS(numerical rating scale)에서 50% 이상의 제통 효과를 얻은 증례는 79례 중 70례(88.6%)였다. 초음파상 혈관 천자나 혈관 내 주입 및 이에 따른 소견이나 증상의 출현, 신경증상 악화, 어지러움, 두통, 오심, 피하혈종 등의 합병증은 보이지 않았다. 이러한 보고와 같이 안전하고 유용한 방법이라고 볼 수 있다.

적응증!

척수증이 의심되는 강한 하지 증상을 동반하지 않는 편측의 상지 방사통이 기본이지만, 상지 방사통이 없는 경견완부 통증 치료에서도 타깃이 된다.

진찰 시의 포인트

▶ 언제부터 아팠나요? 어디부터 아팠나요? 견갑골의 상부나 내측은 아프지 않은가요?

Tanaka의 보고에 따르면,[2] 경부 신경근증의 초기 증상이 경부통인 증례는 70%로 초기에 상지통이나 수지 저림을 동반한 것은 30%였다. 또한, 상지 증상 출현 전에 경부통이 있고, 78%가 1개월 이내이며, 1주 이내로 좁혀도 45%로 문진이 중요하다고 생각되며, 이와 같은 질문에 처음으로 답하는 환자도 적지 않다. 편측 경부통으로 시작하는 경부 신경근증에서 경부통의 부위가 중요하며 레벨 진단의 지표라고 기술되었다. 견갑상부에 통증이 있으면 C5 또는 C6, 견갑간부라면 C7 또는 C8, 견갑골 부라면 C8의 빈도가 높아, 레벨 진단에 도움이 된다(**그림 1b**).

▶ 팔로 통증이 내려가나요? 어디로 통증과 저림이 내려가나요? 어느 손가락이 가장 저린가요?

예를 들면, C6 병증에서 견갑상부~상완외측 · 팔꿈치외측 · 전완요측~무지로의 통증을 호소하고, 상완 원위부터 팔꿈치 외측 부위를 가리키는 환자를 경험하는 경우도 많다. 어느 손가락이 저린가는 레벨 진단에 유용하다고 생각되지만, 시지 또는 무지부터 중지냐고 물으면 문득 무지가 저리다고 대답을 유도하는 것 같아 최근에는 어느 손가락이 가장 저리냐고 질문을 바꿨다. 무지라면 C6, 중지라면 C7, 소지라면 C8로 판단한다.

▶ 젓가락으로 생선을 바르거나 콩을 집을 수 있나요? 팔의 힘이 약해졌다고 느껴지는 부분이 있나요?

삼각근, 상완이두근, 수관절 배굴 근력저하 유무나 그 정도의 차이는 C5 · C6 또는 회전근개 손상과의 감별에 도움이 된다. C7 병증이 의심되는 경우에는 상완삼두근 근력의 좌우차를 확인하고 손가락 하수나 미세운동장애 유무를 확인해 C8 병증을 체크한다. 필자는 이 도수근력을 진찰할 때 일련의 흐름으로 상지심부건반사와 상지병적 반사를 확인해 참고하는 경우가 많다(**표 1**).

▶ 팔을 내릴 때와 머리 위로 올릴 때 통증이 달라지나요? 위를 올려다 보면 통증이나 저림이 강해지나요?

상지를 내린 자세에서 방사통이 악화되므로 건측 손으로 환측 손을 들어올리거나, 머리 위로 올리는 환자도 간혹 있으므로, 환측 상지의 증상이 하수위와 거상위에서 변화하는 지에 대해서도 문진한다.

외래를 내원하는 환자 중에는 강한 상지 방사통이 유발되어 경부 측굴이나 후굴이 되지 않는 경우도 적지 않지만, 초음파 유도하 경추 신경근(척수신경)에의 주사 직후 측굴이나 후굴이 가능해져 환자 이상으로 필자가 놀란 일이 어제와 같이 느껴진다. 상지 방사통이 유발되지 않는 경우에는 경추를 환측으로 측굴시켜 후굴하는 Spurling test(modified)를 시행해 방사되는 상지나 손가락 부위를 확인한다.

표 1 레벨 진단의 지표(건반사 · 근력 · 감각)

병증 레벨(신경근)	반사저하 · 소실	근력저하	감각장애
C4/5(C5 root)	BTR	삼각근 상완이두근	
C5/6(C6 root)	BRR	완요골근>상완이두근 수근신근	무지
C6/7(C7 root)	TTR	상완삼두근	시지 · 중지
C7/T1(C8 root)	(TTR)	수부 내재근 수지굴근	소지

BTR : 상완이두근건반사, BRR 완요골근건반사, TTR 상완삼두근건반사

▶ 열, 기침, 발진은 없나요? 다리가 저리거나 걷기 힘들지는 않나요?

만성 경부통과 상지 방사통과 저림으로 의뢰된 환자에게 마지막으로 이 질문을 통해 경부통 출현 약 1개월 전에 고열이 있었다는 것을 알게 되어 급히 CT를 촬영해 골파괴를 동반한 화농성 척추염으로 판명된 경험도 있다.

CT, MRI 축사상 판독의 포인트

CT, MRI 축사상을 판독하기 위한 포인트는 추간판 레벨의 슬라이스 뿐 아니라, 그보다 약간 두측의 슬라이스 판독이 중요하다고 배웠다.

추간판 레벨(**그림 18-1, 18-2**)에서 추간판의 휘도와 돌출을 확인하는 것과 마찬가지로 약간 두측의 슬라이스(**그림 19-1, 19-2**)에서 상위 추체 종판, Lushka 관절, 추간공을 관찰하는 것이 중요하다.

준비

- 자세 : 약간 배측으로 기울인 환측을 위로 한 측와위
- 프로브 : 리니어
- 실린지 : 5mL
- 주사바늘 : 25G long needle

환측을 위로 한 측와위 또는 약간 뒤로 기울인(10~15° 정도) 자세로 후방에 앉아, 전방에 모니터를 배치하면 In Line position을 확보할 수 있다. 환측 상지는 복부나 흉부 앞쪽이 아닌 환측 대퇴 외측에 올리고, 어깨의 힘을 빼게 한다(**그림 20**).

▶ 인터벤션에 필요한 국소 해부

횡돌기 선단은 전결절과 후결절로 나뉘어(**그림 21**), 초음파 유도하에 경추 신경근 · 척수신경에의 인터벤션을 시행할 때 중요한 지표가 되며 레벨 식별을 위해서도 이 해부학적 특징을 이용한다. 신경근 · 척수신경이 척추관내에서 나와 초음파 영상에 원형 저에코상으로 확인할 수 있게 되는 것이 이 전결절과 후결절 사이의 결절간구 부위이다. C3-C6에 존재하는 결절간구는 미측일수록 넓어지며, C6은 전결절이 크고, C7은 전결절 없이 후결절만으로 전방에 추골동맥이 주행하는 것(**그림 22**)이 초음파 유도하 인터벤션을 위한 중요한 국소 해부이다.

레벨 진단에 중요한 C7의 형태에 관해 Takeuchi는 2,067례의 CT 영상에서 C7에 전결절이 존재하지 않는 경우가 1%라고 보고했고,[15] Murata도 0.45%에서 C6에 전결절이 없고, 0.89%에서 C7에 전결절이 있는 등 총 1.34%의 형태이상이 있다고 보고했다.[14] 추골동맥의 주행이나 C6이 결절간구를 나온 직후 2개로 나뉘는 것 등으로 종합적 판단이 가능한 경우도 있어 pre-scan으로 C7을 식별할 수 없는 경우에는 CT나 MRI를 확인하는 것도 중요하다.

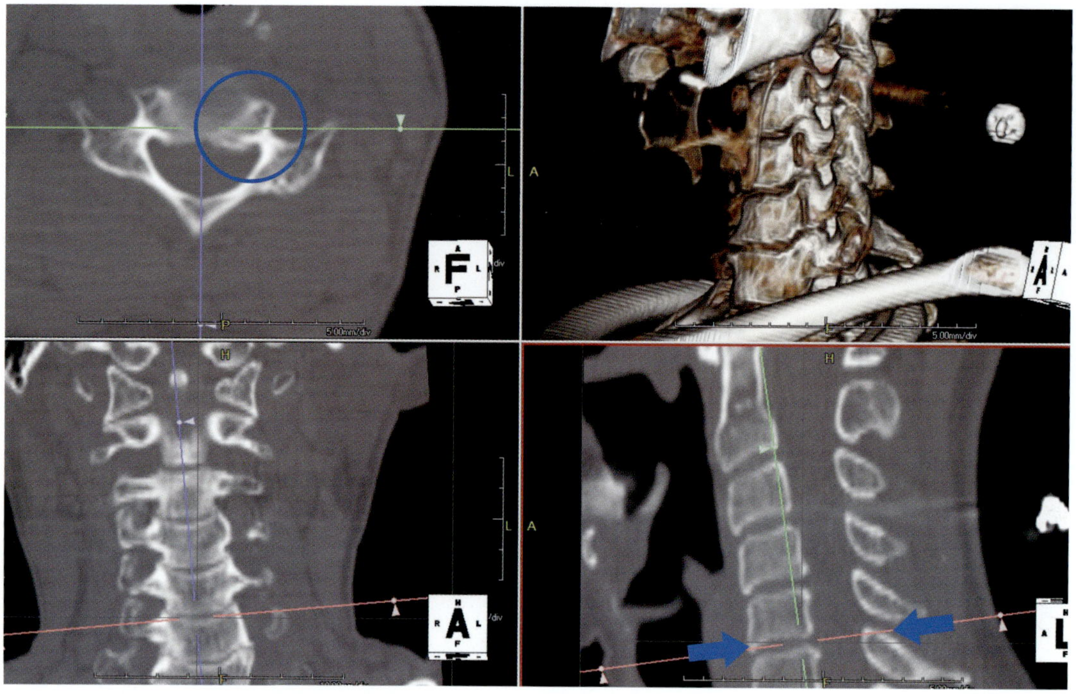

그림 18-1 추간판 레벨의 횡단면(CT)

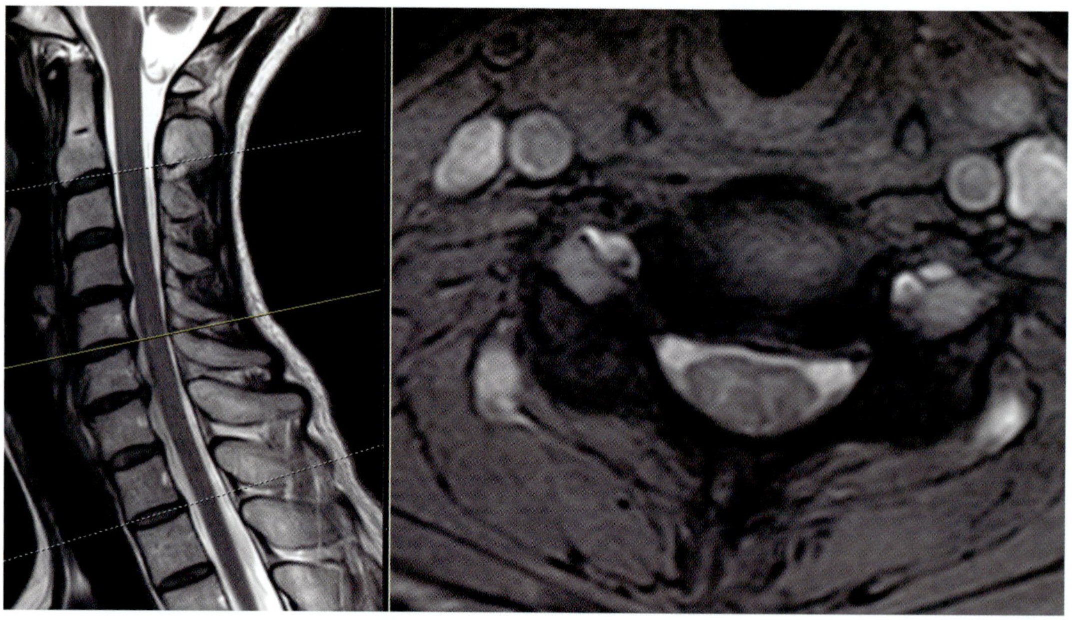

그림 18-2 추간판 레벨의 횡단면(MRI)

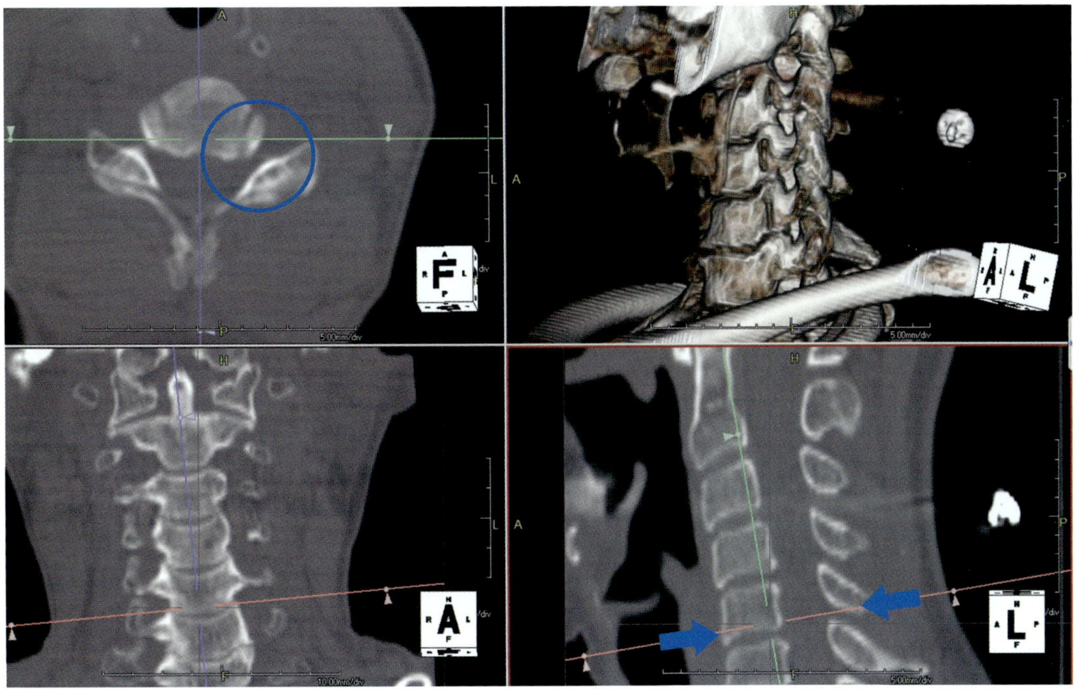

그림 19-1 추간판 레벨 약간 두측의 횡단면(CT)

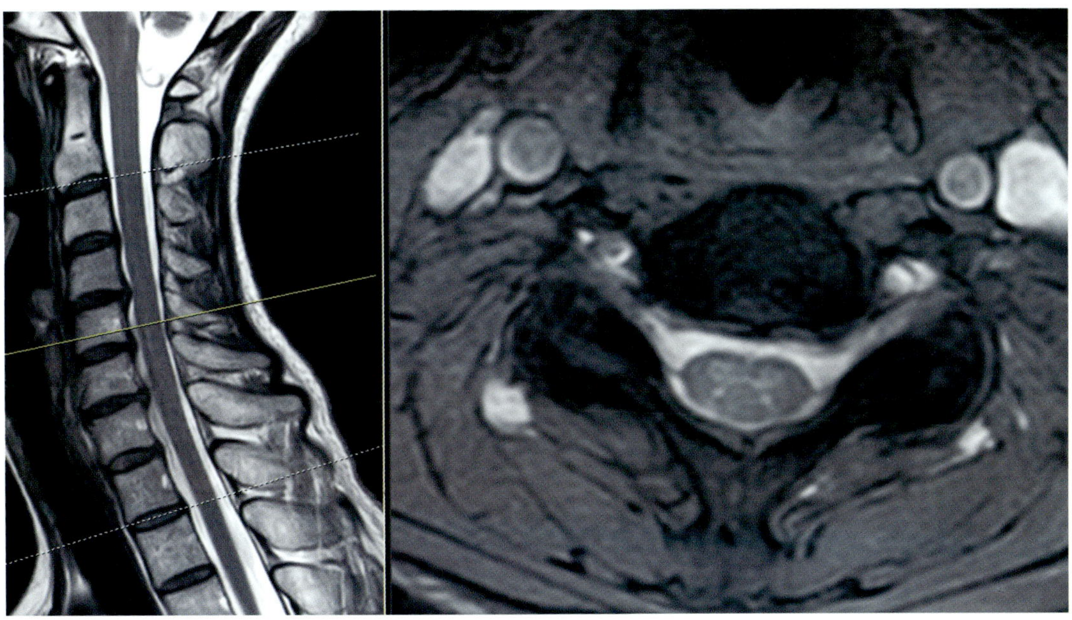

그림 19-2 추간판 레벨 약간 두측의 횡단면(MRI)

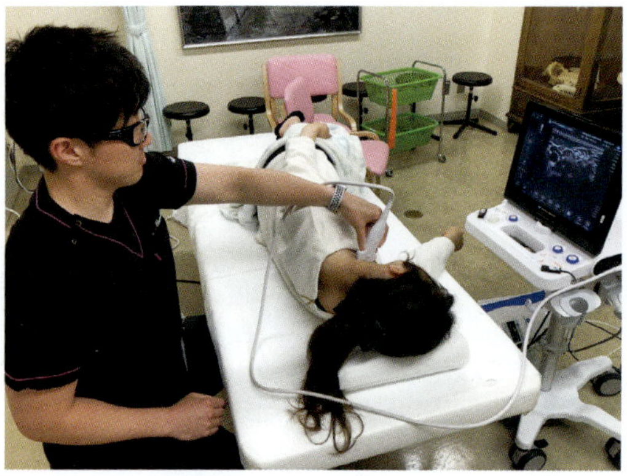

그림 20 포지셔닝

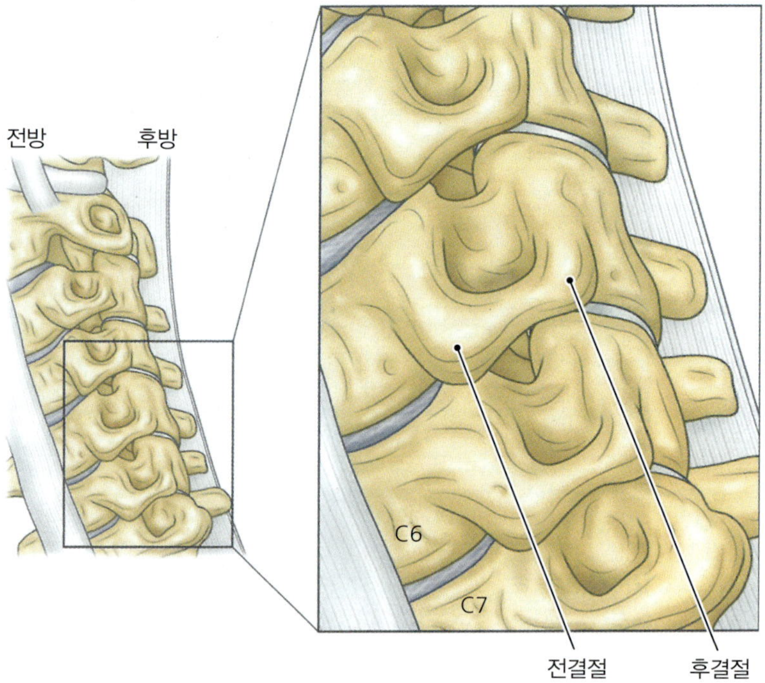

그림 21 전결절과 후결절(좌측, 약간 전방에서 관찰)

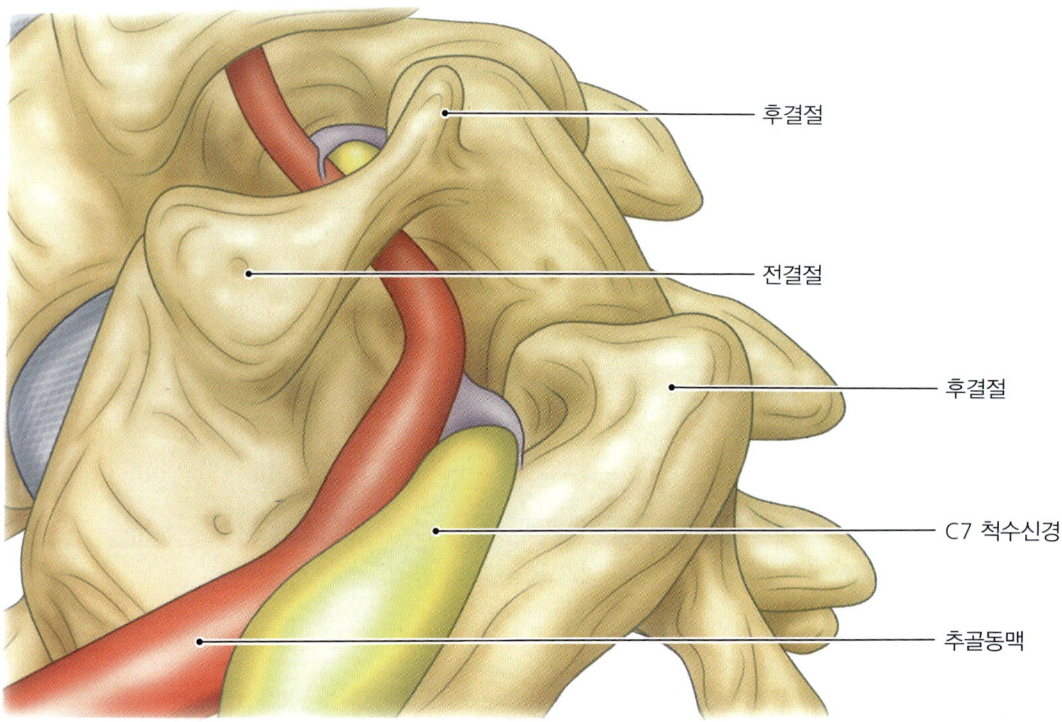

그림 22 C7의 해부학적 특징

[0] Pre-scan

[☞「I-1 초음파 해부 –SONOANATOMY–」, 「9 신경근 · 척수신경(상완신경총)」 장(p. 95) 참조]

왼손으로 프로브를 잡고 측경부에서 체축에 대해 단축으로 프로브를 댄다. 전결절 · 후결절 · 결절간구로 이루어진 이른바 집게발을 스캔(**그림 23**) 후 미측으로 천천히 Sweep(Sliding)시켜 전결절이 없고 전방에 추골동맥이 존재하는 C7을 확인한다(**그림 24-1**). 이 후 프로브를 천천히 두미측으로 이동시켜, 목표하는 레벨의 신경근(척수신경)을 스캔한다(**그림 24-2~24-5**). 그리고 도플러로 근방이나 자입경로에 혈관 유무를 확인한다(**그림 25**).

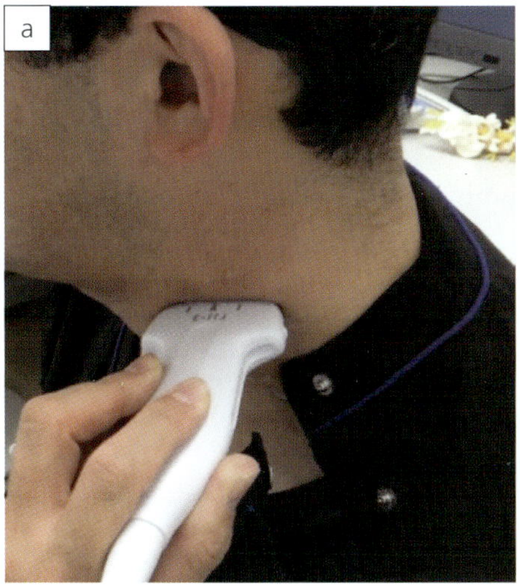

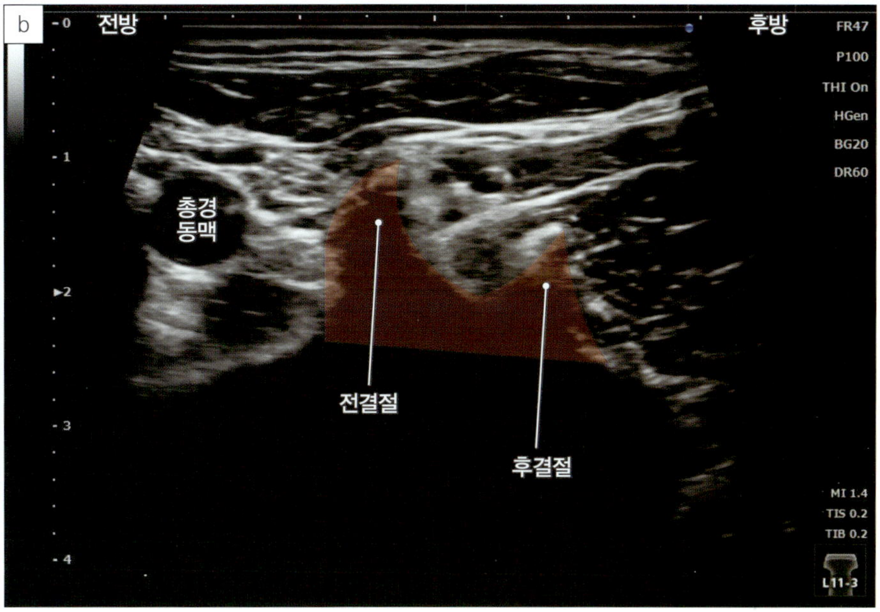

그림 23 집게발

a : 스스로 C6을 스캔할 때 프로브 대는 위치, b : C6의 초음파 영상

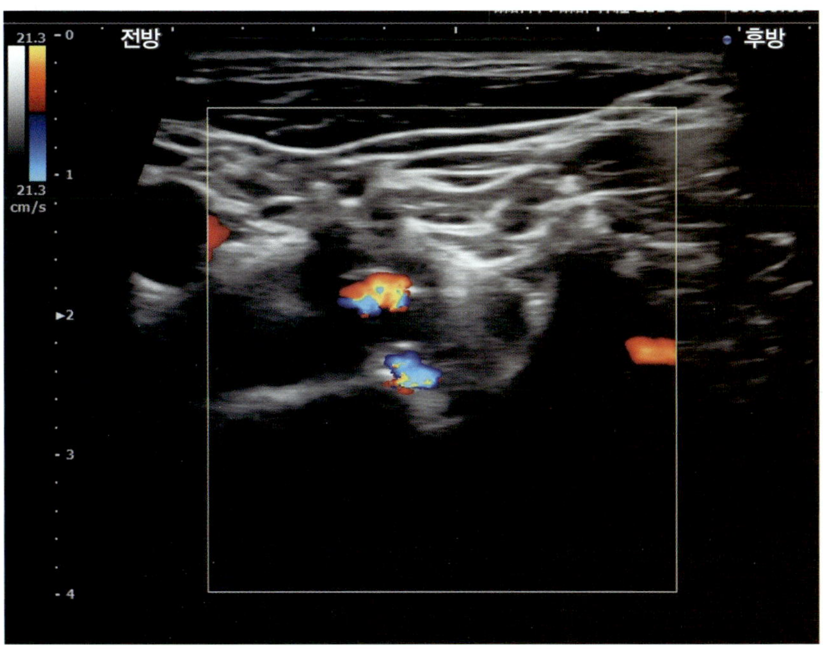

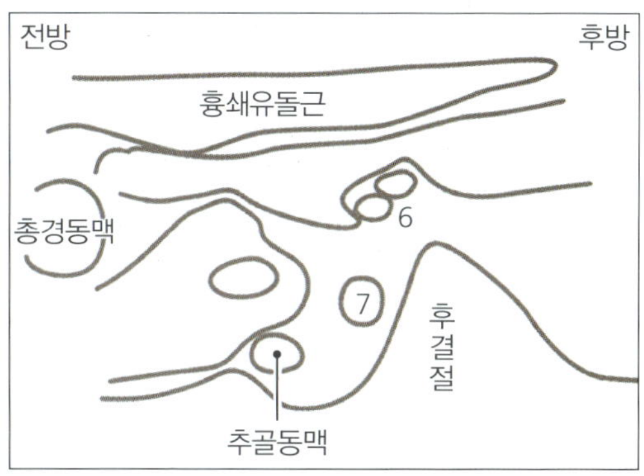

그림 24-1 C7

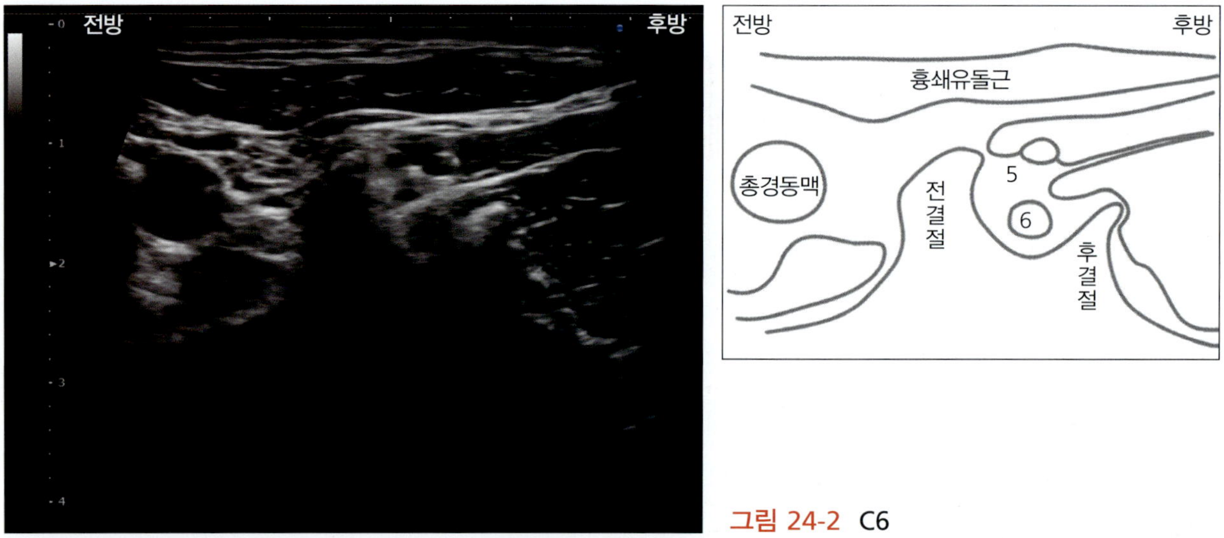

그림 24-2 C6

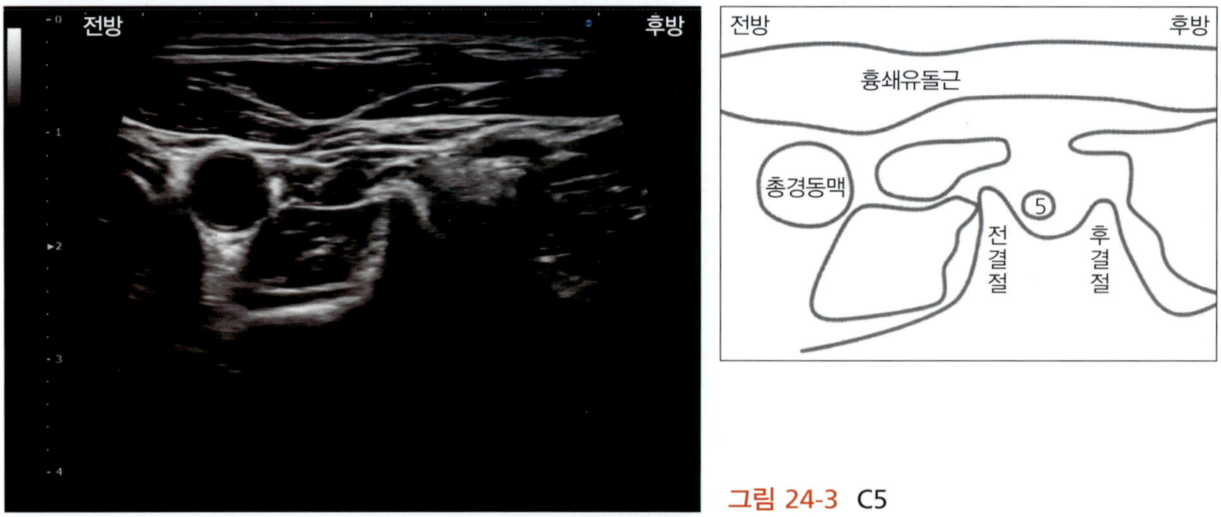

그림 24-3 C5

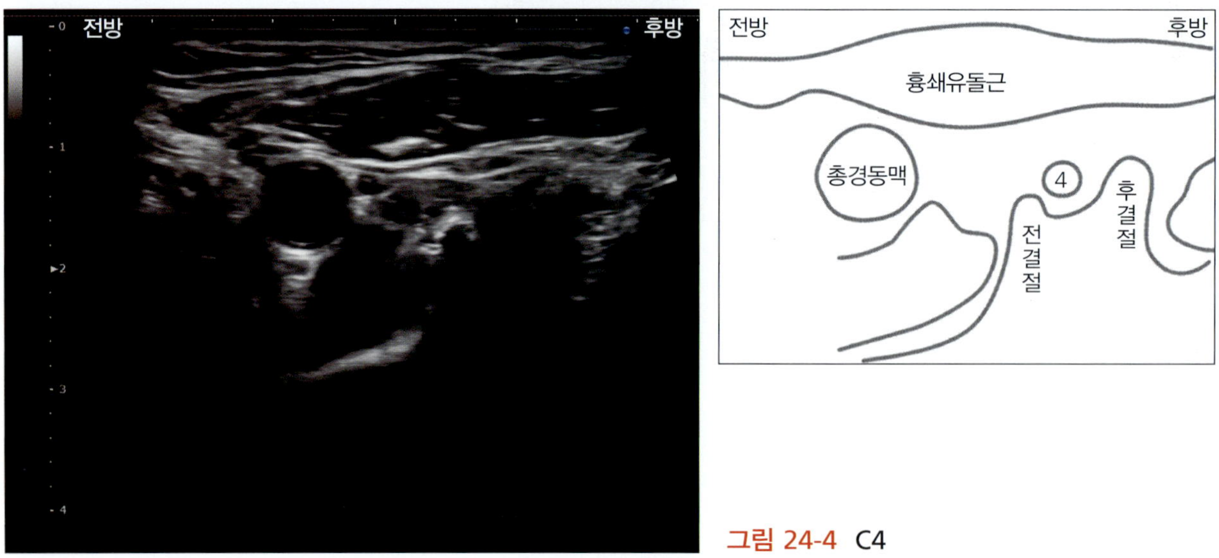

그림 24-4 C4

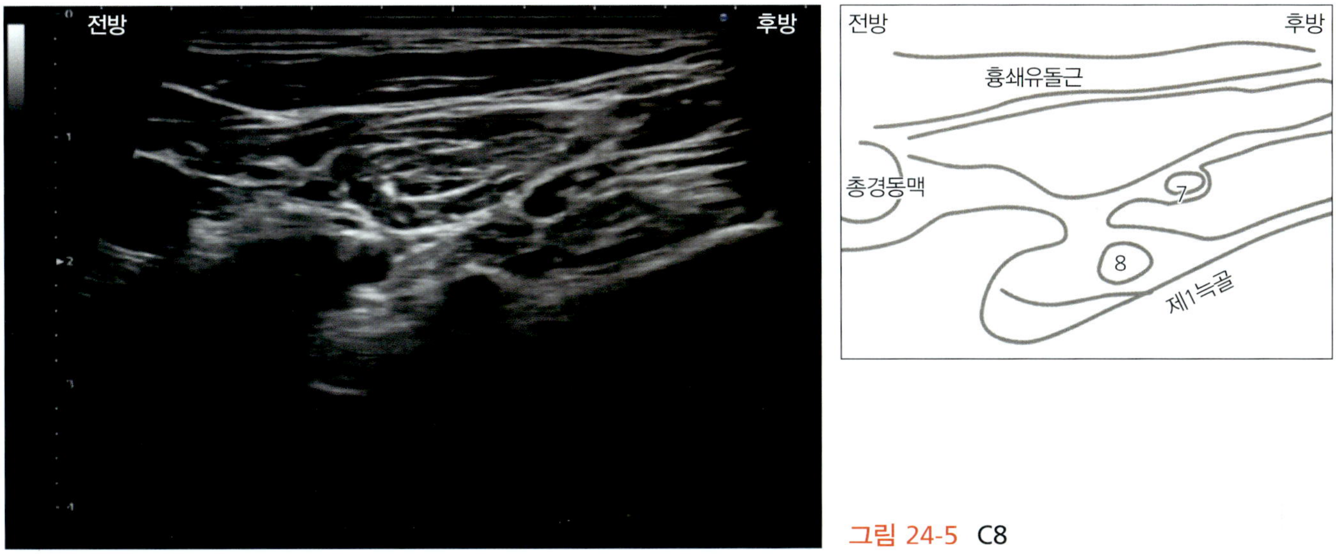

그림 24-5 C8

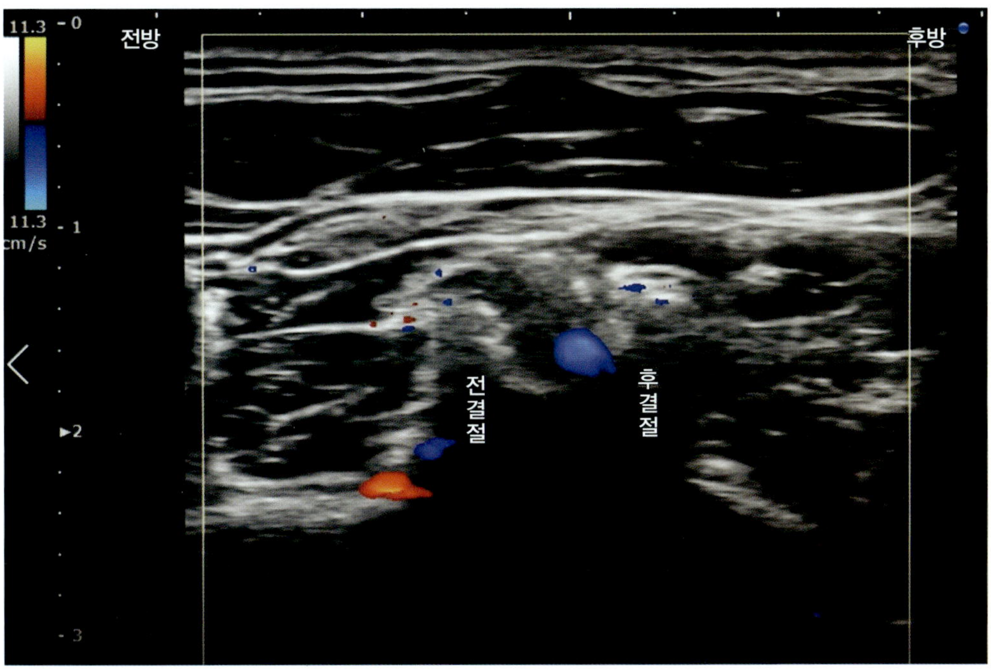

그림 25 C5 주위의 혈관

신경근(척수신경)을 정확히 스캔하는 포인트

자신의 경부에 프로브를 대고, 프로브를 대는 적절한 강도를 체감하는 것이나 스캔하기 쉬운 목이 가늘고, 어깨가 내려간 젊은 사람에서 수차례 연습한다. 처음에는 그와 같은 증례부터 인터벤션을 시작하는 것이 좋다. 스캔하기 위한 방법을 두 가지 정도 소개한다.

▶ 스캔법 A :「총경동맥 후방」법

윤상연골 정도의 경추 레벨에서 측경부의 흉쇄유돌근 위에 프로브를 대며, 잘 보이지 않는 경우는 프로브를 전방으로 Slide(Sliding)시켜 갑상선과 총경동맥을 스캔한다(**그림 26-1**). 후방으로 천천히 프로브를 이동해 총경동맥을 화면 끝에 두면 화면 중앙 부근(총경동맥 약 2cm 후방)에 있을 것이다(**그림 26-2**). 두미측으로 천천히 프로브를 Sweep(Sliding)또는 Fan(Tilting)시켜 검고 둥근 신경을 찾는다(**그림 26-3**).

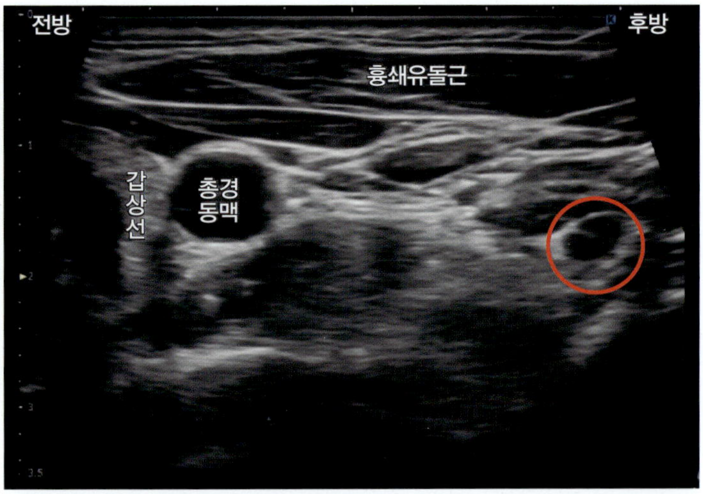

그림 26-1 「총경동맥 후방」법 ①

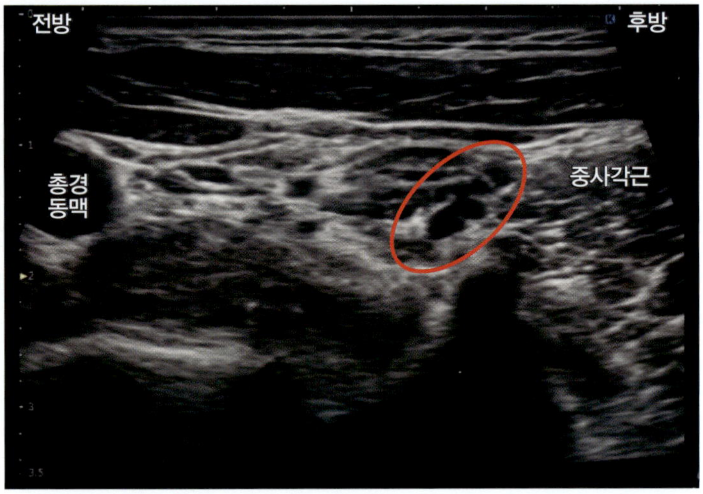

그림 26-2 「총경동맥 후방」법 ②

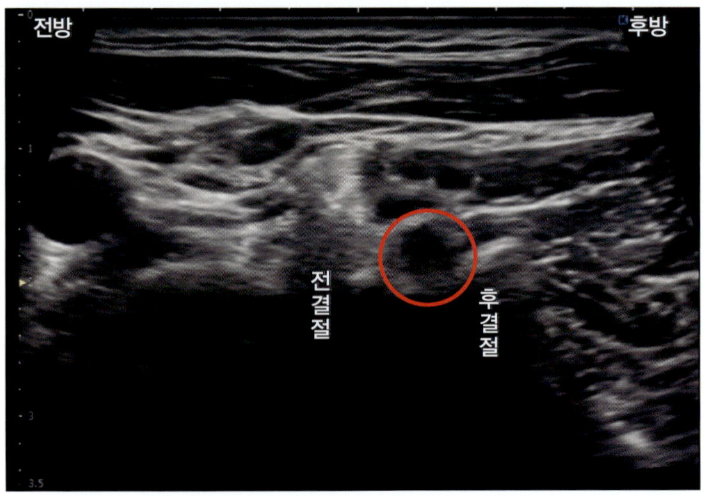

그림 26-3 「총경동맥 후방」법 ③

▶ **스캔법 B : 「쇄골상 두측」법**

이 방법은 Hashiguchi가 알기 쉽게 기재한 잡지[16]의 일독을 권한다.

흉쇄유돌근 후방에서 쇄골 바로 위에 프로브를 대고, Fan(Tilting)이나 Sweep(Sliding)시켜 상완신경총을 스캔한다(**그림 27-1**). 상완신경총 여부가 확실하지 않아도 흉쇄유돌근을 따라 두측으로 프로브를 Sweep(Sliding)시키면 전사각근과 중사각근 사이에 비스듬히 경단과 같이 늘어선 척수신경을 확인할 수 있다(**그림 27-2**). 더 두측으로 프로브를 이동시키면 검고 둥근 신경이 집게발 속으로 들어가는 것을 볼 수 있다(**그림 27-3**).

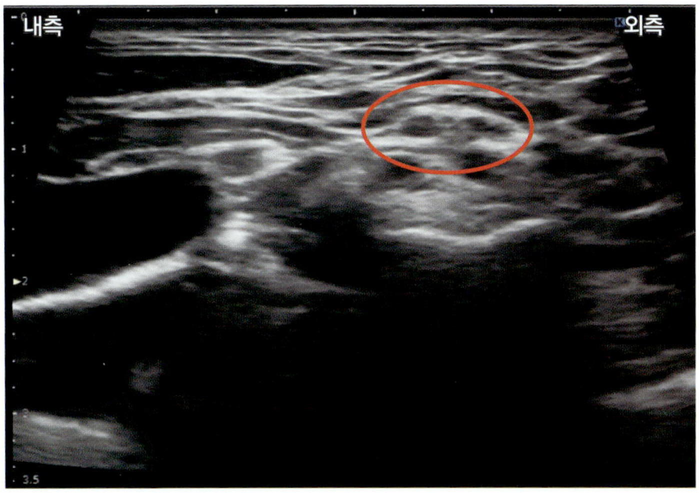

그림 27-1 「쇄골상 두측」법 ①

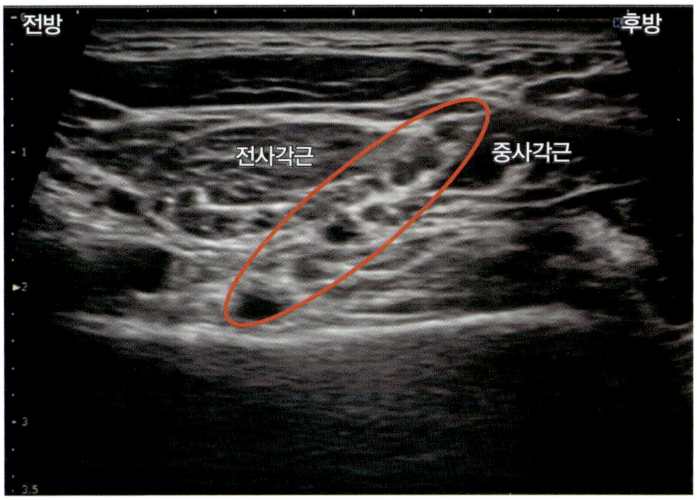

그림 27-2 「쇄골상 두측」법 ②

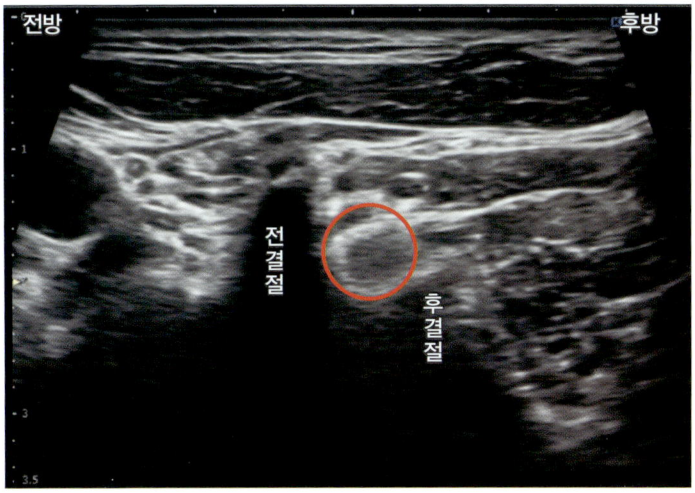

그림 27-3 「쇄골상 두측」법 ③

1 단축상(평행법)

Pre-scan 방법으로 해당 신경근(척수신경)을 스캔하고 주위 및 바늘 자입경로의 혈관을 도플러로 확인 후, 프로브 후방의 자입부를 소독해(**그림 28**), 평행법으로 바늘을 진행시켜(**그림 29-1**), 혈액 등이 흡인되지 않는지 확인하고 신경근(척수신경)의 심층과 천층에 약물을 주입하여(**그림 29-2, 29-3**) donut 형태로 약제에 둘러싸인 상태를 만든다(**그림 29-4**). 경추 신경근이나 경막외로의 치료를 염두에 둔 경우에는 가급적 중추부(집게발 안이나 그 바로 근처)에 인터벤션을 시행한다. 신경근(척수신경)을 조영제를 사용하지 않고 스캔 및 확인할 수 있는 것이 초음파 유도의 이점으로 상지 방사통을 유발하지 않고 신경 바로 근처에 약제를 주입할 수 있다.

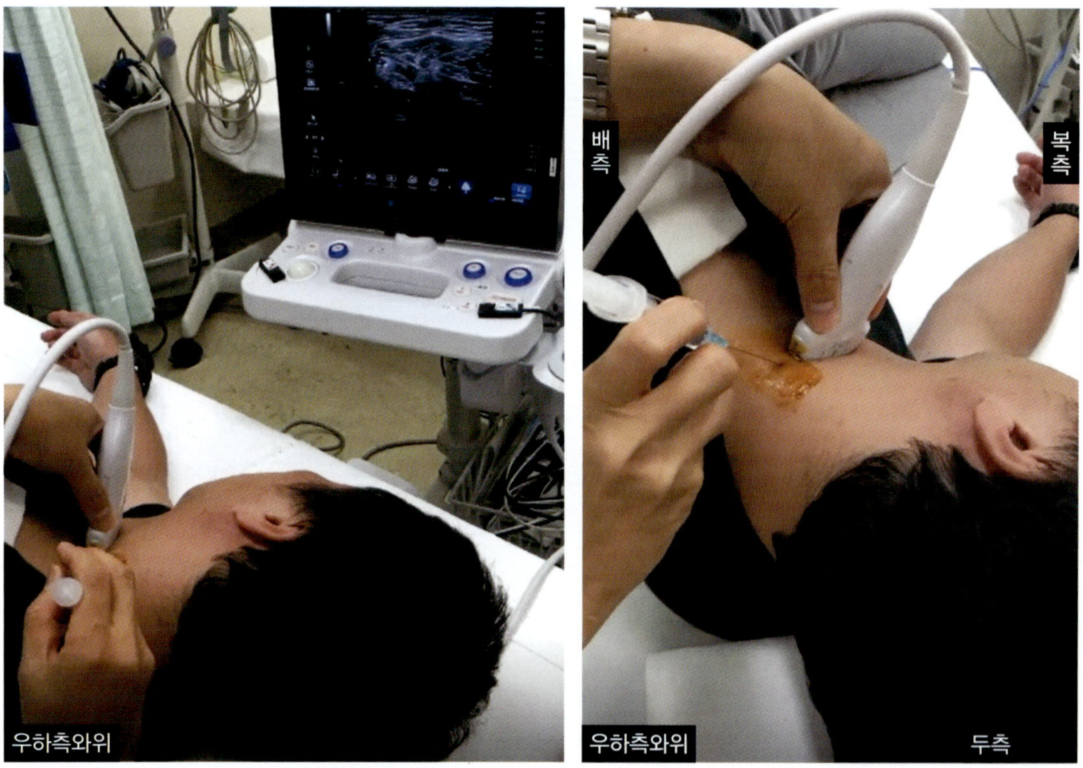

그림 28 **경추 신경근(척수신경)에 대한 초음파 유도하 주사의 천자(단축상 · 평행법)**

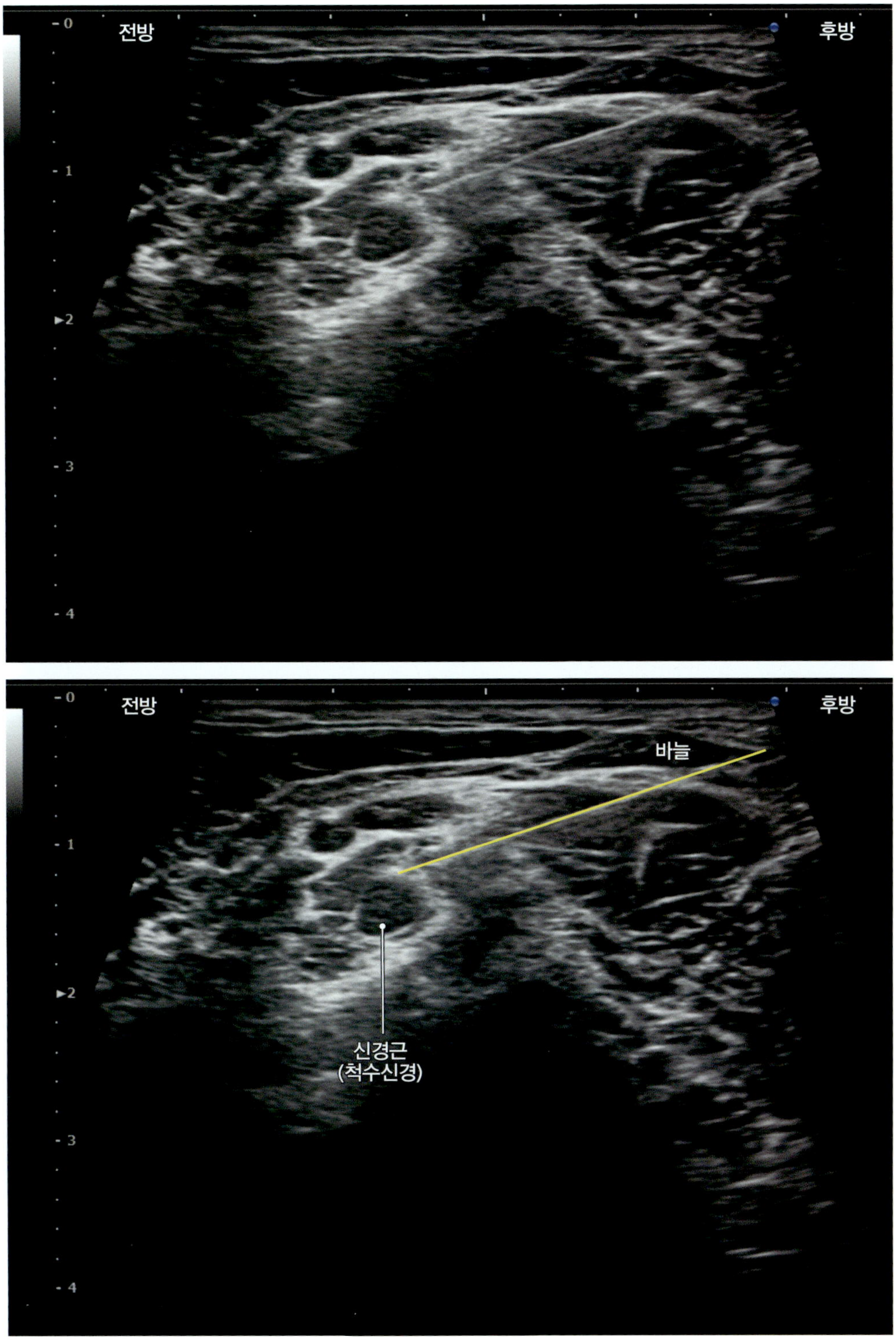

그림 29-1 경추 신경근(척수신경)에 대한 초음파 유도하 주사(단축상 · 평행법)

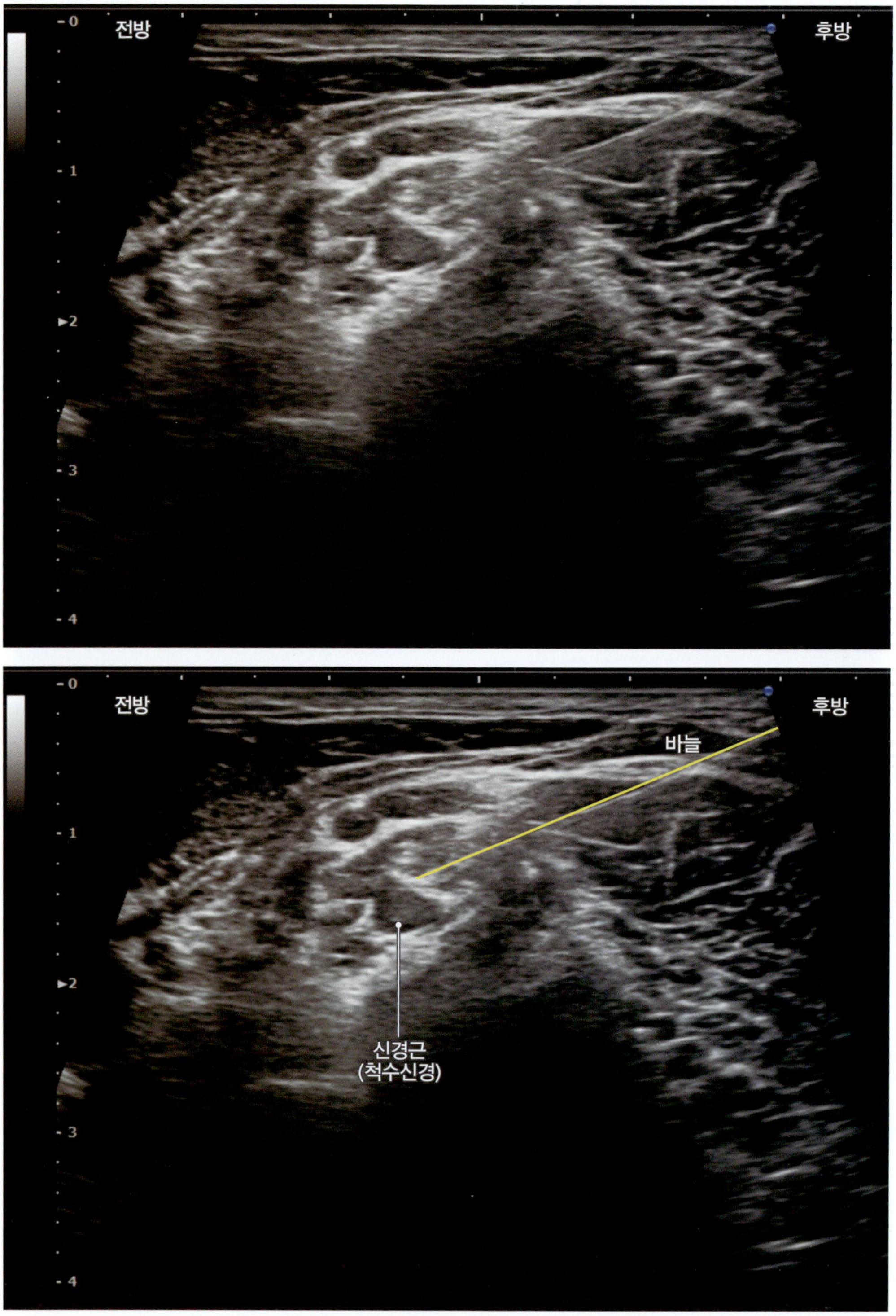

그림 29-2 경추 신경근(척수신경)에 대한 초음파 유도하 주사(천층 · 단축상 · 평행법)

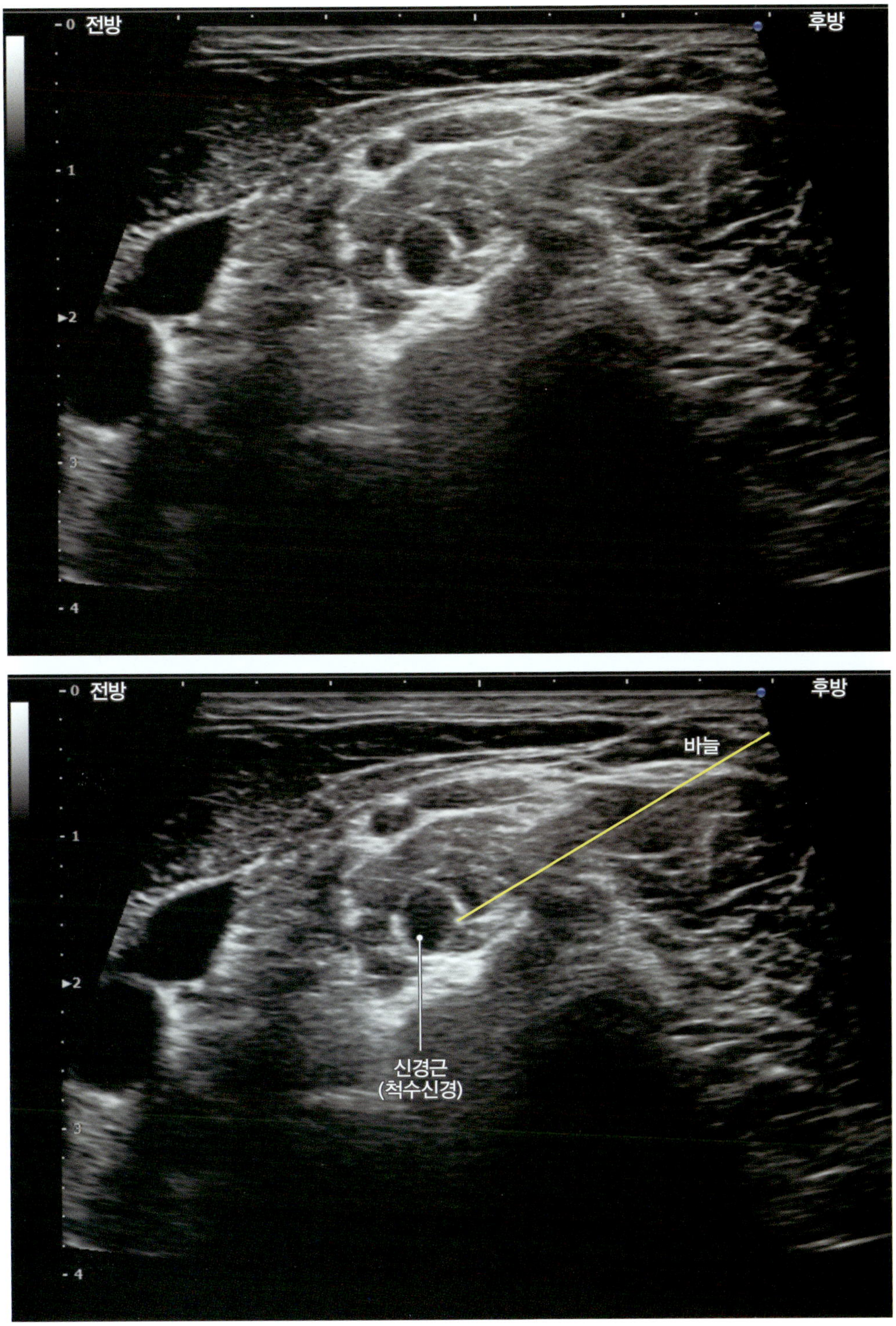

그림 29-3 경추 신경근(척수신경)에 대한 초음파 유도하 주사(심층 · 단축상 · 평행법)

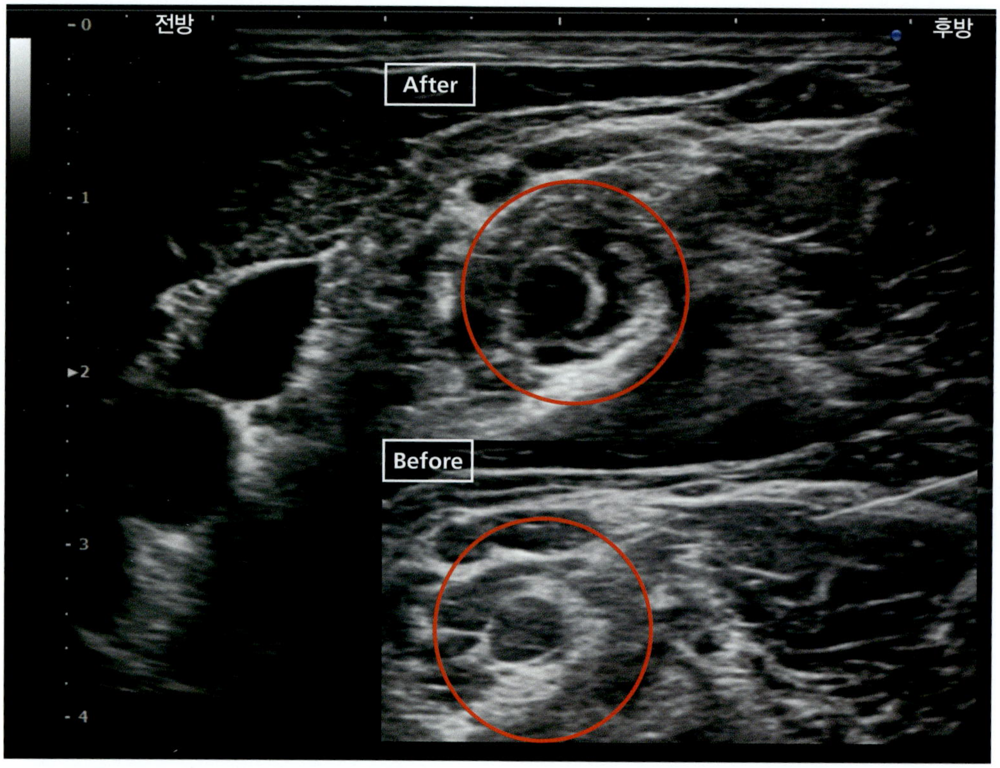

그림 29-4 경추 신경근(척수신경)에 대한 초음파 유도하 주사(단축상 · 평행법)
위 : 약물 주입 후, 아래 : 약물 주입 전

저자의 말

진단을 위해서는 표적 신경근 외에는 약물이 퍼지지 않도록 소량의 약제를 투여하는 것이 좋다고 생각되지만 초음파 유도하 차단은 투시보다 외측(말초 · 원위)에서 천자되며, 척추관 내에 약물이 도달하기 위해서는 4mL 정도 필요하다는 보고도 있어 현시점에서는 진단을 위해 필요한 약물량의 정답을 기재할 수 없어 향후의 과제로 남겨둔다.

저자의 말

단축상으로 스캔한 표적 신경근을 화면 중앙으로 이동시켜 프로브를 Rotation(Rotating)시키면 그 장축상이 확인된다[☞「**I-1 초음파 해부–SONOANATOMY–**」, **그림 66-2**(p. 101) 참조]. 단축상으로 확인하며 약물을 주입하고, 그 약제의 확산을 장축상으로도 확인하려고 한다.

혈관 천자를 피하는 포인트

후방 천자에서 신경근(척수신경) 사이에 존재하는 주의해야 할 혈관(**그림 30**)은 전방에서 자입하는 것에 비해 비해 적다고 생각된다. 그러나 Murata는 타깃인 신경근(척수신경) 주위의 혈관 존재 빈도는 C5 · C6이 3.3%, C7이 10%라고 보고했다.[17] 초음파 영상에서 혈관을 확인할 수 있으므로 프로브를 조금씩 이동시켜 이 빈도 및 리스크를 낮출 수 있으며, 혈관이 존재할 가능성을 의식하지 않고 도플러로 확인도 하지 않는 경우에는 이 정도의 리스크가 있음을 의식하고 있어야 한다.

또한, 초심자는 평행법에서 선상 고에코상으로 나타나는 바늘이 반드시 바늘 전체가 아닐 수 있으며, 보이는 것보다 바늘이 심부에 위치할 수 있음을 주의해야 한다.

☞[Zero], 「**천자법(평행법 · 교차법)**」(p. 20)에 기재된 평행법에서의 포인트를 참고해 프로브와 바늘의 외관상의 위치관계를 확인하고, 바늘을 조금씩 움직이며, 약물을 소량 주입해 바늘 전체의 연부조직 움직임을 관찰해 바늘 끝의 위치를 인식하는 것이 중요하다.

저자의 말

상기 이유로 인해 혈관 천자 리스크가 있으므로 초음파 유도하 인터벤션을 막 시작했거나 익숙하지 않은 동안은 경추 신경근(척수신경), 특히 C7에의 주사는 권장되지 않는다.

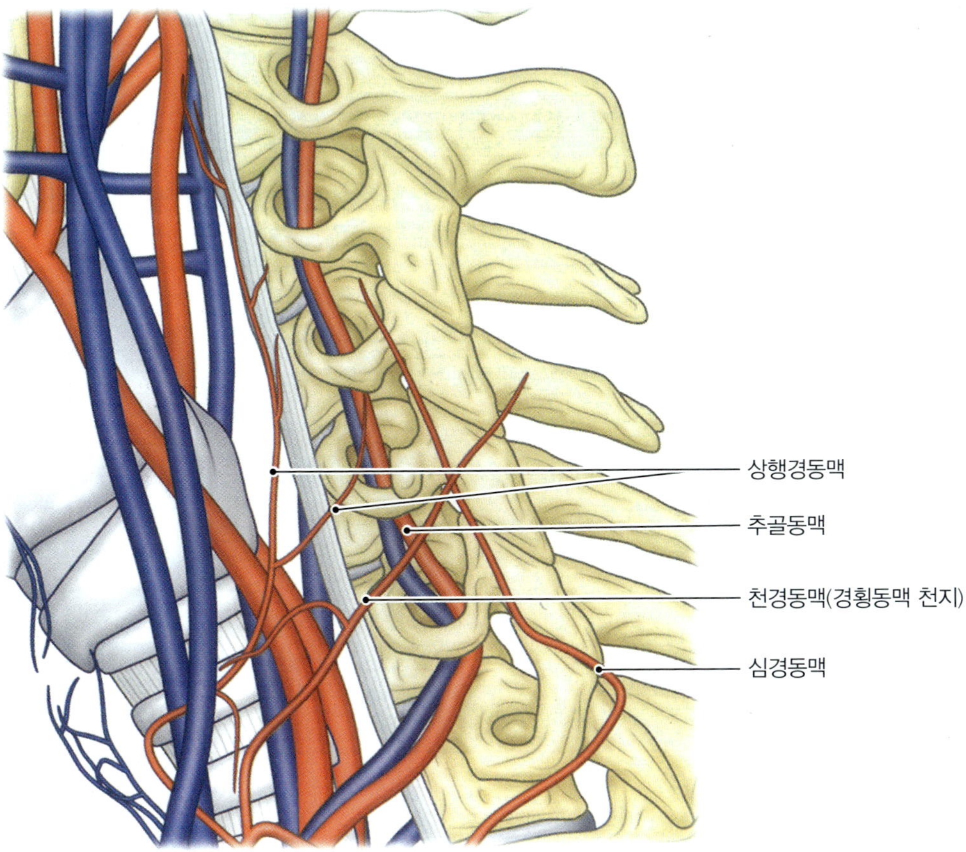

그림 30 **주위의 동맥**

주사 시 후결절이 방해되는 경우의 포인트

경추 신경근이나 경막 외의 치료를 염두에 둔 경우에는 가급적 중추부(집게발이나 그 바로 근처)에서 인터벤션을 시행한다고 앞서 설명했지만, 이 경우 주사 시 후결절이 방해가 될 수 있으므로 두 가지 대처법을 소개한다.

▶ 대처법 A :「프로브 전방 이동」법

말 그대로, 후결절의 반대측에 원형 저에코의 신경근(척수신경)이 관찰되는 경우, 프로브를 전방으로 Slide(Sliding)시키면 후결절의 높이가 낮아져 신경으로의 접근로가 넓어진다(**그림 31**).

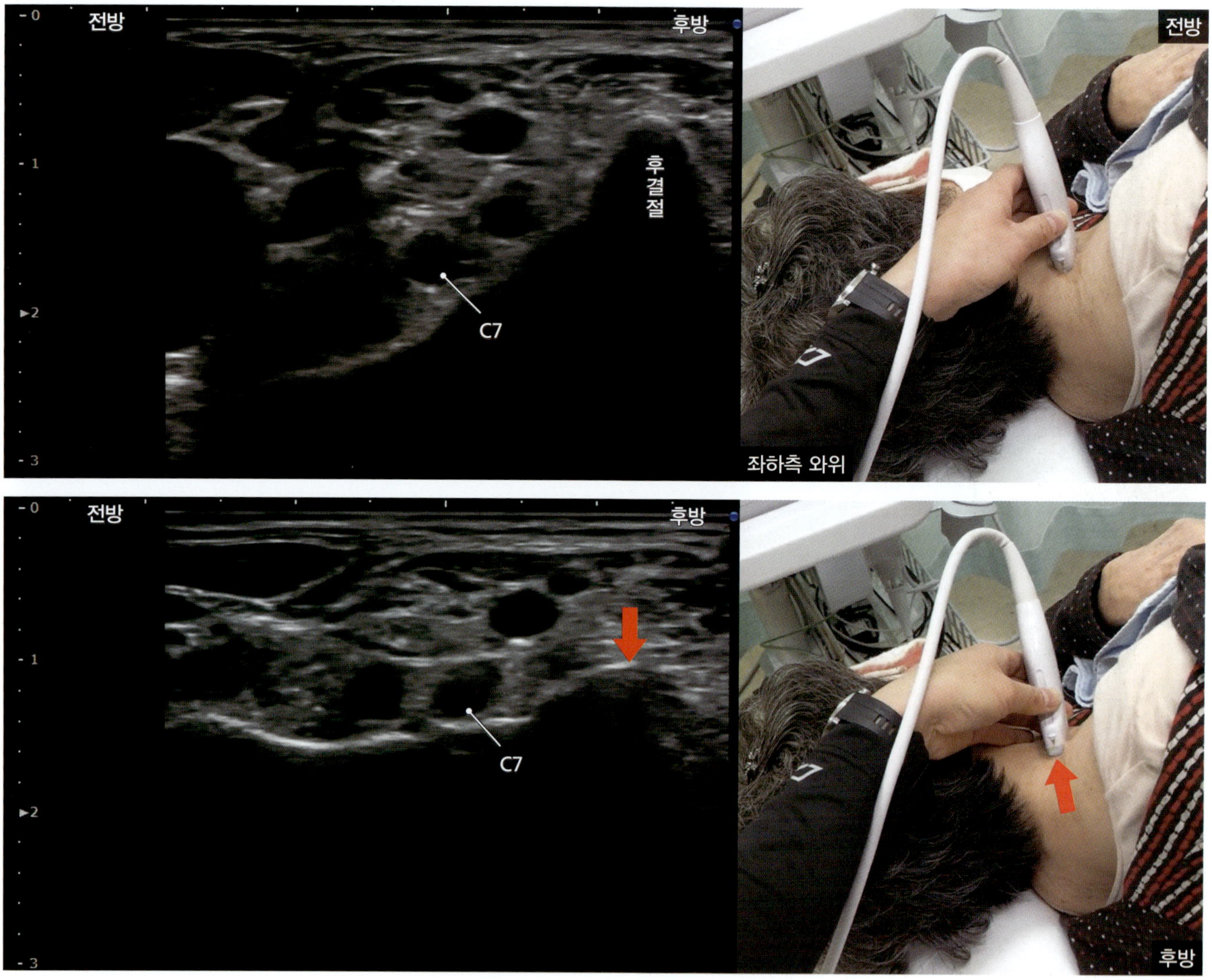

그림 31 「프로브 전방 이동」법

프로브를 전방으로 Slide(Sliding)시키면(빨간 화살표), 후방에서 C7로의 접근이 가능해진다.

▶ 대처법 B :「프로브 미측 이동」법

기술하기 부끄럽지만, 필자는 이와 같이 당연한 동작도 시작할 즈음엔 진심으로 고민했기에 굳이 여기에 기재한다. 결절이 방해가 되는 경우, 천천히 미측으로 프로브를 Sweep(Sliding)시켜 표적 신경근(척수신경)에의 자입경로가 처음으로 확보된 위치에서 인터벤션을 시행한다(**그림 32-1, 32-2**).

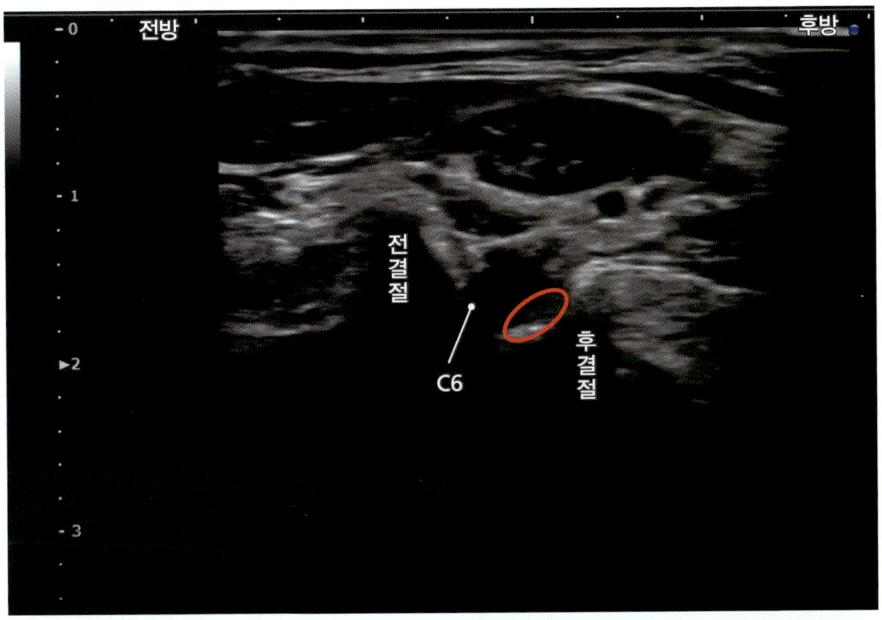

그림 32-1 「프로브 미측 이동」법 ①
후결절이 방해가 되어 C6 심층(빨간 원)에의 접근이 어렵다.

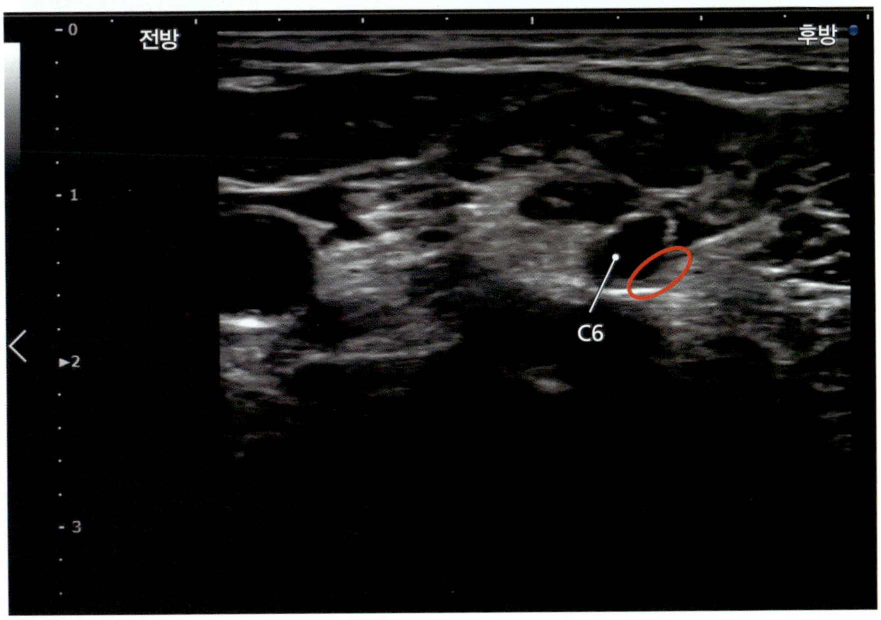

그림 32-2 「프로브 미측 이동」법 ②
프로브를 미측으로 Sweep(Sliding)시키면 C6 심층(빨간 원)에의 후방 접근이 가능해진다.

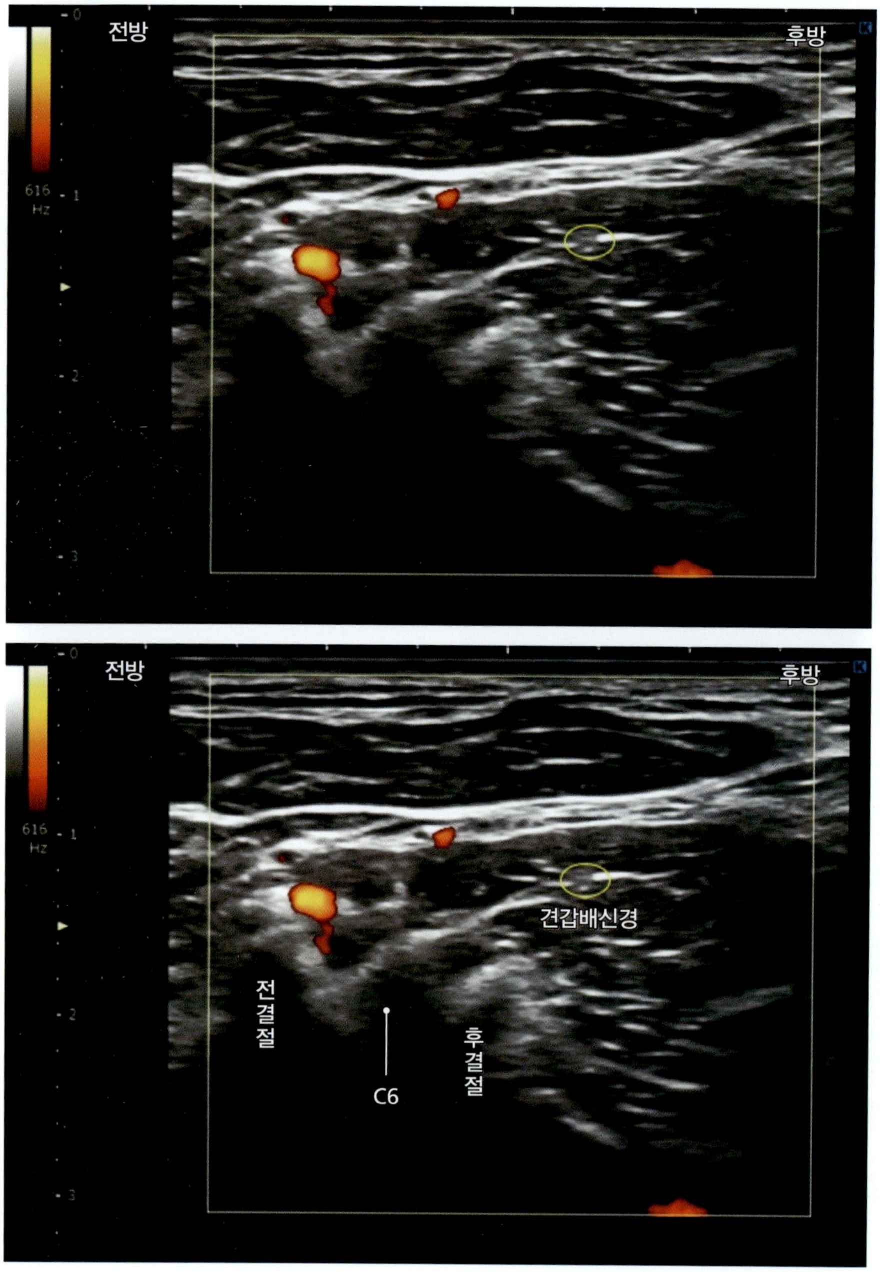

그림 33 경추 신경근(척수신경)에 대한 초음파 유도하 주사 시 주의해야 할 신경(견갑배신경)

저자의 말

신경근(척수신경) 근방에 바늘 끝이 도달하기 전 단계에서 환자가 통증을 호소할 때가 있다. 어디까지나 필자의 인상이지만, 후결절이 방해가 되어 약간 미측에서 C6이나 C7에 주사할 때, 간혹 그러한 경우가 있다. 논문에서도 상완신경총에의 초음파 유도하 인터벤션 시 62.8%에서 견갑배신경, 21.4%에서 장흉신경에 닿을 리스크가 있다고 보고되었다.[18)]

현시점에는 인터벤션 시 pre-scan에서, 필자는 이 두 가지 신경(**그림 33, 34**)을 정확히 스캔할 수 없어 long needle을 23G에서 25G로 변경했으며, 향후 이러한 신경에도 주의하며 인터벤션을 시행하려고 한다.

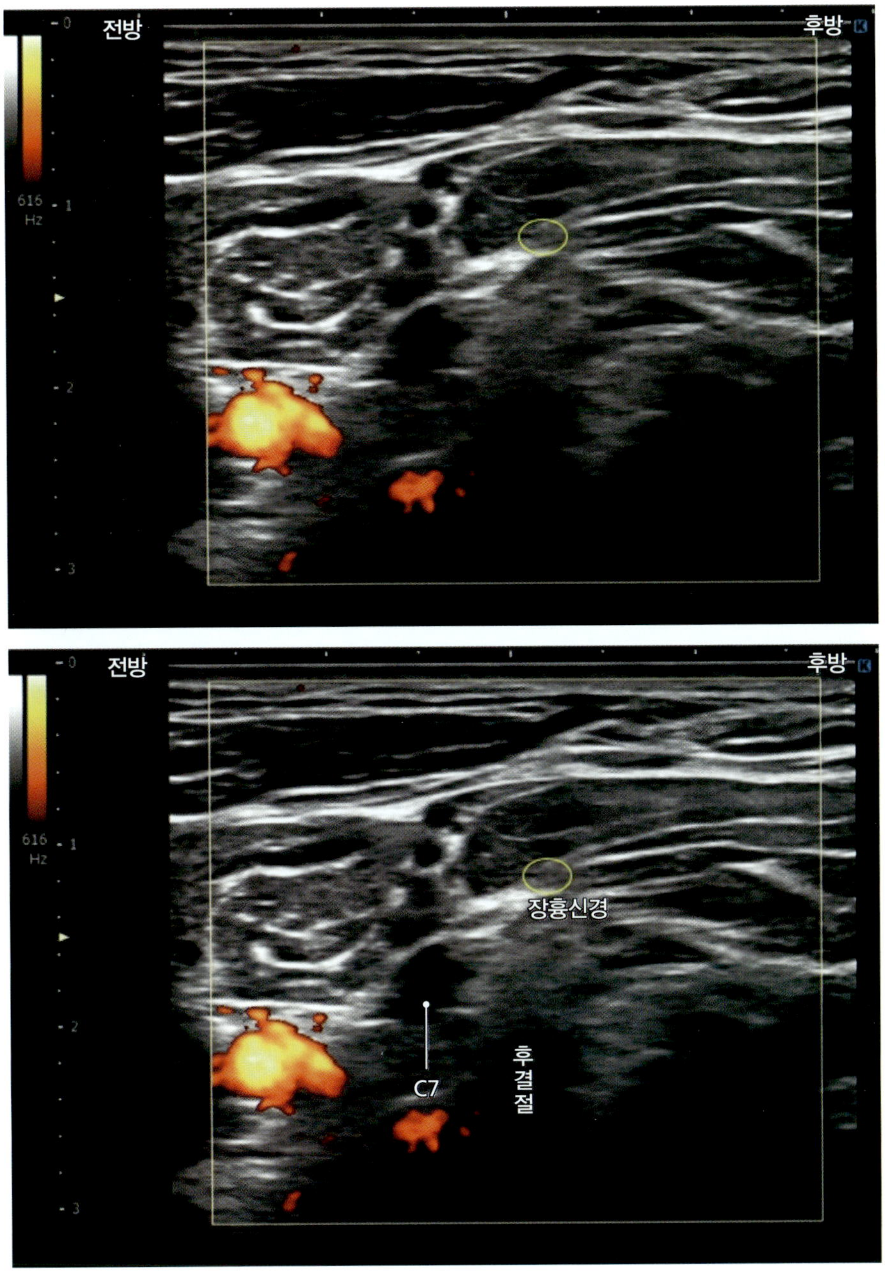

그림 34 경추 신경근(척수신경)에 대한 초음파 유도하 주사 시 주의해야 할 신경(장흉신경)

저자의 말

신경근(척수신경)이 명확하게 보이지 않는 경우에는 설정을 변경하면 관찰되는 경우가 있다(**그림 35**). 신경근(척수신경)을 관찰하기 쉽도록 자신의 선호 설정을 「마취과」라는 명칭으로 프로브 선택 버튼을 만들어 두었다.

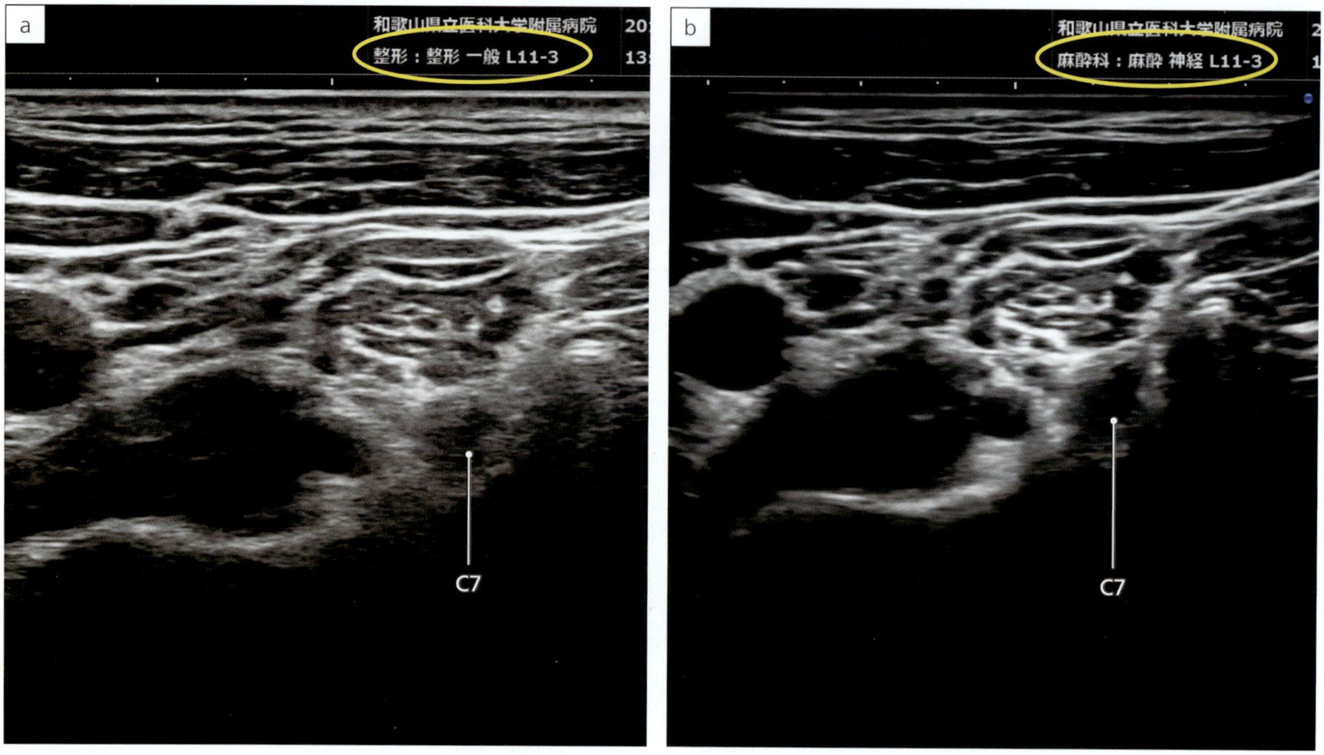

그림 35 설정에 따른 신경근(척수신경)의 영상 차이
a : 일반 설정, b : 「마취과」로 등록한 설정

Target 111 : 경신경총

경신경총은 C1-C4 전지로 구성되며, 근지인 심지와 피지인 천지를 낸다. 경신경총의 피지(천지)는 흉쇄유돌근 후연에서 후경삼각의 천층에 나오며, 소후두신경 · 대이개신경 · 경횡신경 · 쇄골상신경으로 분지되어 이개 후방에서 측경부의 감각을 담당한다[☞「**I-1 초음파 해부 −SONOANATOMY−**」, **그림 67-1, 67-2**(p. 102) 참조]. Usui · Mizutani에 따르면,[19] 심경신경총 차단술은 운동신경과 감각신경을 동시에 차단하고, 천경신경총 차단술은 감각신경만을 차단한다. 또한, 바늘 끝의 위치가 피하조직과 흉쇄유돌근 외연 사이에서는 천경신경총 차단이 되고, 흉쇄유돌근과 추전엽(심경근막 : 추전근과 사각근 전방의 근막) 사이와 중사각근과 두장근 사이에서는 심경신경총 차단이 된다. 두장근 내에의 주입은 심경신경총과 상경교감신경절의 동시 차단이 된다.

저자의 말

수기 및 리스크가 보다 적은 천경신경총 차단을 시행하는 부위와 바늘을 좀 더 진행시켜 흉쇄유돌근 심층에서의 심경신경총 차단을 시행하는 부위에의 약물 주입에 자주 이용된다. 숙련되면 증례에 따라 두장근 내에 주입하는 심경신경총 차단을 시행하려고 한다.

적응증!

대상포진 후 신경통, 외상 후 등의 경부통, 이비인후과 수술 후의 창상 주변 통증 등에 시행한다.

준비

- 자세 : 환측을 위로 한 측와위
- 프로브 : 리니어
- 실린지 : 5mL
- 주사바늘 : 25G long needle

환측을 위로 한 측와위에서 후방에 앉고 전방에 모니터를 배치한 In Line position을 확보한다. 환측 상지는 복부나 흉부 앞이 아닌, 환측 대퇴 외측에 두고 어깨의 힘을 빼게 한다. 경부 전방이나 측방에의 주사는 혈종형성을 주의해야 하므로 출혈 경향이나 현재 복용 중인 약제를 확인하는 것도 잊지 않는다.

0 Pre-scan

[☞「I-1 초음파 해부 −SONOANATOMY−」, 「5 흉쇄유돌근」 장(p. 79), 「7 후경근(사각근, 추전근)」 장(p. 89), 「10 경신경총」 장(p. 102) 참조]

경추 신경근(척수신경)의 스캔방법[「Target 110 : 신경근 · 척수신경 장(p. 144)]에서 C7부터 순서대로 두측을 향해 스캔해, C4 레벨을 찾는다. 전결절에 덮이듯이 두장근이 확인되며, 두장근의 전심층에 전결절 전방의 선상 고에코로 보이는 추체벽의 표층, 총경동맥의 심층에 경장근이 관찰된다. 경신경총은 C4 횡돌기 전방 심층에 있는 추전근(두장근 · 경장근)과 횡돌기 표층에 있는 사각근 사이를 지나 사각근과 그 천층의 흉쇄유돌근 사이를 지나, 흉쇄유돌근 후연에서 표층에 나타나므로 이러한 영상 및 위치관계를 이해할 필요가 있다.

포인트

경신경총에의 인터벤션을 시행하기 위해서는 C4 레벨의 식별이 포인트이다.

1 단축상(평행법)

Pre-scan 방법으로 흉쇄유돌근과 추전엽(심경근막)을 스캔한다. 프로브 후방을 소독하고(**그림 36**), 피하조직과 흉쇄유돌근 후연 사이로 약물을 주입하거나(**그림 37-1**), 더 바늘을 진행해 추전엽과 흉쇄유돌근 사이에 바늘 끝을 위치시켜 혈액의 역류가 없는지 확인 후 약물을 주입한다(**그림 37-2, 37-3**). 더 바늘을 진행해, 두장근 내에 약물을 주입하면 교감신경간에의 효과도 기대할 수 있다.

저자의 말

C6 레벨에서, 두장근 전방 심층에 있는 경장근 내로 약물을 주입하면 성상신경절 차단이 되고, 성공률도 높아졌다고 보고되어 향후 수기 향상에 맞춰 합병증에 주의하며 시도해 볼 수 있다.

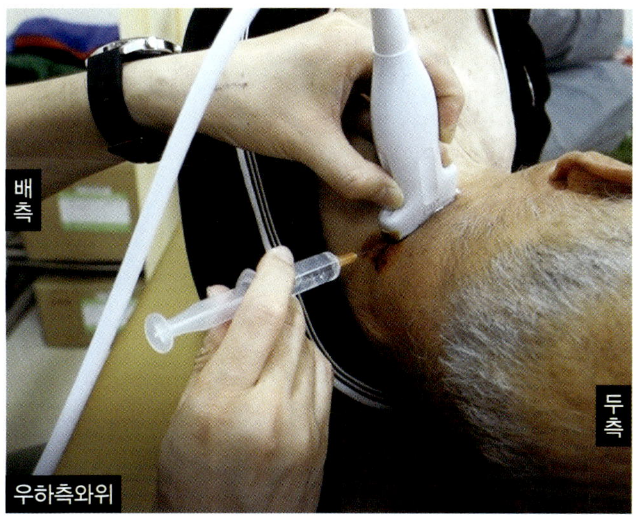

그림 36 경신경총에 대한 초음파 유도하 주사의 천자(단축상 · 평행법)

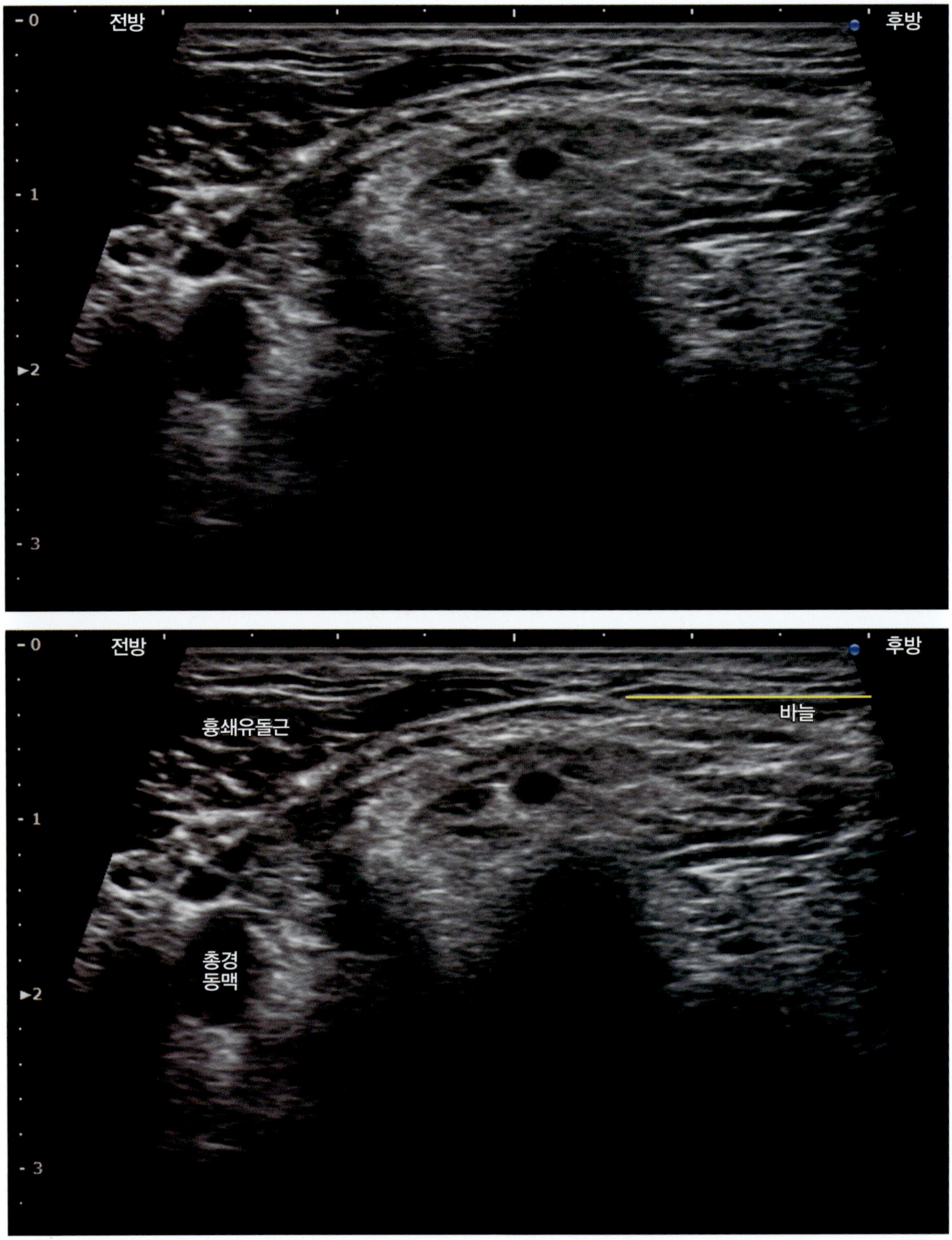

그림 37-1 경신경총에 대한 초음파 유도하 주사(단축상 · 평행법 · 천경신경총 차단술)

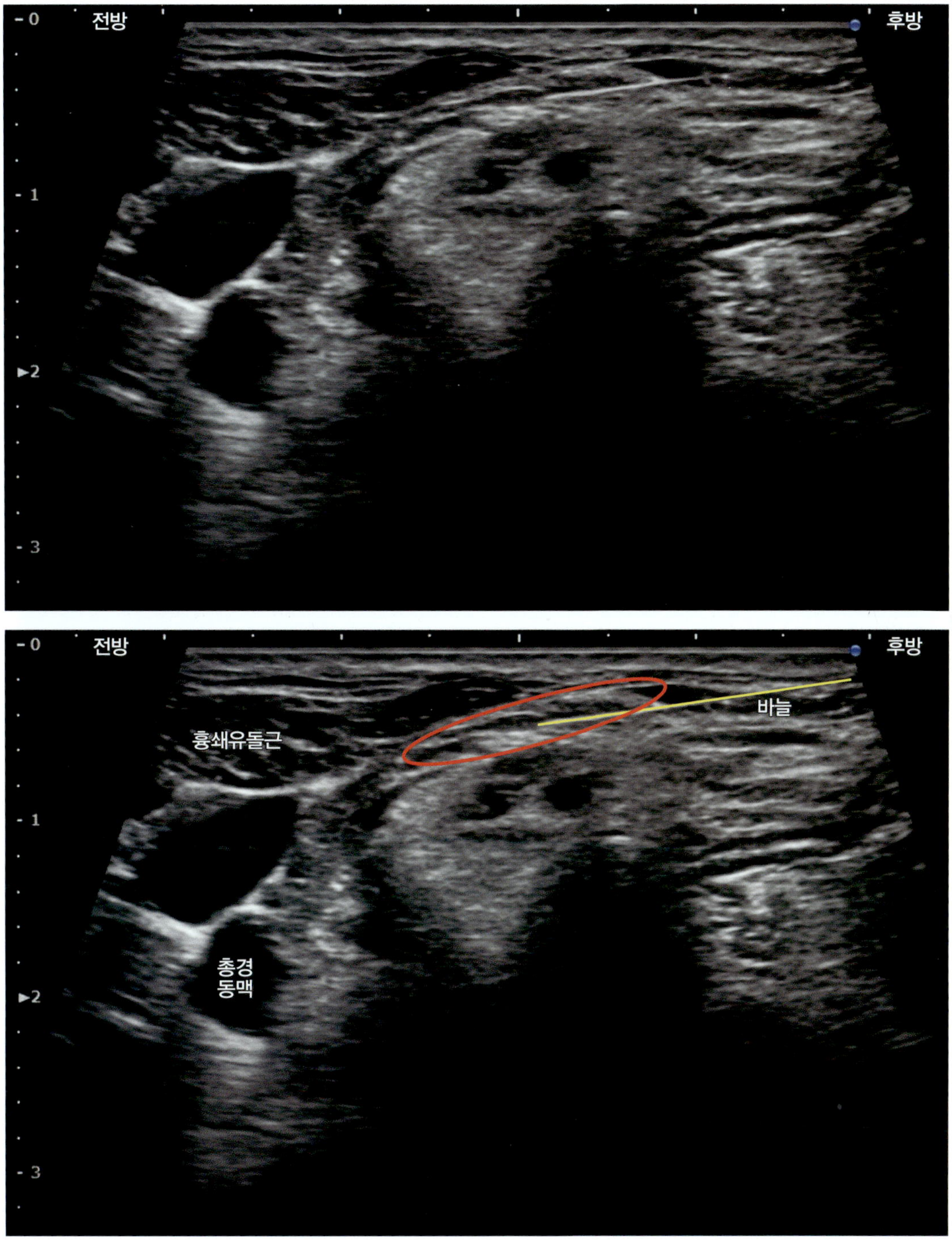

그림 37-2 경신경총에 대한 초음파 유도하 주사(단축상 · 평행법 · 심경신경총 차단술)

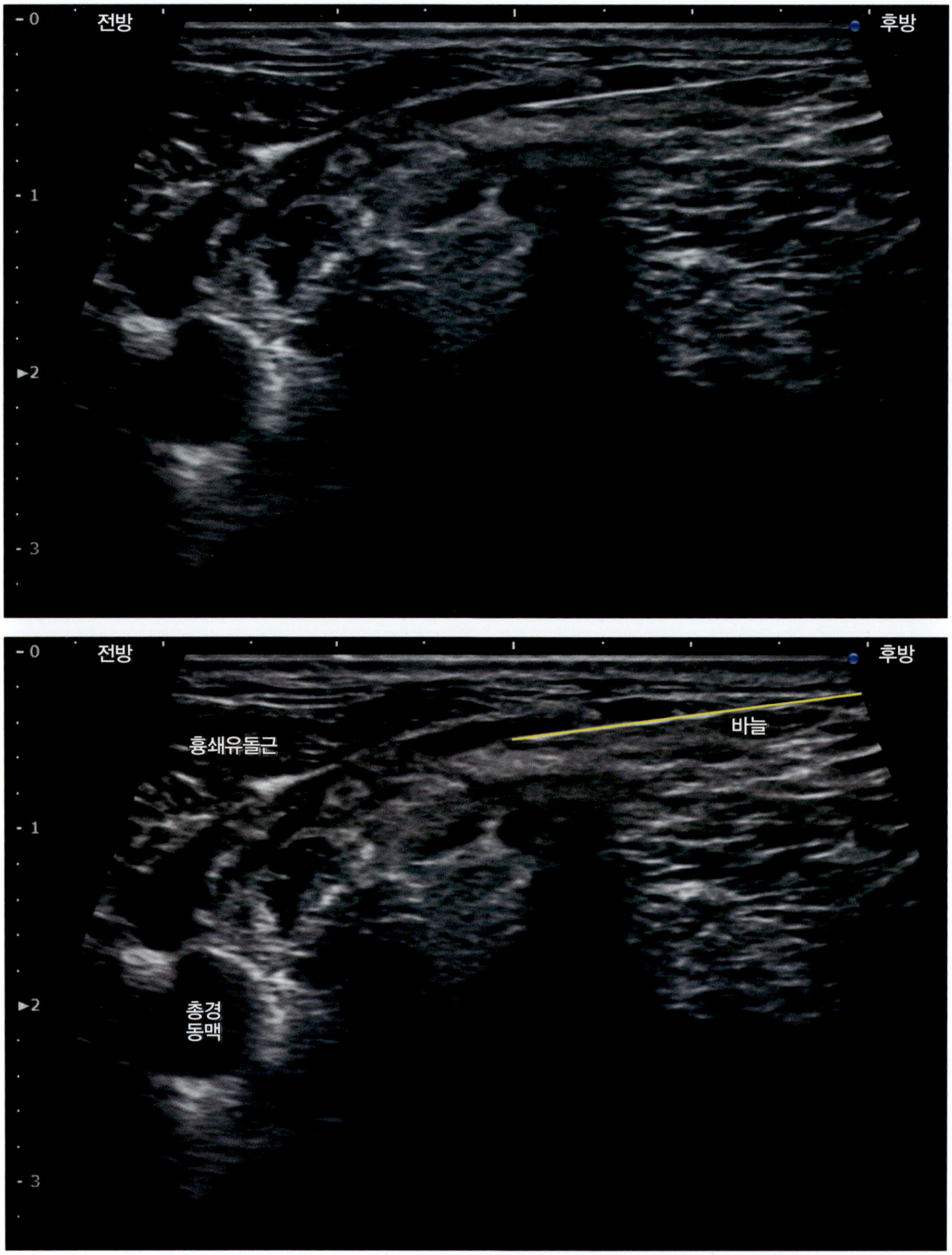

그림 37-3 경신경총에 대한 초음파 유도하 주사(단축상 · 평행법 · 심경신경총 차단술)

Target 112 : 대후두신경

후두신경통은 그 진단기준을 통해 특징을 간추려 보면 대후두신경 · 소후두신경 또는 제3후두신경 중 1가지 이상의 지배영역에 분포하는 통증으로 두피나 두발에 대한 자극으로 이상감각이 유발될 때도 많은 극심한 통증이며 통증발작을 반복한다고 한다.

C2 척수신경 후지인 대후두신경이 원인으로 발생하는 것이 후두신경통으로 스마트 폰의 장시간 사용이나 COVID-19로 인한 원격근무에 따른 장시간 불량자세로 인해 환자 수가 늘고 있는 인상이 있다.

적응증!

진단기준에도 포함되지만 병증 신경분지 위의 압통이나 대후두신경의 출구부 또는 C2 영역의 통증유발점이 있는 경우이다.

저자의 말

앞으로 소개할 근위 접근법과 더 두측의 원위 접근법이 있으나(**그림 38**) 두발의 문제도 있어 근위 접근법을 시행한다. 전형적인 대후두신경통의 증상임에도 근위 접근법으로 효과를 얻지 못할 때에는 원위 접근법으로 고려해야 할지도 모른다.

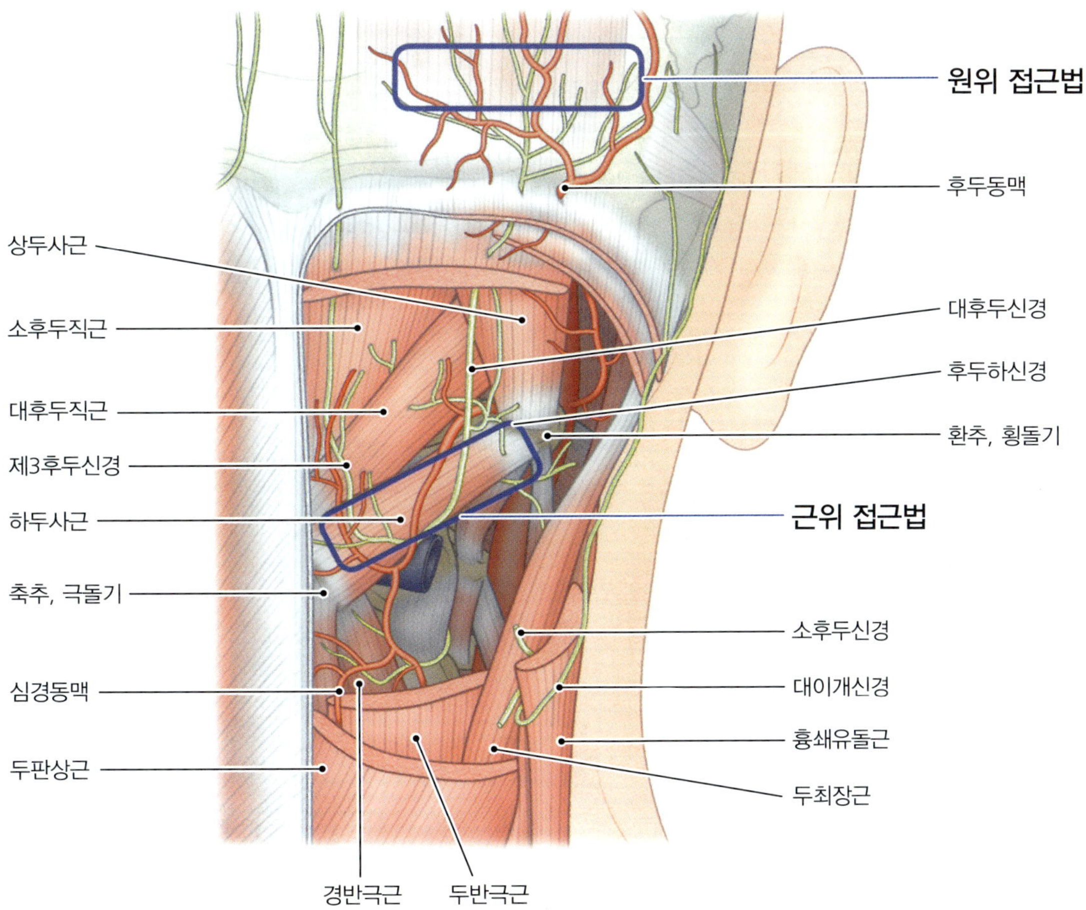

그림 38 대후두신경에 대한 초음파 유도하 주사에서 프로브 위치

준비

- 자세 : 복와위
- 프로브 : 리니어
- 실린지 : 5mL
- 바늘 : 25G

전흉부에 쿠션이나 타올을 넣고 경추를 약간 전굴위로 한 복와위에서 시행한다. 근위 접근법의 경우, 술자는 환측에 앉고 모니터는 반대측에 배치한다.

0 Pre-scan

[☞「I-1 초음파 해부 –SONOANATOMY–」, 「11 대후두신경」 장(p. 104) 참조]

경부 후방 정중에서 C2 극돌기를 찾고, 외측으로 프로브를 Slide(Sliding)시켜 화면 끝에 C2 극돌기를 위치시킨다. 프로브 내측단을 고정한 상태로 외측을 두측으로 약간 Rotation(Rotting)시켜(유양돌기가 랜드마크), 하두사근의 장축상을 관찰한다. 하나의 기준에 불과하지만 정중에서 25mm, 체표에서 20mm 정도 깊이의 하두사근 배측(두반극근의 복측)에 위치한다.

1 단축상(평행법)

하두사근과 두반극근 사이에서 대후두신경의 단축상을 스캔하며(**그림 39**), 두미측으로 프로브를 Sweep(Sliding)시켜 두미측으로의 연속성을 확인하면 근육 사이에 존재하는 신경의 위치가 판단되기도 한다. 도플러로 근방이나 바늘 자입경로의 혈관을 확인 후 프로브 외측을 소독하고 바늘을 자입 후 척추관 내의 자입에 주의하며 근육 사이로 바늘 끝을 위치시켜 약물을 주입한다(**그림 40**).

포인트

추골동맥의 주행에는 변이도 있으므로 pre-scan은 물론 주사 시에 근방이나 바늘 자입경로에 동맥 존재 유무를 확인할 필요가 있다.

저자의 말

요코하마시립대학 정형외과의 Miyatake 선생에게 경추 횡돌기의 집게발을 스캔 후 후방의 추간관절을 미측에서 두측으로 확인하다가, 추간관절이 보이지 않게 되는 부위에 하두사근이 나타나므로 대후두신경의 인터벤션 시 이 방법을 주로 사용한다는 것을 배웠고, 향후 시도해보려고 한다.

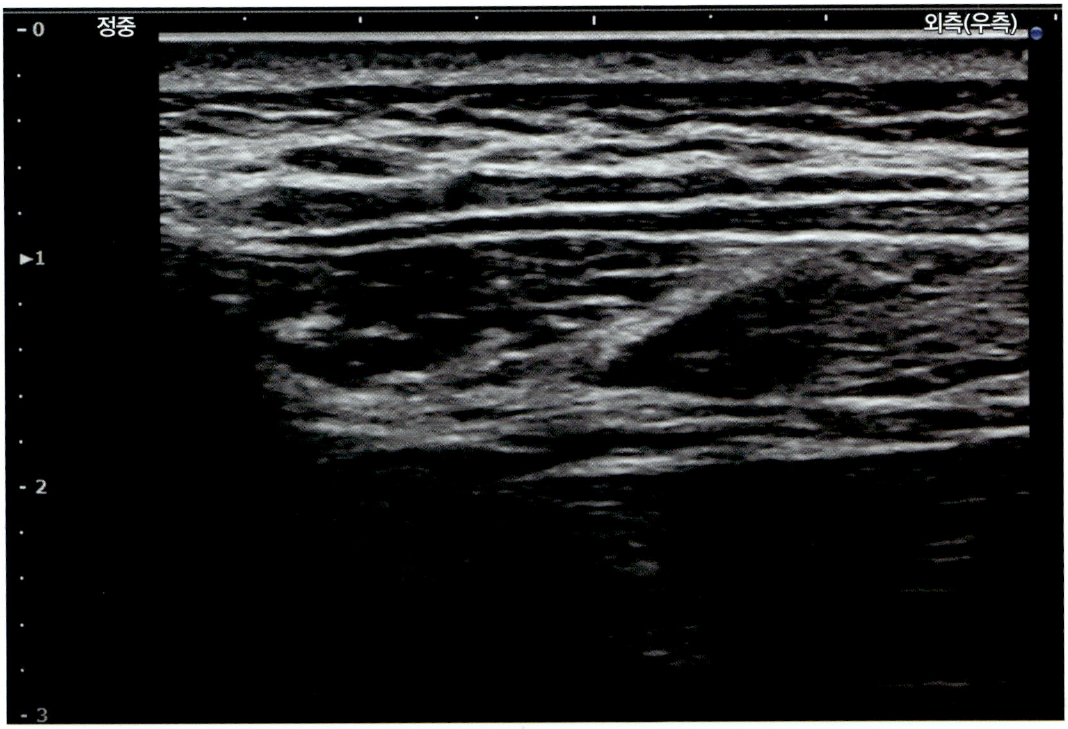

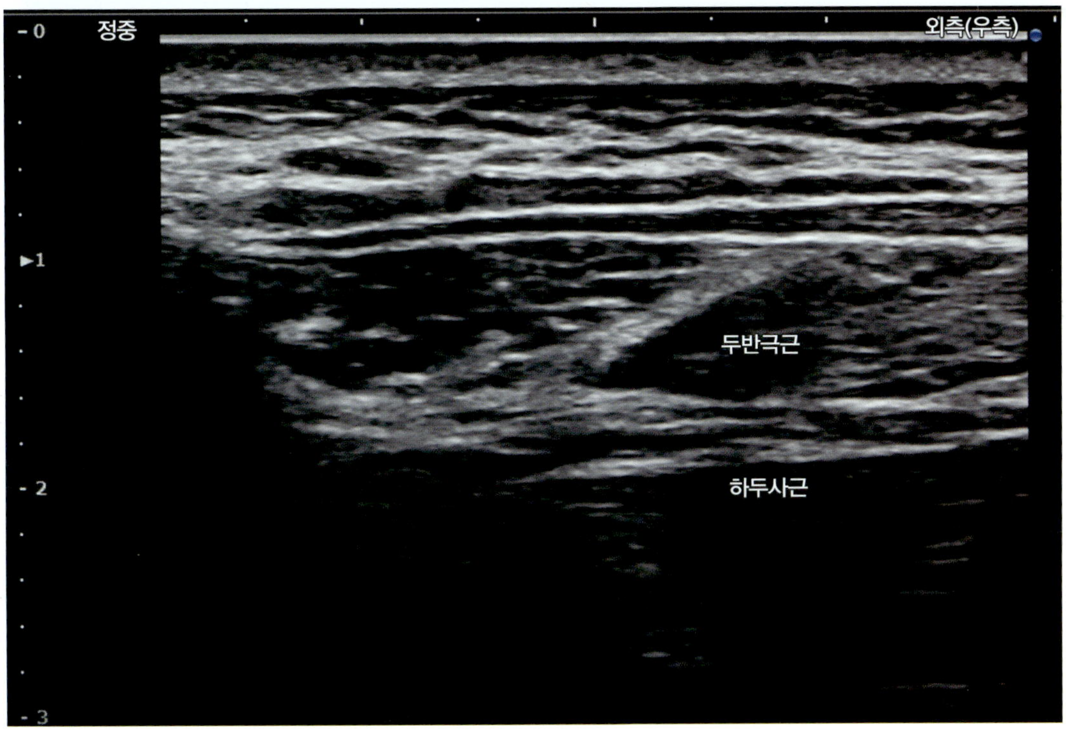

그림 39 대후두신경에 대한 초음파 유도하 주사(단축상 · 평행법)

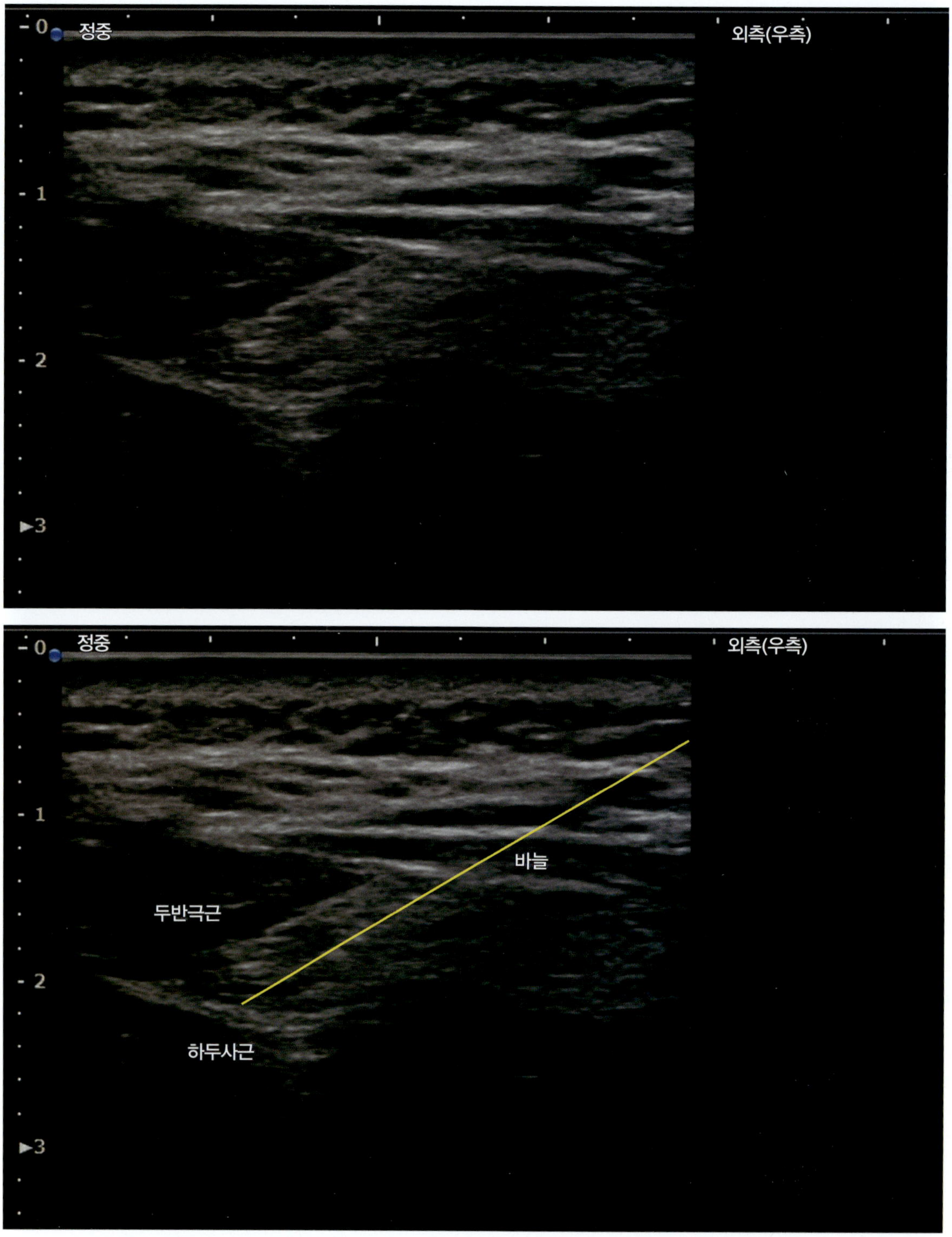

그림 40 대후두신경에 대한 초음파 유도하 주사(단축상 · 평행법) (그림 39와 다른 증례)

Target 113 : 척수신경 후지 내측지

척수신경은 추간공 출구에서 전지와 후지로 나뉘고, 후지는 이후 내측지와 외측지로 분지되어 내측지는 관절주 중앙 부근을 지나 후방으로 돌아가 두미측에 추간관절지를 낸 후 근지와 피지가 된다(**그림 41-1**). 현시점에는 경견완부 통증 치료에 척수신경 후지내측지를 빼놓을 수 없다고 생각한다. Tsuzuki는 편타성 손상 후 경부통 원인 부위가 될 수 있는지에 관해 경추추간관절 근방의 후지내측지 주행에 관해 조사하였다.[20] 후지내측지의 추간관절 부분은 그 중추측과는 다르게 직경 1mm 이하로 가늘고 그 신경초가 얇고 취약하며, 경추 신전 시에는 추간공 출구부를 경계지점으로 양측 원위 방향으로 신연력을 받아 이른바 편타성 손상이 발생할 가능성이 있다고 기술하였다.

적응증!

상지 방사통을 동반하지 않은 경부 통증에서, 경추 신전이나 회전 시 악화되고, 후경부 약간 외측의 추간관절부에 압통을 동반한 경우 및 동일한 부위에 국한된 통증의 경우에는 첫 번째 타깃으로 고려한다. 또한, 경추후방수술(**그림 41-2**)의 축성 통증이나 외상을 포함한 후경부의 통증 치료에서도 타깃으로 한다.

준비

- 자세 : 복와위
- 프로브 : 리니어
- 실린지 : 5mL
- 바늘 : 25G · 25G long needle

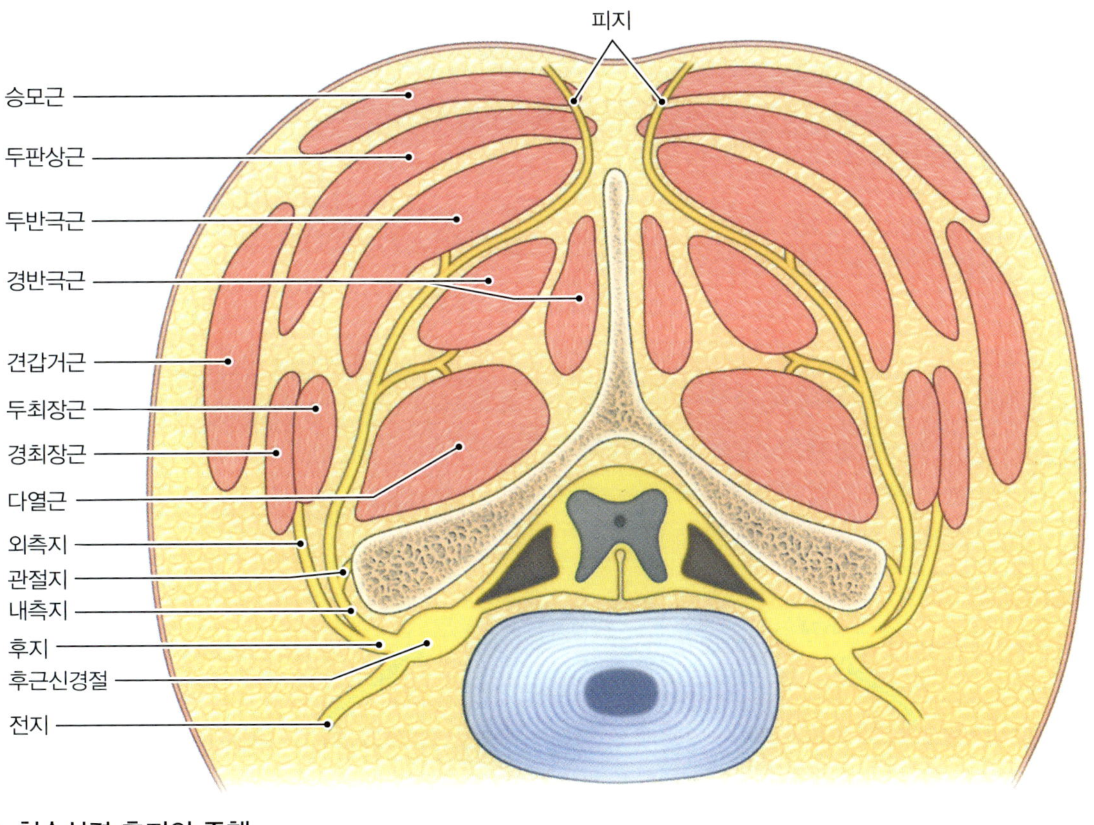

그림 41-1 척수신경 후지의 주행

(Zhang J, et al : surgical anatomy of the nerves and muscles in the posterior cervical spine. Spine(Phila Pa 1976) 2003 ; 28 (1 3) : 1 379-84, 그림 1에서 인용)

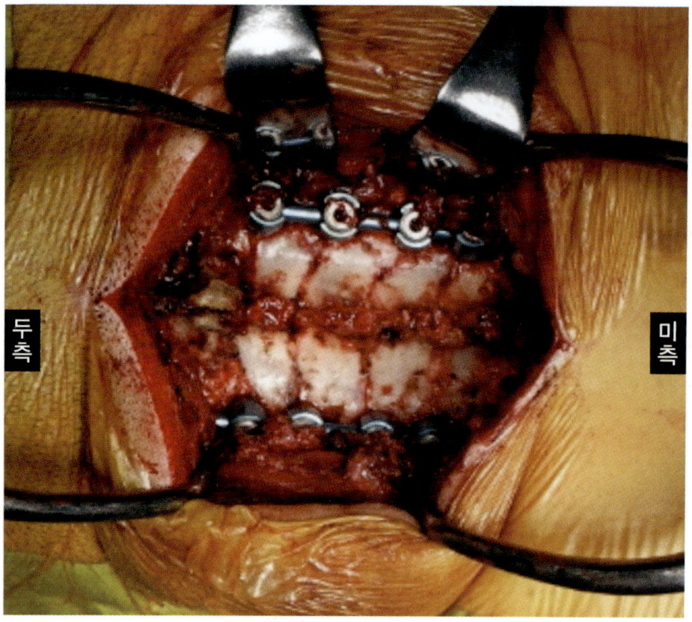

그림 41-2 경추 후방고정술의 수술 시야 전개
추궁에서 외측괴까지 후방 골조직을 노출

경추 신경근 · 척수신경에 대한 초음파 유도하 주사에 익숙하고 레벨을 확인 가능하며, 두경부가 고정되면, 환측을 위로한 측와위에서 시행한다. 술자는 후방에 앉고 전방에 모니터를 배치한 In Line position으로 한다.

다열근면 또는 반극근 사이에 약물을 주입하는 경우에는 전흉부에 쿠션이나 타올을 넣어 경추 중립위에서 약간 전굴시킨 복와위에서 시행하며, 이 경우 환측에 술자, 반대측에 모니터를 배치한다.

0 Pre-scan

[☞「I-1 초음파 해부 –SONOANATOMY–」, 「6 경부 고유배근」 장(p. 81), 「12 척수신경 후지」 장(p. 106) 참조]

「Target 110 : 신경근 · 척수신경」 장(p. 144)에서 기술한 방법으로 집게발과 신경을 스캔한다. 프로브를 후방으로 Slide(Sliding)시켜, 추간관절 · 외측괴(관절주)를 관찰하고 약간 두측으로 프로브를 Sweep(Sliding)시켜, 외측괴의 높이가 약간 오목해진 부분에 척수신경 후지가 존재한다.

또는 척추에 대해 측경부에 장축으로 프로브를 대면 추간관절 및 외측괴가 선상 고에코로 나타나며, 외측괴 중앙 선상 고에코의 오목해진 부분에 마찬가지로 척수신경 후지가 존재할 것이다.

근육 사이에 접근할 경우는 중위 경추 레벨 후방에서 단축으로 극돌기를 스캔한다. 프로브를 외측으로 Slide(Sliding)시키면 5층의 근육이 확인되며 표층부터 승모근, 두판상근, 두반극근, 경반극근, 다열근(및 회전근)이다.

1 장축상 · 체간 단축(평행법)

목표 레벨의 후결절을 스캔 후(**그림 42-1**), 프로브를 후방으로 Slide(Sliding)시키면, 초음파 영상에서 전결절이 아래로 내려가며 추간관절이 나타난다(**그림 42-2, 빨간 화살표**). 추간관절을 화면 중앙에 스캔한(**그림 42-3**) 후 천천히 두측으로 프로브를 이동시켜 추간관절의 산이 오목해진 외측괴(관절주)의 골짜기 부분을 찾는다(**그림 42-4**). 프로브 후방을 소독한 후(**그림 43**), 외측괴의 오목한 부분 또는 추간관절 주변에 바늘 끝을 위치시켜(**그림 44**) 혈액 등이 역류하지 않는지 확인 후 약물을 주입한다.

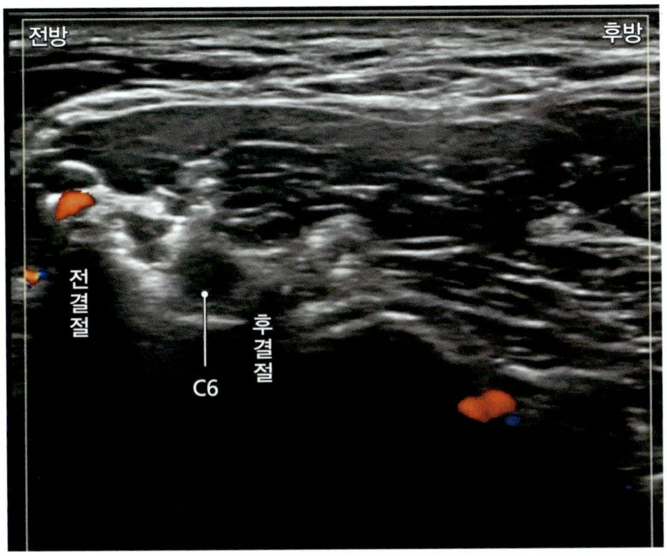

그림 42-1 척수신경 후지내측지에 대한 초음파 유도하 주사 ① (장축상 · 체간 단축 · 평행법)

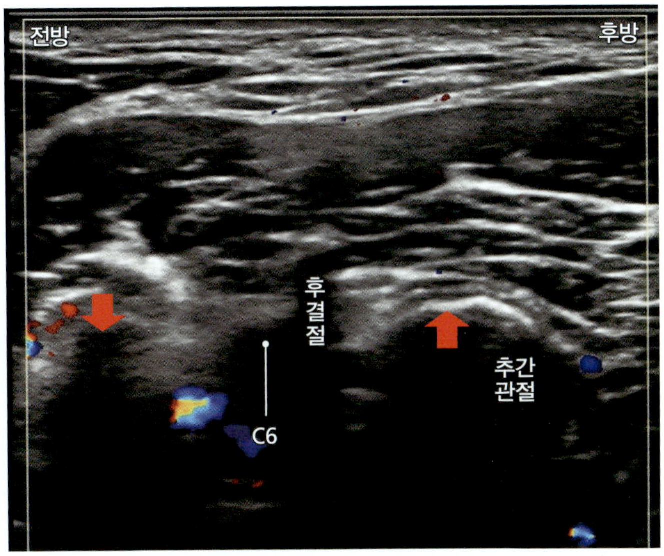

그림 42-2 척수신경 후지내측지에 대한 초음파 유도하 주사 ② (장축상 · 체간 단축 · 평행법)

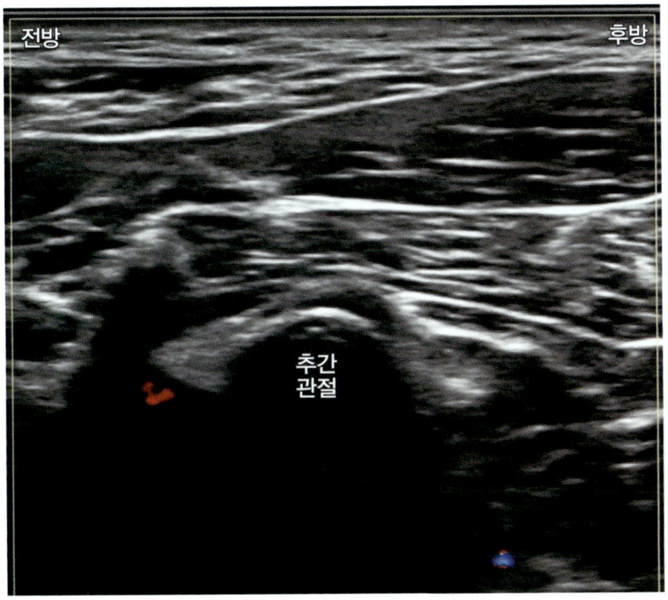

그림 42-3 척수신경 후지내측지에 대한 초음파 유도하 주사 ③ (장축상 · 체간 단축 · 평행법)

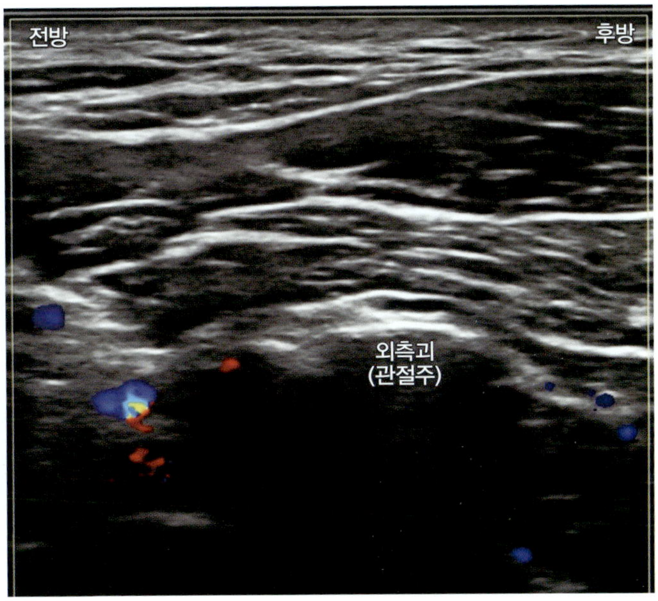

그림 42-4 척수신경 후지내측지에 대한 초음파 유도하 주사 ④ (장축상 · 체간 단축 · 평행법)

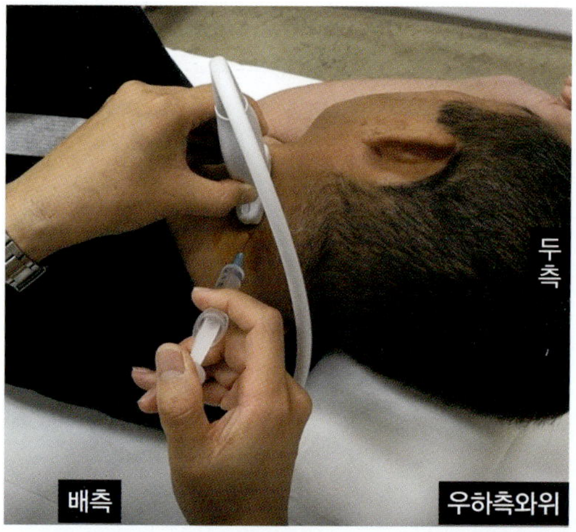

그림 43 척수신경 후지내측지에 대한 초음파 유도하 주사의 천자(장축상 · 체간 단축 · 평행법)

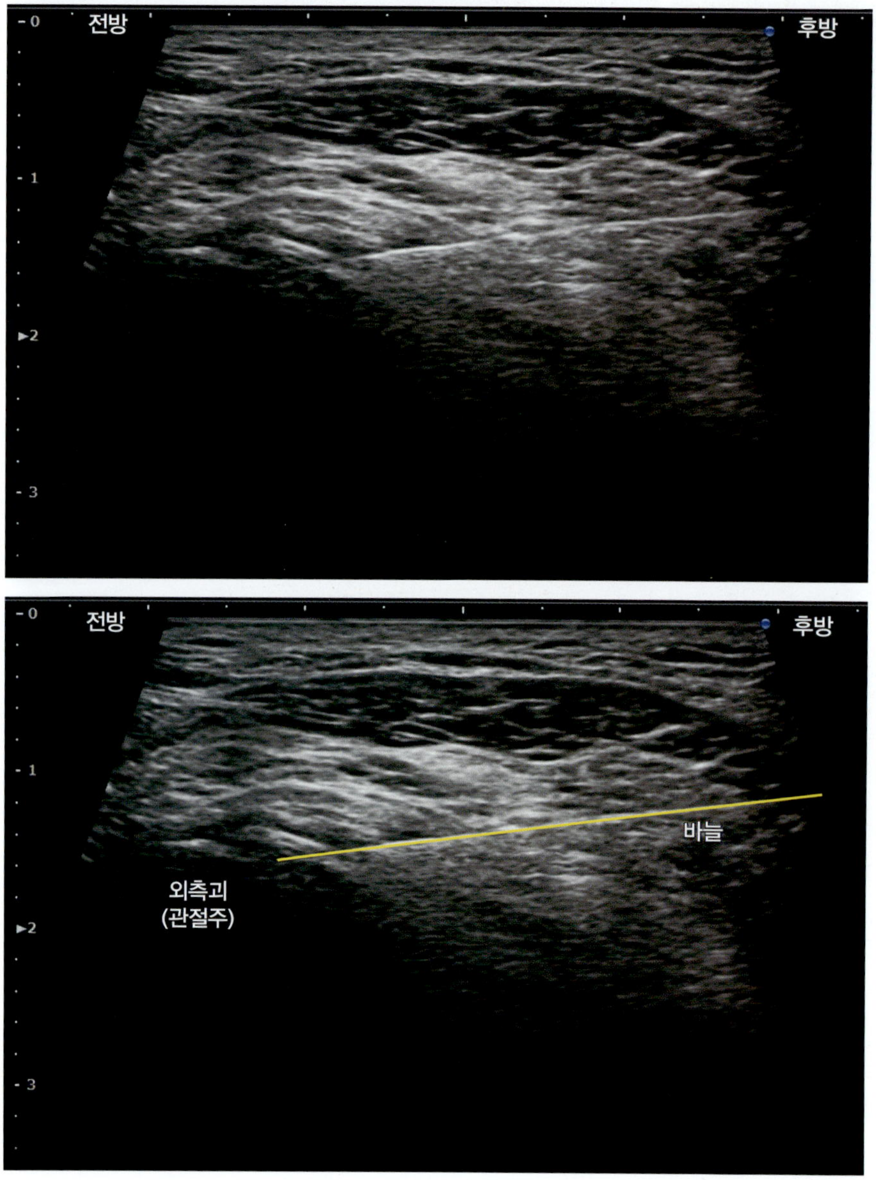

그림 44 척수신경 후지내측지에 대한 초음파 유도하 주사(장축상 · 체간 단축 · 평행법)

[2] 단축상 · 체간 장축(교차법)

단축으로 레벨을 확인하며 치료할 레벨로 프로브를 이동시켜, 측경부로 Slide(Sliding)시킨 후 프로브를 Rotation(Rotating)한다(**그림 45**). 추간관절이 볼록하고, 외측괴(관절주)가 오목하게 나타난다. 타깃 레벨이 프로브 중앙에 오도록 미세 조정해 프로브 후방을 소독하고 교차법으로 자입한다. 바늘 끝을 오목한 부위로 위치시켜 약물을 주입한다(**그림 46**).

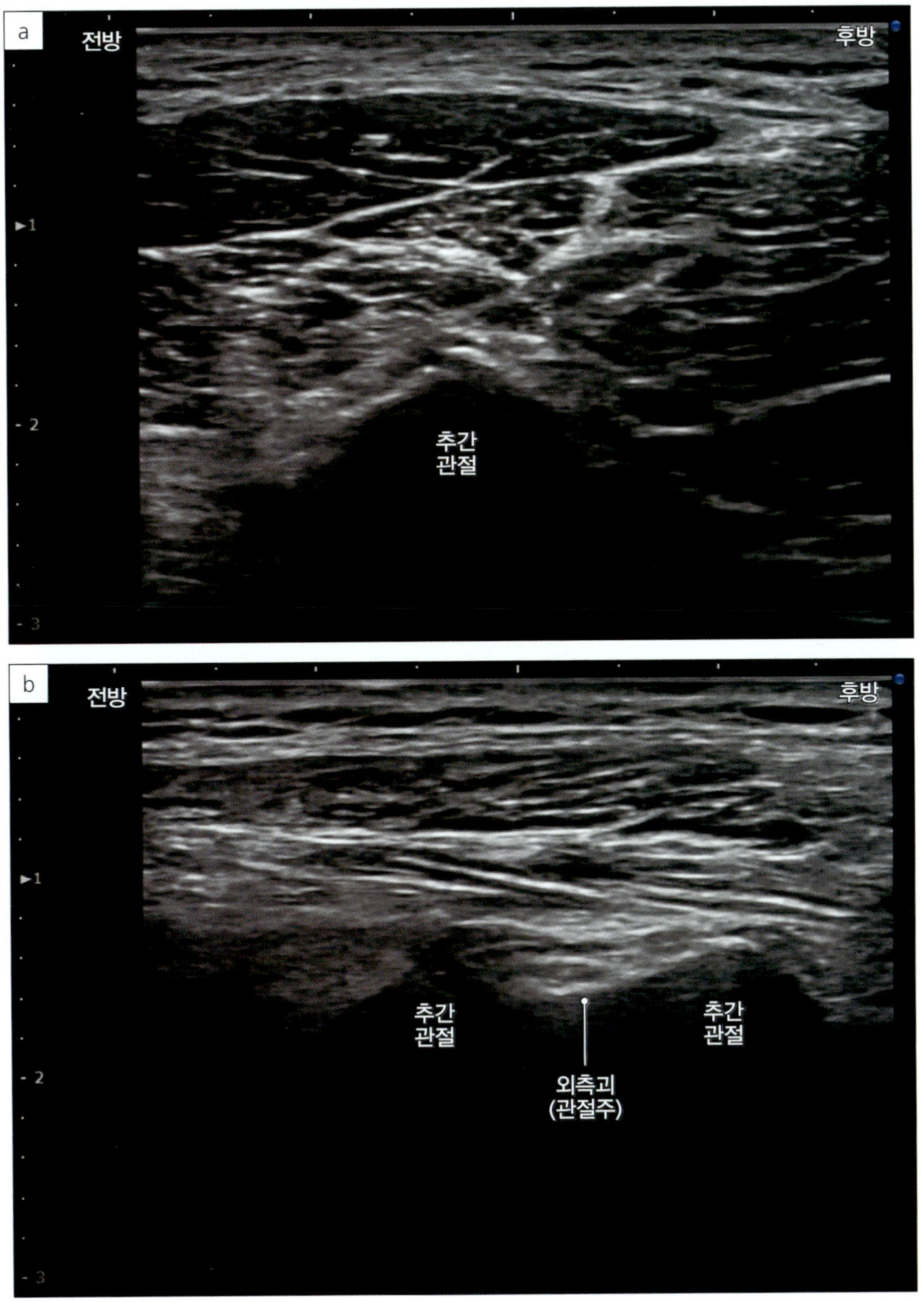

그림 45 **척수신경 후지내측지 장축상(체간 단축) (a), 단축상(체간 장축) (b)**

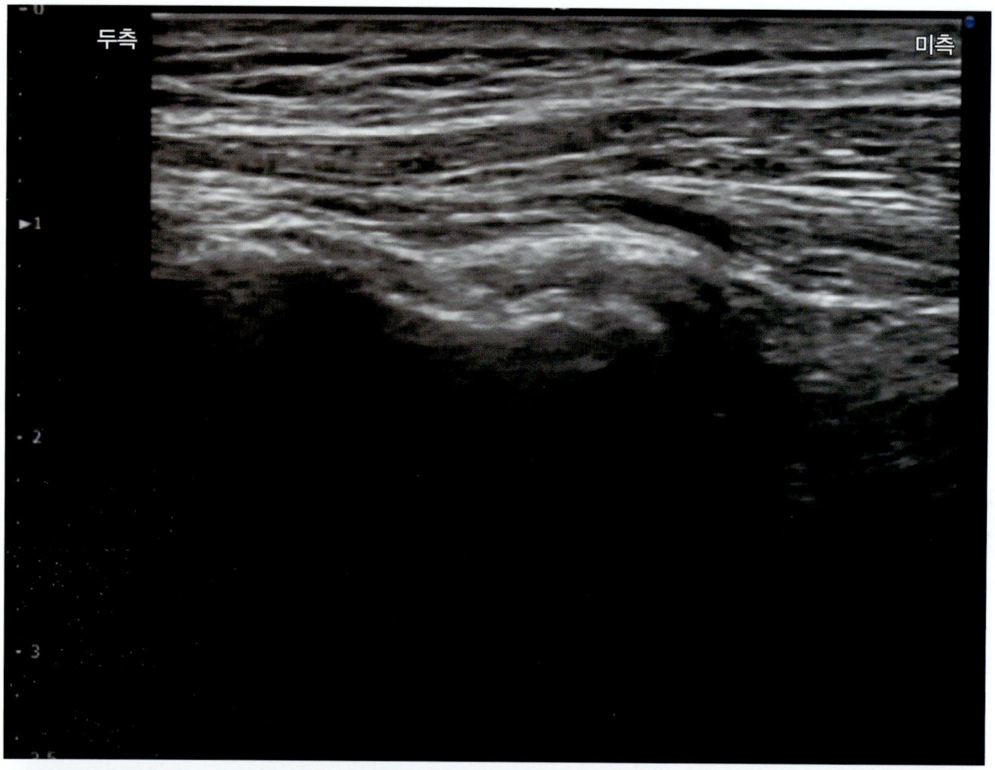

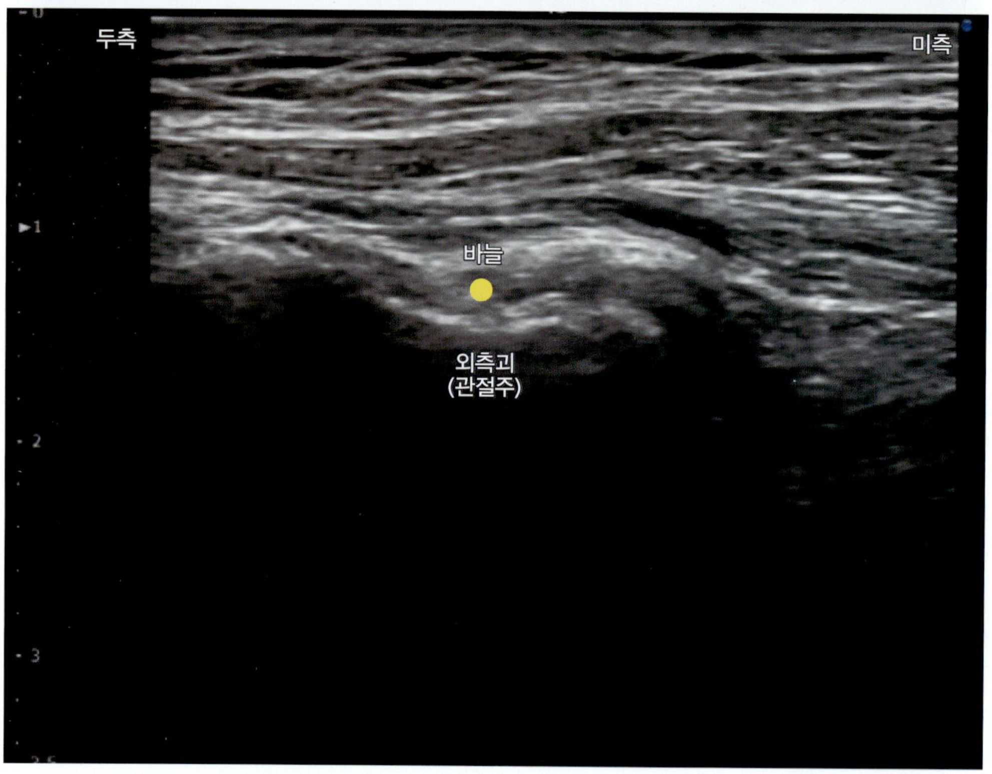

그림 46 척수신경 후지내측지에 대한 초음파 유도하 주사(단축상 · 체간 장축 · 교차법)

③ 장축상 · 체간 단축(근간 · 평행법)

경추 신경 후지를 타깃으로 한 새로운 신경차단술로 Suzuki가 반극근간 차단술과 경다열근면 차단술을 도해하여 기재하였다.[11] 프로브 외측을 소독 후 바늘을 자입해(**그림 47**), 근육 사이에 바늘 끝을 위치시켜 약물을 주입한다(**그림 48**).

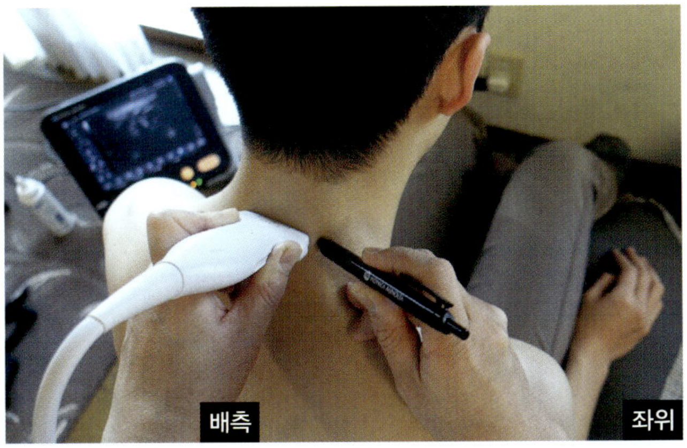

그림 47 척수신경 후지에 대한 초음파 유도하 주사의 천자 이미지(근간 · 장축상 · 체간 단축 · 평행법)

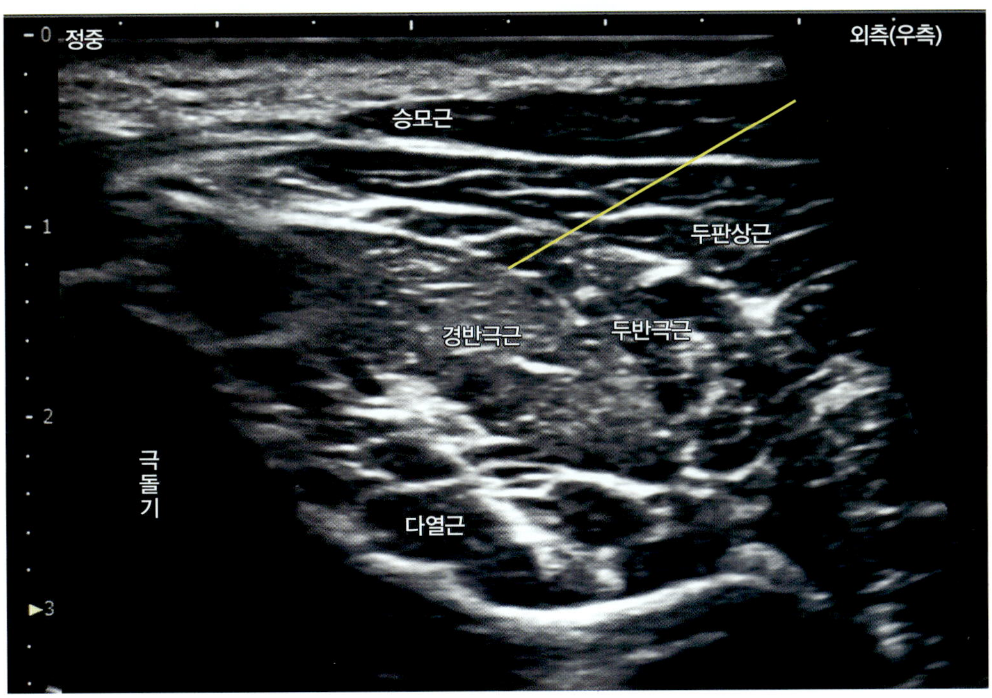

그림 48 척수신경 후지에 대한 초음파 유도하 주사의 천자 이미지(근간 · 장축상 · 체간 단축 · 평행법)

Target 114 : 부신경

[☞「I-1 초음파 해부 −SONOANATOMY−」, 「13 부신경」 장(p. 109)에 기재된 대로 부신경은 연수근과 척수근으로 구성된다. 척수근에서 유래한 외측지는 흉쇄유돌근·승모근에 분포한다. 이 외측지는 미측에서 후방을 향해 진행해 흉쇄유돌근의 내측면에 도달한다. 이 근육을 관통(또는 그 내측면을 따라), 흉쇄유돌근 후연에 나타난 후에는 외측경부(견갑거근의 천층)를 지나 승모근 전연에 이르고, 내측면을 주행해[☞「I-1 초음파 해부 −SONOANATOMY−」, **그림 74**(p. 109) 참조] 승모근에 운동지를 낸다. Otawa는 논문[21]에서 흉쇄유돌근의 신경 지배는 일반적으로 부신경이 운동, 경신경이 감각을 담당한다고 알려져 있지만 부신경에 감각 섬유가, 그리고 경신경에도 운동 섬유가 포함되었을 가능성이 있다고 기재하였다.

저자의 말

부신경의 지배 근육인 흉쇄유돌근과 승모근의 통증 또는 감각 섬유가 포함되어 통증유발 등이 부신경에 따른 경견완부 통증의 원인으로 생각된다.

적응증!

외상 후를 포함한 경견완부 통증, 이비인후과 등 측경부 수술 후 창부 주변의 경견완부 통증 등을 보이는 경우에 경신경총이나 견갑거근에의 인터벤션과 같은 타깃 중의 하나이다.

준비

- 자세 : 환측을 위로 한 측와위나 좌위
- 프로브 : 리니어
- 실린지 : 5mL
- 바늘 : 25G · 25G long needle

주행의 특성으로 인해 흉쇄유돌근 후연에서 접근할 경우에는 측와위, 견갑거근·승모근 사이에서 접근할 경우에는 좌위에서 시행한다.

0 Pre-scan

[☞「I-1 초음파 해부 −SONOANATOMY−」, 「6 경부 고유배근」 장(p. 81), 「13 부신경」 장(p. 109) 참조]

하악골하 레벨에서 내경동정맥과 흉쇄유돌근 사이를 스캔 후, 프로브를 천천히 후방 미측으로 이동시키며 흉

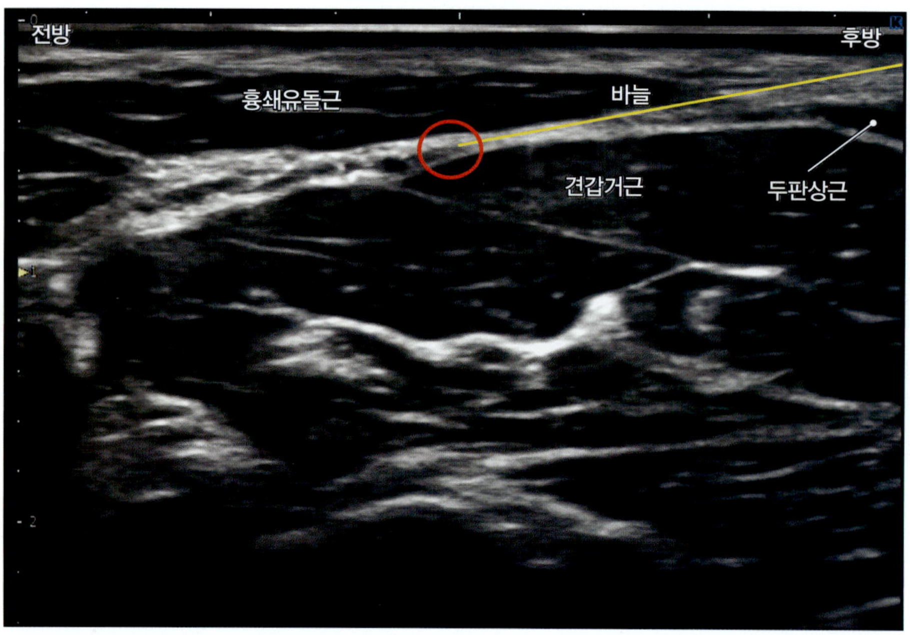

그림 49 부신경에 대한 초음파 유도하 주사 이미지(단축상 · 평행법)

쇄유돌근 심층을 확인하면 작은 원형 저에코가 확인되고, 더 후방 미측으로 천천히 그리고 연속적으로 프로브를 왕복시키면 흉쇄유돌근 후연을 나와 승모근-견갑거근 사이에서 후방으로 이동하는 작은 저에코상의 부신경을 식별하기 쉽다.

1 단축상(평행법)

Pre-scan 방법으로 흉쇄유돌근 후연과 부신경으로 판단한 원형 저에코를 스캔 후 프로브 후방을 소독하고 약물을 주입한다(**그림 49**). 또는 「**Target 104 : 승모근 · 견갑거근**」 장(p. 136)에 기재된 방법과 동일하게 승모근-견갑거근 사이와 부신경으로 판단한 원형 저에코를 스캔하고, 프로브 후방을 소독 후(**그림 50**), 바늘 끝을 근육 사이의 부신경 주위에 위치시켜 약물을 주입한다(**그림 51**).

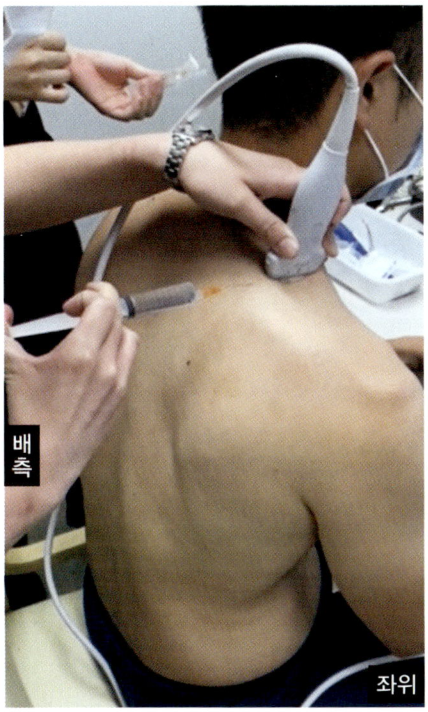

그림 50 부신경에 대한 초음파 유도하 주사의 천자(단축상 · 평행법)

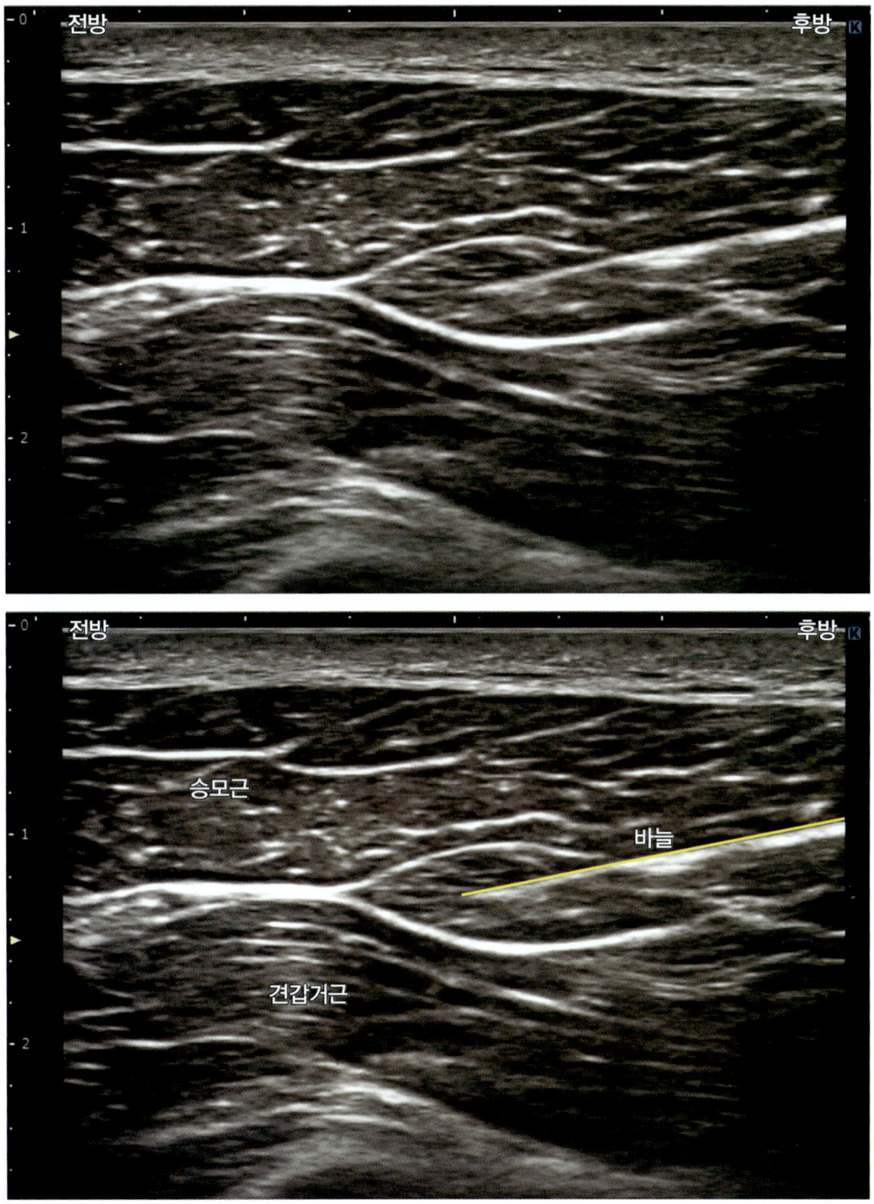

그림 51 부신경에 대한 초음파 유도하 주사(단축상 · 평행법)

Target 115 : 견갑배신경

견갑배신경은 C4 · C5 신경근에서 기시해 상완신경총의 상신경간을 경유해 대 · 소능형근과 견갑거근을 지배하며, 상완신경총에서 분지된 후 사각근을 뚫고(**그림 16**), 견갑거근과 능형근의 복측을 주행한다[☞「**I-1 초음파 해부 –SONOANATOMY–**」, **그림 77**(p. 112) 참조]. 이 해부학적 특징으로 인해 이른바 어깨 결림으로 표현되는 견갑대 주위 통증과 관련될 것으로 생각된다.

적응증!

경추 전굴 및 견갑골을 외전시킬 때 견갑골 내측에 강한 당김이 유발되는 경우나 견갑골 내측에 압통을 보이는 경우, 또는 견갑골 내전의 좌우차를 보이는 경우에 타깃으로 한다.

저자의 말

상기 증상이나 소견을 보일 때 승모근-능형근간 등에의 인터벤션을 시행하거나 견갑배신경을 타깃으로 능형근 복측(심층)에 약물을 주입한다. 통증이 완화가 견갑배신경 주위에의 약물 주입에 의한 효과인지, 근육 사이나 근막에의 작용으로 인한 효과인지 필자는 아직 명확하게 답할 수 없다. 이 책은 신경을 의식해 기재했지만 다른 부위에서도 마찬가지로, 그 주위 해부학적 구조를 숙지하고 각자 실제 임상 중 그 답을 찾아가길 바란다.

준비

- 자세 : 좌위 · 측와위
- 프로브 : 리니어
- 실린지 : 5mL
- 바늘 : 25G · 25G long needle

좌위나 환측을 위로 한 측와위에서 시행한다. 술자는 환자의 배측에 앉고, 모니터는 환자의 전방에 배치한다.

0 Pre-scan

[☞「**I-1 초음파 해부 –SONOANATOMY–**」, 「**14 견갑배신경**」 장(p. 112) 참조]

견갑골 상각 내측에 프로브를 체간에 단축으로 스캔하면 견갑골에 부착하는 견갑거근이 관찰된다. 견갑거근 아래에 견갑배동맥을 도플러로 확인하면 그 내측에 견갑배신경이 존재한다. Cho 등에 따르면 견갑골 상각 레벨에서 견갑배신경은 전례 견갑배동맥의 내측을 주행하고 둘의 거리는 평균 7.4mm였다.[22] 더 미측으로 프로브를 Sweep(Sliding)시키면 소능형근과 대능형근 심층에 견갑배신경이 주행한다.

1 단축상(교차법 · 평행법)

측경부의 수술창이나 사각근 사이에 압통이 있는 경우 등은 사각근에서의 압박 · 포착이나 활주장애 등이 의심되므로 「**Target 107 : 전 · 중 · 후사각근**」 장(p. 142)

및「**Target 110 : 신경근 · 척수신경**」장(p. 144)에 기재된 방법으로 중사각근 주변의 견갑배신경에 프로브 후방에 서 평행법으로 약물을 주입한다(**그림 52**).

대부분 능형근 심층으로 접근하며 pre-scan 방법에서 체간 및 견갑배신경에 대해 단축으로 프로브를 대고 견갑배동맥을 확인한다. 그 내측에서 능형근 복측(심층)에 바늘 끝을 위치시켜 약물을 주입하며(**그림 53**), 전방의 흉막에 주의해 바늘 끝을 놓쳐 기흉이 발생하지 않도록 한다. 교차법에서는 프로브 두측(**그림 54**) 및 미측, 평행법에서는 프로브 내측을 소독해 바늘을 자입한다.

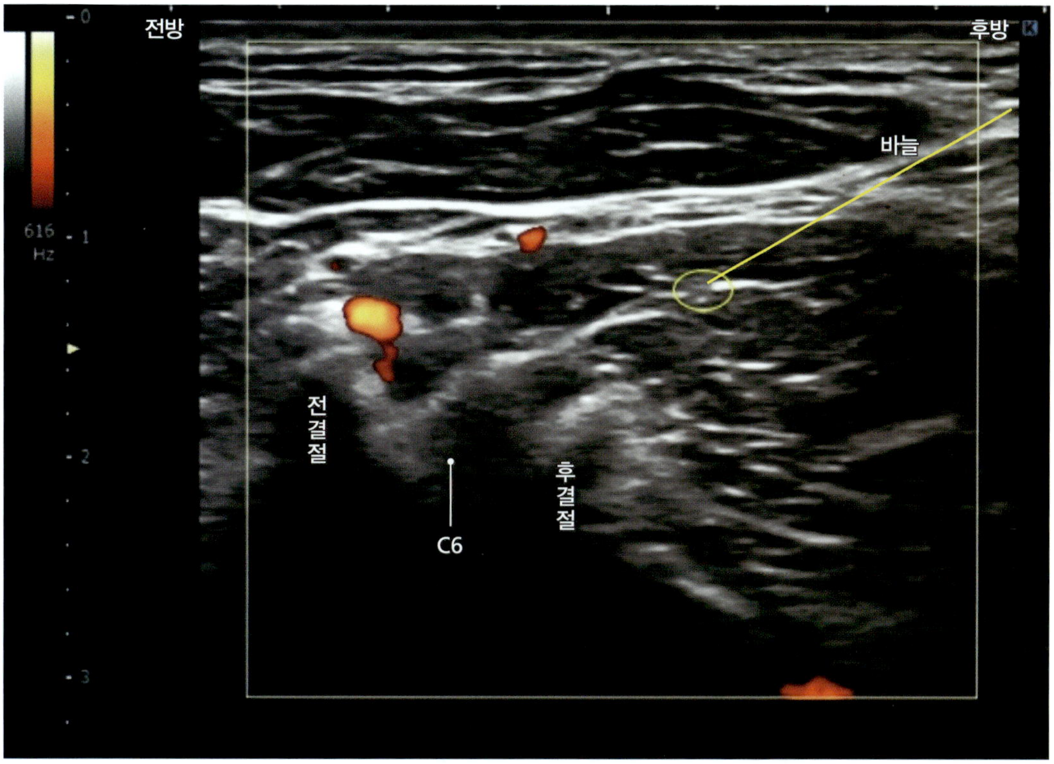

그림 52 **견갑배신경에 대한 초음파 유도하 주사의 이미지(단축상 · 평행법)**

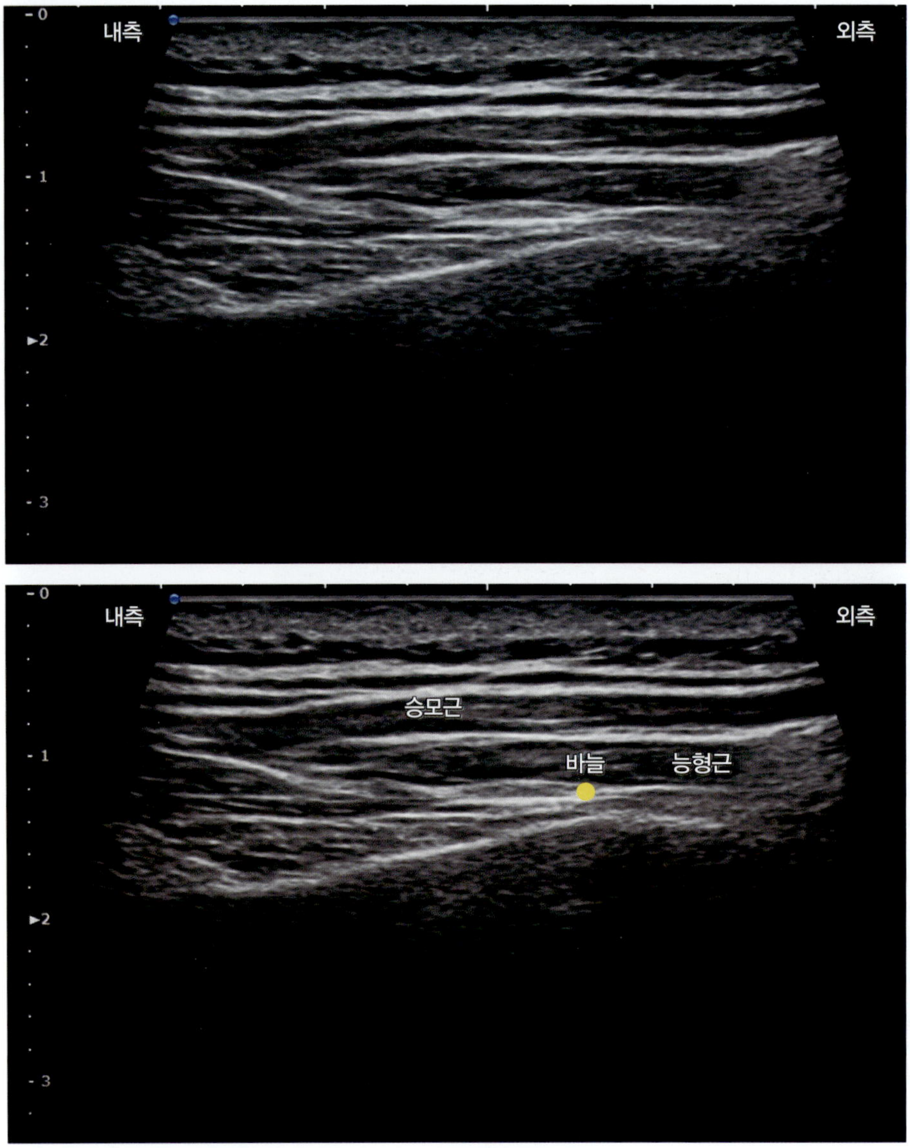

그림 53 견갑배신경에 대한 초음파 유도하 주사(단축상 · 교차법)

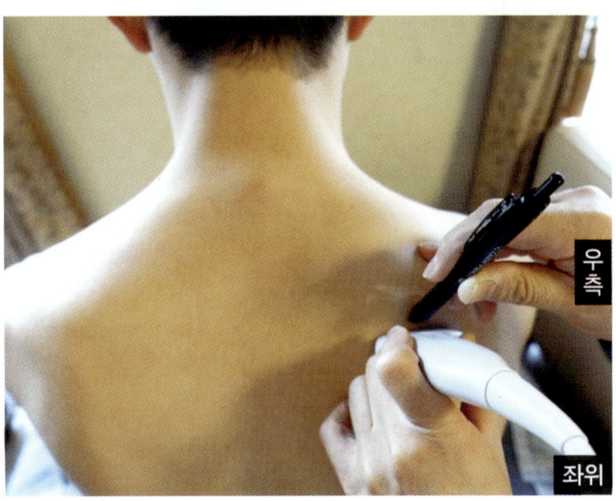

그림 54 견갑배신경에 대한 초음파 유도하 주사의 천자 이미지(단축상 · 교차법)

Target 116 : 견갑상신경

결절종이나 견갑절흔의 상견갑횡인대에 의한 압박, 배구나 테니스 등 상지 거상에 의한 과사용에 따른 손상 등이 원인이다.

적응증!

견갑골 주위의 통증·견갑절흔 주위 압통 및 극상근·극하근 근력저하로 인한 견관절 외전 제한 등이 있는 경우에 접근한다.

포인트

경추나 견관절 질환 또는 견관절 주변 통증에서 발생하며, 견관절 외전 근력저하를 유발하는 신경통성 근위축증(neuralgic amyotrophy : NA) 등의 감별을 요한다.

준비

- 자세 : 환측을 위로 한 측와위나 좌위
- 프로브 : 리니어
- 실린지 : 5mL
- 바늘 : 25G

좌위나 환측을 위로 한 측와위에서 시행한다. 술자는 환자의 배측에 앉고, 모니터는 환자의 전방에 배치한다.

0 Pre-scan

[☞「I-1 초음파 해부 −SONOANTOMY−」, 「15 견갑상신경」 장(P. 115) 참조]

「Target 110 : 신경근·척수신경」 장(p. 144)에 기술한 방법으로 C5·C6 신경근·척수신경을 스캔한다. 말초로 프로브를 Sweep(Sliding)시켜 쇄골 위에서 쇄골 배측을 들여다 보듯 프로브를 천천히 기울여 관찰하면, 쇄골하동맥 외측의 상완신경총에서 외측으로 나오는 견갑상신경이 확인된다[☞「I-1 초음파 해부 −SONO-ANATOMY−」, **그림 81**(p. 116) 참조].

배부에서 견갑극에 평행하게 프로브를 대면 극상와의 바닥 부분이 선상 고에코상으로 나타나고, 그 배측에 승모근과 극상근이 존재한다. 내측에서 외측으로 프로브를 이동시키면, 선상 고에코가 끊어지거나 단차를 보이는 부위가 확인된다. 이 견갑절흔과 상견갑횡인대 사이에 견갑상동맥과 견갑상신경이 존재한다[☞「I-1 초음파 해부 −SONOANATOMY−」, **그림 82**(p. 117) 참조]. 결절종 유무도 pre-scan에서 확인해둔다.

1 단축상(평행법·쇄골상)

상완신경총에서 외측으로 나오는 부위에서 견갑상신경에의 인터벤션은 쇄골 위에서 상완신경총에의 접근과 마찬가지로 도플러로 혈관을 확인 후 흉막, 혈관, 상완신경총을 천자하지 않도록 바늘 끝을 항상 확인하며 프로브 외측에서 바늘을 자입해 약물을 주입한다(**그림 55**).

2 단축상(교차법·견갑절흔)

견갑절흔에서 견갑상동맥을 도플러로 확인(**그림 56**) 후, 프로브 두측을 소독하고 교차법으로(**그림 57**) 상견갑횡인대, 극상근 심층에 바늘 끝을 위치시켜 견갑상동맥을 천자하지 않도록 주의하며 그 주위에 약물을 주입한다(**그림 58**).

견갑극의 미측에서 프로브를 두측을 향해 기울이면 극하근 심층에 극하절흔이 관찰되며, 그 부위에 견갑상신경이 주행하므로 교차법으로 바늘을 자입해 약물을 주입한다(**그림 59**).

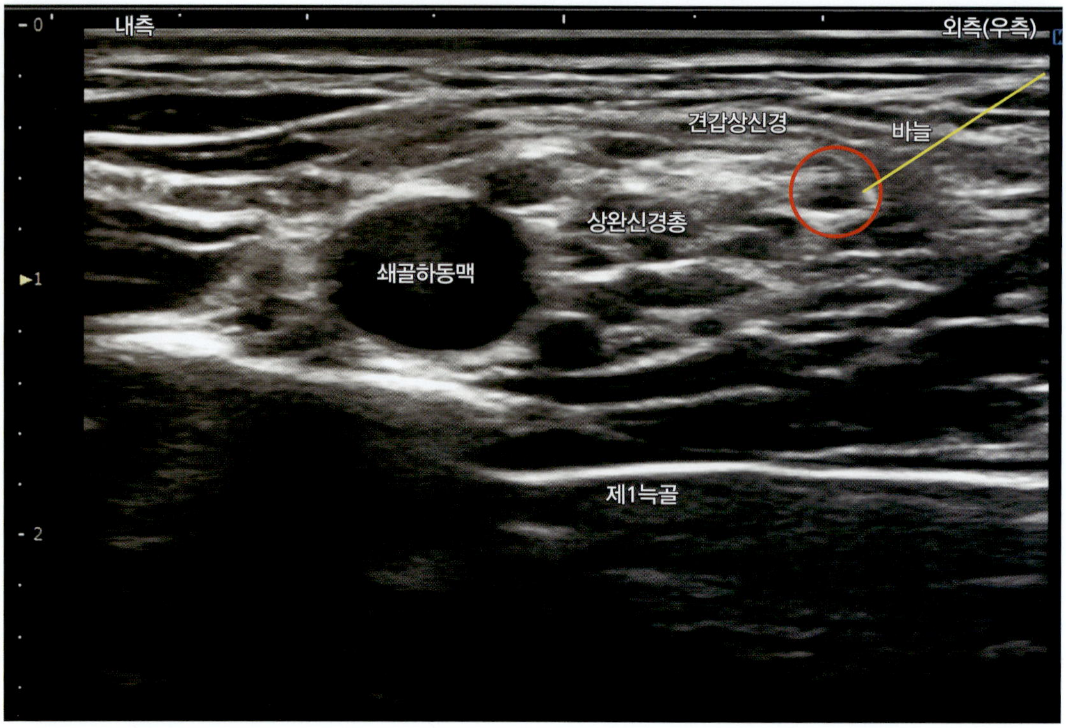

그림 55 견갑상신경에 대한 초음파 유도하 주사의 이미지(단축상 · 평행법 · 쇄골상)

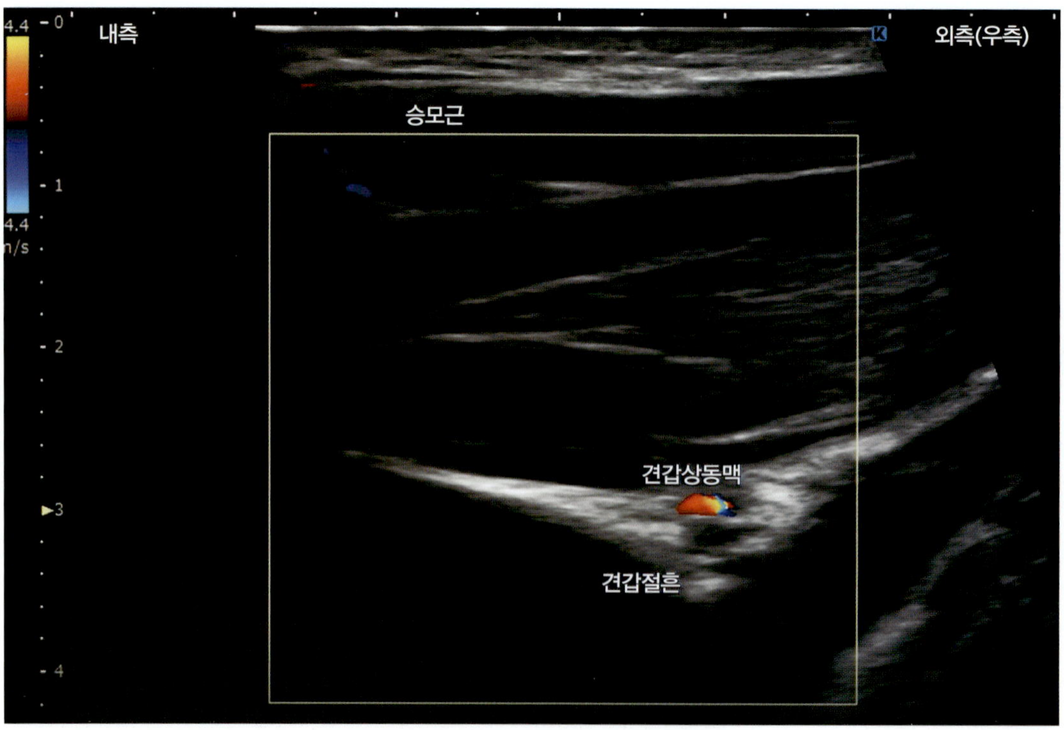

그림 56 견갑상신경에 대한 초음파 유도하 주사(단축상 · 견갑절흔)

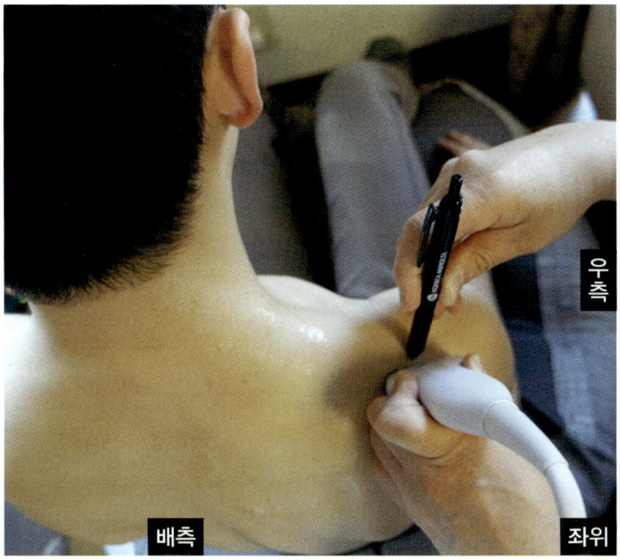

그림 57 견갑상신경에 대한 초음파 유도하 주사의 천자 이미지(단축상 · 교차법 · 견갑절흔)

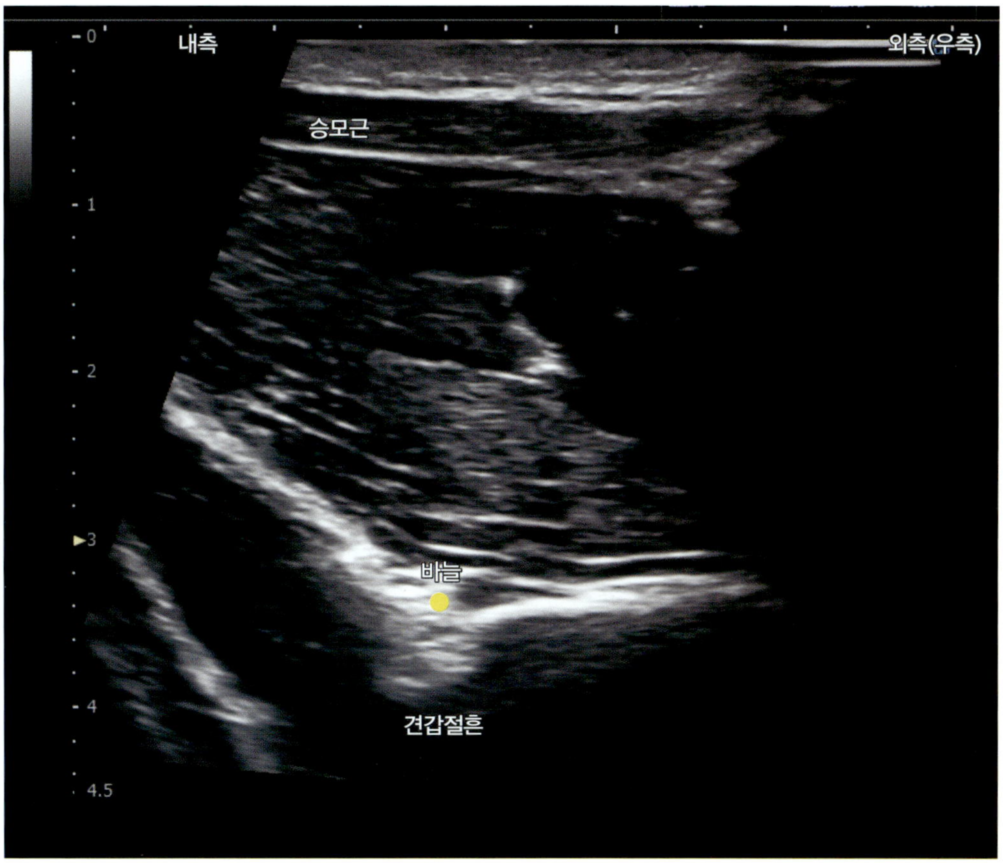

그림 58 견갑상신경에 대한 초음파 유도하 주사의 이미지(단축상 · 교차법 · 견갑절흔 · 두측에서)

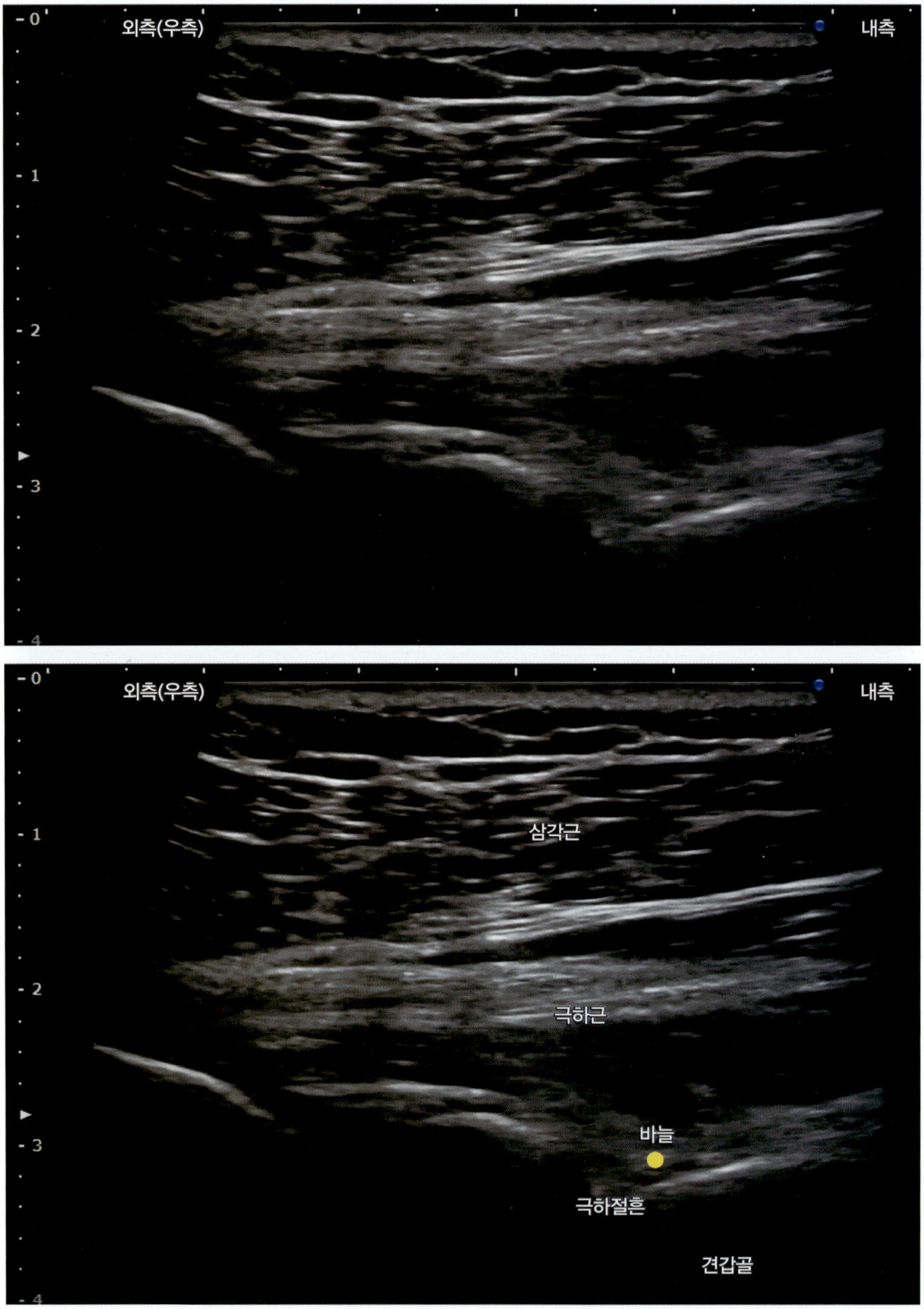

그림 59 견갑상신경에 대한 초음파 유도하 주사(단축상 · 교차법 · 극하절흔 · 미측에서)

Target 117 : 액와신경

견관절 주변의 통증, 저림, 위약이나 어깨 거상 곤란 등의 원인으로 액와신경병증도 빼놓을 수 없다. 액와신경은 액와 후벽에서 대원근 · 소원근 · 상완삼두근 장두 · 상완골로 이루어진 공간[사각공간, 외측액와공간(quadrilateral space ; QLS)] [☞「**I-1 초음파 해부 –SONOANATOMY–**」, **그림 85**(p. 120) **참조**]에서 그 주행 방향이 바뀌므로 야구의 투구동작 등 오버헤드 스포츠에서도 흔한 증상이다. 견관절 주변의 통증과 어깨 거상 곤란을 보이므로 회전근개 등의 견관절 질환, 경추 질환, 견갑상신경 마비, NA 등과의 감별이 필요하다.

적응증!

상기 증상을 보이는 경우에 타깃 중 하나가 된다. QLS 주위 압통이 있고, Spurling test가 음성이며, 상완이두근의 근력저하가 없고, 극상근이나 극하근의 위축이 없으며, 투구동작 등의 통증유발동작이 있는 것 등으로 판단한다.

준비

- 자세 : 환측을 위로 한 측와위나 좌위
- 프로브 : 리니어
- 실린지 : 5mL
- 바늘 : 25G

견관절을 중립 자세나 환측을 위로 한 측와위에서 후방에 프로브를 대는 방법과 환측을 위로 한 측와위에서 상지를 거상하고 액와에서 관찰하는 방법이 있다. Miyatake는 전자가 상외측상완피신경에 대한 주사가 되며, 후자가 액와신경에 대한 주사가 된다고 기술하였다.[23] 좌위 · 측와위 모두 술자는 후방에 앉고, 모니터는 전방에 배치한다.

0 Pre-scan : 견관절 중립법

[☞「**I-1 초음파 해부 –SONOANATOMY–**」, 「**16 액와신경**」 장(p. 120) **참조**]

상지는 체간에 대고, 가능한 범위에서 견관절 내회전 · 전완 회내시키면 관찰이 쉽다. 후방에서 상완골에 장축으로 프로브를 대고 상완골두를 스캔한다. 미측으로 Slide(Sliding)시켜 삼각근과 그 심층 두측에 소원근, 미측에 상완삼두근을 확인한다. 이 부위에서 박동하는 후상완회선동맥의 근방에 상외측상완피신경이 주행하며[☞「**I-1 초음파 해부 –SONOANATOMY–**」, **그림 87-1**(p. 124) **참조**], QLS에서 액와신경보다 약간 원위에 있으므로 그대로 천천히 내측으로 프로브를 Sweep(Sliding)시켜, 상완골두가 견갑상완관절로 이행하는 프로브 위치에서 액와신경[☞「**I-1 초음파 해부 –SONOANATOMY–**」, **그림 87-2** 빨간 원 안(p. 125) **참조**]을 확인한다.

1 Pre-scan : 견관절 외전법

[☞「**I-1 초음파 해부 –SONOANATOMY–**」, 「**16 액와신경**」 장(p. 120) **참조**]

측와위로 가능한 범위에서 상지를 거상(견관절 외전)한다. 액와부에 전방에서 상완에 대해 단축으로 프로브를 대면, 혈관과 그 후방에 대원근이 그리고 그 심층에 상완골이 나타난다[☞「**I-1 초음파 해부 –SONOANATOMY–**」, **그림 86-1**(p. 121) **참조**]. 이 위치에서 후방으로 프로브를 Slide(Sliding)시키면 대원근 후방에 상완삼두근 장두가 보이고 더 후방의 심층에서 상완삼두근 쪽에 뾰족한 형태의 소원근이 나타난다[☞「**I-1 초음파 해부 –SONOANATOMY–**」, **그림 86-2**(p. 122) **참조**]. 이 위치에서 두미측으로 프로브를 조금 Sweep(Sliding)시켜 상완골두를 명료하게 스캔하면, 골두의 아치형 고에코상 천층에 전방부터 대원근 · 상완삼두근 · 소원근이 관찰된다. 상완골두와 상완삼두근 사이에 액와신경이 존재한다[☞「**I-1 초음파 해부 –SONOANATOMY–**」, **그림 86-3**(p. 123) **참조**].

② 단축상 · 체간 장축(교차법 · 견관절 중립위)

견관절 중립위 후방에서 박동하는 후상완회선동맥을 확인 후 상완 원위(미측)를 소독하고 바늘을 자입해 평행법으로 바늘을 진행하거나, 프로브 측방을 소독하고 교차법으로 바늘을 진행시켜(**그림 60**), 지방조직 주위에 약물을 주입한다(**그림 61**). 혈관 내에 주입하지 않도록 주의가 필요하다.

③ 단축상 · 체간 단축(평행법 · 견관절 외전위)

상완삼두근 심층에서 액와신경을 확인하고, 프로브 후방을 소독 후 바늘을 자입해 액와신경 주위에 약물을 주입한다(**그림 62**).

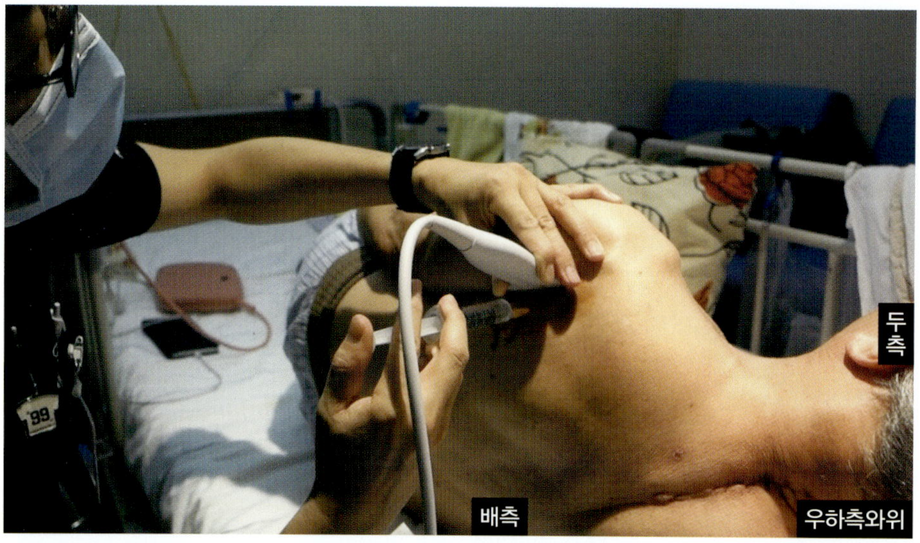

그림 60 액와신경에 대한 초음파 유도하 주사의 천자(단축상 · 체간 장축 · 교차법 · 견관절 중립위)

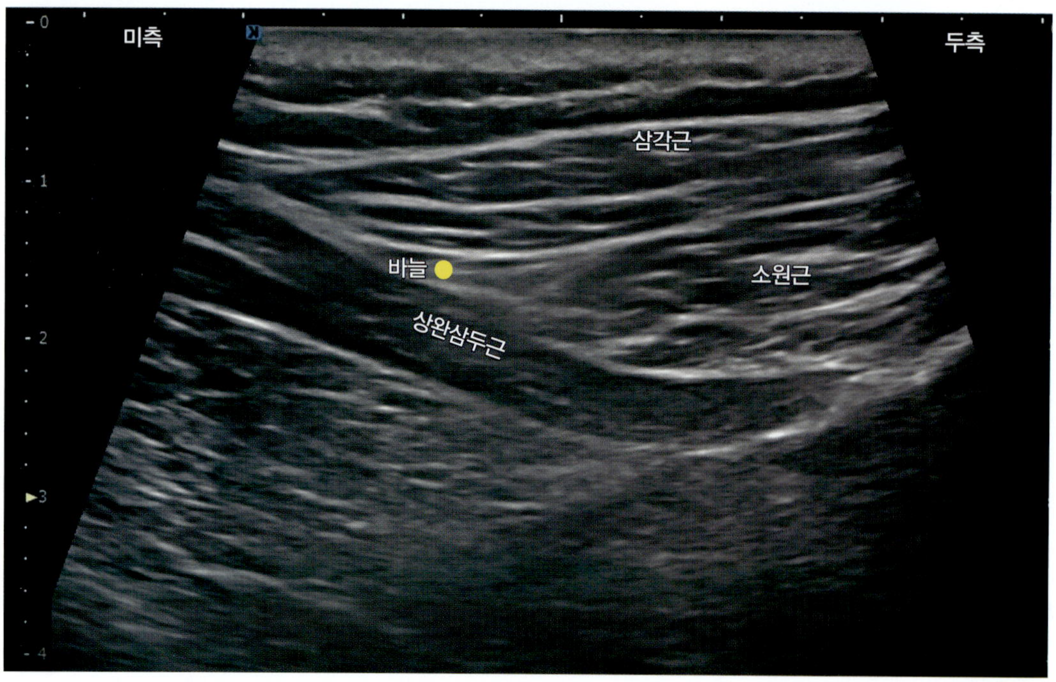

그림 61 액와신경에 대한 초음파 유도하 주사의 이미지(단축상 · 체간 장축 · 교차법 · 견관절 중립위)

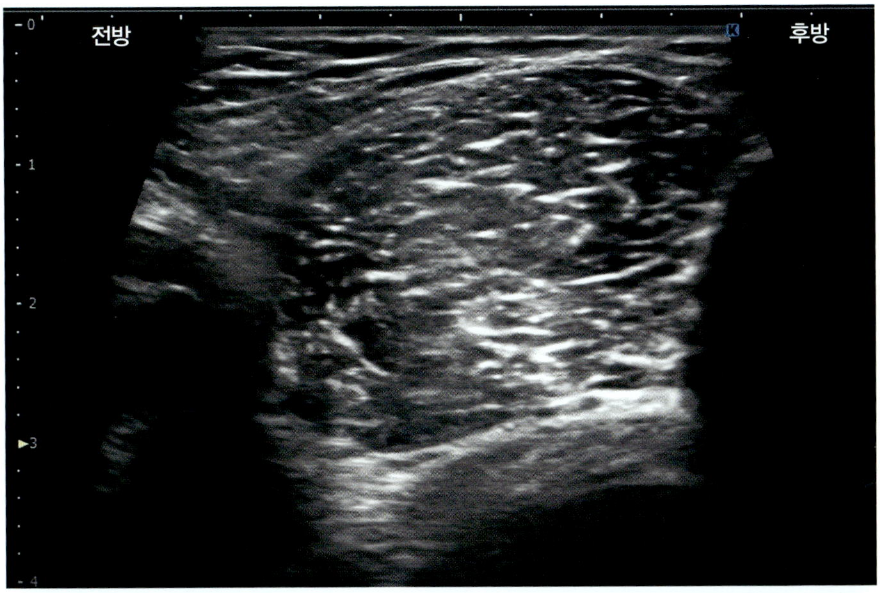

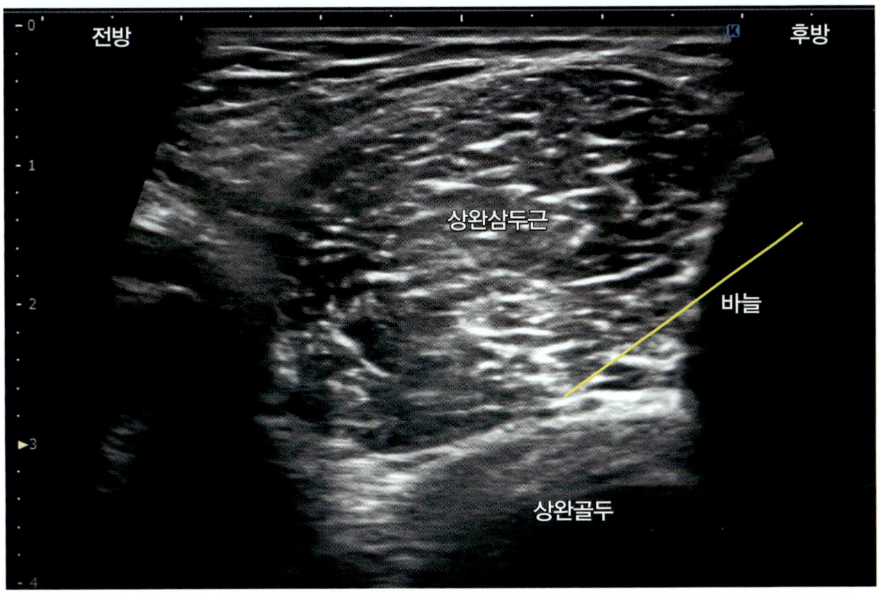

그림 62 액와신경에 대한 초음파 유도하 주사의 이미지(단축상 · 체간 단축 스캔 · 평행법 · 견관절 외전위)

경견완부 통증에 대한 초음파 유도하 주사 시 저자의 말

경견완부 통증에 대한 초음파 유도하 주사로, Target 101~117까지 17개의 타깃을 이 책에 소개하였다. 그러나 더 많은 타깃이 있다, 신경을 중심으로 한 기재가 너무 많다, 견관절에 대한 내용이 너무 적다, 경추 신경근에 너무 편향되어 기재되었다 등의 지적과 비판이 있으리라 생각한다.

이후 장에서도 마찬가지겠지만, 척추외과의로서 진료해 온 필자가 근골격계 초음파를 알게 되고, 시행착오 및 많은 선생님들에게 배우며 현시점에서 시행하고 있는 수기나 타깃을 기재하였으므로 다소 편향된 내용인 점을 양해 바란다.

참고문헌

1. Bogduk N, et al : The cervical zygapophysial joints as a source of neck pain. Spine (Phila Pa 1976). 1988; 13(6): 610-7.
2. Tanaka Y, et al : Cervical roots as origin of pain in the neck or scapular regions. Spine (Phila Pa 1976). 2006; 31(17): E568-73.
3. 田中靖久 : 変性頚椎由来の頚部痛--神経根性頚部痛と既成概念への疑問. 整・災外. 2010; 53(1): 13-8.
4. 前田 学, 他 : 頸椎惟間関節. ペインクリニック. 2020; 41 巻別冊秋号 : S527-38.
5. Henkus HE, et al : The accuracy of subacrominal injections; a prospective randomized magnetic resonance imaging study. Arthroscopy. 2006; 22(3): 277-82.
6. Esenyel CZ, et al : The correlation between the accuracy of steroid injections and subsequent shoulder pain and function in subarcromial impingement syndrome. Acta Orthop Traumatol Turc. 2003; 37(1): 41-5.
7. 皆川洋至 : 超音波でわかる運動器疾患一診断のテクニック. メジカルビュー社, 2010, p165-70.
8. 田尻和八, 他 : 肩こりに対するハイドロリリースの有効性. 整形外科. 2020; 71(5): 414-8.
9. Ohgoshi Y, et al : Multifidus cervicis plane block is effective for cervical spine surgery. Can J Anaesth. 2017; 64(3): 329-30.
10. Ohgoshi Y, et al : Novel ultrasound-guided inter-semispinal plane block; a comparative pilot study in healthy volunteers. J Anesth. 2018; 32(1): 143-6.
11. 鈴木興太, 他 : 脊髄神経後枝をターゲットにした新しい神経ブロック一脊椎手術後のマルチモーダル鎮痛の新しい選択肢としての期待. 臨整外. 2019; 54(4): 402-6.
12. 坂井友実, 他 : 東洋医学的アプローチ. 運動器の痛みプライマリケア頚部・肩の痛み. 菊地臣一, 編. 南江堂, 2010, p141-55.
13. Jee H, et al : Ultrasound-guided selective nerve root block versus fluoroscopy-guided transforaminal block for the treatment of radicular pain in the lower cervical spine; a randomized, blinded, controlled study. Skeletal Radiol. 2013; 42(1): 69-78.
14. 村田鎮優, 他 : 頸部神経根周辺. 痛みの治療に必要な局所解剖. ペインクリニック. 2020; 41 巻別冊秋号 : S477-85.
15. Takeuchi M, et al : Prevalance of C7 level anomalies at the C7 level; an important landmark for cervical nerve ultrasonography. Acta Radiol. 2016; 57(3): 318-24.
16. 橋口直史 : 超音波ガイド下頸椎神経根ブロックの有用性~整形外科外来での新しい活用法~. 映像情報Medical. 2020; 52(6): 76-80.
17. Murata S, et al : Vascular evaluation around the cervical nerve roots during ultrasound-guided cervical nerve root block. Spine Surg Relat Res. 2019; 4(1): 18-22.
18. Kim YD, et al : Risk of encountering dorsal scapular and long thoracic nerves during ultrasound-guided interscalene brachial plexus block with nerve stimulator. Korean J Pain. 2016; 29(3): 179-84.
19. 臼井要介, 他 : 浅 ・ 深頚神経叢ブロック. 痛みのScience& Practice 6. 神経ブロックに必要な画像解剖. 表 圭一, 編. 文光堂, 2014, p94-9.
20. 都築暢之, 他 : 頚椎椎間関節近傍における頚神経後内側枝走行と椎間板関節包に対する神経枝分布形態 鞭打ち損傷後の頚部痛原因部位になり得るか. 東日整災外会誌. 2001; 13(1): 48-54.
21. 大多和孝博 : 保存的頚部郭清術後の胸鎖乳突筋萎縮に関する研究一胸鎖乳突筋の微細解剖による考察一川崎医会誌. 1996; 22(3): 143-55.
22. Cho H, et al : New insights into pathways of the dorsal scapular nerve and artery for selective dorsal scapular nerve blockade. Korean J Pain. 2019; 32(4): 307-12.
23. 宮武和馬, 他 : 超音波ガイド下インターベンションと理学療法の融合. PTジャーナル. 2020; 54(9): 1002-9.

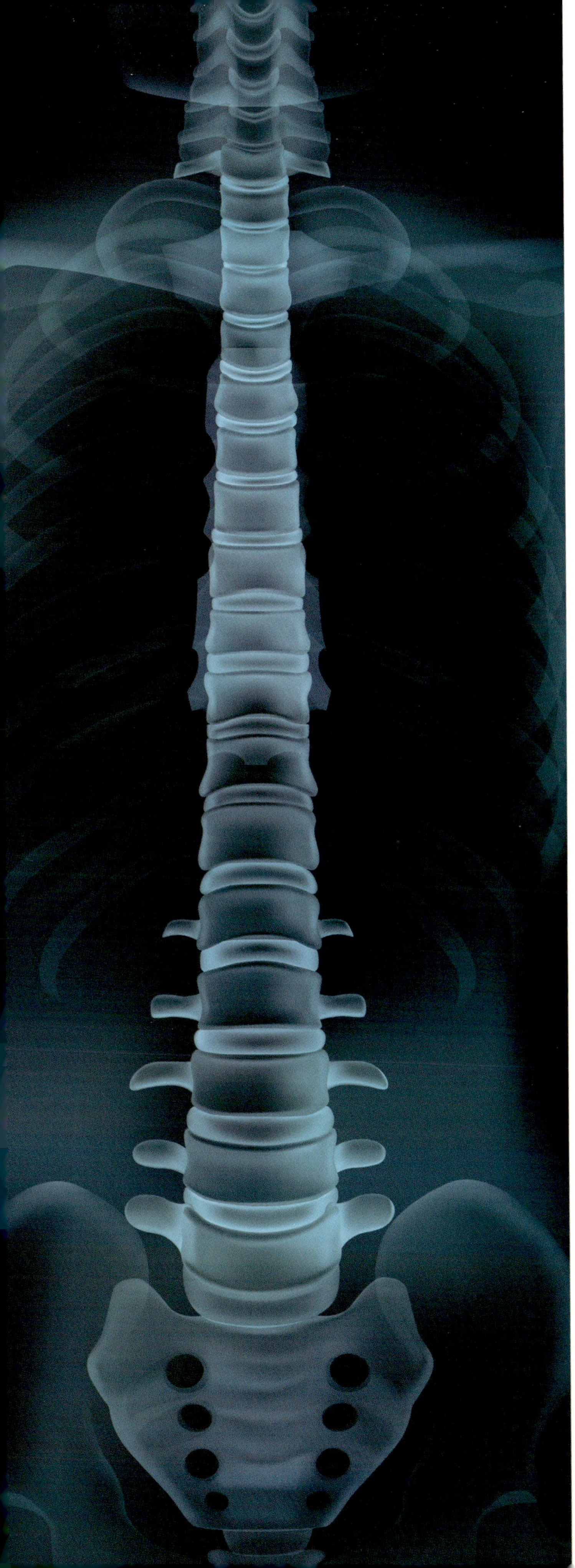

PART II

요배부 통증

1 요배부 통증과 관련된 초음파 해부 -SONOANATOMY-

1 — 요추

요배부 통증에 대해 초음파 유도하 인터벤션을 시행할 때에는 경추와 마찬가지로 요추의 해부 및 초음파 해부를 이해하는 것이 필수 조건이다.

극돌기 · 추궁

요추는 추체와 그 배측에 있는 추궁(vertebral foramen)으로 구성된다. 좌우의 추궁(해부학적으로는 추궁판)이 합쳐진 정중부부터 배미측(후하방)으로 뻗는 돌기를 극돌기(spinous process)라고 하며, 극상 · 극간인대, 다열근 등의 근육이 부착한다(**그림 1, 2-1, 2-2**). 극돌기는 요배부의 정중 고랑에서 촉지 가능하며, 식별이 어려운 체형의 경우에는 전굴시키면 좋다. 좌우의 장골능 상단을 잇는 Jacoby line은 L4 극돌기의 지표가 된다.[1)]

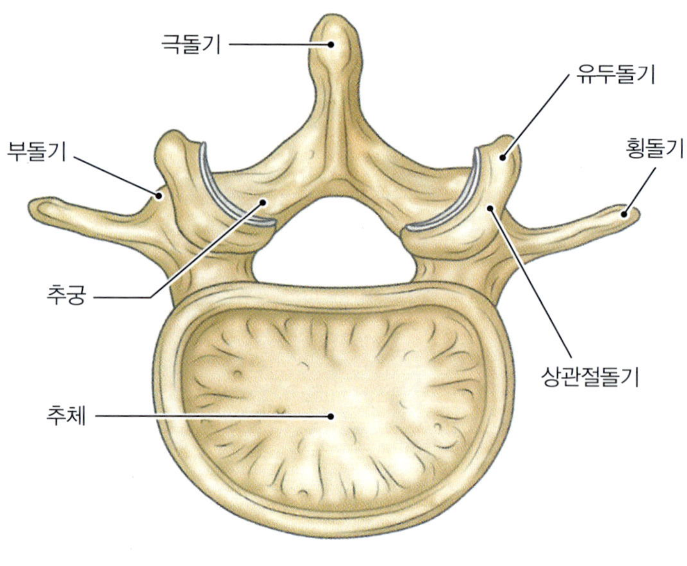

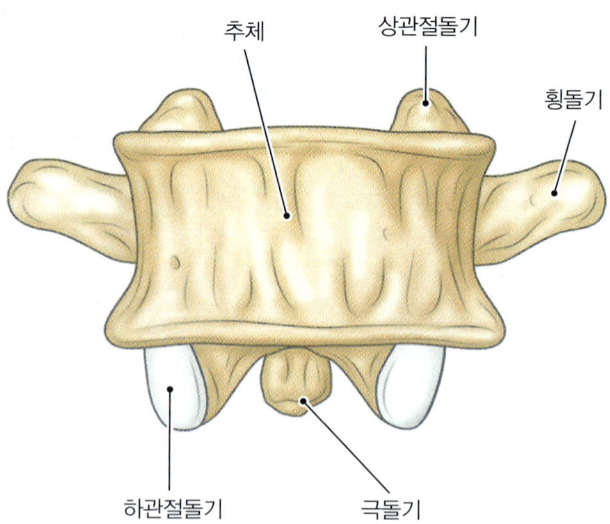

그림 1 L4
왼쪽 : 두측에서, 오른쪽 : 복측에서

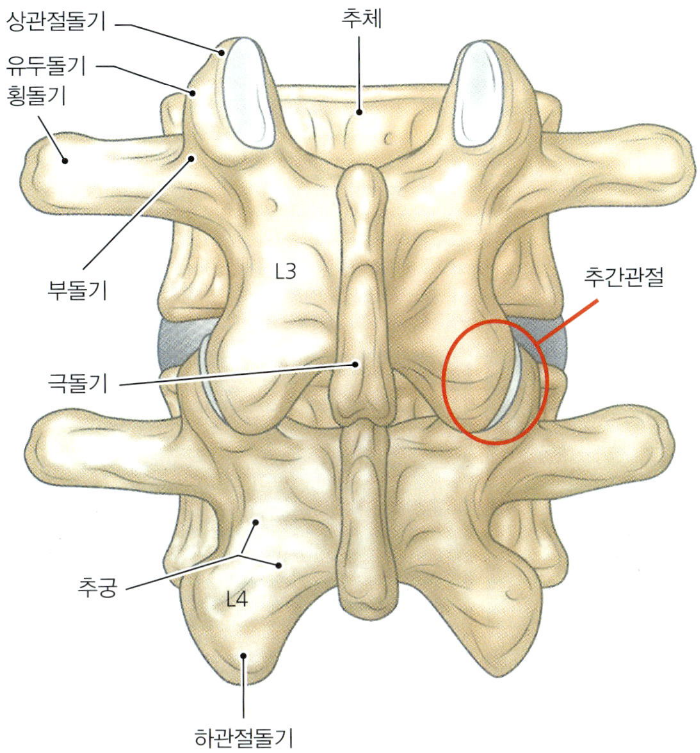

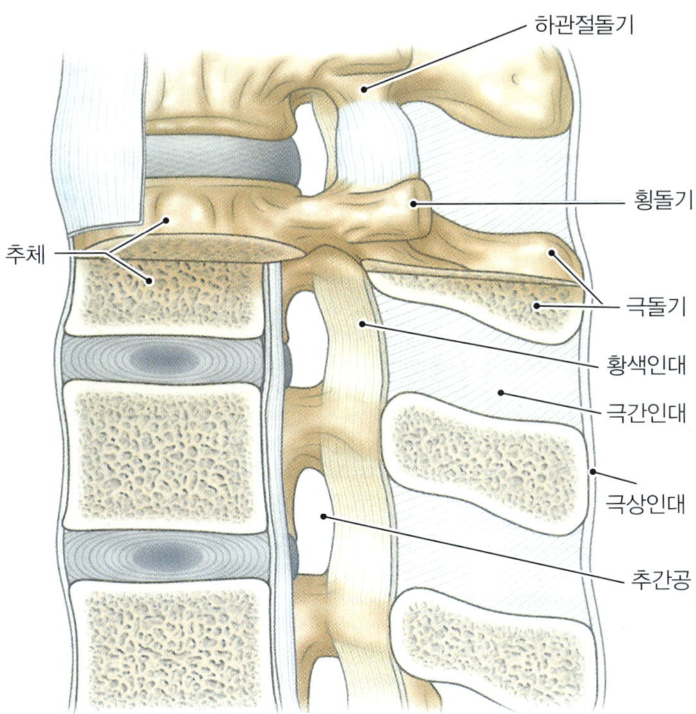

그림 2-1 L3-L4
위 : 배측에서, 아래 : 좌측면에서(좌측 하방은 정중에서 일부 절제)

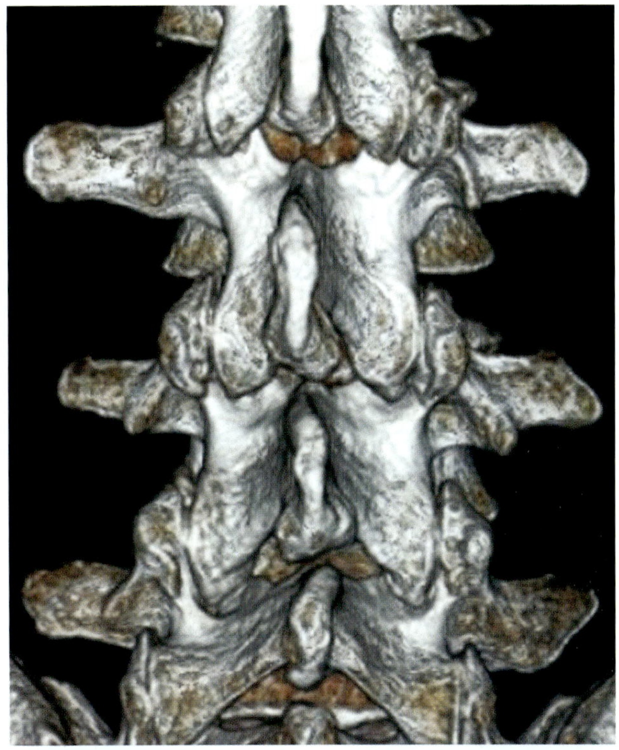

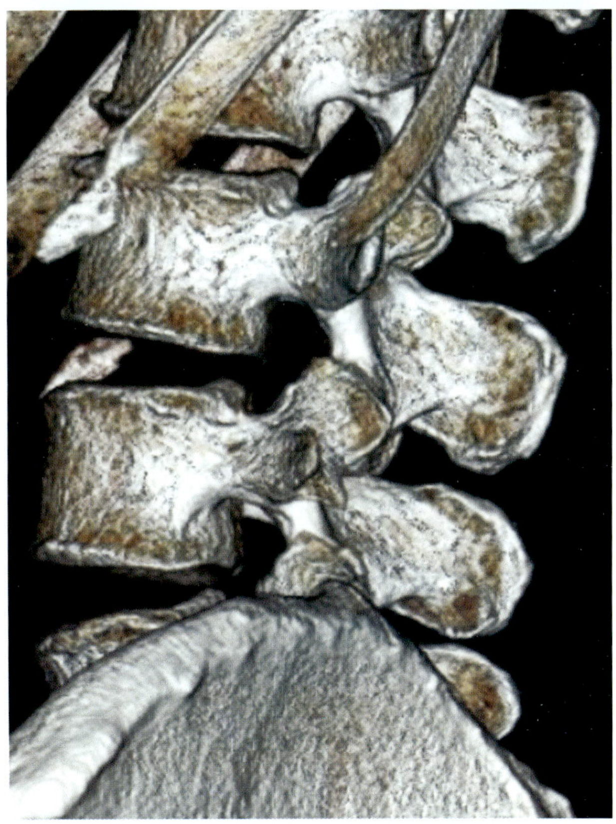

그림 2-2 요추 CT
위 : 배측에서, 아래 : 좌측면에서

▶ 초음파 영상(단축상)

극돌기 위 정중에 프로브를 단축으로 대면, 극돌기와 배측이 돌출된 선상 고에코상으로 나타나며 후방에 음향음영으로 인해 무에코상이 동반된다. 극돌기 양측 심부에 확인되는 수평한 선상 고에코가 추궁이며 이 또한 후방에 무에코상을 보인다(**그림 3**).

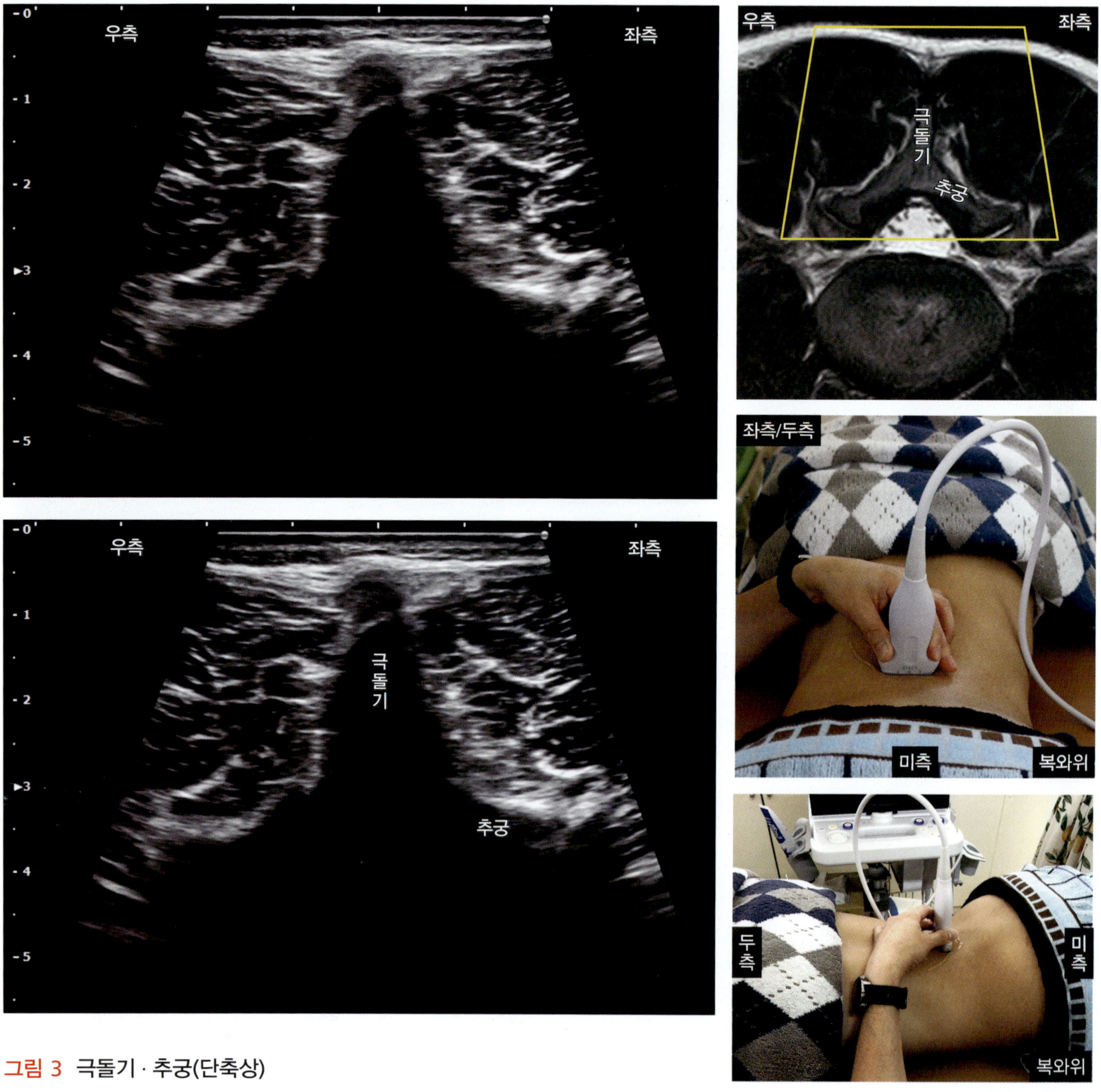

그림 3 극돌기 · 추궁(단축상)

▶ 초음파 영상(장축상)

요배부 정중에서 체축에 평행하게 프로브를 대면 상방(배측)으로 볼록한 일련의 선상 고에코상을 보이며, 그 아래(후방)에 음향음영으로 인한 무에코상이 관찰된다(**그림 4**). 레벨 확인은 이 장축상으로도 가능하다. 우선 천골 위에서 정중으로 프로브를 대고 장축상에서 극돌기가 유합되어 형성된 정중 천골능을 확인 후, 프로브를 두측에 Slide(Sliding)시키면 가장 먼저 나타난 극돌기가 L5이며, 이와 정중 천골능 사이가 L5/S 추궁간임을 알 수 있다. 더 두측으로 프로브를 이동시키며 극돌기를 세면 목적 레벨의 판단이 가능하다.

프로브를 1cm씩 외측으로 이동시켜 정중을 향해 약

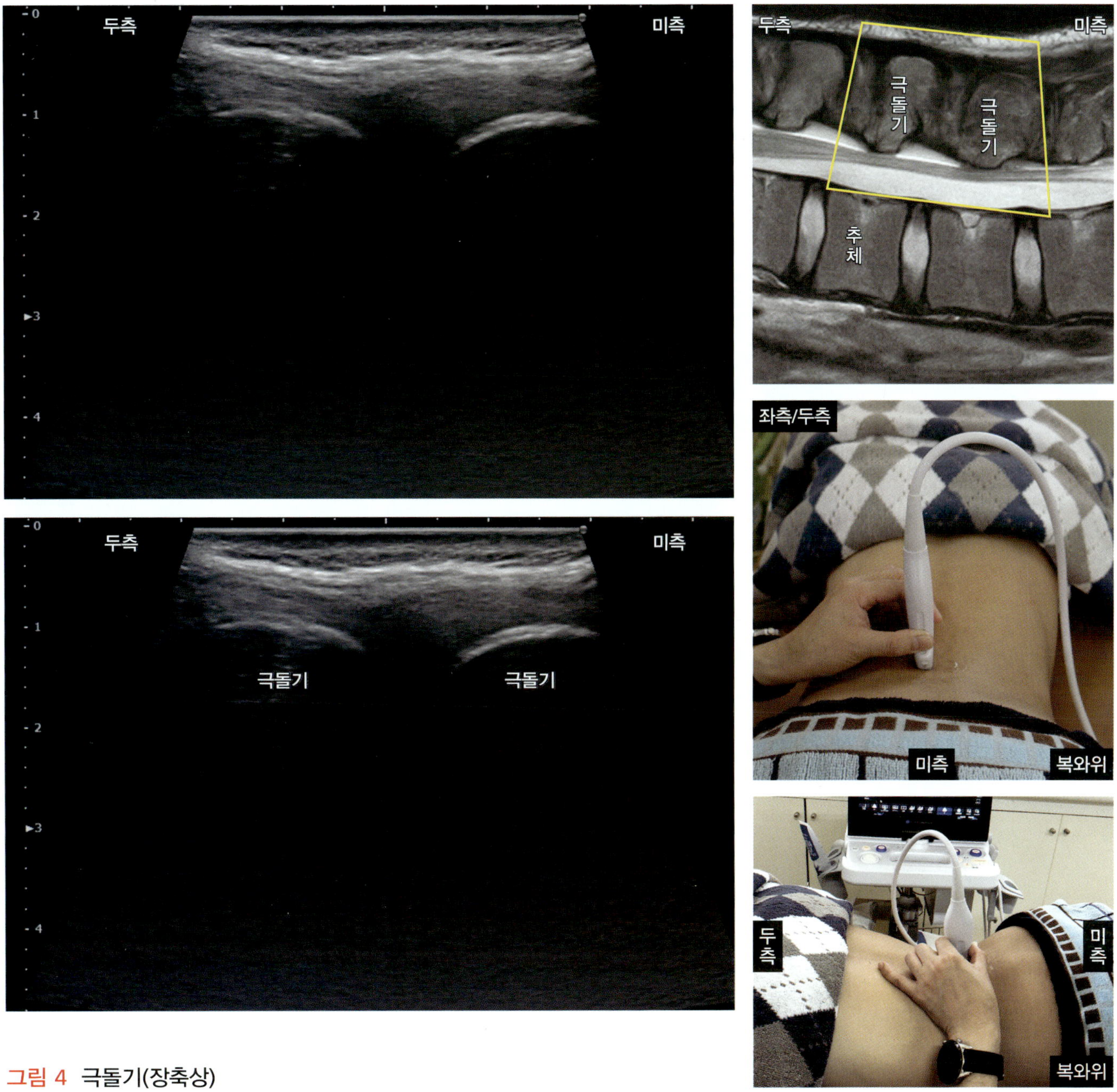

그림 4 극돌기(장축상)

간 기울이면, 미측이 상방(배측)으로 더 기울어진 선상 고에코상인 추궁이 늘어서 보인다. 두미측 각각의 추궁 사이가 추궁간이 되며 그 전방에 경막이 관찰된다. L5/S 레벨을 확인하는 경우 정중 장축상에서 판단이 어려운 경우에는 이 방법을 확인한다(**그림 5**).

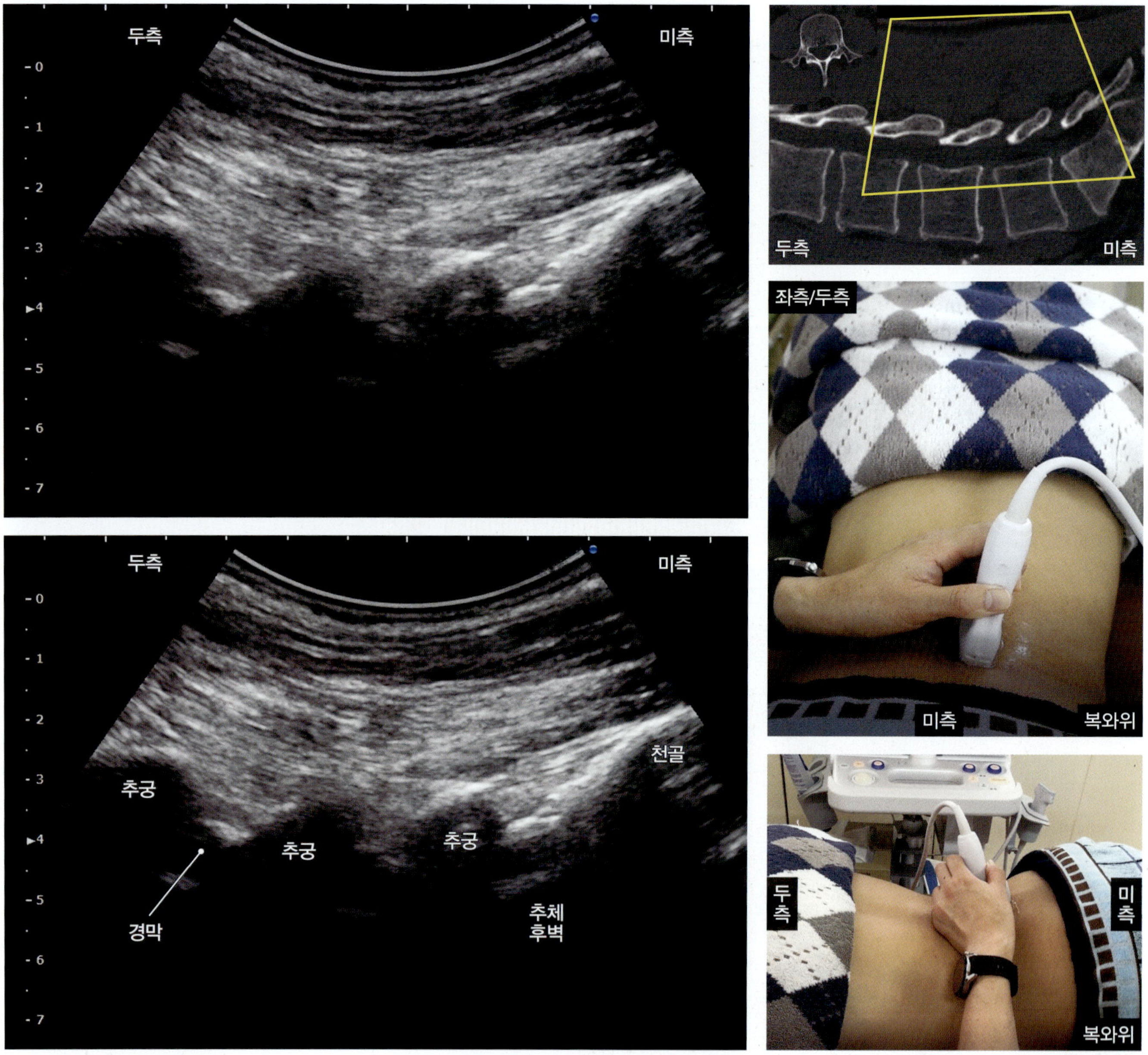

그림 5 추궁(장축상)

추간관절

추궁 사이의 관절은 맞닿은 두미측의 관절돌기로 형성된 추간관절(zygapophyseal joint)이라고 한다. 추간관절은 척수신경 후지내측지에서 나오는 관절지의 지배를 받는다.[2] 횡돌기 내측의 후면에 있는 고랑을 통과하며, 각 추간관절은 두미측 각각 2개 신경의 지배를 받는다(**그림 23 참조**).[3]

▶ 초음파 영상(단축상)

극돌기 및 추궁 외측에 추간관절을 확인할 수 있다(**그**

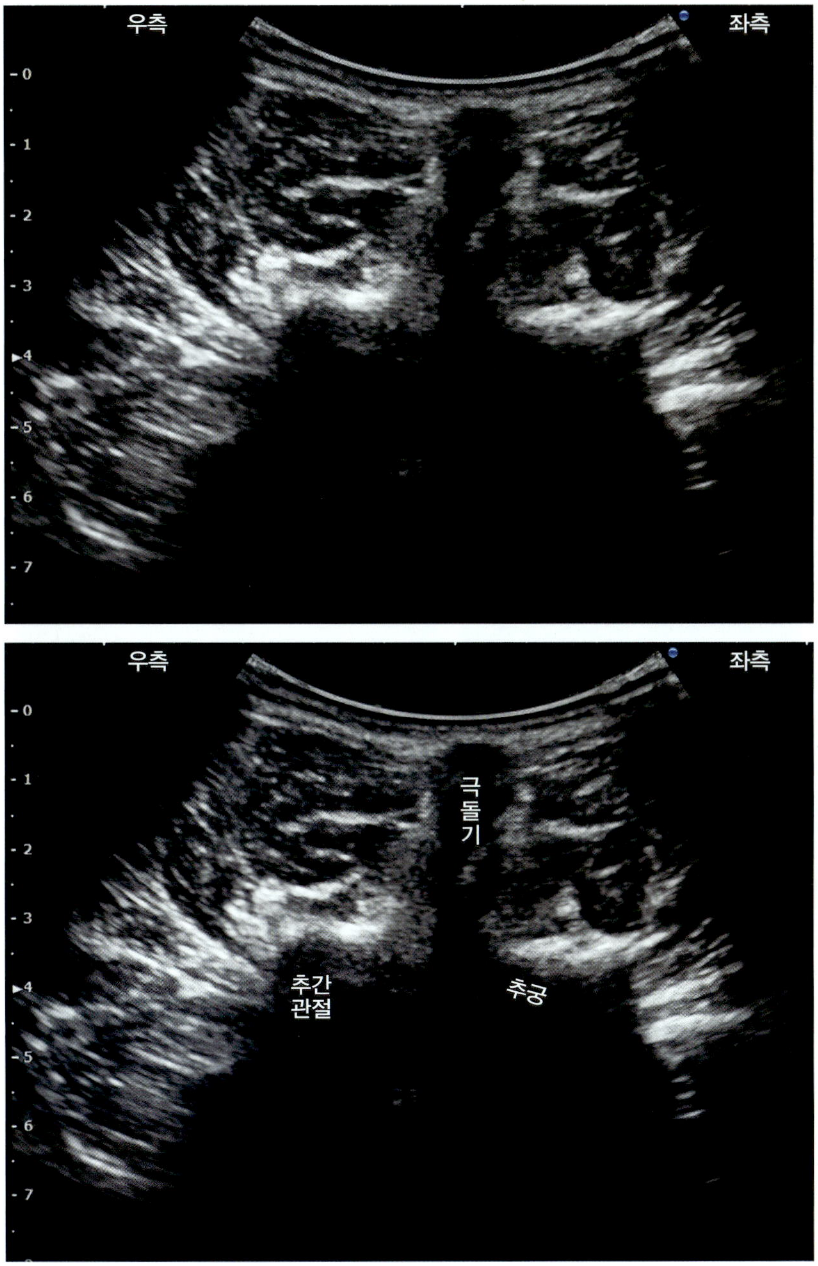

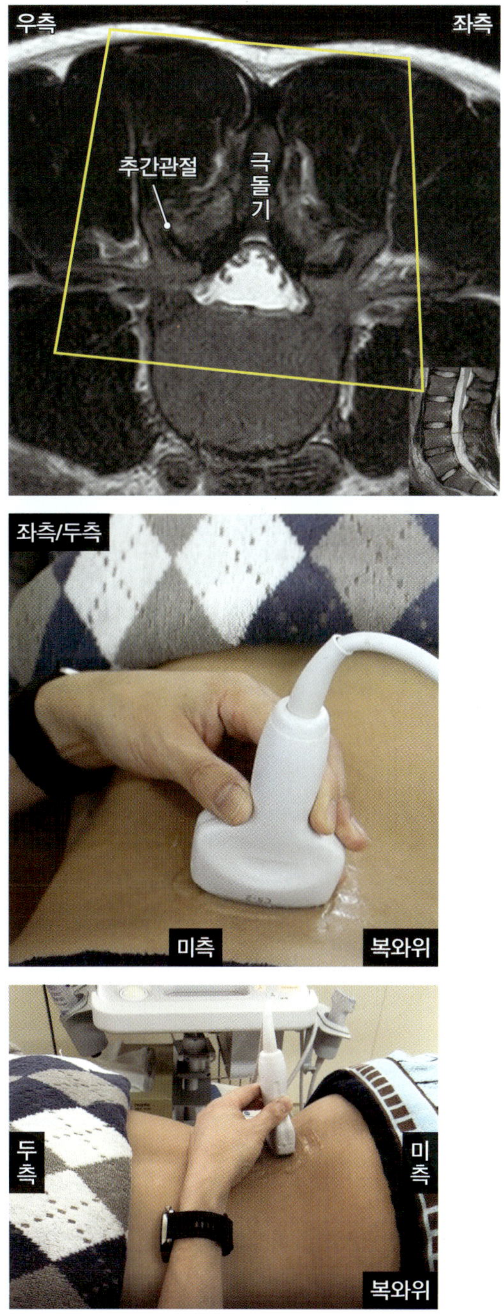

그림 6 추간관절(단축상)

림 6). 추간관절이 화면 중앙에 오도록 프로브를 외측으로 Slide(Sliding)시킨 후 우측 추간관절은 시계방향, 좌측 추간관절의 관찰은 반시계방향으로 회전시키며 확인하면, 두 관절돌기 사이의 관절면이 관찰된다(**그림 7**). 추궁 및 추간관절 후방에는 다열근을 관찰할 수 있다.

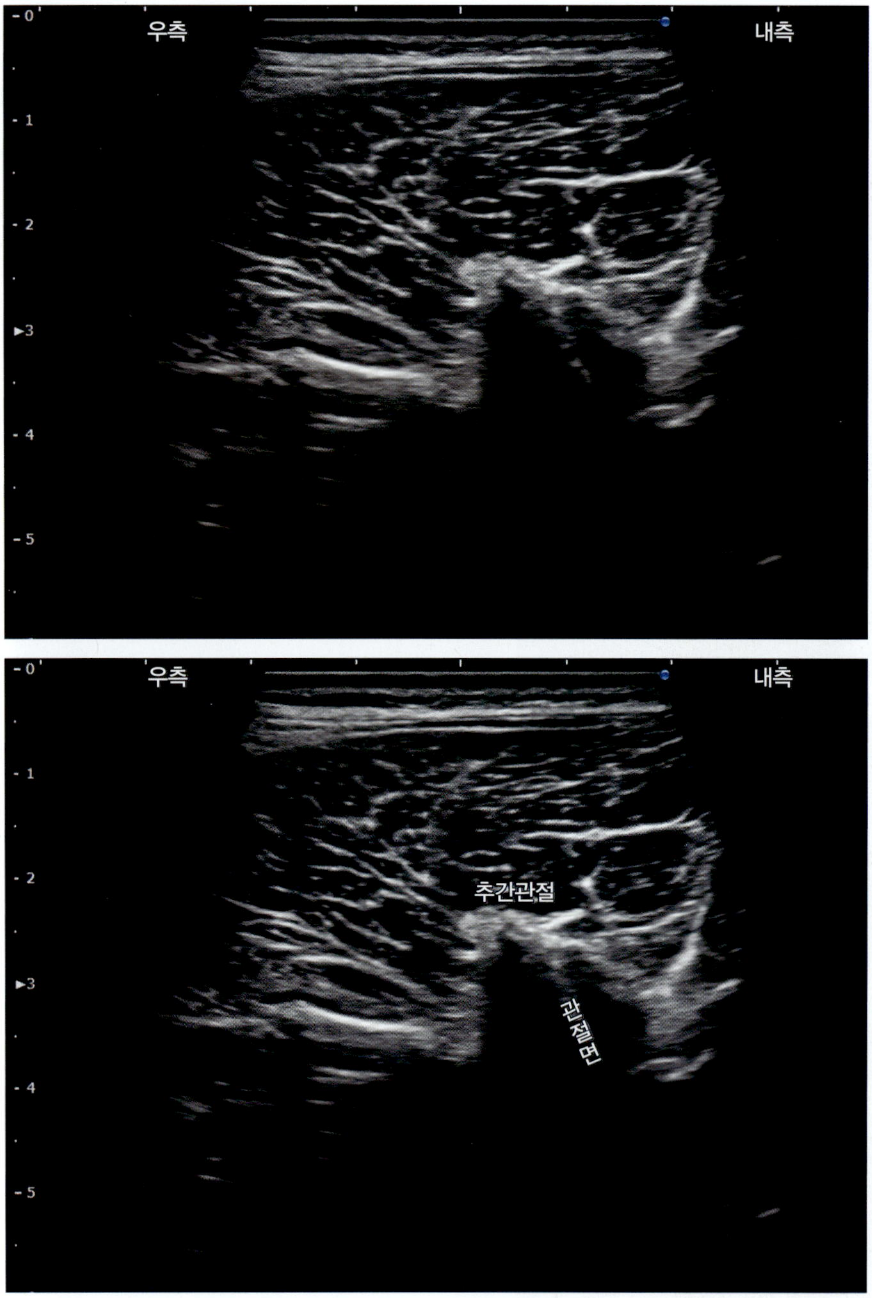

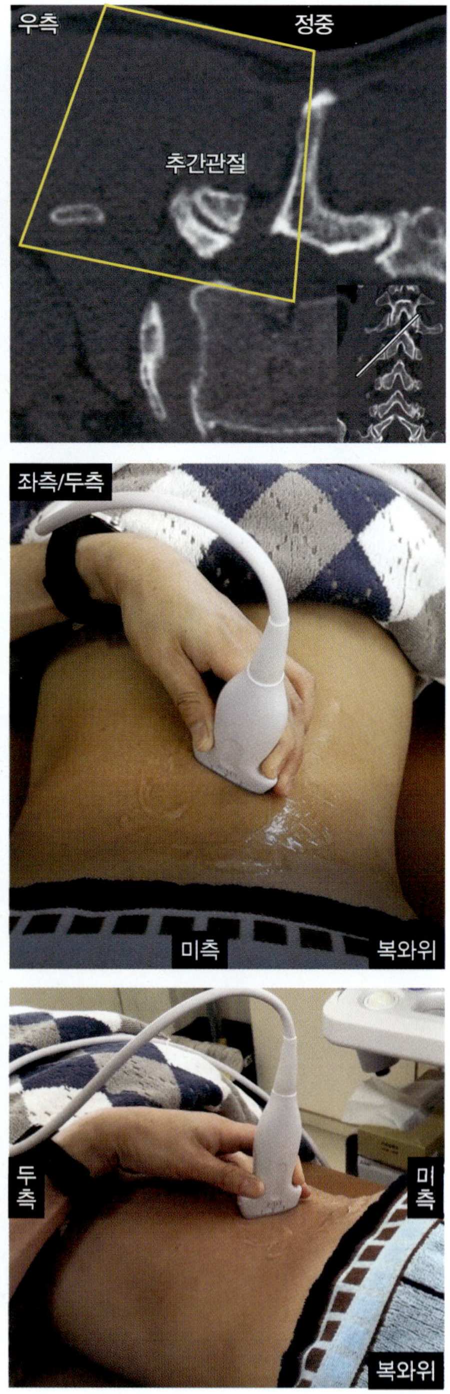

그림 7 **추간관절(단축상, 사위)**

▶ 초음파 영상(장축상)

정중 극돌기 위에 장축으로 댄 프로브를 체축에 평행하게 2~3cm 정도 외측으로 Sweep(Sliding)시키면 혹 모양으로 늘어선 선상 고에코상이 관찰된다. 이것이 관절돌기이며, 혹의 바로 위에 관절낭이 얇은 저에코상으로 보인다(**그림 8**).

횡돌기

추간관절 외측 심부의 측방을 향한 큰 돌기는 해부학적으로는 늑골돌기(costal process)라고 하며, 이 책에서는 임상현장과 같이 횡돌기(transverse process)로 표

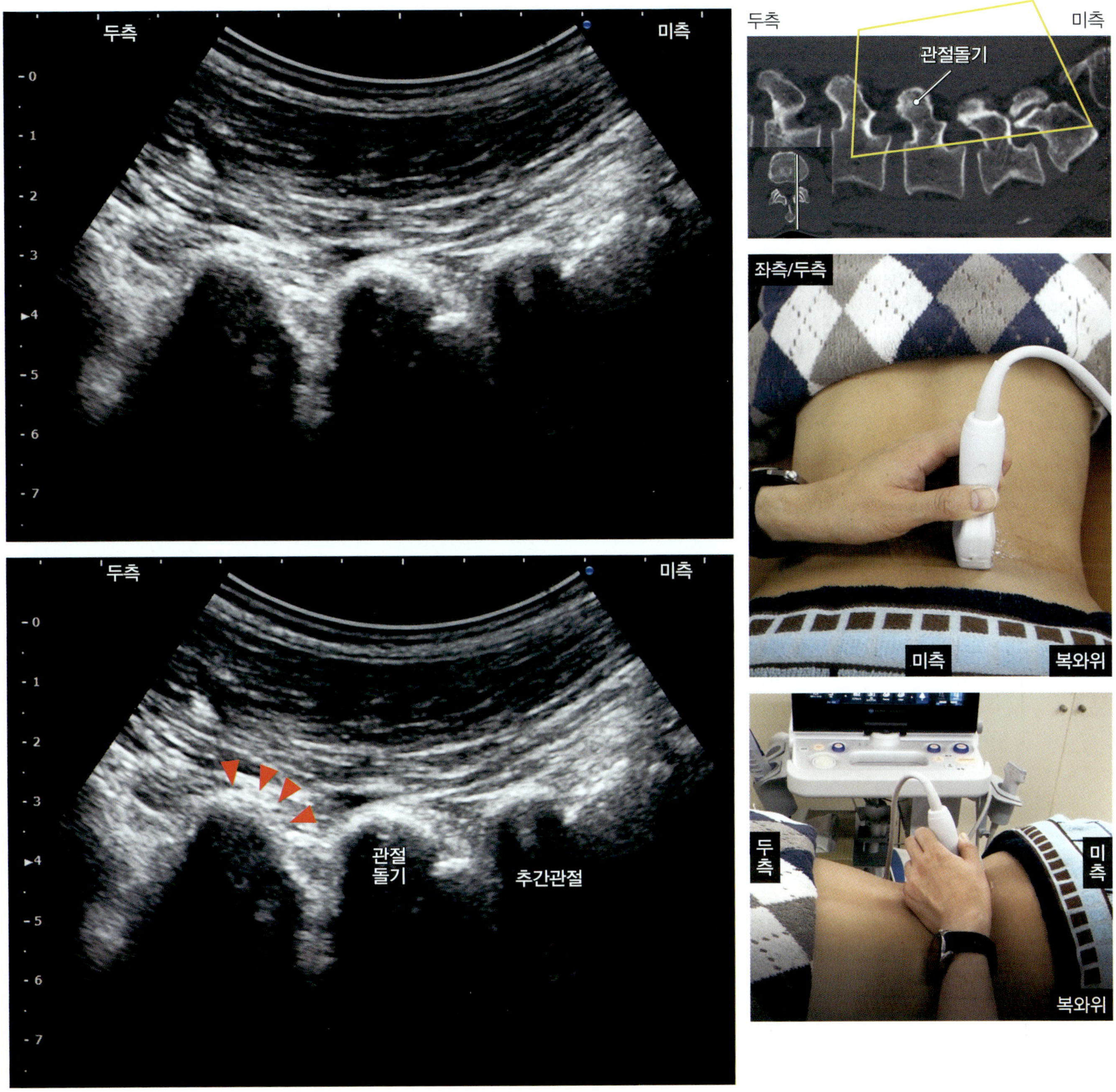

그림 8 추간관절(장축상)

현하기로 한다. 횡돌기 기저부 미측에 있는 작은 돌기는 부돌기이며, 추간관절을 형성하는 상관절돌기 후면에는 유두돌기가 존재하고 다열근이 부착한다(**그림 1, 2-1**)

요추척수신경과 그 후지내측지에의 인터벤션을 시행할 때 횡돌기는 랜드마크로써 중요하다(**그림 22, 23 참조**)

▶ 초음파 영상(장축상 · 체간 단축)

추간관절 외측 복측(심부)에서 횡돌기를 확인할 수 있다(**그림 9**). 컨벡스 프로브를 사용하면 극돌기 좌우 대칭인 선상 고에코의 추궁과 그 외측의 추간관절 및 횡돌기를 한 화면에 스캔할 수 있으며, 위치관계를 파악하기 쉽다(**그림 10**).

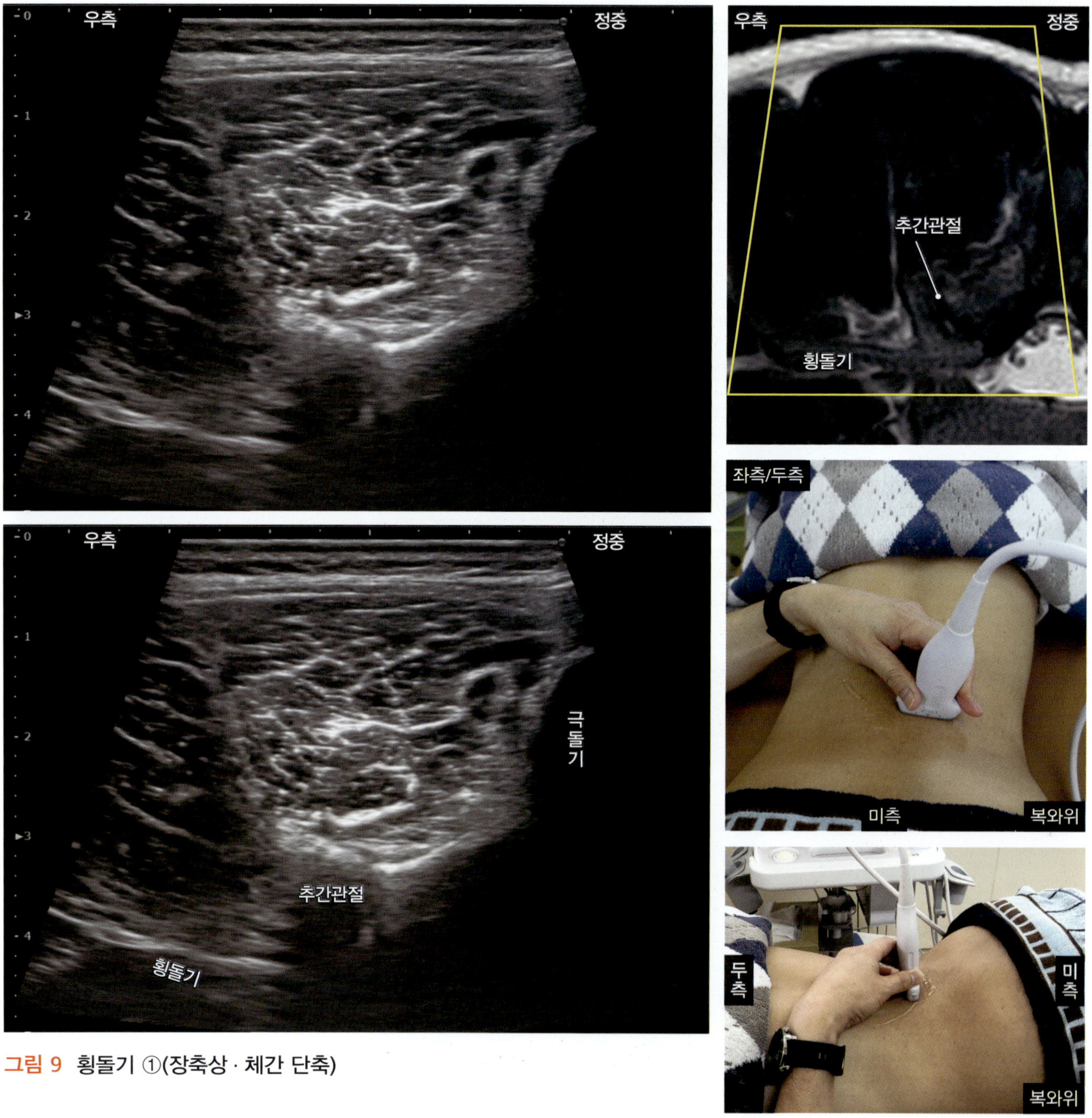

그림 9 횡돌기 ①(장축상 · 체간 단축)

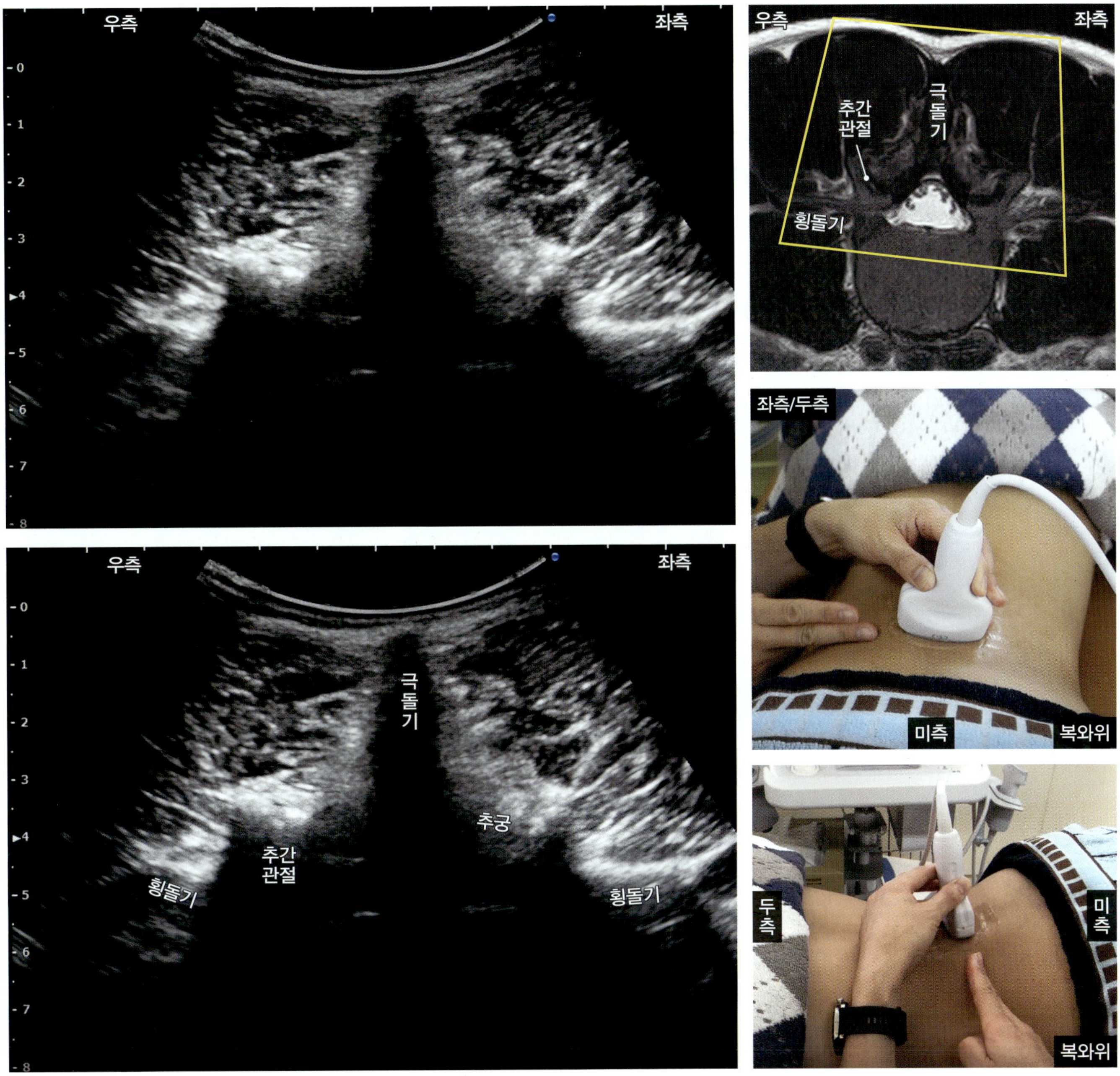

그림 10 횡돌기(장축상 · 체간 단축)

오른손으로 가리키는 것이 장골능 상단을 잇는 Jacoby line

▶ 초음파 영상(단축상 · 체간 장축)

추간관절을 관찰한 상태에서 프로브를 약간 외측으로 Sweep(Sliding)시키면(정중에서 4~5cm 외측) 횡돌기를 관찰할 수 있다. 척추기립근의 복측에 약간 상방으로 돌출된 선상 고에코상으로 나타나며, 후방에는 음향음영에 의한 무에코상이 동반된다(**그림 11**). 횡돌기 선상 고에코의 복측(심부)에 횡돌기 사이를 잇는 선상 고에코상이 확인된다. 이는 횡돌간인대로 요추척수신경을 타깃으로 할 때 기준이 된다.

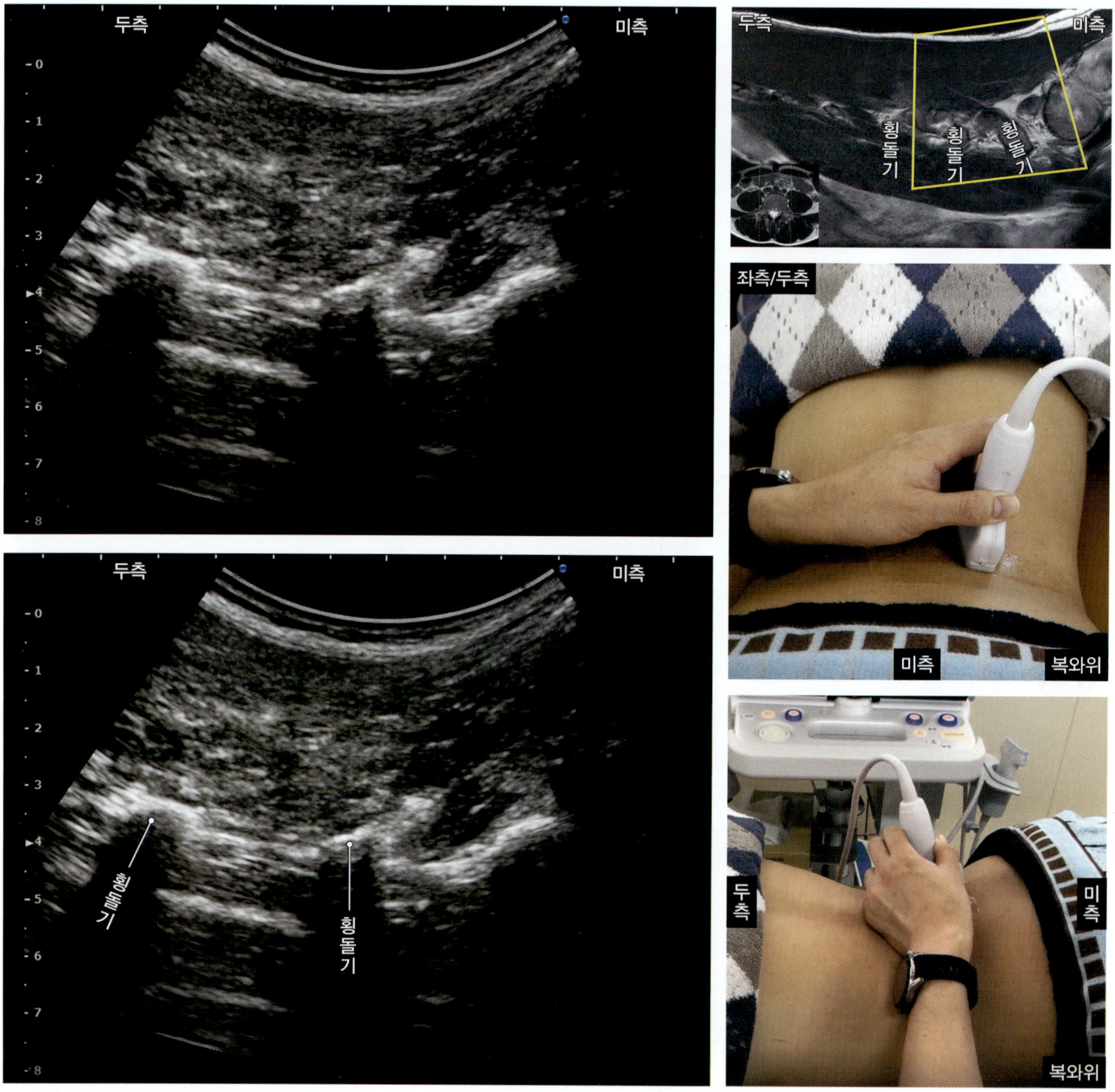

그림 11 횡돌기(단축상 · 체간 장축)

추체

추체는 타원형의 통 모양으로 측면과 전면은 함몰되었다. 전면은 추체 전벽보다 추체 두미측의 추간판이 팽륭되었다.

▶ 초음파 영상(단축상)

Sauter[4]가 보고한 Shamrock method를 이용해 측복부에 컨벡스 프로브를 대고 요추를 측방에서 관찰하면, 요추 추체 측벽이 선상 고에코로 나타난다(**그림 12**).

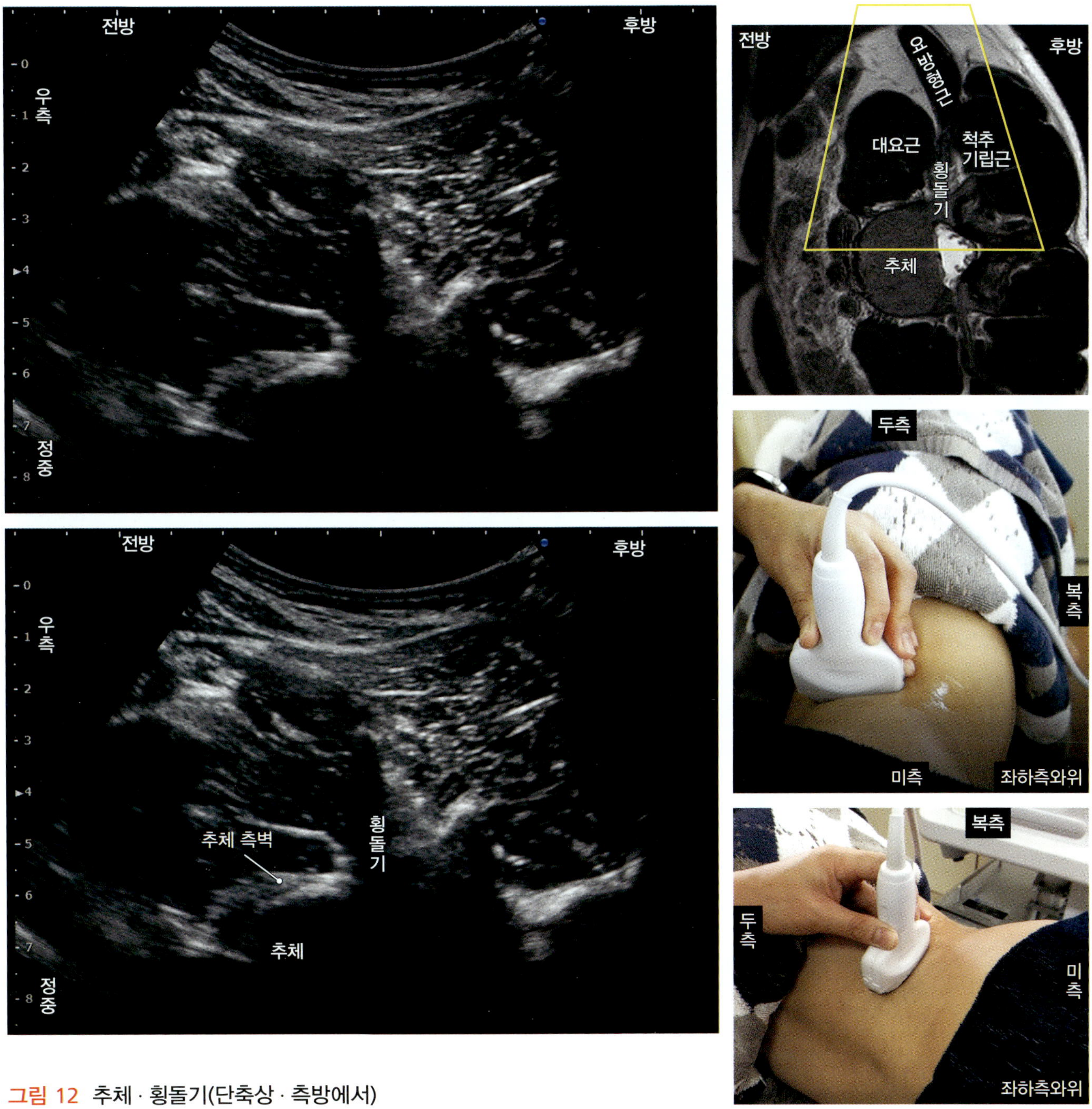

그림 12 추체 · 횡돌기(단축상 · 측방에서)

2 — 요배부 근육

고유배근(intrinsic muscles of back)은 배부 심층에 위치해 서로 겹쳐져 부착되며, 머리의 지지 · 운동, 척추(체간)의 운동 · 자세유지(안정화)에 작용한다(**표 1**).

요추에서는 초음파 해부상 중요한 3가지 근육이 나란히 존재하는데 정중부터 외측으로 다열근, 최장근, 장늑근이며(**그림 13**), 이는 흉요근막에 싸여 있다(**그림 14**). 최장근과 장늑근은 척추기립근이라고 한다.

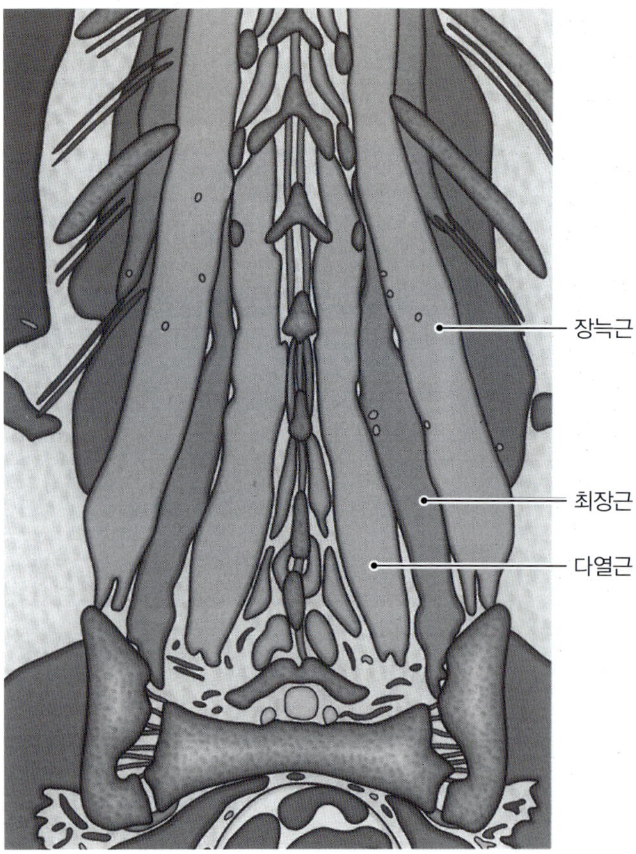

그림 13 MRI(관상면)의 일러스트

표 1 고유배근

고유배근			
장배근		판상근	두판상근 · 경판상근
	척추기립근	장늑근	경장늑근 · 요장늑근(흉부와 요부)
		최장근	두최장근 · 경최장근 · 흉최장근
		극근	두극근 · 경극근 · 흉극근
단배근	횡돌극근	반극근	두반극근 · 경반극근 · 흉반극근
		다열근	
		회전근	경회전근 · 흉회전근 · 요회전근
		횡돌간근	
		극간극	경극간근 · 요극간근
후두하근	대후두직근 · 소후두직근 · 상두사근 · 하두사근		

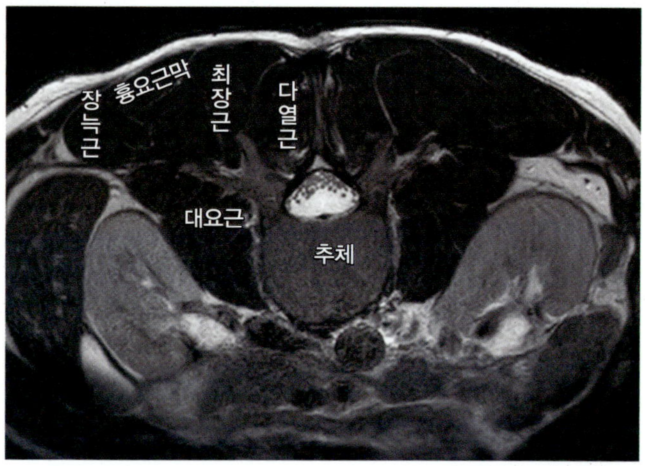

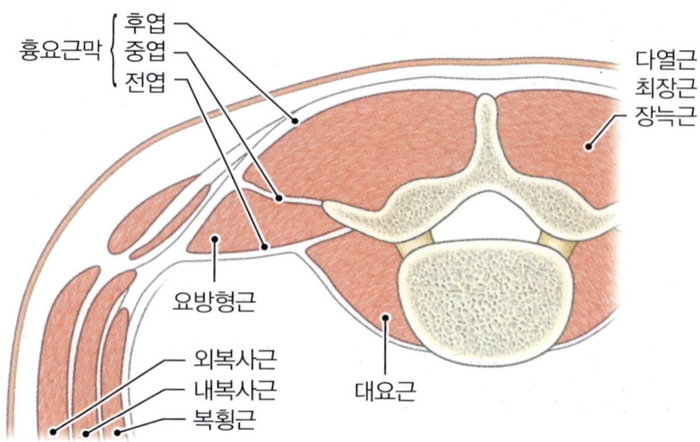

그림 14 흉요근막

다열근

고유배근은 장배근, 단배근, 후두하근으로 크게 나뉘며 단배근에 속하는 다열근(multifidus m.)은 요부에서는 천골 후면, 후상장골극, 요추 횡돌기에서 기시해 2~4 두측의 극돌기에 정지한다(**그림 15**).[5)]

작용 : 요추 신전, 약간의 반대측 회전

지배신경 : 척수신경 후지내측지(**그림 16, 22, 23 참조**)

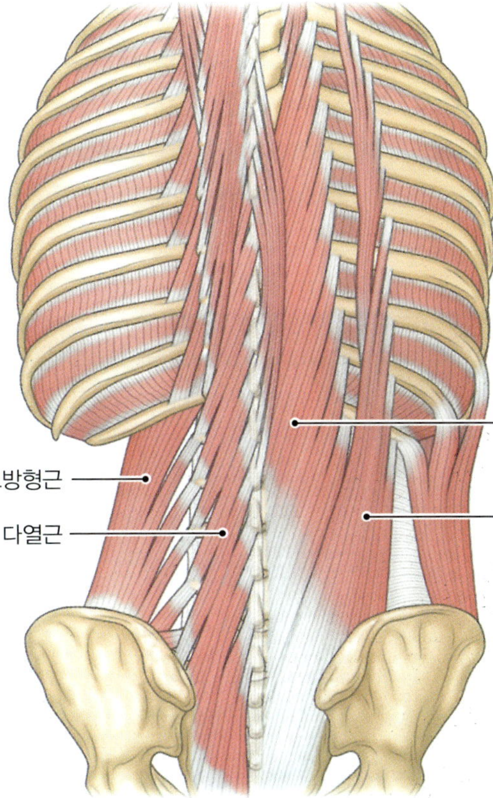

그림 15 다열근 · 최장근 · 장늑근
(https://en.wikipedia.org/wiki/Multifidus_muscle에서 수정)

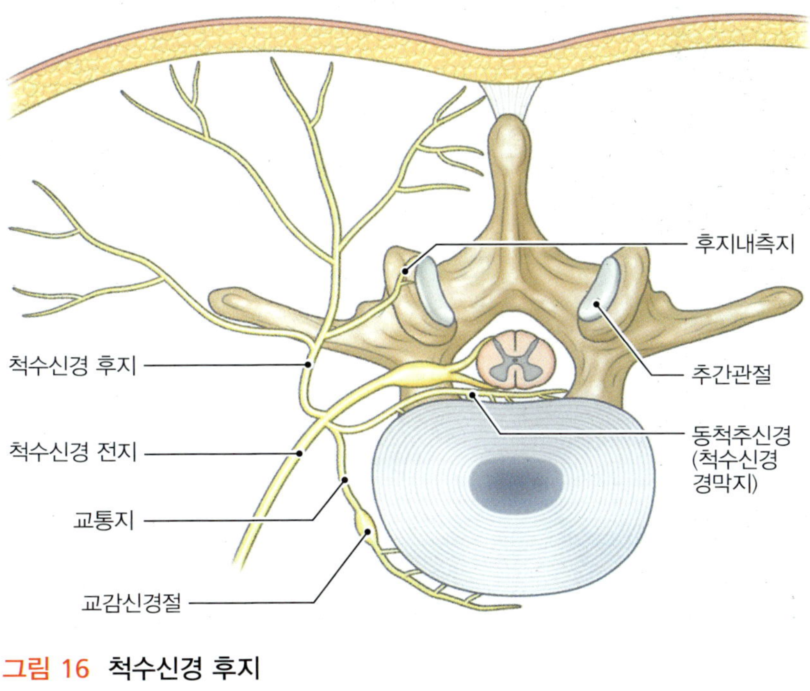

그림 16 척수신경 후지

▶ **초음파 영상(단축상)**

극돌기 외측, 추궁 배측에 존재하므로, 좌우 양측의 장골능 상단을 잇는 Jacoby line 레벨의 정중에 프로브를 대면, L4 극돌기 외측에 다열근이 관찰된다(**그림 17**). 보다 미측의 극돌기에 부착하는 근육이 내측에 더해지므로 미측으로 갈수록 근육 폭이 넓어진다(**그림 18, 19**).

최장근

장배근에 속하는 최장근(longissimus m.)은 척추기립

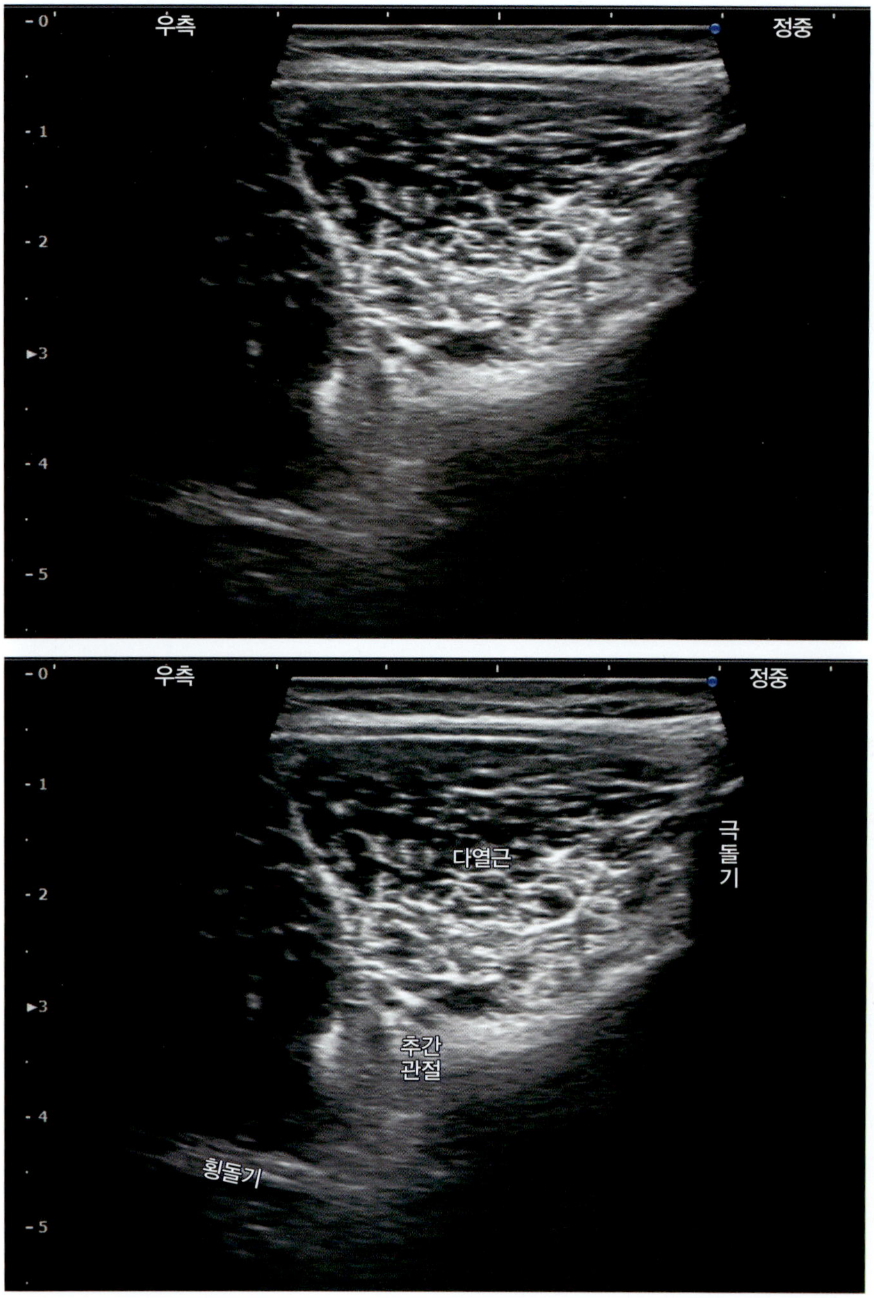

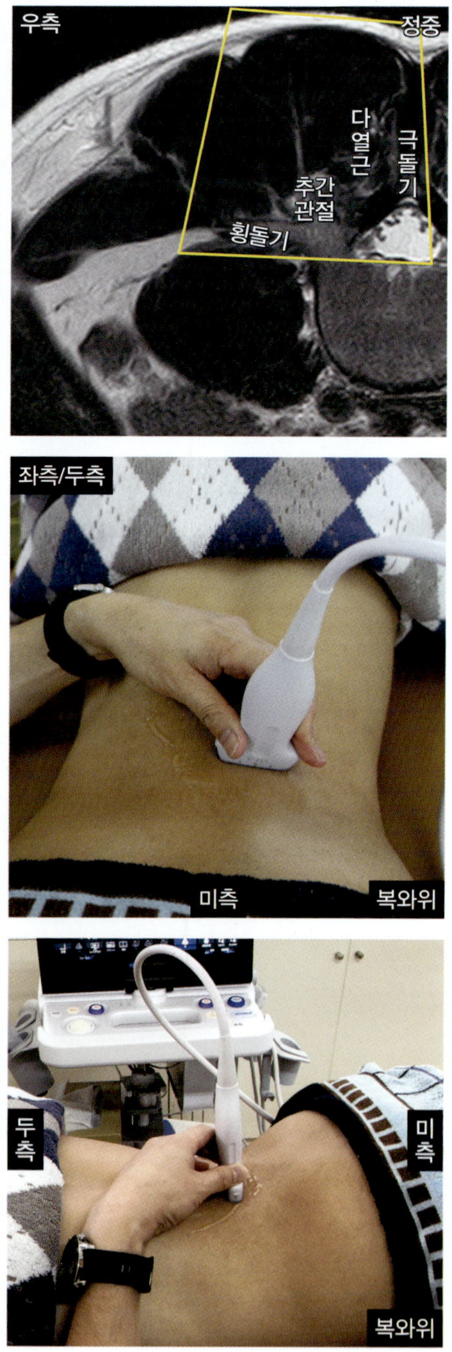

그림 17 다열근(단축상)

근을 구성하는 근육 중 하나이다. 요천추 레벨에서는 흉최장근이 장골능 · 천골에서 기시해 요추 횡돌기(해부학적으로는 늑골돌기)에 정지한다(**그림 15**).[5)]

작용 : 요추 신전, 동측 측굴 · 회전

지배신경 : 척수신경 후지내측지(**그림 23 참조**)[6)]

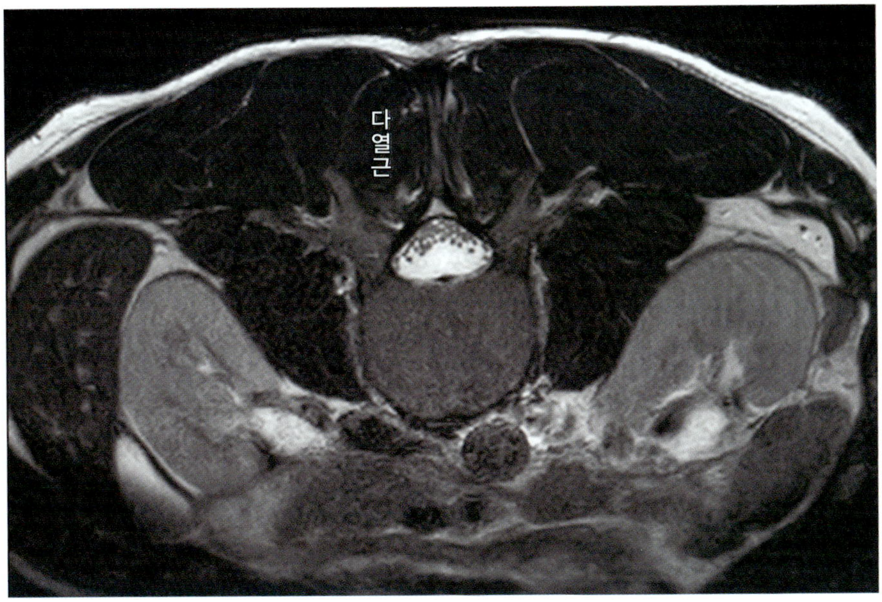

그림 18 **다열근(L2 레벨 단축상)**

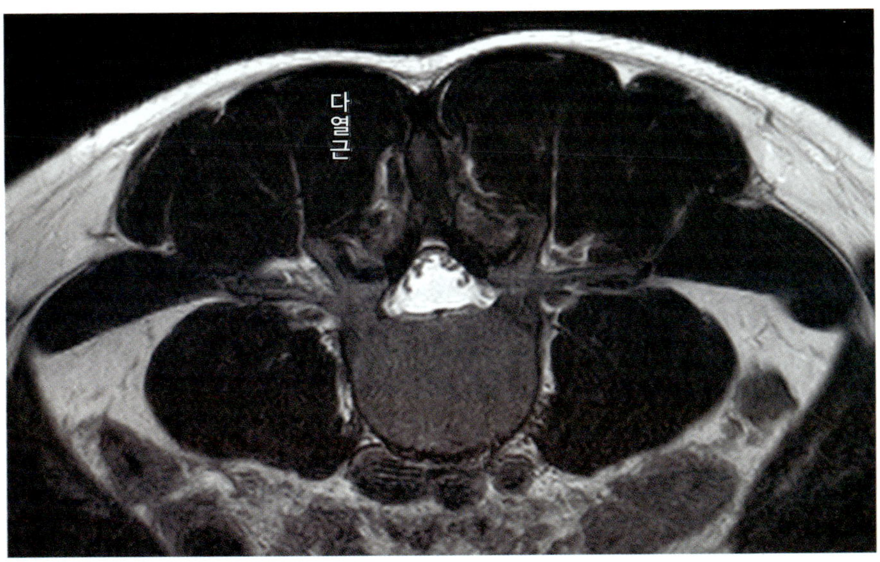

그림 19 **다열근(L4 레벨 단축상)**

▶ 초음파 영상(단축상)

Jacoby line 레벨 정중에서 L4 극돌기 및 다열근을 스캔 후 프로브를 외측으로 Slide(Sliding)시키면 다열근 외측에 최장근이 확인된다(**그림 20**).

최장근과 장늑근 사이에는 격벽이 형성되어 척추기립근 배측의 막양 구조물에 T자형으로 이어져 단축상에서는 두 근육 사이에 가벼운 오목을 형성한다(**그림 20 빨간 화살촉**).[7] 이에 비해 추궁근 스크류 삽입이나 추간공 협착증 수술 시에 이용되기도 하는 Wiltse approach인 다열근과 최장근 사이에는 오목이나 건성조직은 존재하지 않으므로 주의가 필요하다.

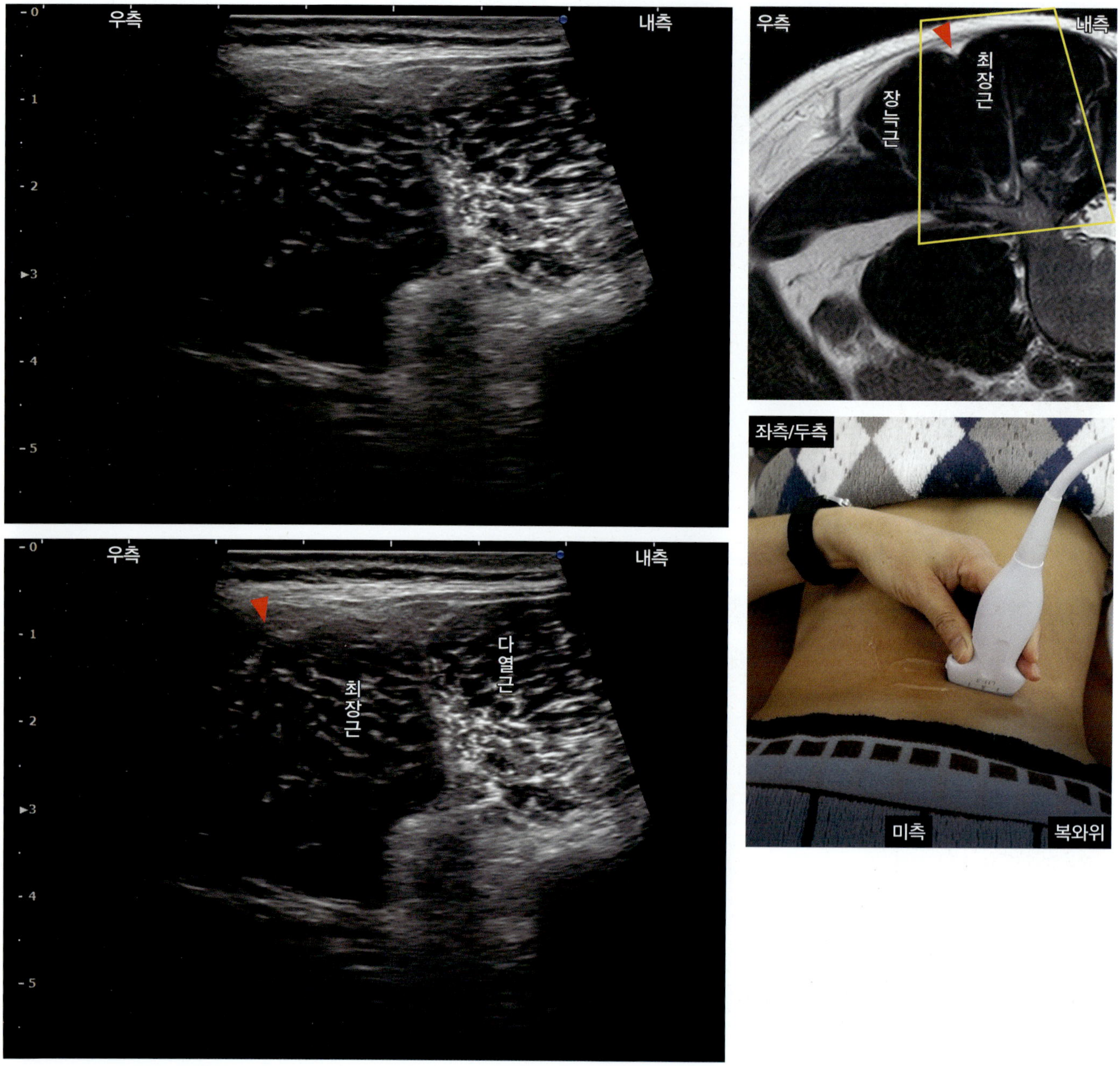

그림 20 최장근(단축상)

장늑근

외측에 존재하는 척추기립근인 요장늑근은 천골 · 장골능 · 흉요근막에서 기시해 상위 요추 횡돌기 · 하위 늑골에 부착한다(**그림 15**).[5)]

작용 : 요추 신전, 동측 측굴 · 회전

지배신경 : 척수신경 후지외측지(**그림 23 참조**)

▶ 초음파 영상(단축상)

Jacoby line 레벨 정중에서 L4 극돌기 및 다열근을 스캔 후 프로브를 외측으로 Slide(Sliding)시키면 다열근 · 최장근의 외측에 장늑근(iliocostalis m.)이 확인된다(**그림 21**).

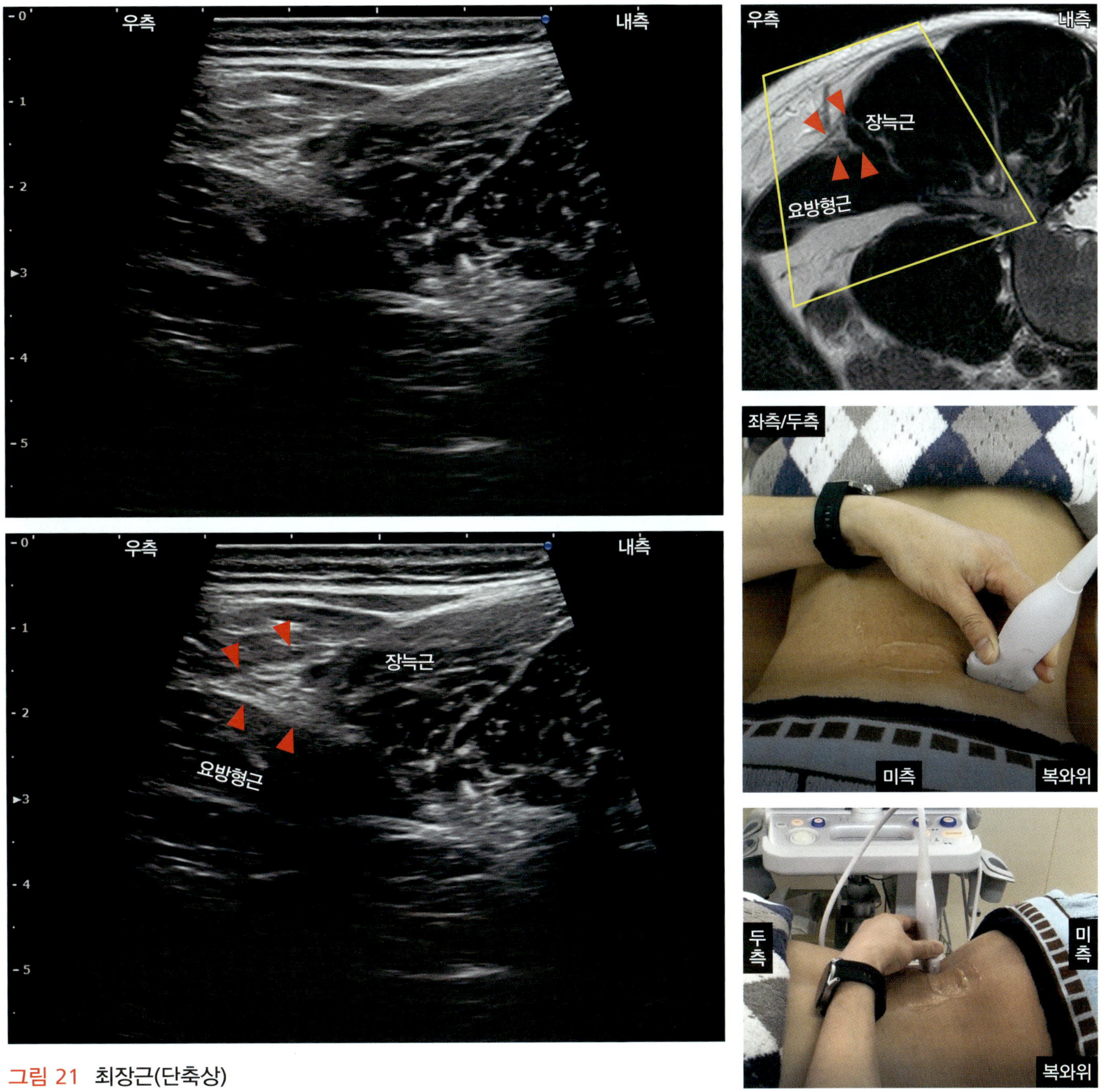

그림 21 **최장근(단축상)**

흉요근막

고유배근은 복측 및 배측에서 흉요근막(thoracolumbar fascia)에 싸여 있으며, 그 근막은 흉부 영역에서는 얇게, 요부 배측 영역의 근육을 두껍게 덮는다. 흉요근막은 정중에서 좌우가 유합되어 극상인대와 연속되고 외측에서는 특히 두껍게 내복사근 · 복횡근과 연속되어 lateral raphe라는 구조를 형성한다. 이 lateral raphe는 초음파 영상에서도 포인트가 되며(**그림 21 빨간 화살촉**), Shiraishi는 돌고래의 입과 같은 특징적 형태로 인해 장늑근 외측 부분을 MOD(mouth of dorphin)라고 하였다.[8)]

3— 척수신경 후지(그림 22, 23)

요배부 통증 치료에서도 말초신경을 의식해 치료하는 것이 중요하다는 것을 통감하고 잇다. 현재 초음파 영상에서 요배부의 가는 말초신경을 전부 직접 식별하는 것은 곤란하다. 그러나 고유배근이나 요추를 랜드마크로 하면 말초신경에 대한 인터벤션이 가능하다.

척수신경 후지는 추간공을 나온 후 상관절돌기 외측면을 따라 비스듬히 후하방으로 주행한다. 횡돌기 배측으로 나온 부분에서 분지한다. Saito 등에 따르면 후지는 흉부 및 요부에서 3개의 가지(외측지, 중간지, 내측지)로 나뉜다. 외측지는 가장 먼저 나와 장늑근을 지배하고 중간지는 최장근과 장늑근 사이를 주행한다. 근지는 장늑근의 일부와 최장근을 지배하고 피지가 피부에 분포하며, 내측지는 극돌기 근처를 주행해 다열근을 지배 후 피지가 되어 극돌기 선단 부근에서 피하로 나와 피부를 지배한다고 보고하였다.[6)]

내측지는 추간관절에의 관절지도 내므로 같은 부위의 통증에도 관여한다. Kikuchi 등도 척수신경 후지는 내측지와 외측지로 나뉜다고 했지만 엄밀하게는 내측지, 중간지, 외측지로 분지된다고 기술하였다.[9)]

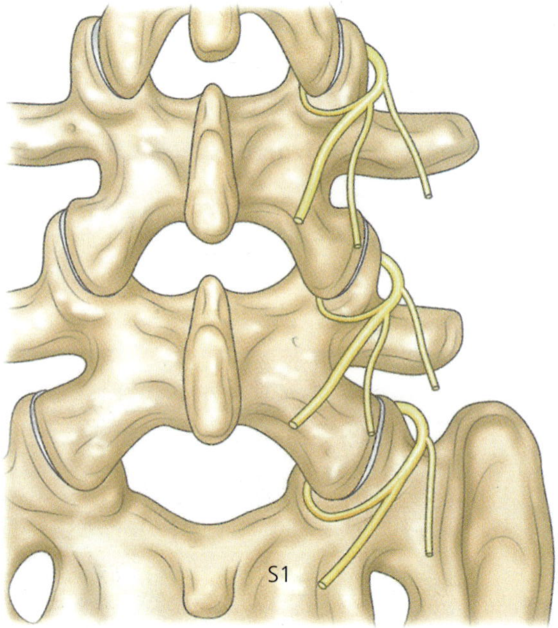

그림 22 척수신경 후지내측지
[Won HS, et al : Facet joint injections for management of low back pain: a clinically focused review. Anesth Pain Med. 2020; 15 (l) : 8-18, 그림 3에서 수정]

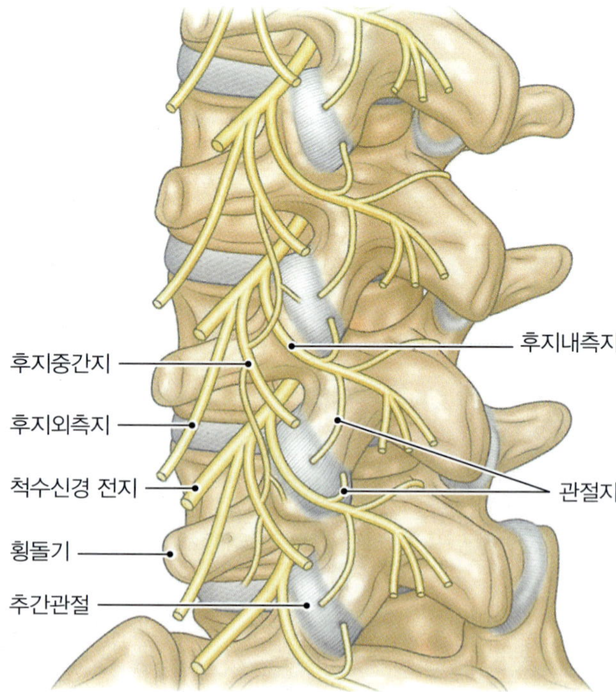

그림 23 척수신경 후지

▶ 초음파 영상(단축상)

우선 장축상에서 요추 레벨을 확인 후 목표 레벨에서 프로브를 회전시켜 단축상을 얻는다. 극돌기를 기준으로 프로브를 외측으로 Slide(Sliding)시켜 내측부터 다열근 · 최장근 · 장늑근을 스캔한다. 중간지는 최장근과 장늑근 사이(**그림 24** 빨간 화살촉)를 주행하므로 2개 근육이 랜드마크가 된다(**그림 24**).

앞에서 기술한 방법대로 추간관절을 단축으로 스캔하고 약간 미측으로 Sweep(Sliding)시키면 횡돌기를 확인할 수 있다. 이 기저부에 내측지가 주행하므로 횡돌기 기저부가 랜드마크가 된다. 척추증성 변화가 거의 없는 증례의 상위 요추 레벨에서는 초음파상 부돌기가 확인

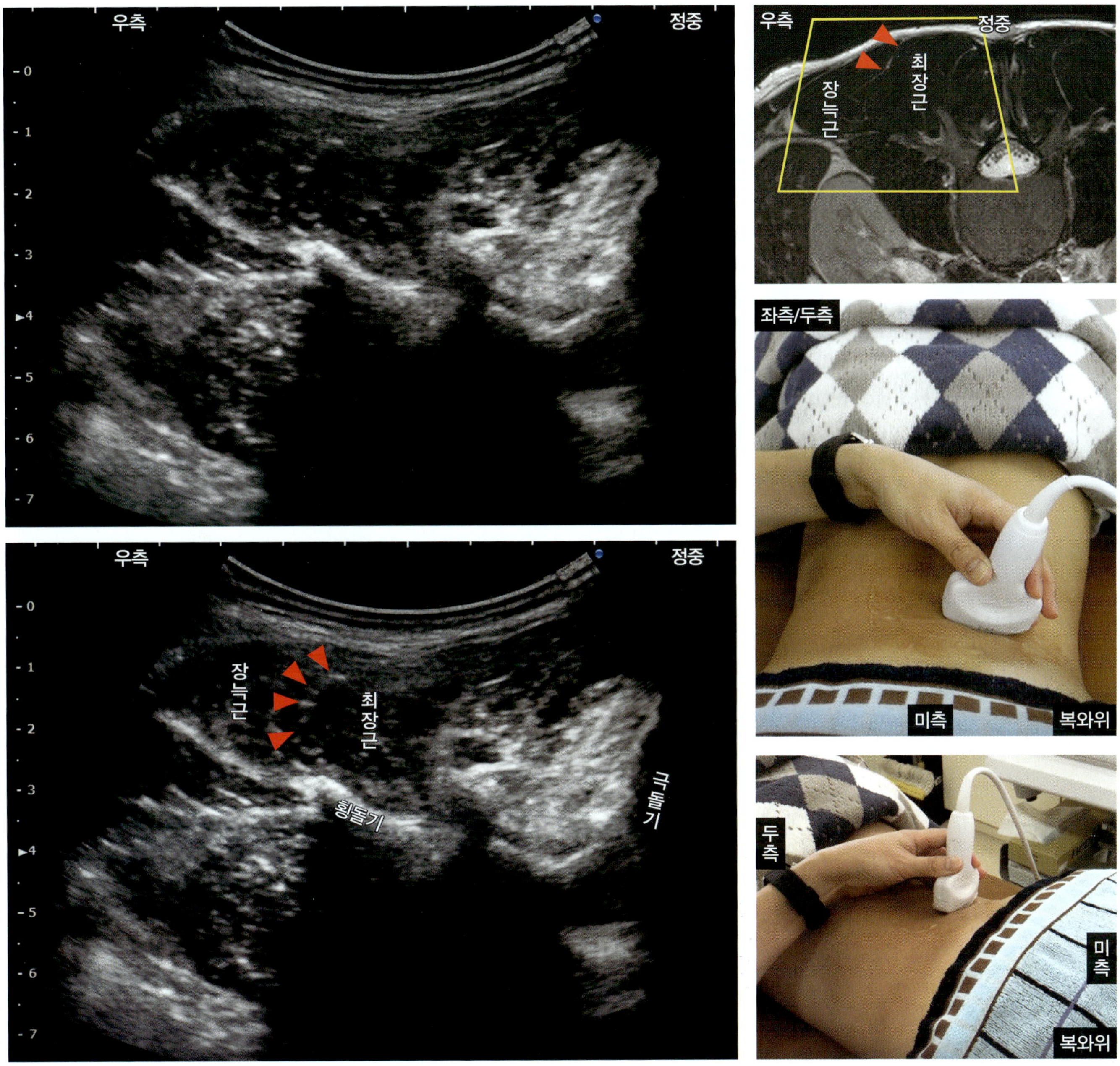

그림 24 최장근 · 장늑근 사이(단축상)

되기도 하며, 추간관절과 부돌기 사이를 주행하는 내측지의 랜드마크로 이용할 수 있다.

척수신경 후지를 3개의 분지로 나뉜다고 보는 경우, Saito 등이 외측지는 처음 분지되어 장늑근을 지배한다고 보고했으므로, 내측지와 마찬가지로 횡돌기 기저부를 랜드마크로 한다(**그림 25 빨간 화살촉**).

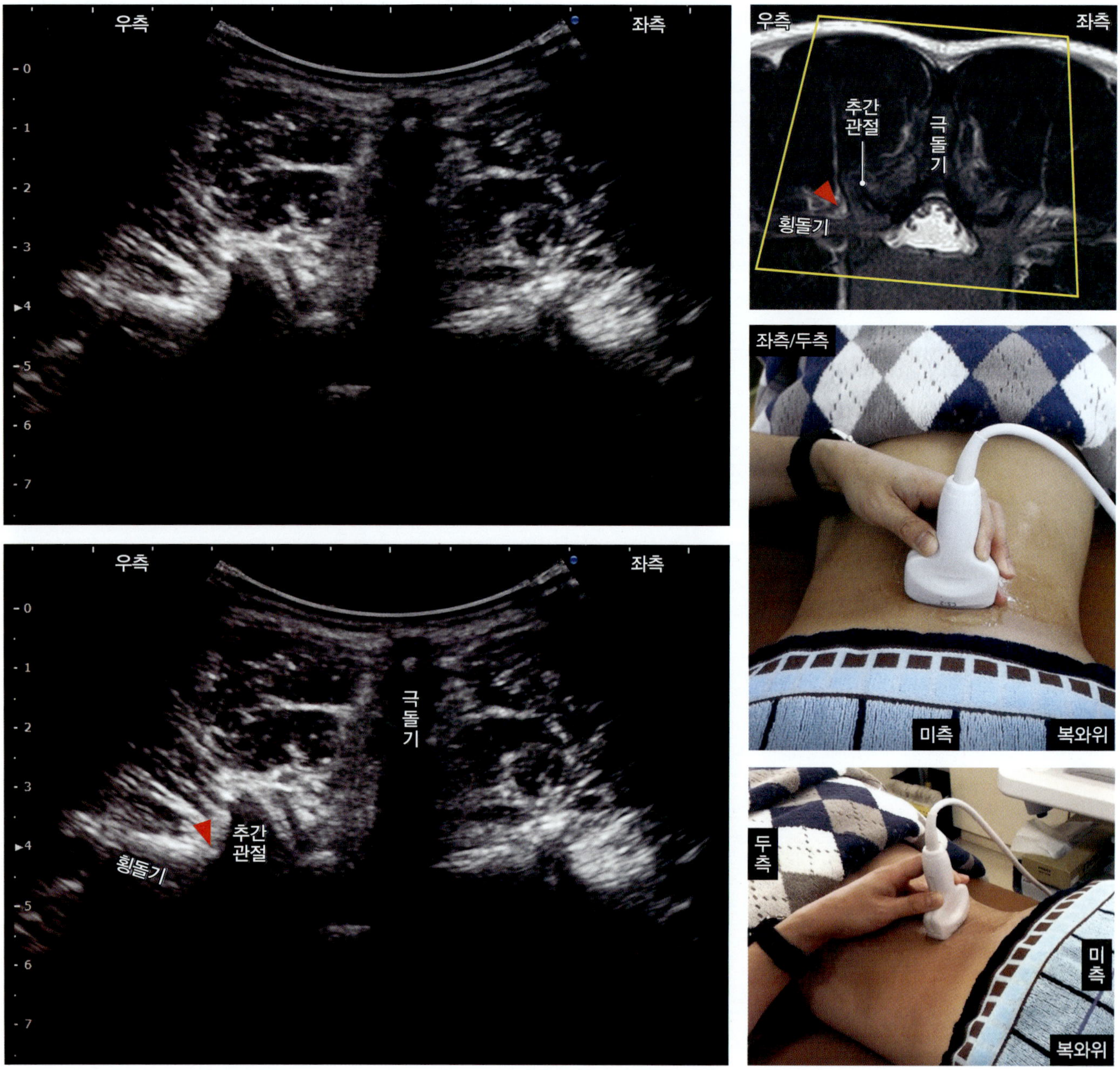

그림 25 **횡돌기 기저부(단축상)**

참고문헌

1. ポケットチューター体表からわかる人体解剖学. 大川 淳, 他監訳. 南 江堂, 2014, p186.
2. Shuang F, et al : Clinical Anatomy and Measurement of the Medial Branch of the Spinal Dorsal Ramus. Medicine(Baltimore). 2015; 94(52): e2367.
3. 臨床のための解剖学. 佐藤達夫, 他監訳. メディカル・サイエンス・インターナショナル, 2008, p491.
4. Sauter AR : The "Shamrock Method" - a new and promising technique for ultrasound guided lumbar plexus blocks. BJA. 2013; 111(eLetters Supplement).
5. プロメテウス解剖学アトラス 解剖学総論 / 運動器系 第3版. 坂井建雄, 他監訳. 医学書院, 2017, p146-52.
6. 齋藤敏之, 他 : 外科手技上有用な脊随神経後枝の解剖学的研究. 臨床解剖研究会記録. 2010; 10: 30-1.
7. 張 漢秀 : 腰椎後方の筋肉の解剖と機能. 脊椎脊髄. 2019; 32(4): 285-91.
8. 白石吉彦 : 離島発とって隠岐の外来超音波診療. 中山書店, 2017, p56.
9. 菊地臣一, 他 : 腰仙椎部神経症状 カラーでみる解剖学的背景. 金原出版, 1996, p23.

2 요배부 통증에 대한 초음파 유도하 주사 -TARGET and INTERVENTION-

Target 200 : 위험신호(red flags)

요통에 대한 초음파 유도하 주사를 시행하는데 있어 반드시 기재해야 할 주의점이 있다. 요통을 유발하는 원인은 다양하므로(**표 1**), 요통 환자를 진료할 때 주의 깊은 문진과 진찰이 필요하며, 우선 위험신호(red flags, **표 2**)가 있는 심각한 척추질환 가능성이 있는 요통, 신경증상을 동반한 요통, 신경증상이 없는 요통으로 분류하는 것이 추천된다.[1)]

초음파 영상을 통한 진단이나 초음파 유도하 인터벤션에만 집중해 red flags가 있음에도 불구하고 단순 X선 검사 등 필요한 검사를 하지 않아 심각한 척추질환을 간과해서는 안된다. '요통 진료 가이드 라인 2019'(개정 제2판)에서도 단순 X선은 red flags 배제 진단에 유용하다고 기재되어,[1)] 심각한 척추질환 유무, 전체적인 척추골반 정렬, 흉요추 이행부나 요천추 이행부의 확인 목적으로 단순 X선 검사를 시행한다.

표 1 요통의 원인별 분류

1) 척추와 그 주변 근골격계 유래
척추 종양(원발성 · 전이성 종양 등)
척추감염증(화농성 추간판염 · 척추염, 척추 결핵 등)
척추 외상(추체 골절 등)
요추 추간판 탈출증
요부 척추관 협착증
요추 분리 전방전위증
요추 변성 전방전위증
대사성 질환(골다공증, 골연화증 등)
척추변형(측만증, 후만증, 후측만증)
비화농성 염증성 질환(강직성 척추염, 건선성 요통 등)
척추인대 골화
근 · 근막성
척추 구성체의 퇴행성 병변(추간판성, 추간관절성 등)
천장관절성
고관절성
2) 신경 유래
척수 종양, 마미 종양 등
3) 내장 유래
신요로계 질환(신결석, 요로결석, 신우신염 등)
부인과계 질환(자궁내막증 등)
임신
4) 혈관 유래
복부대동맥류
해리성 대동맥류 등
5) 심인성
우울증
히스테리 등
6) 기타

표 2 심각한 척추질환(종양, 감염, 골절 등)의 합병을 의심해야 하는 red flags(위험 신호)

- 발생 연령 < 20세, 또는 > 55세
- 시간이나 활동과 관계 없는 요통
- 흉부통
- 암, 스테로이드 치료, HIV 감염 기왕력
- 영양불량
- 체중감소
- 광범위한 신경증상
- 구축성 척추변형
- 발열

HIV : human immunodeficiency virus

Target 201 : 추궁(분리부)

신전이나 회전 동작을 반복하는 운동선수가 요통을 호소할 때 염두에 두어야 할 질환으로, 요추 분리증, 추간관절증후군, 극돌기충돌증후군 등이 있으며, 신체 진찰이나 초음파 유도하 인터벤션을 통한 제통 효과가 진단에 도움이 된다. Fujita 등은 요추 분리증의 초음파 선별검사(screening)로 추간관절 주위 등의 심부 혈류 반응 유무가 유용할 가능성이 있다고 보고하였다.[2)]

적응증!

요추 신전·회전 동작이 많은 스포츠에 몰두 중인 성장기 운동선수의 강한 요통에서는 우선 분리증을 의심한다. 확정진단 및 골유합을 위해 요추 외고정(코르셋)을 시행하기 위한 진행도 판단에는 요추 CT(**그림 1**)와 요추 MRI(**그림 2**)가 필요하며, 요추 분리증(말기)에서 강한 요통이 있는 경우에는 분리부 차단술을 선택하기도 한다.

준비

- 자세 : 복와위·측와위
- 프로브 : 리니어·컨벡스
- 실린지 : 5mL, 10mL
- 바늘 : 25G long needle

통증으로 자세를 취할 수 없는 경우 외에는 복와위에서 시행하지만 측와위에서도 시행 가능하다. 평행법의 경우에는 외측에서 자입하므로 환측에 술자, 반대측에 모니터를 배치한다. 복와위의 경우에는 환측을 위로 한 측와위에서 술자는 환자의 배측에 앉고, 모니터는 반대측인 복측에 배치한다.

0 Pre-scan

[☞「II-1 초음파 해부 —SONOANATOMY—」, 「극돌기·추궁」(p. 194) 참조]

극돌기 위에 정중으로 프로브를 대고, 체간에 대해 단축으로 관찰하면 극돌기는 배측으로 돌출된 선상 고에코상으로 나타나며 후방에 음향음영으로 무에코상이 동반된다. 극돌기 양측 심부에 확인되는 수평한 선상 고에코상이 추궁이며, 마찬가지로 후방에 무에코상이 보인다. 주로 L5에서 흔하며, 분리가 발생하는 해당 추궁을 찾는다.

포인트

초음파 영상에서 분리부를 확인할 수 있는 증례는 많지 않지만 추간관절 말초의 추궁부에 선상 고에코의 단절(**그림 3 빨간 화살촉**)이 명확히 보인다면 요추 분리증(말기)의 가능성이 높다.

1 단축상(평행법)

Pre-scan을 참고해 추궁 선상 고에코의 단절부를 찾고, 프로브 외측이나 내측의 자입부를 소독 후 평행법으로 바늘을 자입한다(**그림 4, 5**). 선상 고에코의 단절상이 불명확한 경우는 프로브 외측을 두측으로 Rotation(Rotating)하여 분리부에 직교하는 형태로 프로브를 대거나, 프로브를 미측으로 Fan(Tilting)하면 단절부가 스캔되기도 한다. 또한, 레벨에는 착오가 없지만 상기 방법으로도 단절부를 찾지 못하는 경우에는 상관절돌기 기저부 주위에 약물을 주입한다.

분리증을 일으키는 성장기 청소년의 추궁간은 넓고, 황색인대도 얇아 경막 천자의 위험이 있으므로 교차법 술기에 자신이 없을 때에는 평행법으로 바늘 끝을 확인하며 인터벤션을 시행할 것을 권장한다.

저자의 말

강한 요통을 보이는 양측 L5 요추 분리증(말기)에서 L5/S 추간관절의 수종이 추간관절의 배측 약간 미측에 저에코상으로 확인된 증례도 경험하고 있다(**그림 6, 7**).

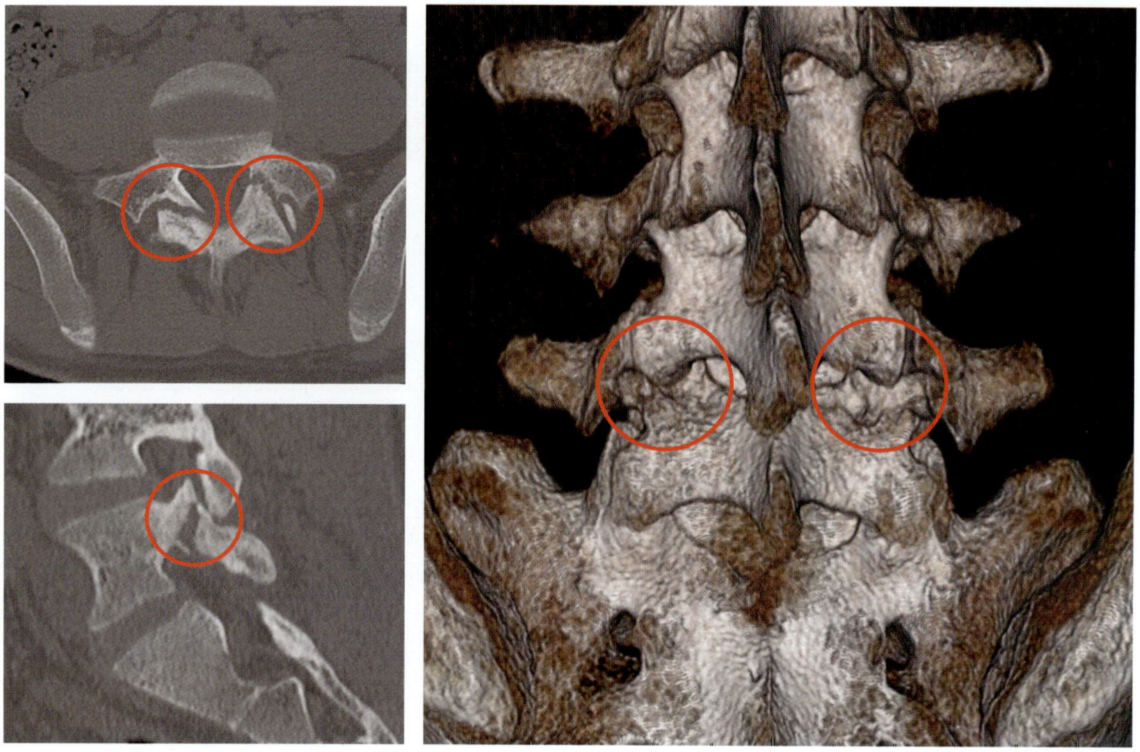

그림 1 요추 분리증의 CT 영상(빨간 원이 분리부)

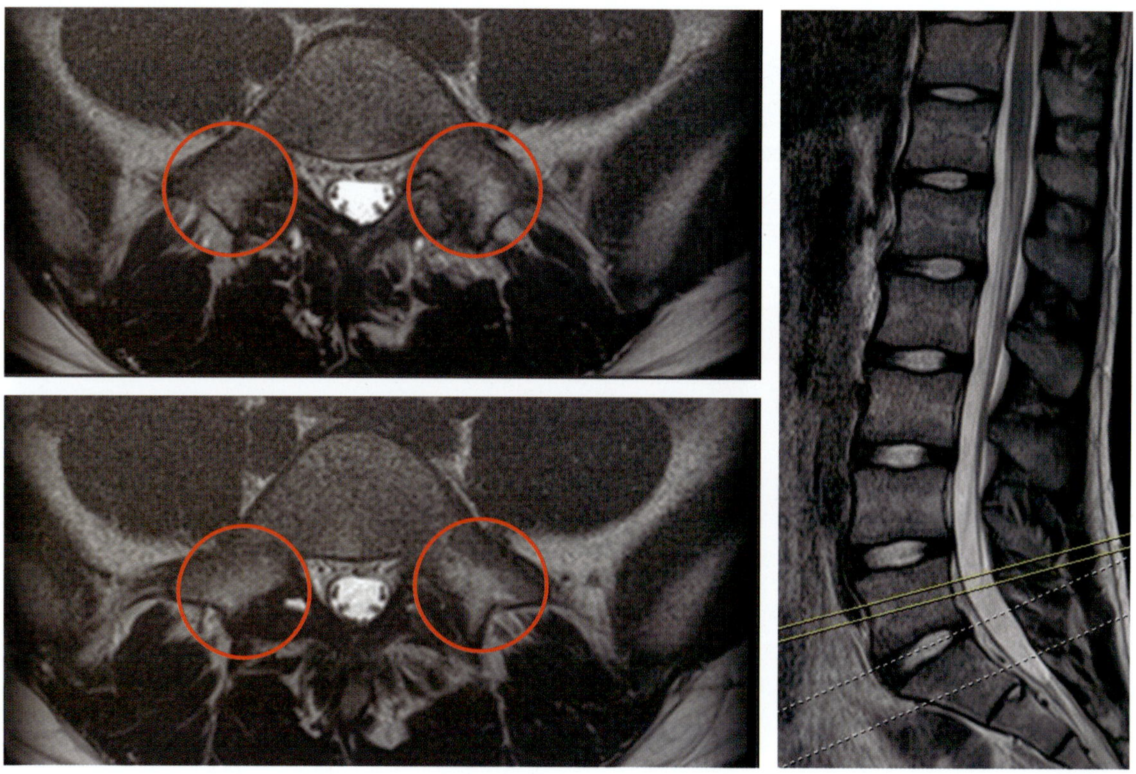

그림 2 요추 분리증의 MRI 영상(빨간 원이 수종)

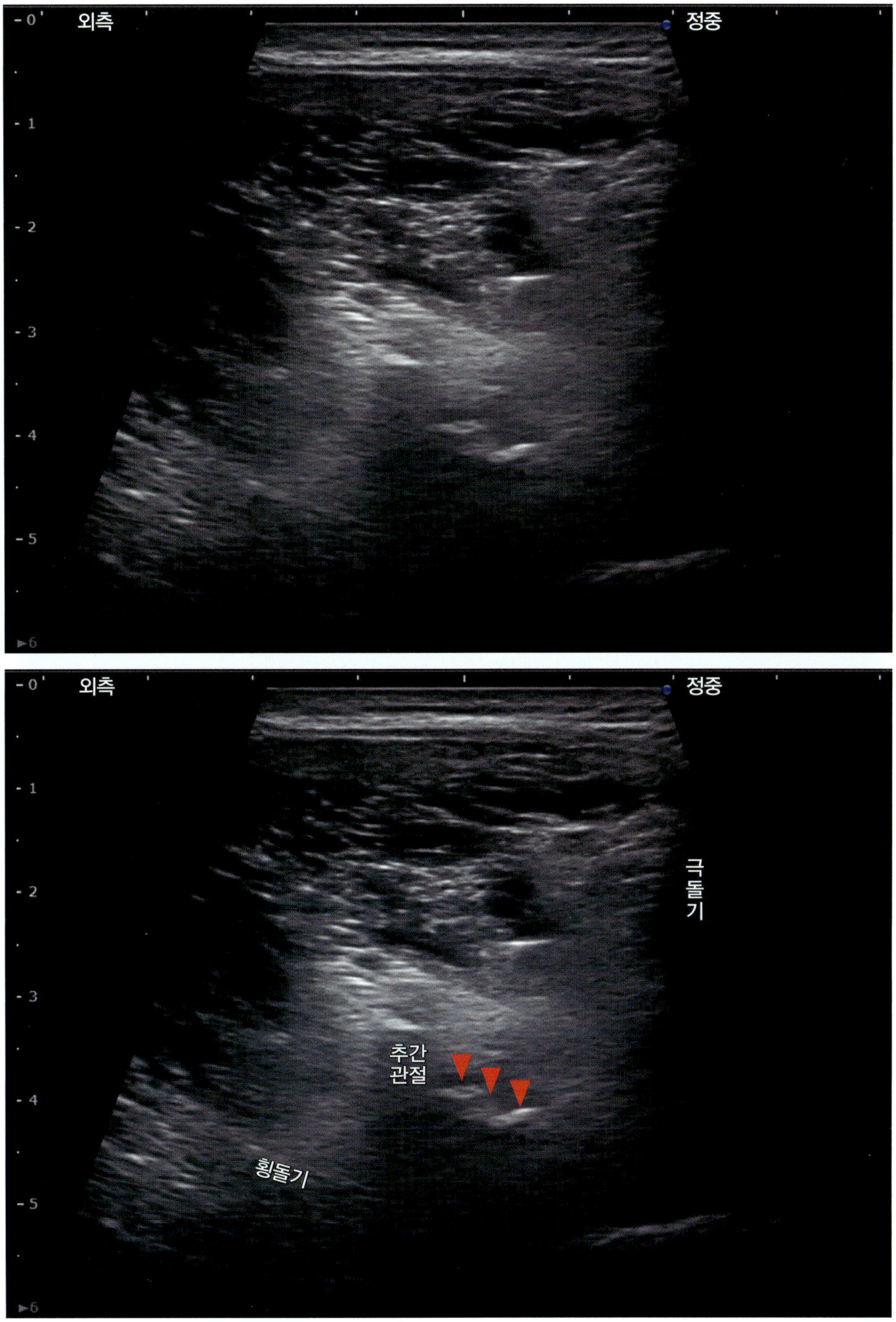

그림 3 **요추 분리증의 초음파 영상(그림 1, 2와 동일한 증례)**
빨간 화살촉 : 선상 고에코의 단절

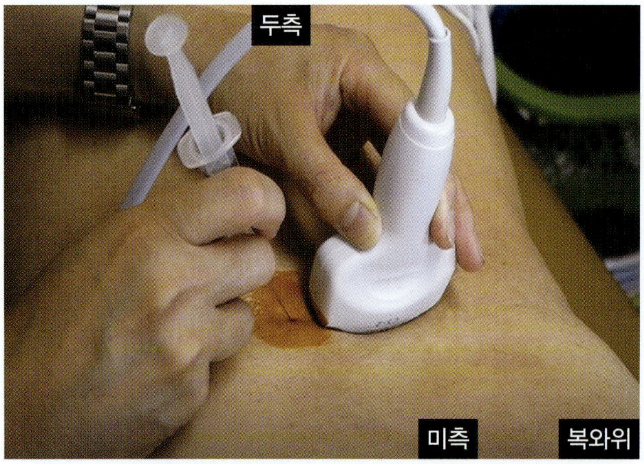

그림 4 좌측 요추 분리에 대한 초음파 유도하 주사의 천자(단축상 · 평행법)
(그림 1~3과 다른 증례)

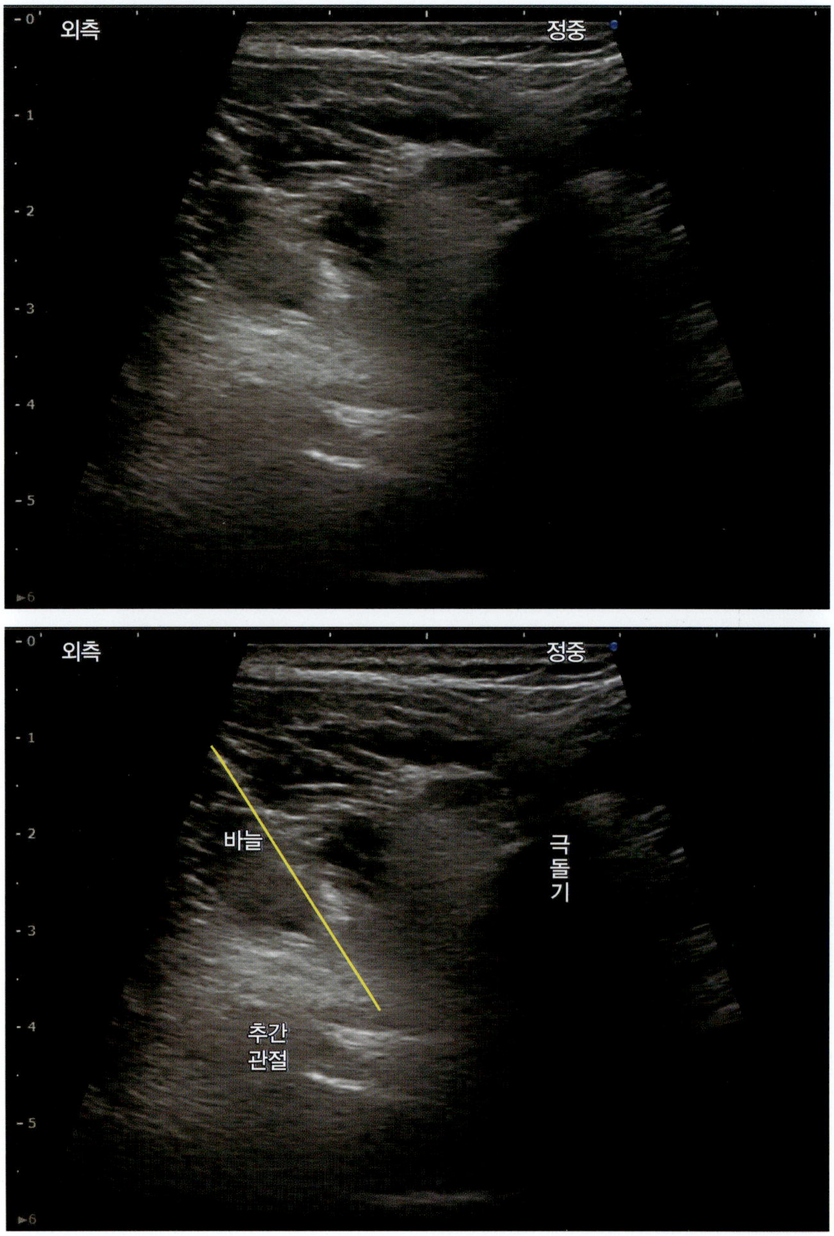

그림 5 요추 분리에 대한 초음파 유도하 주사(단축상 · 평행법)

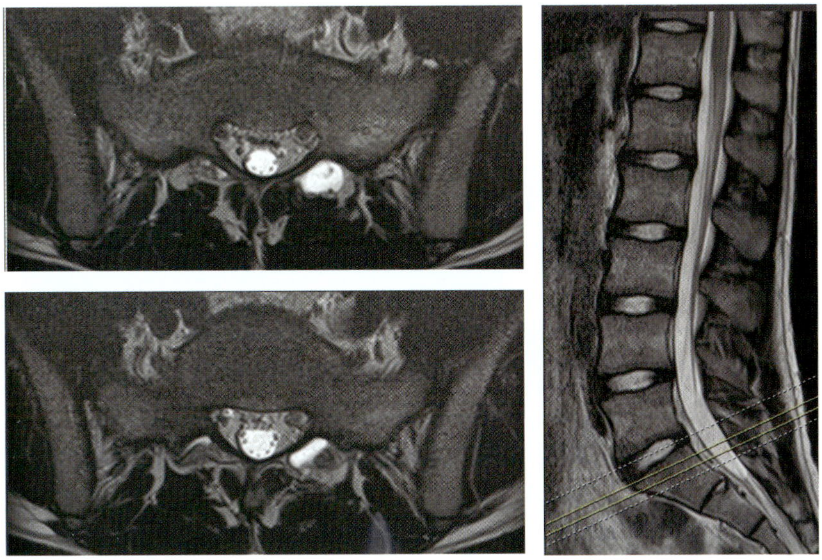

그림 6 양측 L5 요추 분리증(말기)에서 L5/S 추간관절 수종의 MRI 영상

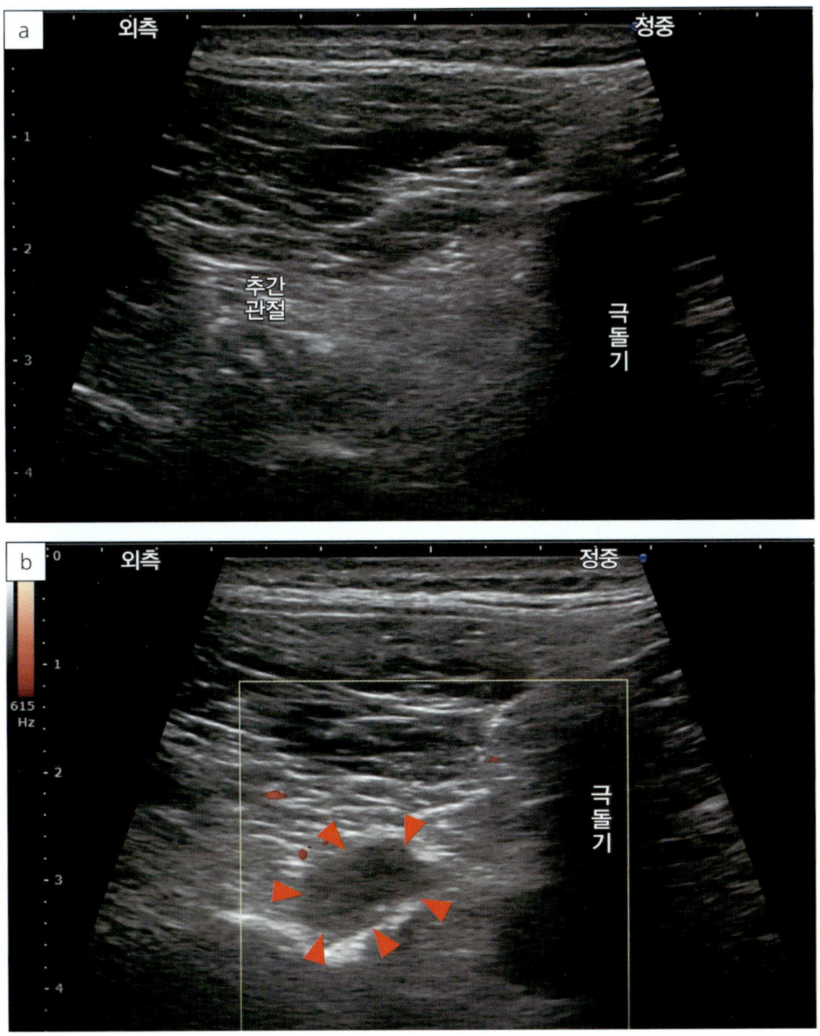

그림 7 양측 L5 요추 분리증(말기)에서 좌측 L5/S 추간관절 수종의 초음파 영상

a : L5/S 추간관절, b : 약간 미측

Target 202 : 추간관절

종양, 감염, 외상, 신경증상을 동반한 요추 질환 등과 같은 명확한 원인이 없는 요통을 비특이적 요통이라고 총칭하며 그 85%는 정확한 병리해부학적 진단을 내리기 곤란하다고 '요통 진료 가이드라인 2012'에 기재되었다.[3] 그러나 야마구치현 요통 study 결과[4]가 나온 후 '요통 진료 가이드라인 2019'(개정 제2판)에서는 75%이상에서 진단이 가능하다고 변경되었다. 이 야마구치현 요통 study에서 추간관절 유래의 통증은 320례 중 68례였다고 보고되었다.

적응증!

편측 요통으로 요추 신전이나 신전위에서의 회전 등으로 통증이 유발 증강되고, 환자가 가리키는 통증 부위가 추간관절 주변이며, 그 부위에 국한적인 압통이 존재하는 경우에 타깃이 된다.

준비

- 자세 : 복와위 · 측와위
- 프로브 : 리니어 · 컨벡스
- 실린지 : 5mL
- 바늘 : 25G long needle

가능하다면 복와위에서 시행하지만 통증이 강한 경우에는 복부에 쿠션 또는 타올을 넣거나 측와위에서 요추 전만을 감소시키는 자세로 시행한다.

0 Pre-scan

[☞「II-1 초음파 해부 —SONOANATOMY—」, 「**추간관절**」(P. 199) 참조]

압통을 보이는 레벨에서 프로브 외측 끝을 정중의 극돌기에 대면 추궁이 선상 고에코상으로 나타난다. 프로브를 천천히 두미측으로 Sweep(Sliding)시키면 추궁 외측이 배측으로 팽륭되고, 추간관절이 확인된다. 추간관절이 화면 중앙에 오도록 프로브를 외측으로 Slide(Sliding)시킨다. 우측 추간관절은 시계방향, 좌측 추간관절은 반시계 방향으로 Rotation(Rotating)시키면 관찰하기 쉽다.

앞서 설명한대로, 추간관절낭 내의 수종이 추간관절의 배측 약간 미측에 저에코상으로 확인되는 경우가 있다(**그림 6, 7**).

1 단축상(평행법)

추간관절 간격이 큰 증례에서는 추간관절 낭종이나 불안정성이 존재할 가능성이 있다. 파워 도플러를 이용해 관찰하면 주위의 혈류증가가 확인되기도 한다. 프로브 외측의 피부를 소독한 후 평행법으로 바늘을 자입하고(**그림 8**), 추간관절 부근에 약물을 주입한다(**그림 9**). 관절낭이 확대되는 모습이나 추간관절 내에 약물이 유입되는 모습이 보이기도 한다. 주입 후 요추 신전이나 회전 시 통증의 소실이 확인되면 진단한다.

저자의 말

추간관절 형태에 따라서는 프로브 내측에서 평행법으로 인터벤션을 시행하면 추간관절 내로 약물을 주입할 수 있는 증례도 있다(**그림 10, 11**).

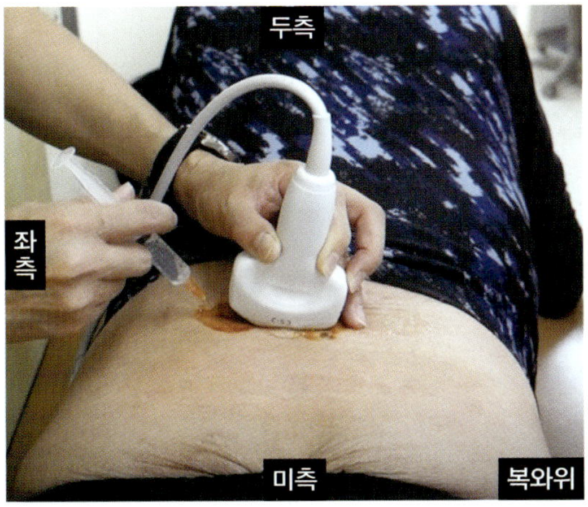

그림 8 좌측 요추 추간관절에 대한 초음파 유도하 주사의 천자(단축상 · 평행법)

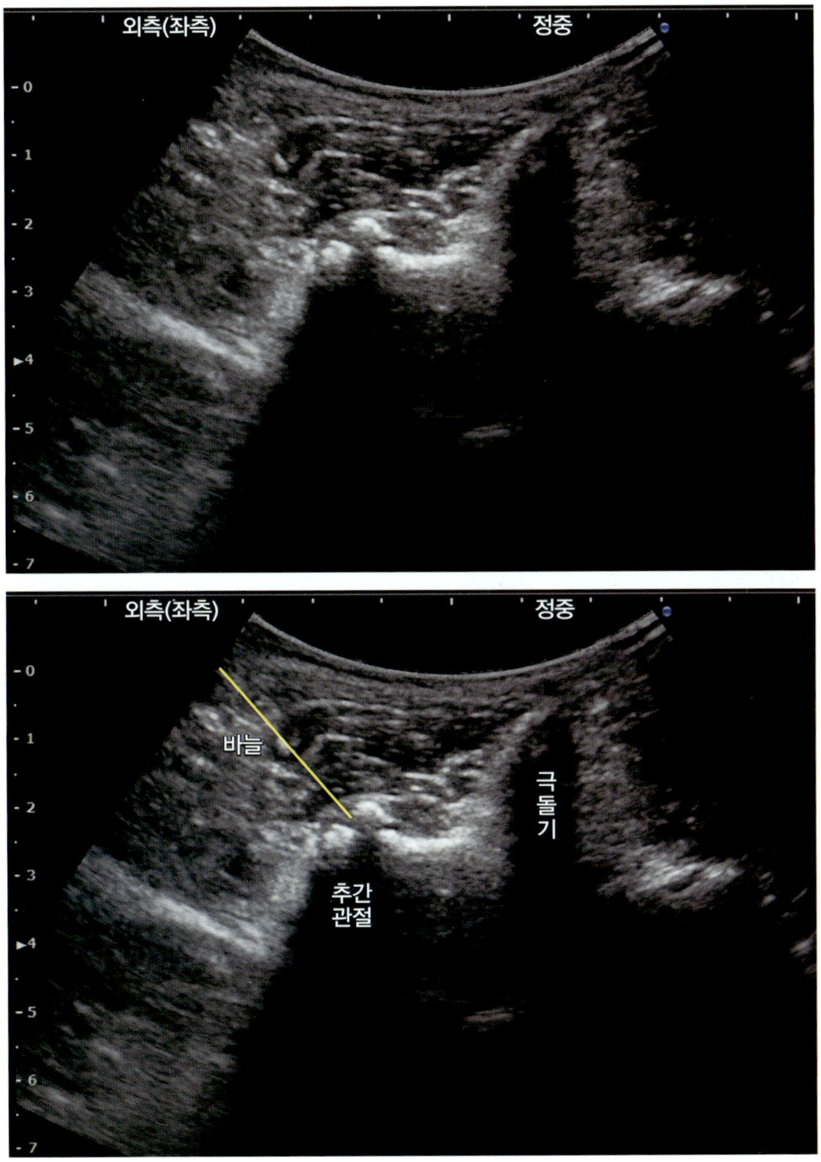

그림 9 요추 추간관절에 대한 초음파 유도하 주사 ①(단축상 · 평행법)

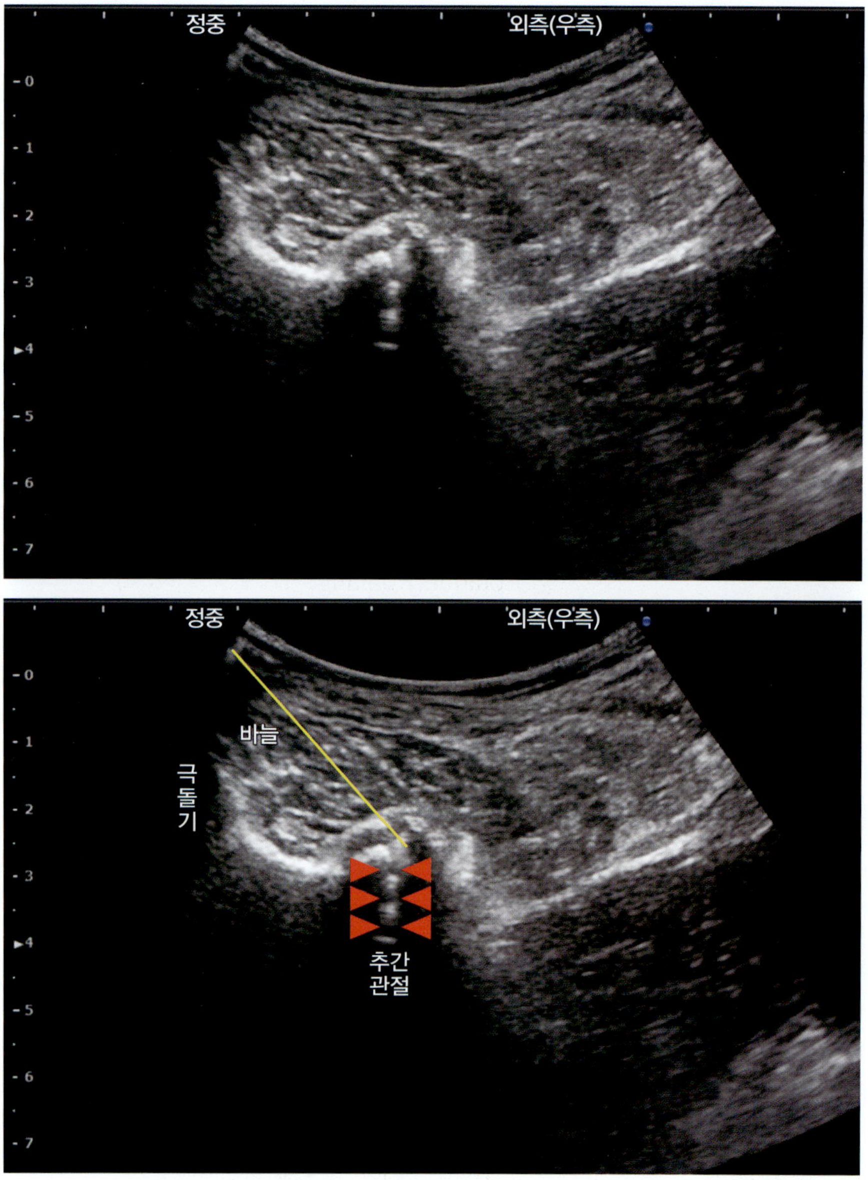

그림 10 요추 추간관절에 대한 초음파 유도하 주사 ②(단축상 · 평행법 · 내측에서 천자)

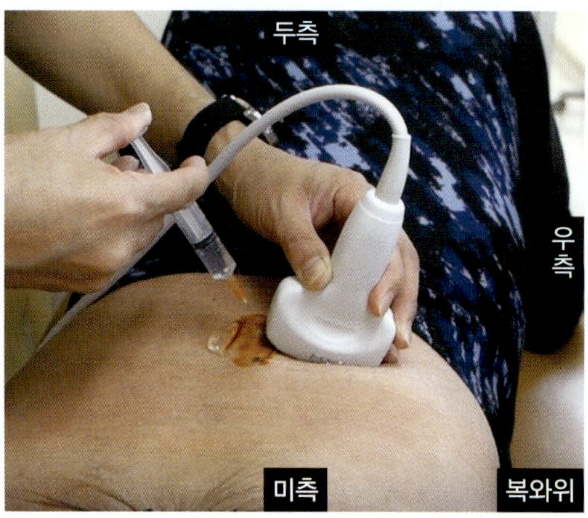

그림 11 우측 요추 추간관절에 대한 초음파 유도하 주사의 천자(단축상 · 평행법 · 내측에서 천자)

핵심 레벨 확인법

☞「II-1 초음파 해부 —SONOANATOMY—」 중에도 기재했지만, 요추의 레벨 진단은 의외로 쉽지 않으며, 변형성 척추증 변화가 진행된 고령자에서는 더욱 어렵다고 느껴진다. 따라서 여기에서는 필자가 처음 사용한 방법(A)과 Park pain clinic의 Park kieon 선생에게 배운 방법(B, C)을 소개한다.

두측부터 확인하는 B 방법과 미측부터 확인하는 A, C 방법으로 해당 추체가 일치하지 않는 경우나 수기의 문제, 천골의 요추화 등으로 6요추의 경우, 제12늑골이 없는(또는 극단적으로 작은) 경우 등이 있으므로 주의를 요한다.

A 천골 후면에서 체간에 대해 장축상으로 두측을 향해 확인하는 방법

Jacoby line 미측의 L5/S로 생각되는 부위의 정중으로 극돌기 장축상을 스캔한 후(**그림 12-1**), 외측으로 1~2cm 정도 프로브를 Sweep(Sliding)시키면 연속된 긴 선상 고에코의 천골 후면과 그 두측에 있는 선상의 추궁이 나타난다. 미세 조정하여 천골 후면의 두측에 약간 간격을 두고 최초로 확인되는 선상 고에코가 L5 추궁이다(**그림 12-2**). 여기서 두측으로 Slide(Sliding)시켜 레벨을 확인한다(**그림 12-3~12-5**). T12 추궁 레벨에서 프로브를 Rotation(Rotating)시키면 늑골이 확인된다.

포인트

장축에서 레벨을 확인하는 경우, L5/S 추간관절이 L4/5 추간관절과 같이 보여 레벨이 틀릴 때가 있었기에 추궁으로 감정하고 있다.

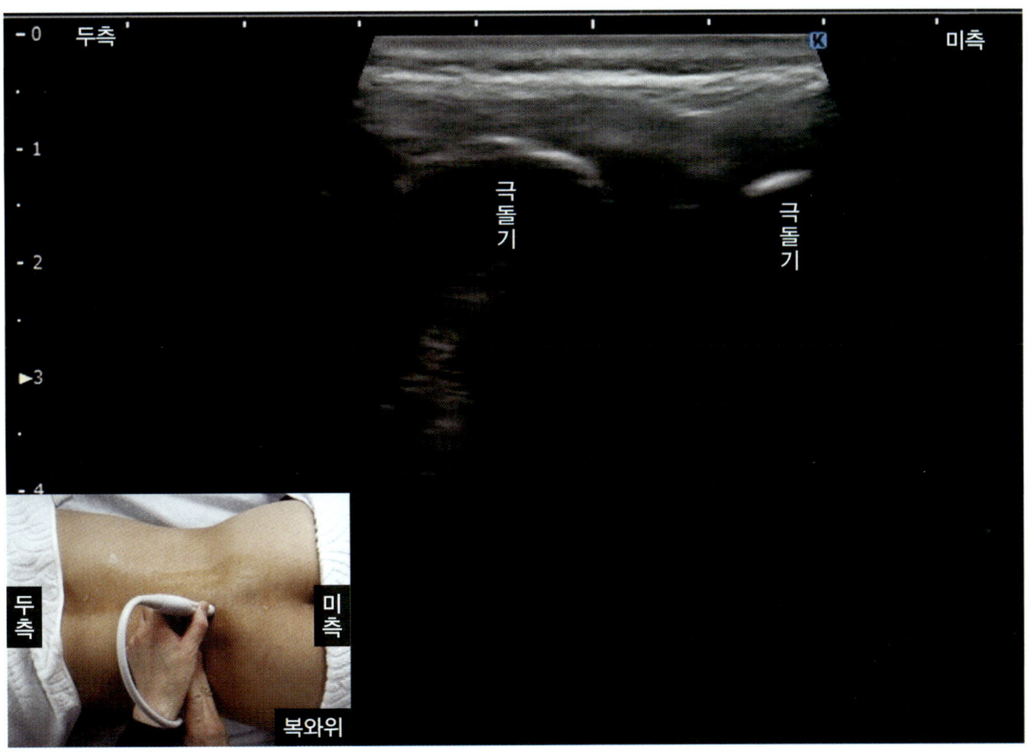

그림 12-1 레벨 확인법 A

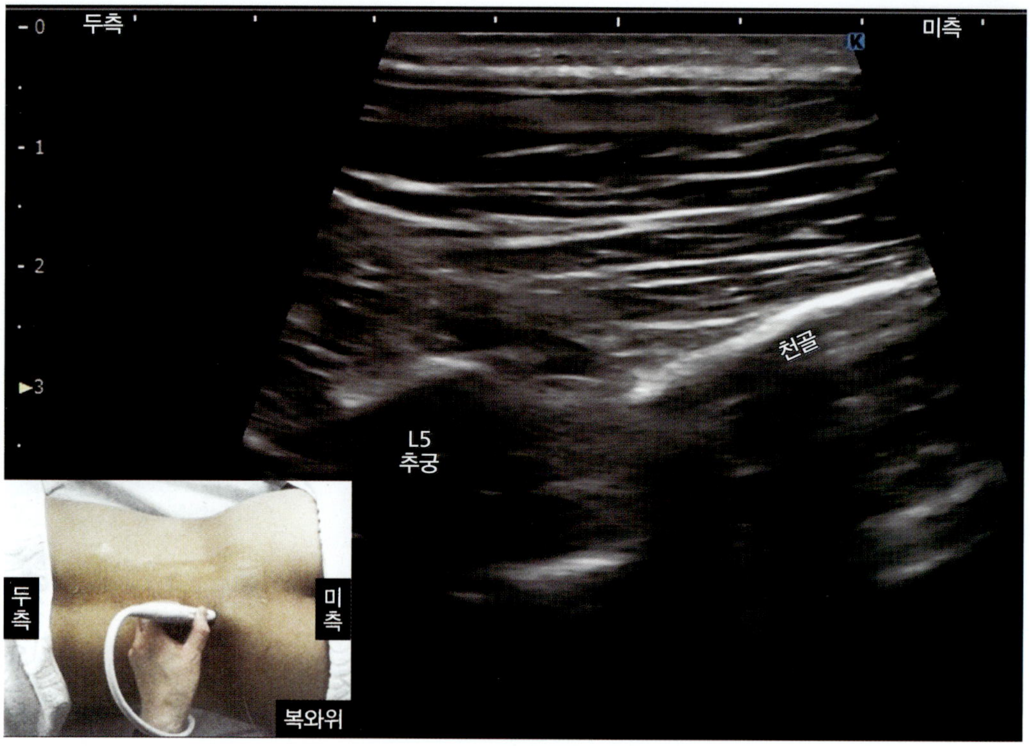

그림 12-2 레벨 확인법 A

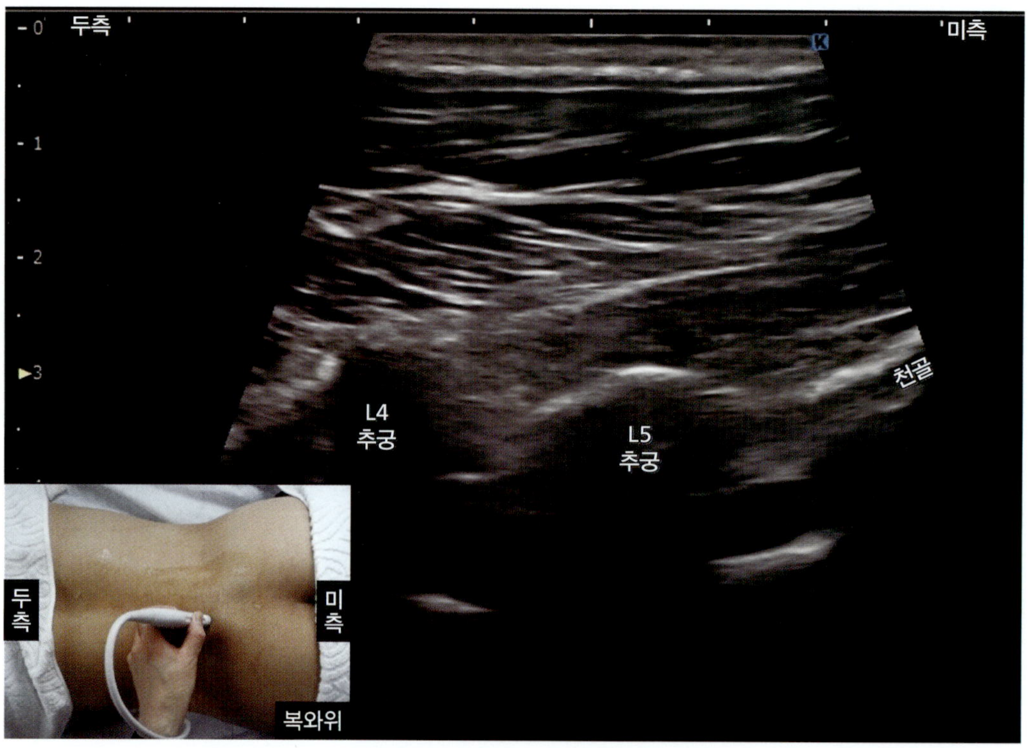

그림 12-3 레벨 확인법 A

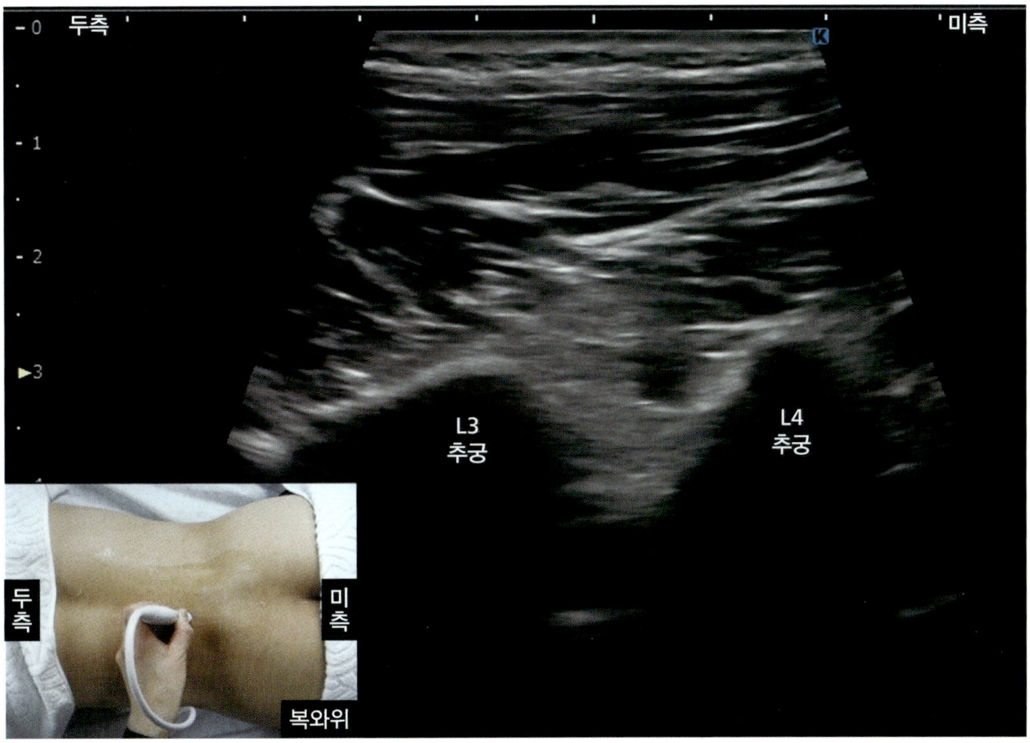

그림 12-4 레벨 확인법 A

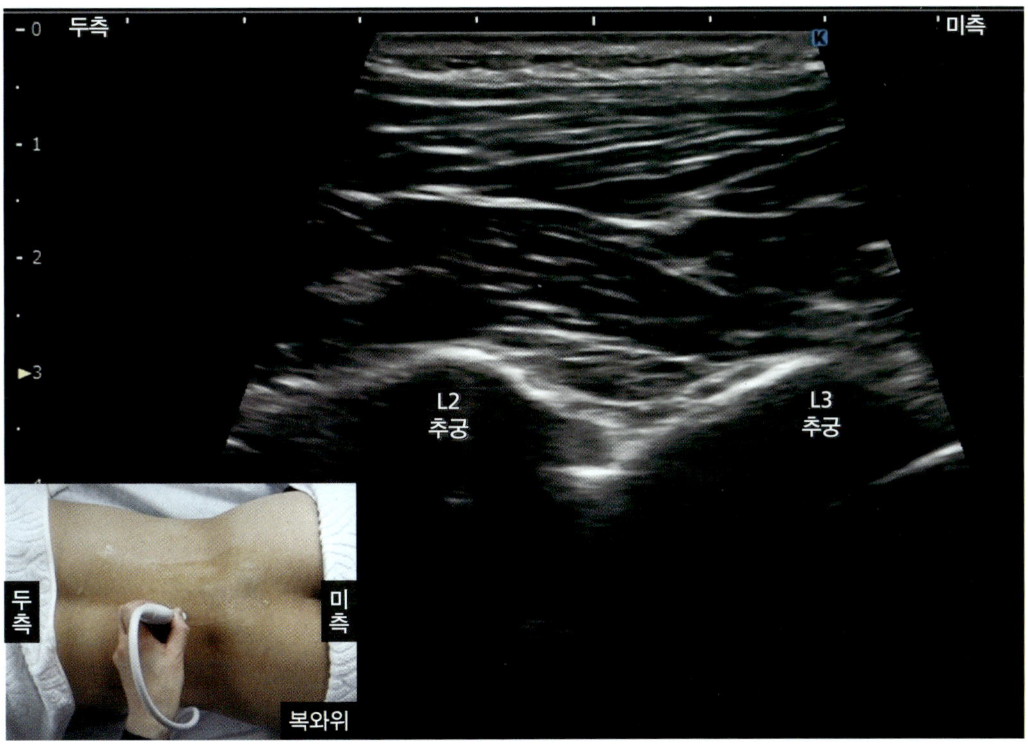

그림 12-5 레벨 확인법 A

B 늑골에서 체간에 대해 단축상으로 미측을 향해 확인하는 방법

Jacoby line 높이에서 단축으로 프로브를 대고 극돌기를 화면 끝에, 추간관절이 화면 중앙에 오도록 스캔한다. 거기서 두측으로 Sweep(Sliding)시켜, 극돌기를 확인해가면 어느 높이에서 늑골의 선상 고에코상이 나타난다. 그 부근에서 천천히 두미측으로 프로브를 이동시키면 늑골의 선상 고에코가 부착하는 추체가 나타난다(**그림 13-1**).

일반적으로 그 추체가 T12이므로, 미측으로 프로브를 천천히 Sweep(Sliding)시키면 맨 처음 나타나는 횡돌기가 L1 횡돌기(추간관절이 T12/L1)임을 알 수 있다(**그림 13-2**). 거기서부터 미측으로 이동시켜 추간관절 및 횡돌기를 감정하면(**그림 13-3, 13-4**), 요추의 레벨이 확인된다. 마지막으로 L5 미측에 천골이 존재하면 확실해진다(**그림 13-5**).

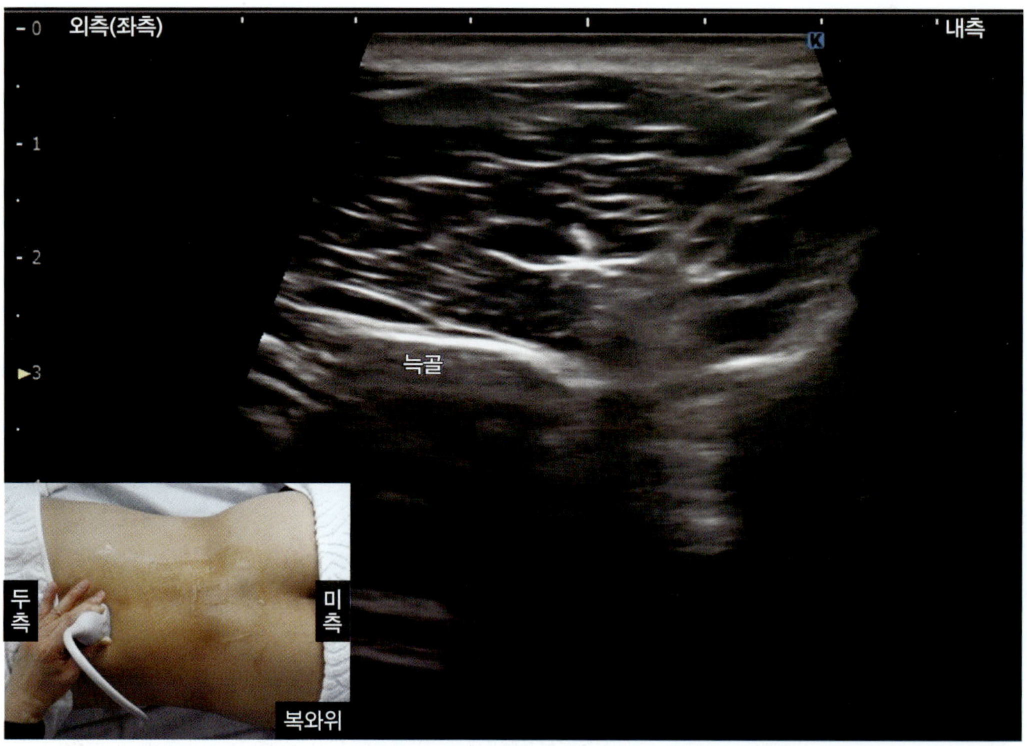

그림 13-1 레벨 확인법 B

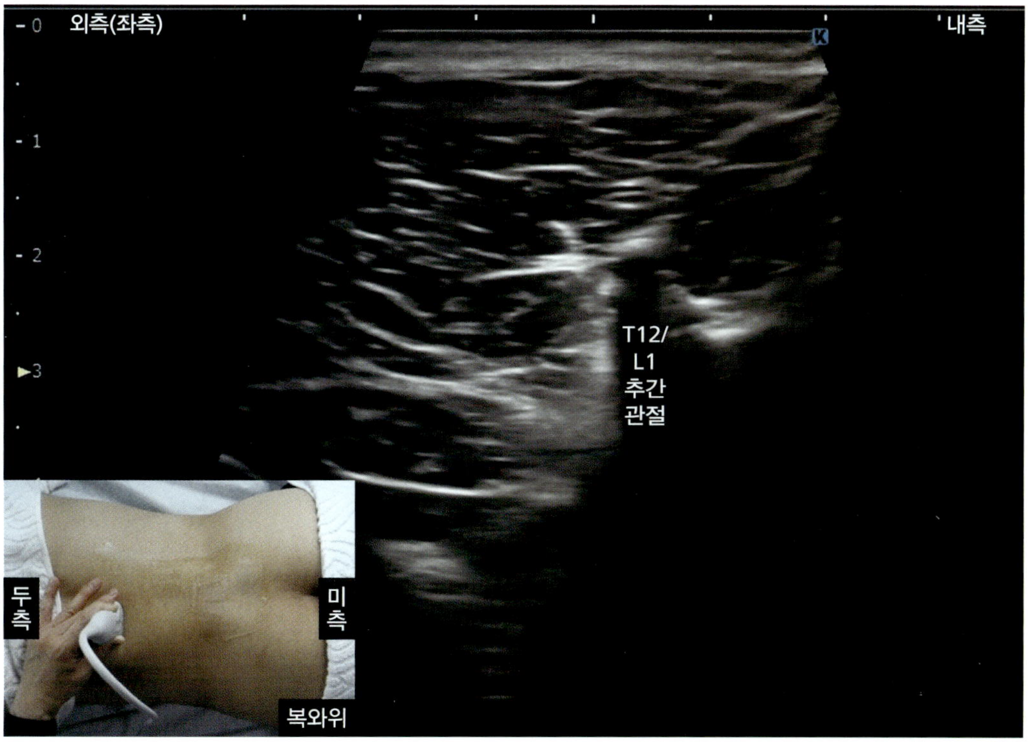

그림 13-2 레벨 확인법 B

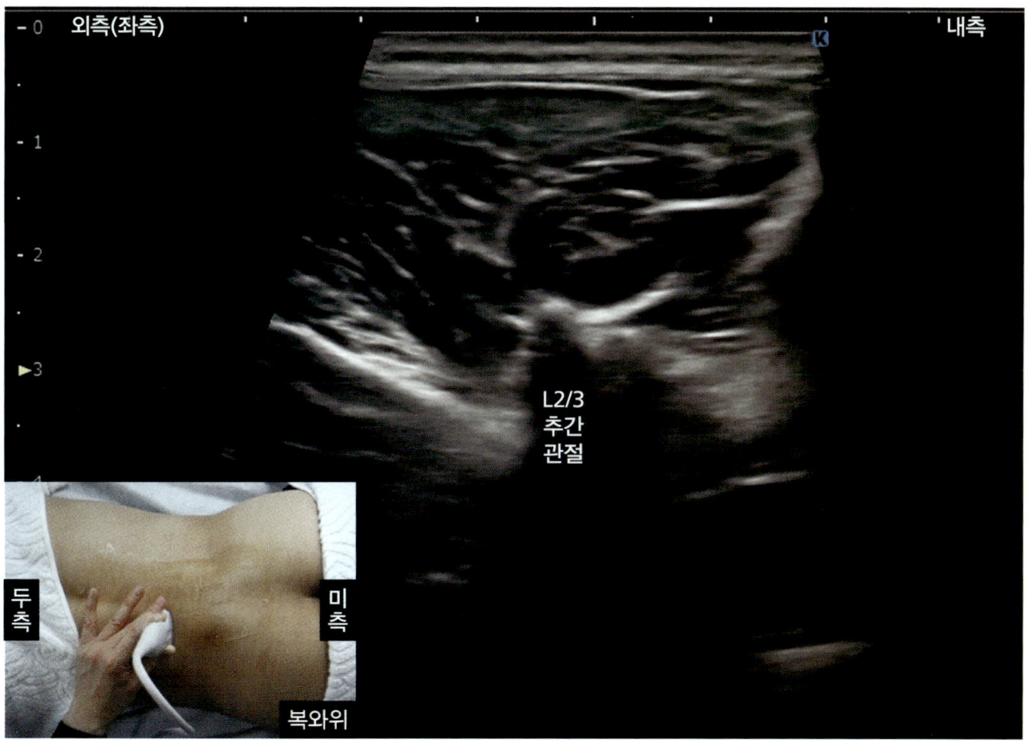

그림 13-3 레벨 확인법 B

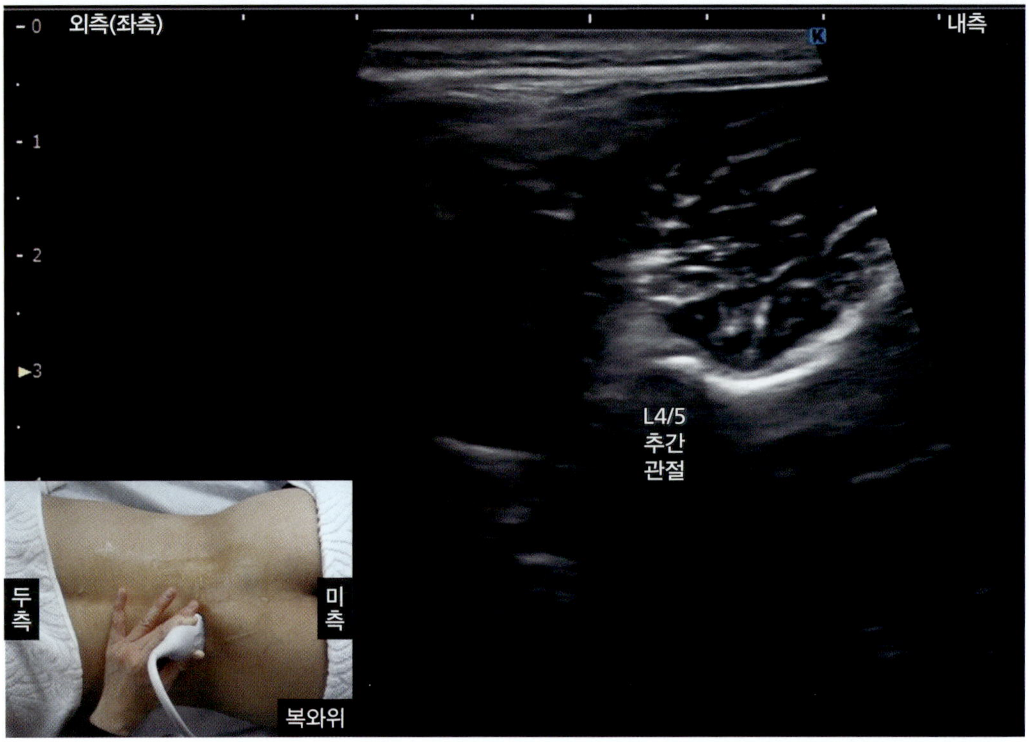

그림 13-4 레벨 확인법 B

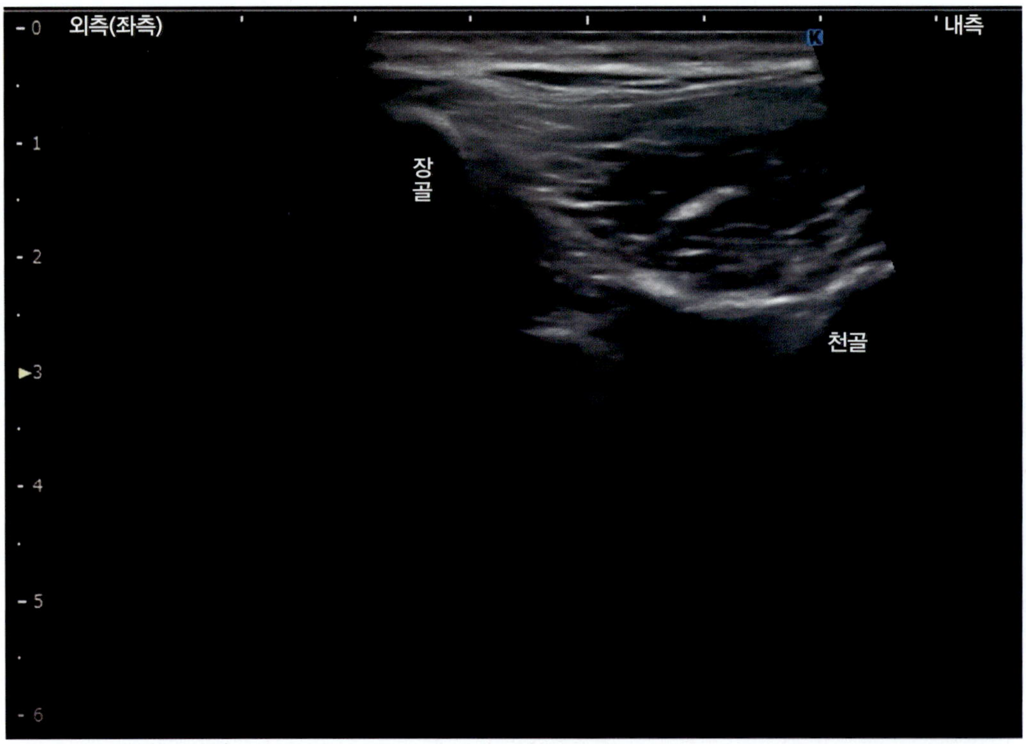

그림 13-5 레벨 확인법 B

C L5/S 추간관절에서 체간에 대해 단축상으로 두측을 향해 확인하는 방법

천골 레벨에서 단축으로 프로브를 대고 천천히 두측으로 프로브를 Sweep(Sliding)시키면, S1 후천골공이 보이고(**그림 14-1**), 맨 처음으로 솟아오르는 S1의 상관절돌기가 나타나며 L5/S 추간관절이 확인된다. 거기서 더 두측으로 이동시키면 최초로 나타나는 횡돌기가 L5 횡돌기 또는 L4/5 추간관절(**그림 14-2. 14-3**)이다. 거기서부터 두측으로 이동하면 순서대로 횡돌기가 나타나며, 마지막으로 **B**에서 설명한 늑골이 부착하는 T12가 확인된다(**그림 14-4**).

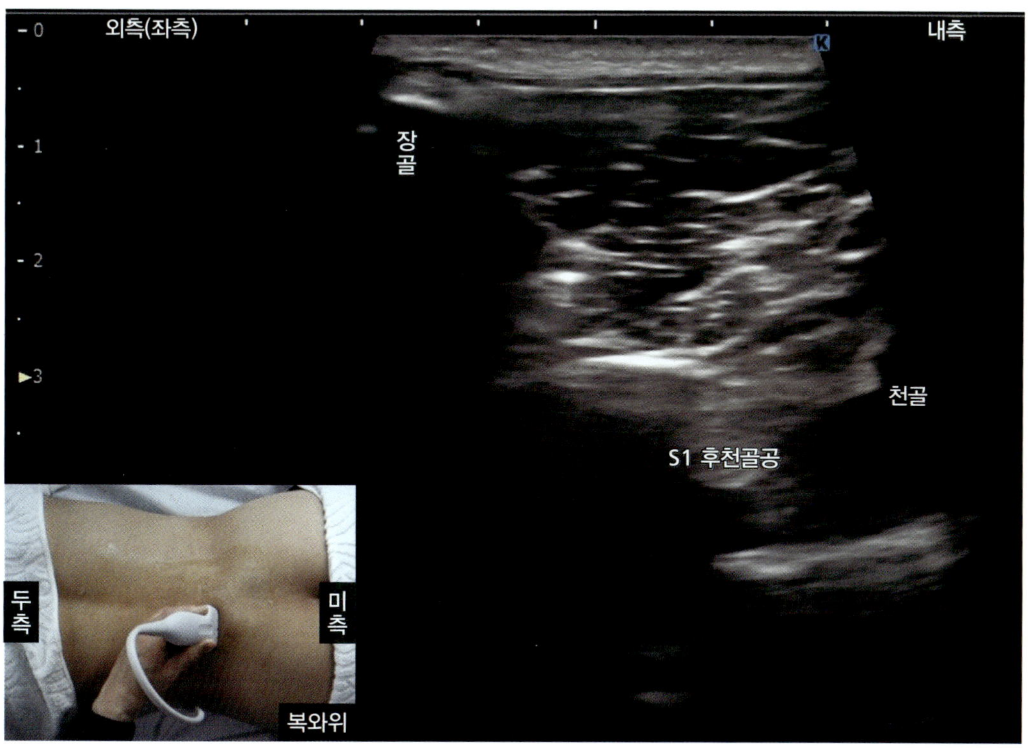

그림 14-1 레벨 확인법 C

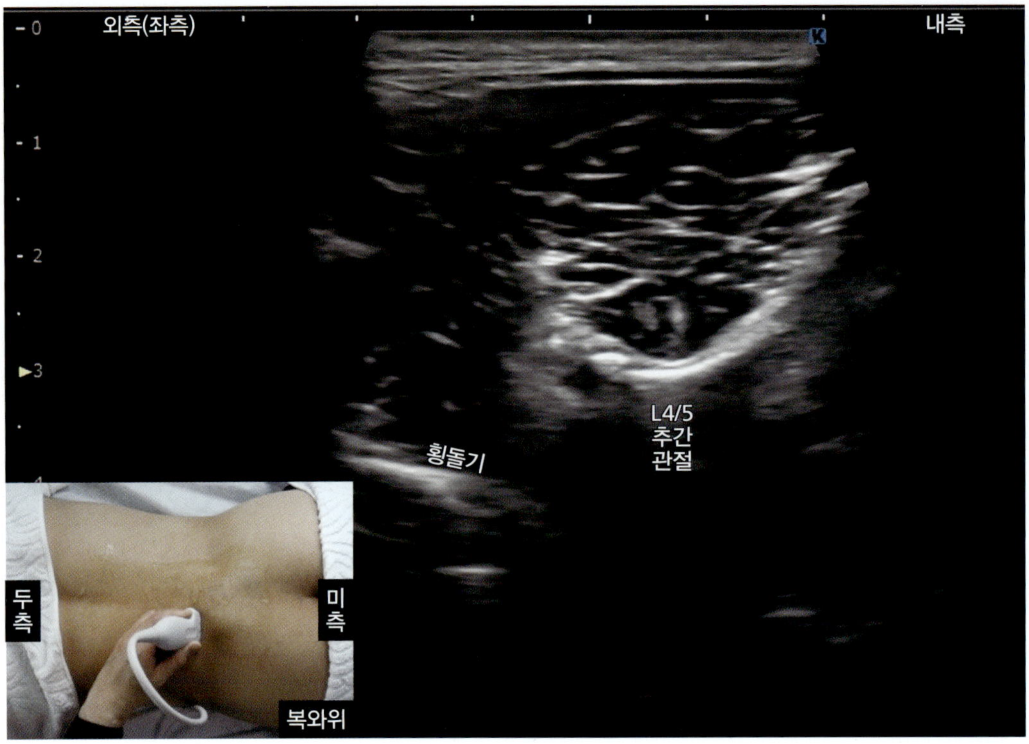

그림 14-2 레벨 확인법 C

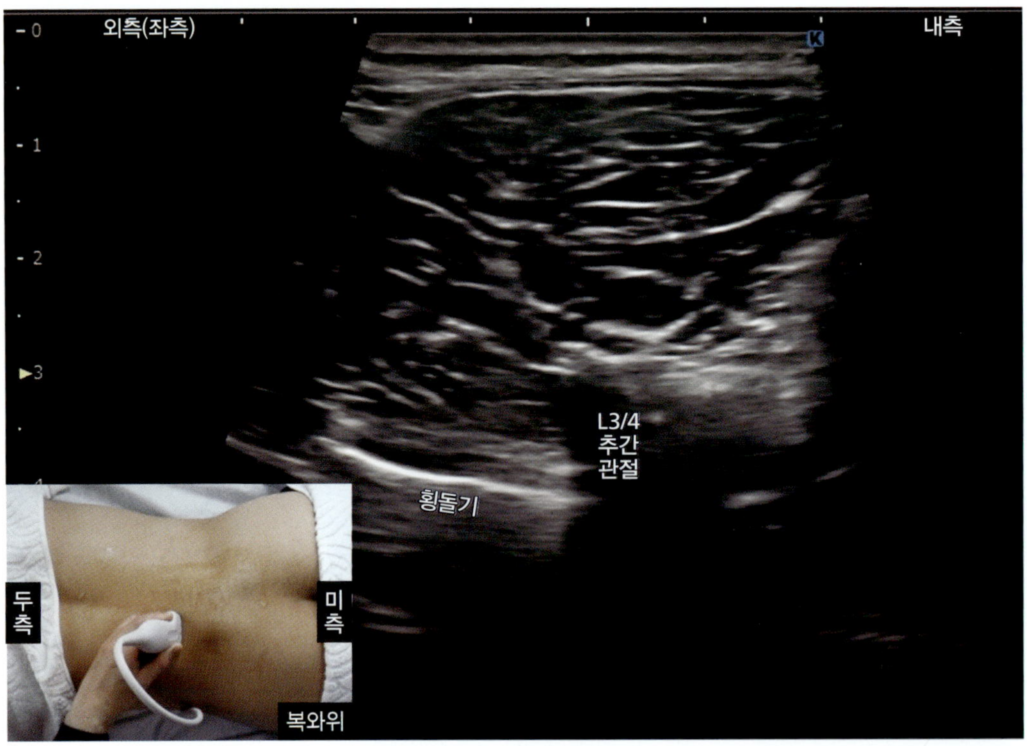

그림 14-3 레벨 확인법 C

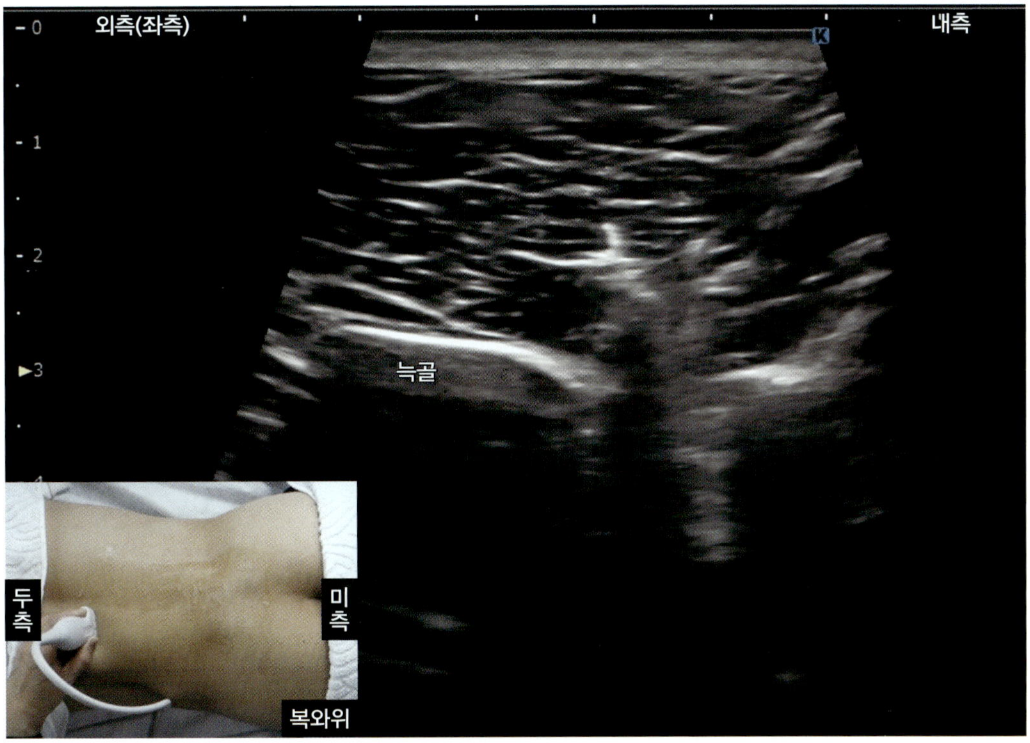

그림 14-4 레벨 확인법 C

Target 203 : 횡돌기

초음파 유도하 인터벤션의 타깃이라기 보다는 레벨 확인의 기준이나 [「[핵심] **레벨 확인법**」(p. 225)], 척수신경 후지내측지[「Target 207 : **척수신경 후지내측지**」(p. 247)], 최장근 · 장늑근[「Target 205 : **최장근 · 장늑근**」(p. 241)], 요방형근[☞「III-2 **초음파 유도하 주사** –TARGET and INTERVENTION–」, 「Target 306 : **요방형근**」(p. 332) 참조], 장요인대[☞「III-2 **초음파 유도하 주사** –TARGET and INTERVENTION–」, 「Target 304 : **장요인대**」(p. 327) 참조]를 확인하기 위한 랜드마크로 중요하므로 pre-scan과 각각에 대한 인터벤션에 대해서

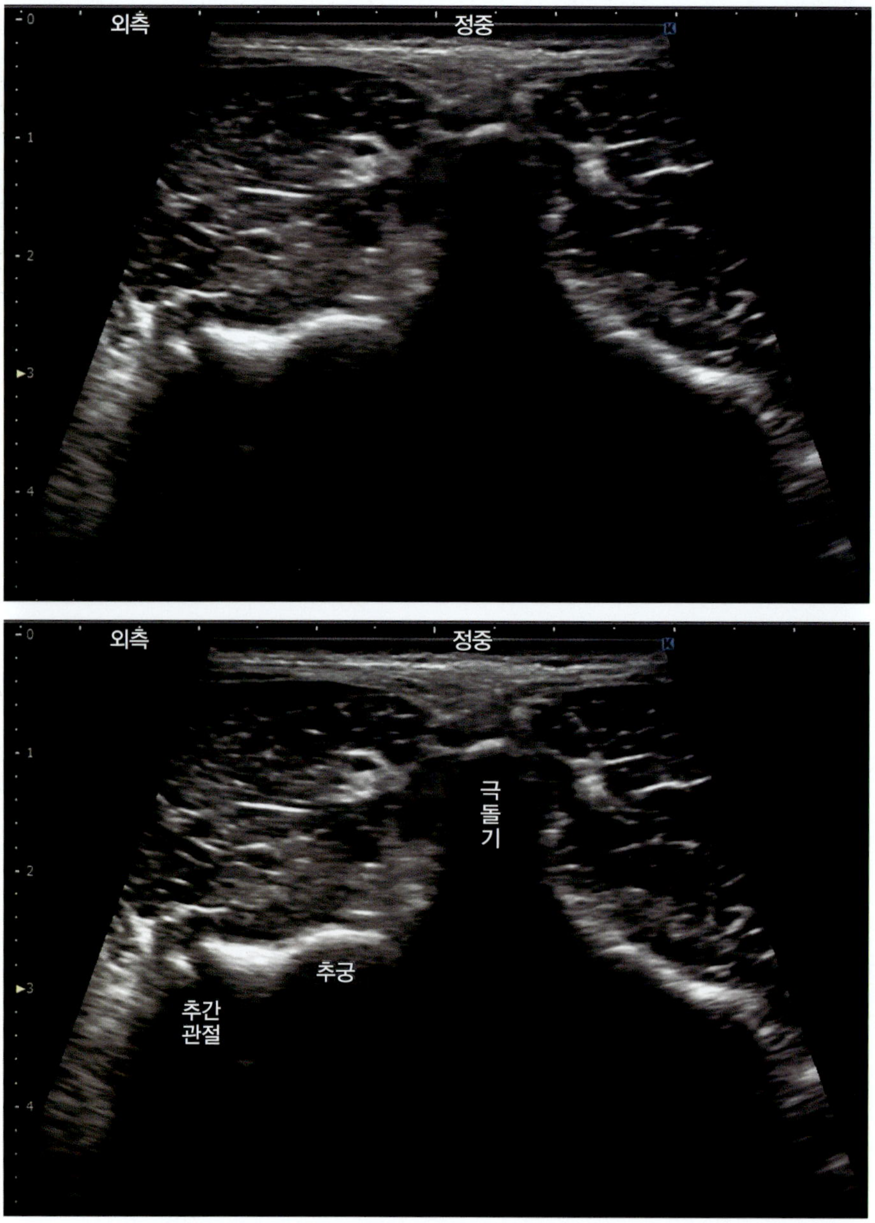

그림 15 횡돌기 스캔 ①

는 각 Target 장에서 기재하였다.

0 Pre-scan

[☞「II-1 초음파 해부 -SONOANATOMY-」, 「횡돌기」(p. 201) 참조]

복와위에서 체간에 대해 단축으로 프로브를 대고 극돌기, 추궁, 추간관절을 스캔 후(**그림 15**), 프로브를 외측으로 Slide(Sliding)시키면, 추간관절 외측 약간 심부에 횡돌기가 나타난다(**그림 16**). 명료하게 보이지 않는 경우에는 두미측으로 조금씩 Sweep(Sliding)시키거나 내측을 약간 누르듯 Rock(Rocking)시키면 선상 고에코상이 명료하게 스캔된다.

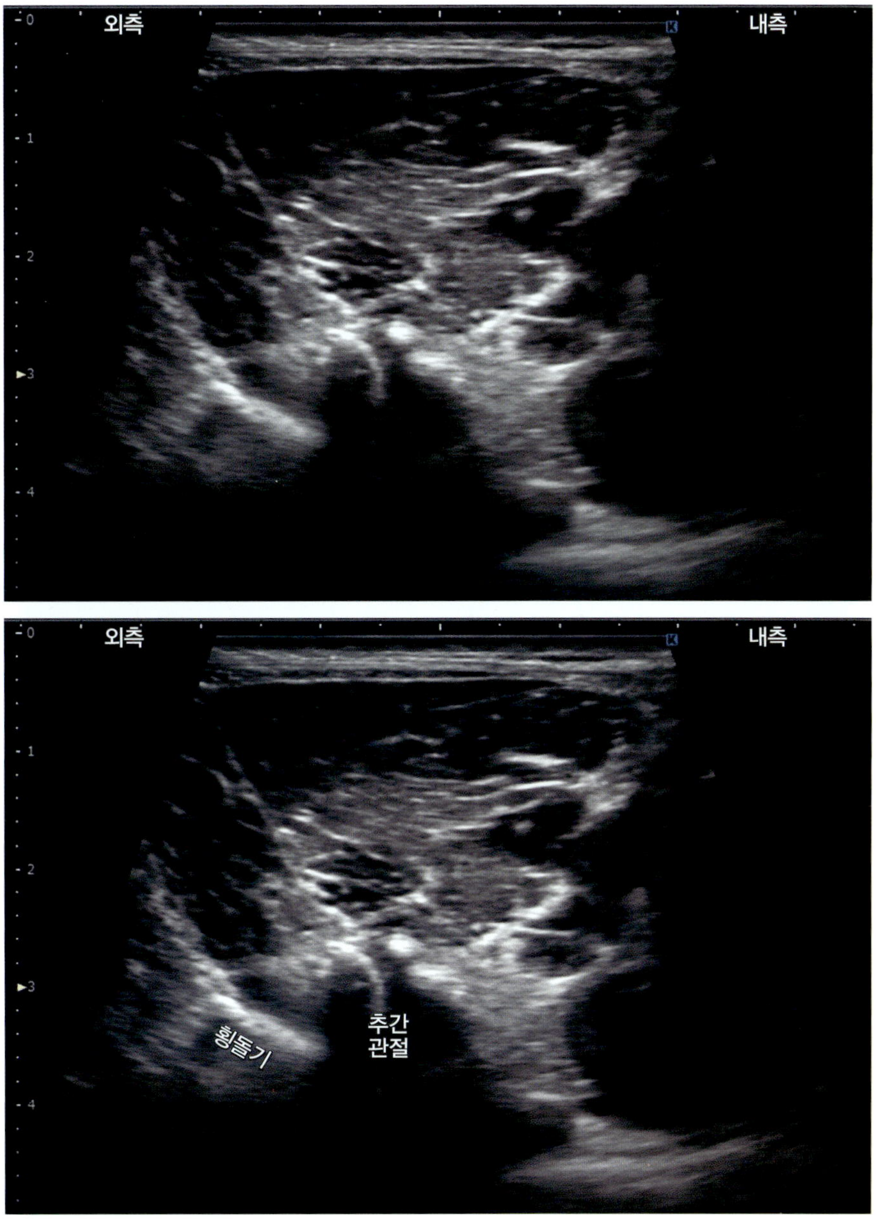

그림 16 횡돌기 스캔 ②

중요 요추와 신경근 · 척수신경의 위치관계

하지 신경증상이 있는 증례의 MRI 영상 진단에서는 **그림 17**에 제시한 해부학적 위치관계에 유의해 추간판, 외측 함몰, 추간공 내, 추간공 외 모든 부위에서 이상소견 유무를 확인할 필요가 있다. 예를 들어 우측 L5 신경근 증상을 보이는 경우 L4/5 추간판 레벨(**그림 18**), L4/5 외측 함몰부(**그림 19**), L5/S 추간공 내(**그림 20**), L5/S 추간공 외(**그림 21**)와 같이 L5 신경의 주행을 따라 모든 부위에서 이상소견 유무를 확인하는 것이 중요하다. 신경 주행에 따른 관상면상이나 3차원 MRI는 추간공 내나 추간공 외와 같은 척추관 외에서의 신경압박 병변을 확인하기 쉽다[**그림 21**은 우측 L5/S 외측 탈출증(**빨간 화살표**)에 의한 우측 L5 신경근병증 증례]. 한편, 초음파 검사에서는 뼈 너머로는 초음파가 도달하지 않아 그 위치관계를 확인할 수 없다.

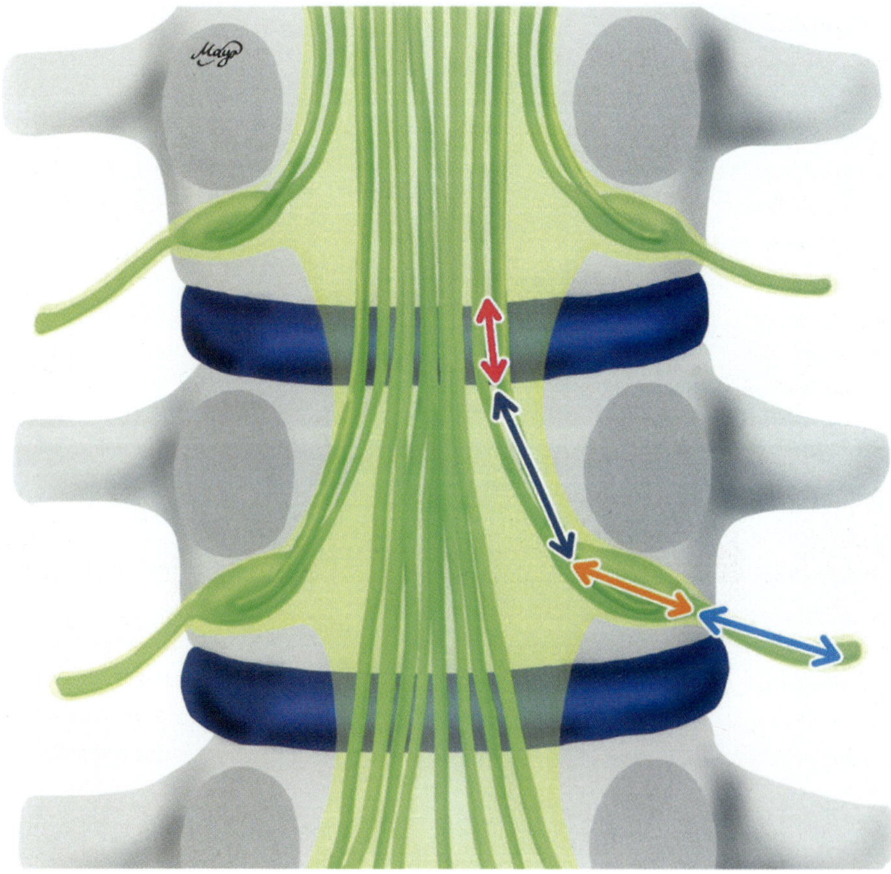

그림 17 요추와 신경근 · 척수신경의 위치관계
빨간 화살표 : 추간판, 파란 화살표 : 외측 함몰, 노란 화살표 : 추간공 내, 하늘색 화살표 : 추간공 외

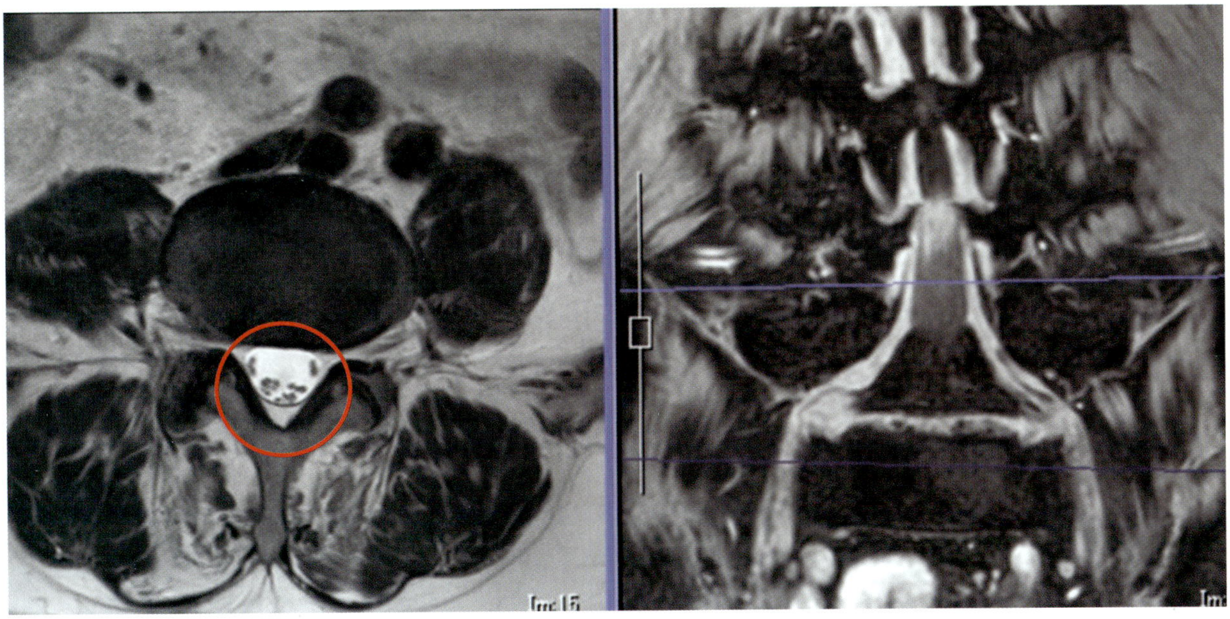

그림 18 L4/5 추간판 레벨(좌측 : 축상면, 우측 : 관상면)

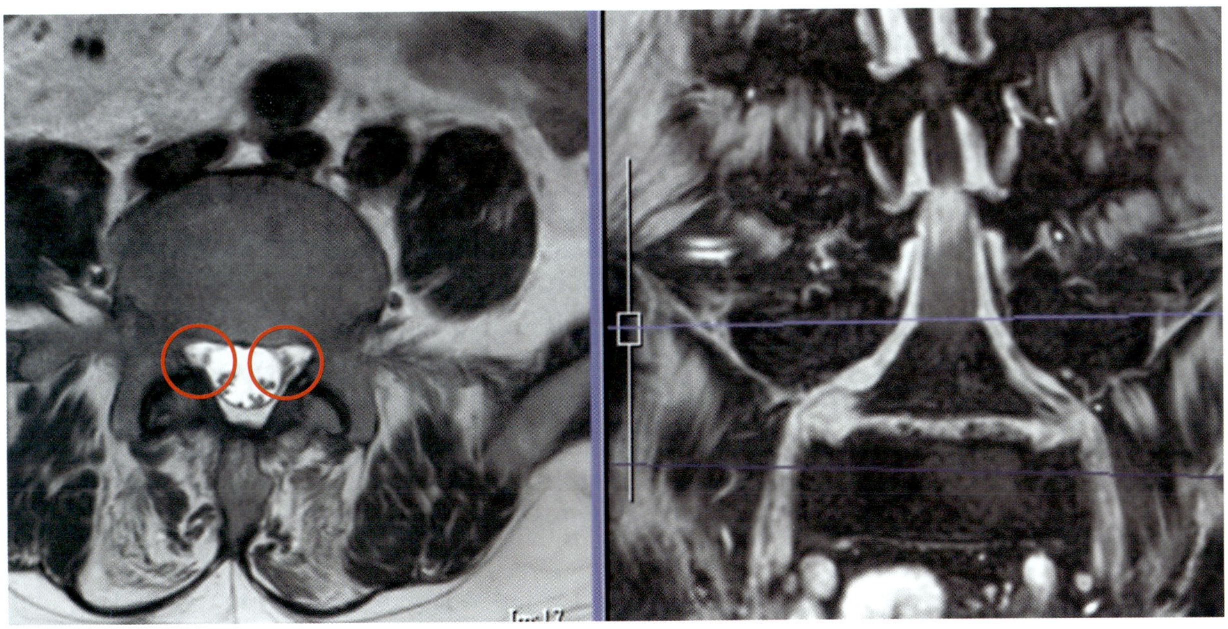

그림 19 L4/5 외측 함몰부(좌측 : 축상면, 우측 : 관상면)

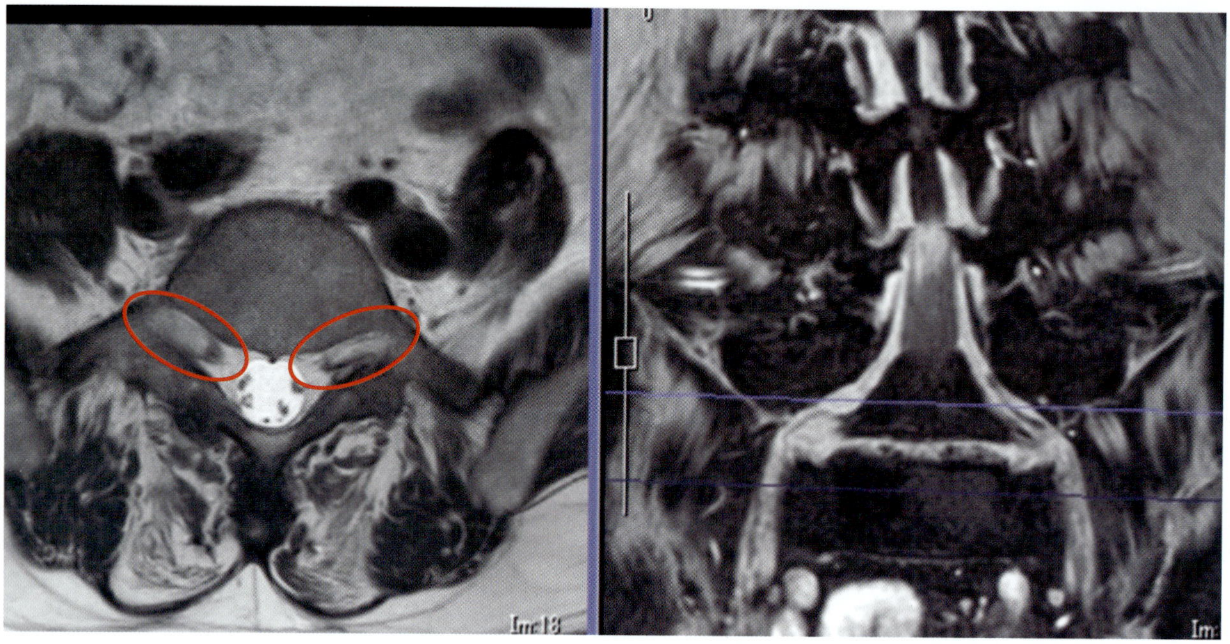

그림 20 L5/S 추간공 내(좌측 : 축상면, 우측 : 관상면)

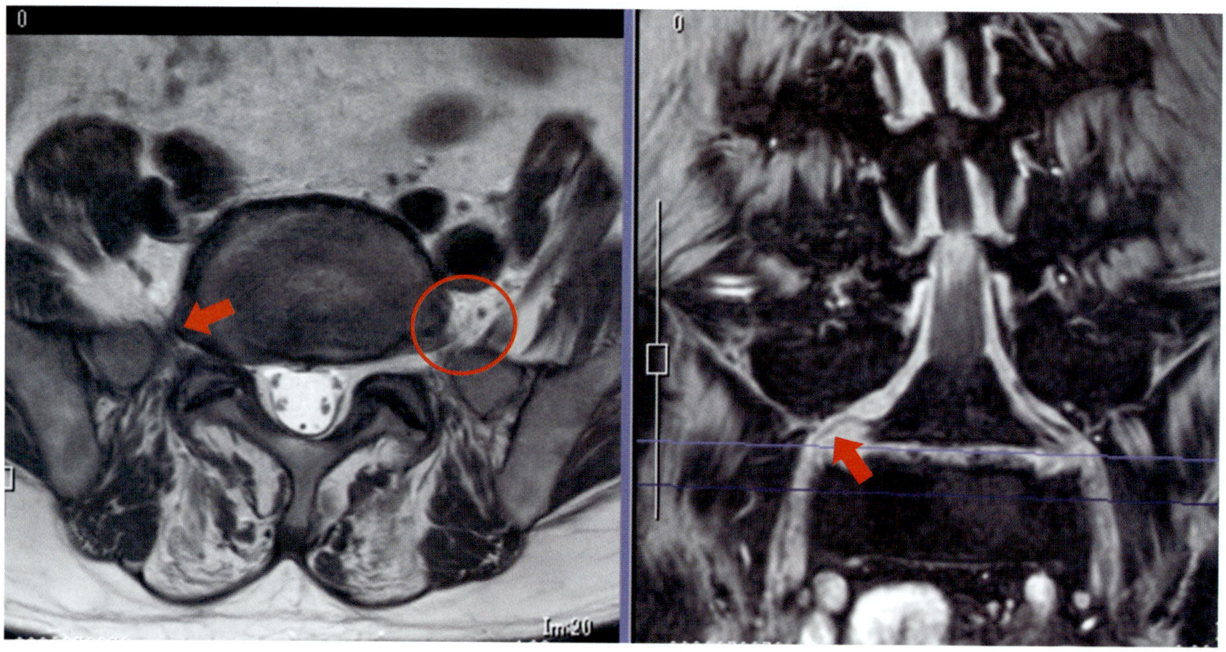

그림 21 L5/S 추간공 외(좌측 : 축상면, 우측 : 관상면)
빨간 화살표 : 우측 L5/S 외측 탈출증

Target 204~206 : 요배부의 근육과 근막

'요통 진료 가이드라인 2019'(개정 제2판)의 Background Question 1「요추는 어떻게 정의되는가」의 해설문 중에 원인 감별의 마지막에 척추를 구성하는 어떤 조직에서 발생하는 요통인가를 검토하는 것도 중요하며, 이는 추간판성, 추간관절성, 근 · 근막성, 신경근성, 인대성 요통 등의 요통이라고 기재되었다. 이 근 · 근막성 요통으로 분류되는 통증에 대해 초음파 유도하 인터벤션으로 근 · 근막을 타깃으로 주사하는 방법과 그 주위를 주행 또는 지배하는 척수신경 후지를 타깃으로 주사하는 방법이 시행된다. Target 204~206에서는 근육을 중심으로, 그리고 Target 207~210에서는 척수신경 후지를 중심으로 기재하였다.

Target 204 : 다열근

다열근은 근섬유의 특징과 그 해부학적 부착부 등으로 인해 전후방향과 측방에의 힘에는 큰 관여를 하지 않고, 주로 척추의 안정화와 후방에의 회전에 기여한다고 생각된다. 이 다열근 MRI 영상의 위축이나 지방변성과 요통과의 관계는 매우 흥미롭고, 요통의 원인을 밝히기 위해서도 중요한 연구 주제이다. 대규모 코호트 연구 Research on Osteoarthritis Against Disability(ROAD)의 서브 코호트로 설립된 The Wakayama Spine Study(WSS)에서 명료한 MRI 영상을 얻은 796명의 척추기립근 · 다열근 · 대요근의 횡단면적과 지방침윤의 비율을 분석하였다.[5] 이 중 다열근 변성이 척추기립근 변성보다 선행되며, 남녀 모두 50세 이전부터 시작되고 연령증가에 따라 진행되는 것이 판명되었다.

적응증!

하지 증상이 없는 요통에서 체간 신전이나 회전 · 측굴 시 상위 요추를 중심으로 정중의 극돌기 외측에 통증을 호소하는 경우에 타깃으로 한다.

준비

- 자세 : 복와위 · 측와위
- 프로브 : 리니어 · 컨벡스
- 실린지 : 5mL · 10mL
- 바늘 : 25G long needle

기본적으로는 복와위에서 시행하지만, 통증이 강한 경우에는 복부에 쿠션이나 타올을 받치며, 측와위에서 시행한다. 평행법으로 외측에서 자입하는 경우에는 환측에 술자, 반대측에 모니터를 배치한다.

0 Pre-scan

[☞「II-1 초음파 해부 −SONOANATOMY−」, 「다열근」(p. 207) 참조]

극돌기 위 정중에 프로브를 대고 단축으로 관찰하면 극돌기와 극돌기 심부 추궁이 선상 고에코상으로 확인된다. 극돌기 외측 · 추궁의 배측에 다열근이 나타난다.

1 단축상(평행법)

극돌기를 화면 끝으로 이동시켜, 다열근을 화면 중앙에 스캔 후 프로브 외측 피부를 소독하고 평행법으로 바늘을 자입한다(**그림 22**). 약물을 주입하는 부위로는 다열근 배측, 다열근-극돌기간, 다열근-최장근간, 다열근-추간관절간, 다열근 부착부 등(**그림 23**)이 있으며 추간관절[「**Target 202 : 추간관절**」(p. 222)], 척수신경 후지[「**Target 207~210 : 척수신경 후지**」(p. 247)], 흉요근막[「**Target 206 : 흉요근막**」(p. 245)]에의 인터벤션과 같은 부위로 근 · 근막에 대한 작용인지, 척수신경 후지에의 작용인지 또는 양자에의 효과인지 현시점에서는 명확하지 않다.

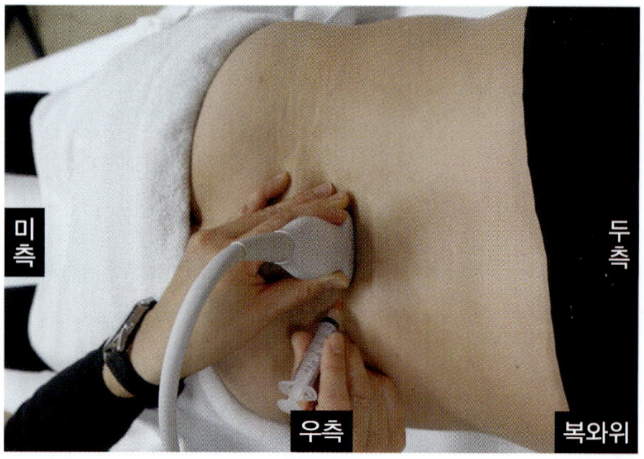

그림 22 다열근에 대한 초음파 유도하 주사의 천자 이미지(단축상 · 평행법)

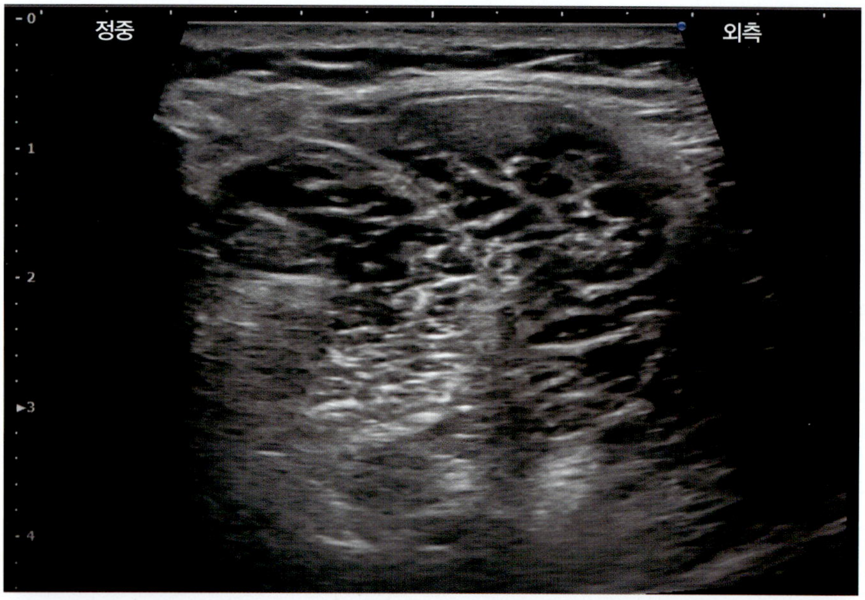

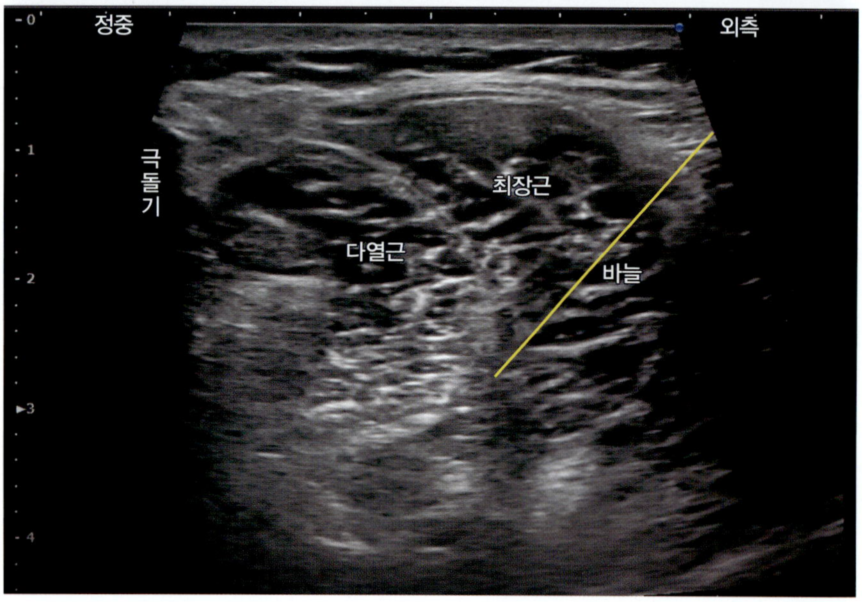

그림 23 다열근에 대한 초음파 유도하 주사의 이미지(단축상 · 평행법)

Target 205 : 최장근 · 장늑근

척추기립근을 구성하는 근육으로 극근을 제외한 2개 근육 중 내측에 위치하는 것이 최장근, 외측에 위치하는 것이 장늑근이다. 최장근은 섬유 방향이 다열근보다 전후 방향이므로 추체 전방에의 미끄러짐을 유지하는 방향으로의 힘을 갖는다고 생각된다.[6] 고유배근을 초음파로 관찰하여 최장근은 체간 신전 시, 장늑근은 회전 · 측굴 시 근육 두께가 크게 변화되는 것이 확인되었다.[7]

저자의 말

요추 배근은 흉요근막 및 요추에 의해 한 개의 구획을 형성하며, 여기에 포함되는 다열근 · 최장근 · 장늑근에 관해 하위 요추에서는 다열근이 구획의 대부분을 차지하고(**그림 24**), 두측일수록 다열근의 비율이 감소하여(**그림 25**), 흉요추 이행부에서는 척추기립근이 대부분을 차지한다.

적응증!

하지 증상이 없는 요통에서 체간 신전이나 회전 · 측굴 시에 상위 요추를 중심으로 정중의 극돌기 외측에 통증을 호소하는 경우에 타깃이 된다.

준비

- 자세 : 복와위 · 측와위
- 프로브 : 리니어 · 컨벡스
- 실린지 : 5mL, 10mL
- 바늘 : 25G long needle

기본적으로는 복와위에서 시행하지만, 통증이 강한 경우에는 복부에 쿠션이나 타올 등을 넣거나 측와위로 시행한다. 평행법으로 외측에서 자입하는 경우에는 환측에 술자, 반대측에 모니터를 배치한다.

0 Pre-scan

[☞「II-1 초음파 해부 –SONOANATOMY–」, 「**최장근**」(p. 208), 「**장늑근**」(p. 211) 참조]

극돌기 위에 정중으로 프로브를 대고 체간에 대해 단축으로 관찰하면, 극돌기 외측 · 추궁 배측에 다열근이 보인다. 여기서 외측으로 프로브를 Slide(Sliding)시키면 다열근의 외측에 최장근이 나타나며, 더 외측에 장늑근이 관찰된다.

포인트

다열근 · 최장근 · 장늑근 각 근육 사이가 잘 구별되지 않을 때는 약간의 회전 동작을 하게 하면 근육의 움직임에 차이가 생겨 근육 사이를 알아보기 쉽다. 또한, 미측으로 프로브를 Sweep(Sliding)시키면 다열근의 비율이 커지므로 두미측으로 프로브를 이동시킴으로써 다열근-최장근 사이를 구별하기 쉽다. 또는 최장근과 장늑근 사이에는 격벽이 형성되어 척추기립근 배측의 막양 구조물에 T자형으로 이어져 단축상에서는 두 근육 사이 배측에 가벼운 오목을 형성한다[6]. 따라서 이를 랜드마크로 하기도 한다.

1 단축상(평행법)

다열근-최장근 사이 또는 최장근-장늑근 사이를 화면 중앙에 스캔 후 프로브 외측의 피부를 소독하고 평행법으로 바늘을 자입한다(**그림 26**). 장늑근 주위를 타깃으로 하는 경우에는 내측에서 평행법으로 인터벤션하는 경우도 많다. 약물을 주입하는 부위로는 다열근-최장근간, 최장근-장늑근간(**그림 27**), 횡돌기 주위, 장늑근-요방형근간(**그림 28**) 등이 있다. 「**Target 207~210 : 척수신경 후지**」(p. 247)도 참고하기 바란다.

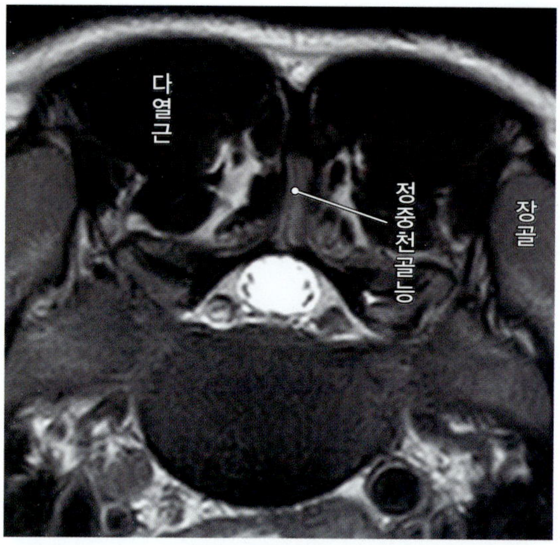

그림 24 다열근(MRI 축상면 · S1 레벨)

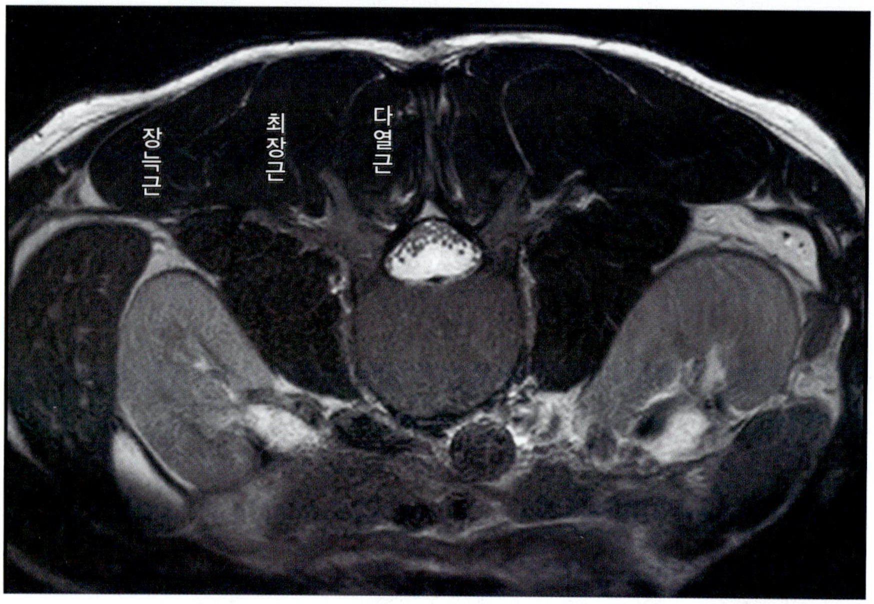

그림 25 다열근 · 최장근 · 장늑근(MRI 축상면 · L2 레벨)

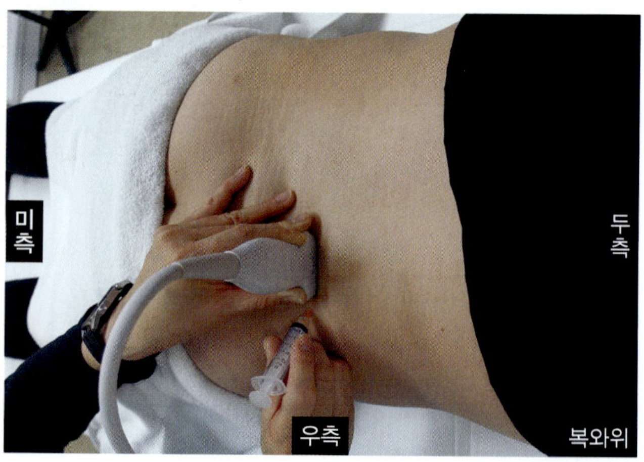

그림 26 최장근-장늑근간에의 초음파 유도하 주사의 천자 이미지(단축상 · 평행법)

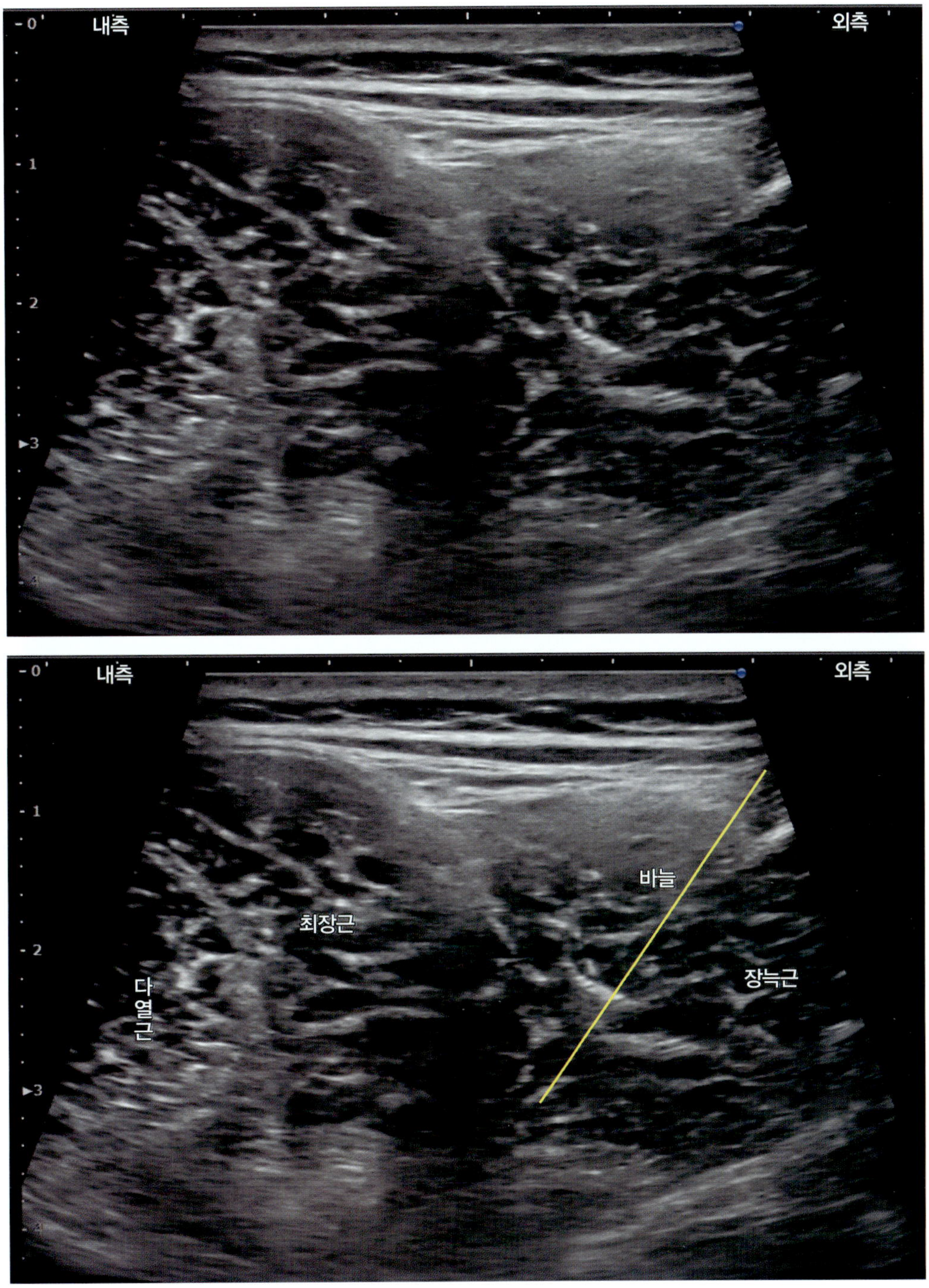

그림 27 최장근-장늑근간에의 초음파 유도하 주사의 천자 이미지(단축상 · 평행법)

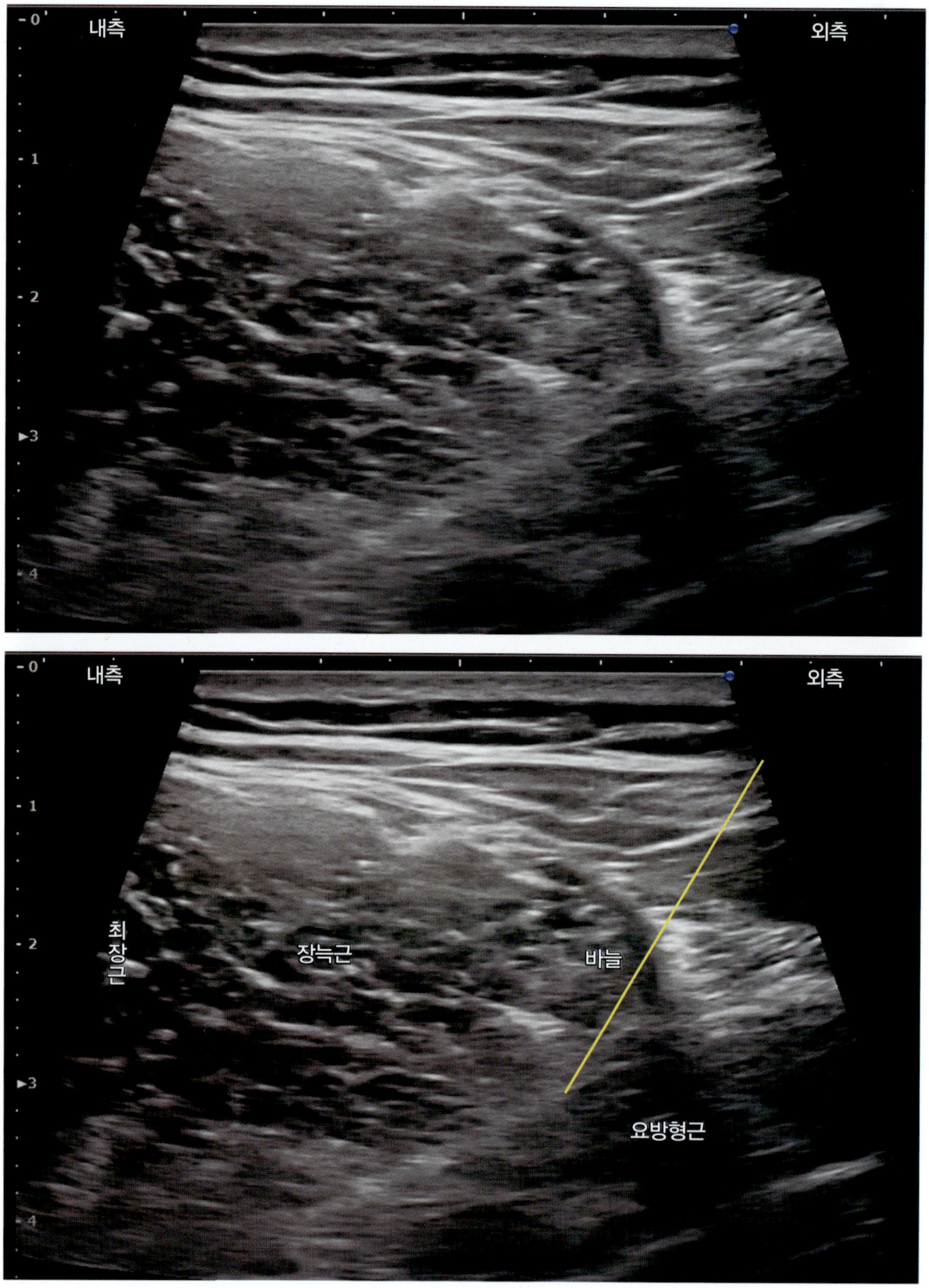

그림 28 장늑근-요방형근간에의 초음파 유도하 주사의 이미지(단축상 · 평행법)

Target 206 : 흉요근막

다열근 · 최장근 · 장늑근은 흉요근막에 둘러싸이듯 감싸져 있으며, 한 개의 구획을 형성한다. 따라서 이 구획 내의 근내압 상승은 요통의 원인이 된다고 여겨진다. Konno는 자세와 근내압, 근혈류량과 근내압의 관계에 대해 기술하였으며,[8] 최근 수술 대상이 되는 경우가 많은 성인 척추변형(변성 후 측만이나 골반 전경 · 후경)에 의한 척추 정렬 변화는 근내압 상승을 유발해 요통의 원인이 되리라는 것은 상상하기 어렵지 않다. 또한, 근내압의 상승에 따라 근혈류는 현저하게 감소하여[8] 저혈성 통증을 유발한다. Kawamura[7]는 다열근의 근내압이 상승하면 척수신경 내측지를, 최장근 · 장늑근의 근내압이 상승하면 척수신경 외측지를 압박한다고 보고하였다.

적응증!

요추 전굴 시에 악화되는 요둔부의 당기는 듯한 통증을 호소하는 경우나 요추 변성 후 측만증이 의심되며, 기립이나 보행 지속 시 전굴이 증가되어 요둔부 통증이 강화되고, Kitchen elbow sign[9) 10)]을 보이는 증례의 경우에 타깃으로 한다.

저자의 말

필자는 성인의 척추변형 증상 정도나 수술 적응증의 판단 기준으로 Kitchen elbow sign을 이용한다.[9) 10)]

준비

- 자세 : 복와위 · 측와위 · 좌위
- 프로브 : 리니어
- 실린지 : 5mL
- 바늘 : 23G · 25G

기본적으로는 복와위에서 시행하지만 통증이 강한 경우에는 복부에 쿠션이나 수건을 넣거나 측와위 또는 좌위로 시행한다. 측와위의 경우에는 환측을 위로 하며 술자는 환자의 배측에 앉고, 모니터는 반대측인 복측에 배치한다.

1 단축상 · 장축상(교차법 · 평행법)

통증이나 압통이 강한 부분을 중심으로 pre-scan하여, 피하지방층과 다열근 · 최장근 · 장늑근 사이에 교차법이나 평행법으로 약물을 주입한다(**그림 29**).

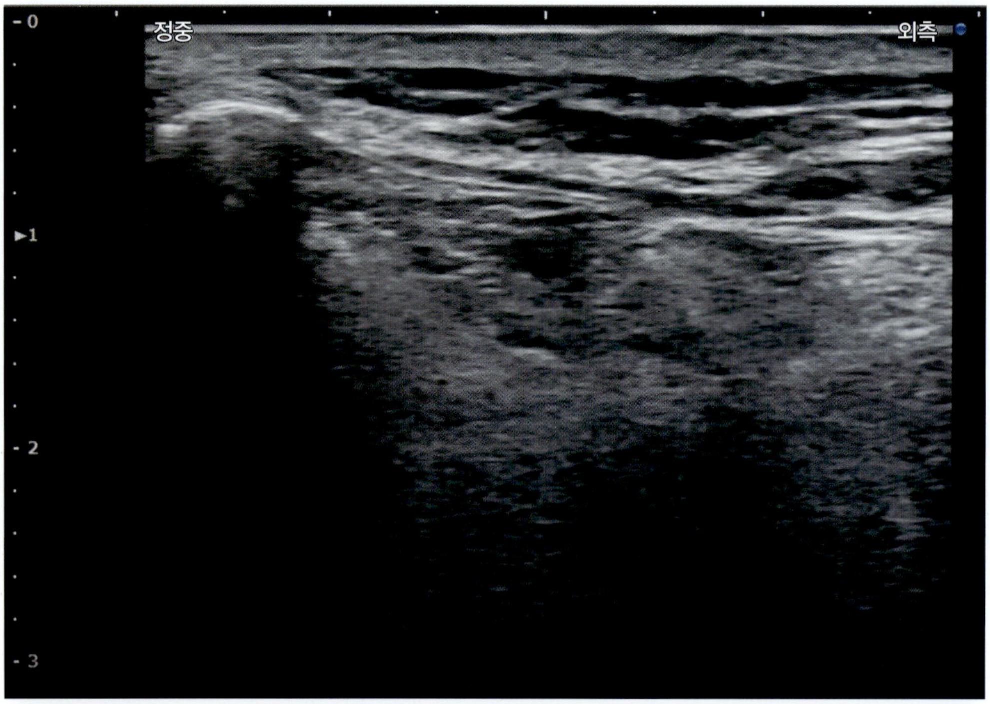

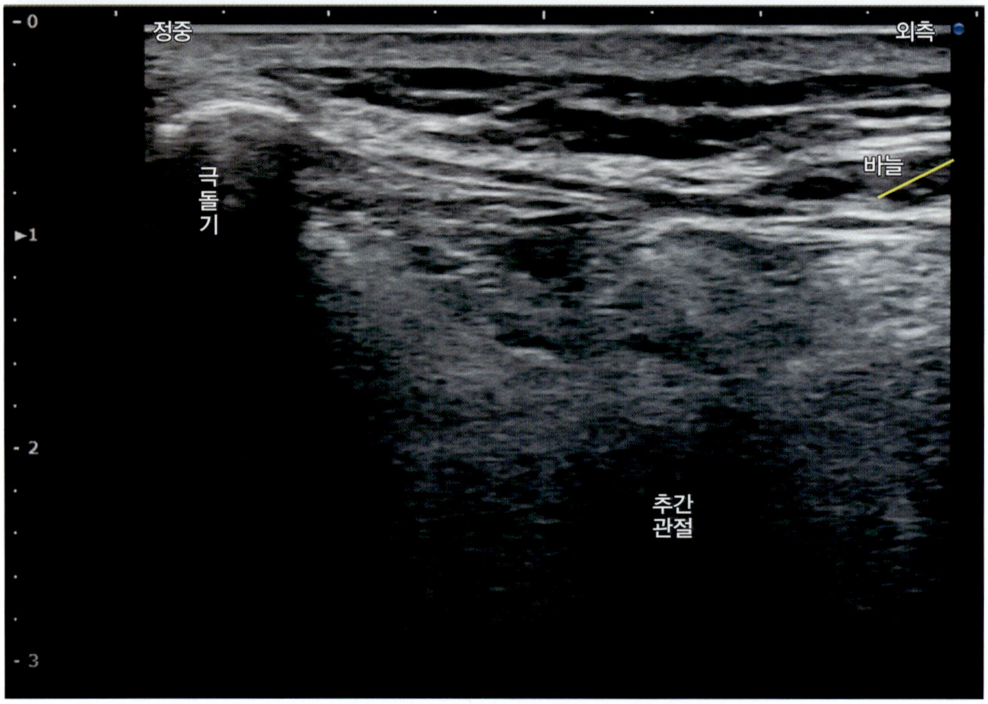

그림 29 흉요근막에 대한 초음파 유도하 주사의 이미지(단축상 · 평행법)

Target 207~210 : 척수신경 후지(내측지, 중간지, 요신경 후지외측지, 천골신경 후지 외측지)

☞「II-1 초음파 해부 -SONOANATOMY-」, 「3 척수신경 후지」(p. 212)에 기재된 대로, 요추 척수신경 후지가 내측지와 외측지 2개 분지로 나뉜다는 것과 3개 분지로 나뉜다는 보고가 있으며, 여기에서는 3개 분지를 참고로 기재하였다.

척수신경 후지는 추간공을 나온 후 상관절돌기의 외측면을 따라 비스듬이 후하방으로 주행해 횡돌기 배측으로 나온 부위에서 분지한다. 내측지는 관절지를 분지하여 추간관절을 지배하는 동시에 극돌기 근처를 주행해 다열근을 지배 후, 피지가 되어 극돌기 선단 부근에서 피하로 나와 피부를 지배한다. 중간지는 최장근과 장늑근의 일부 및 피부를, 외측지는 최초로 분지해 장늑근을 지배한다고 보고되었다.[11)]

준비

- 자세 : 복와위 · 측와위
- 프로브 : 리니어 · 컨벡스
- 실린지 : 5mL, 10mL
- 바늘 : 23G · 25G long needle

기본적으로는 복와위에서 시행하지만 통증이 강한 경우에는 복부에 쿠션이나 수건 등을 넣거나 측와위로 한다. 복와위로 프로브의 외측에서 바늘을 자입하는 경우에는 술자가 환측에, 모니터를 건측에 배치한다. 측와위에서 시행하는 경우에는 환측을 위로 하여 술자는 환자의 배측에 앉고, 반대측인 복측에 모니터를 배치한다.

Target 207 : 척수신경 후지 내측지

내측지는 다열근에의 근지, 추간관절에의 관절지, 피부를 지배하는 피지를 분지하므로 그 부위의 통증에 관련되었다고 여겨지면 요통 치료에서 중요한 신경으로 생각된다.

적응증!

기립 시나 후방에의 회전 시에 하지 증상을 동반하지 않는 통증을 호소하며, 정중 극돌기에 가까운 부분의 통증인 경우 또는 편측의 요통으로 요추 신전이나 신전위에서의 회전 등에서 통증이 유발, 악화되고 환자가 가리키는 통증 부위가 추간관절 주변으로 그 부위에 국한된 압통이 존재하는 경우에도 타깃의 후보가 된다.

0 Pre-scan

[☞「II-1 초음파 해부 -SONOANATOMY-」, 「횡돌기」(p. 201) 참조]

복와위에서 체간에 대해 단축으로 프로브를 대고, 극돌기, 추궁, 추간관절을 스캔 후 프로브를 외측으로 Slide(Sliding)시키면 추간관절의 외측 약간 심부에 횡돌기가 나타난다.

1 단축상(평행법) · 횡돌기 스캔법

고정술 등의 요추 수술 중에도 기준이 되는 부돌기는 상위 요추에서도 명료하게 스캔되지 않는 경우도 많다. 따라서 pre-scan 방법으로 횡돌기를 스캔하고, 그 기저부를 향해 프로브 외측에서 평행법으로 바늘을 자입한다(**그림 30**). 횡돌기 기저부에 바늘 끝이 있는 것을 확인하고 약물을 주입한다(**그림 31**).

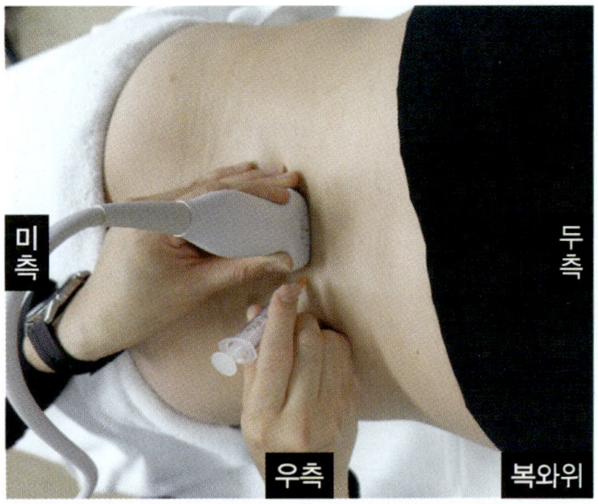

그림 30 요추 척수신경 후지내측지에 대한 초음파 유도하 주사의 천자 이미지 (단축상 · 평행법 · 횡돌기 스캔법)

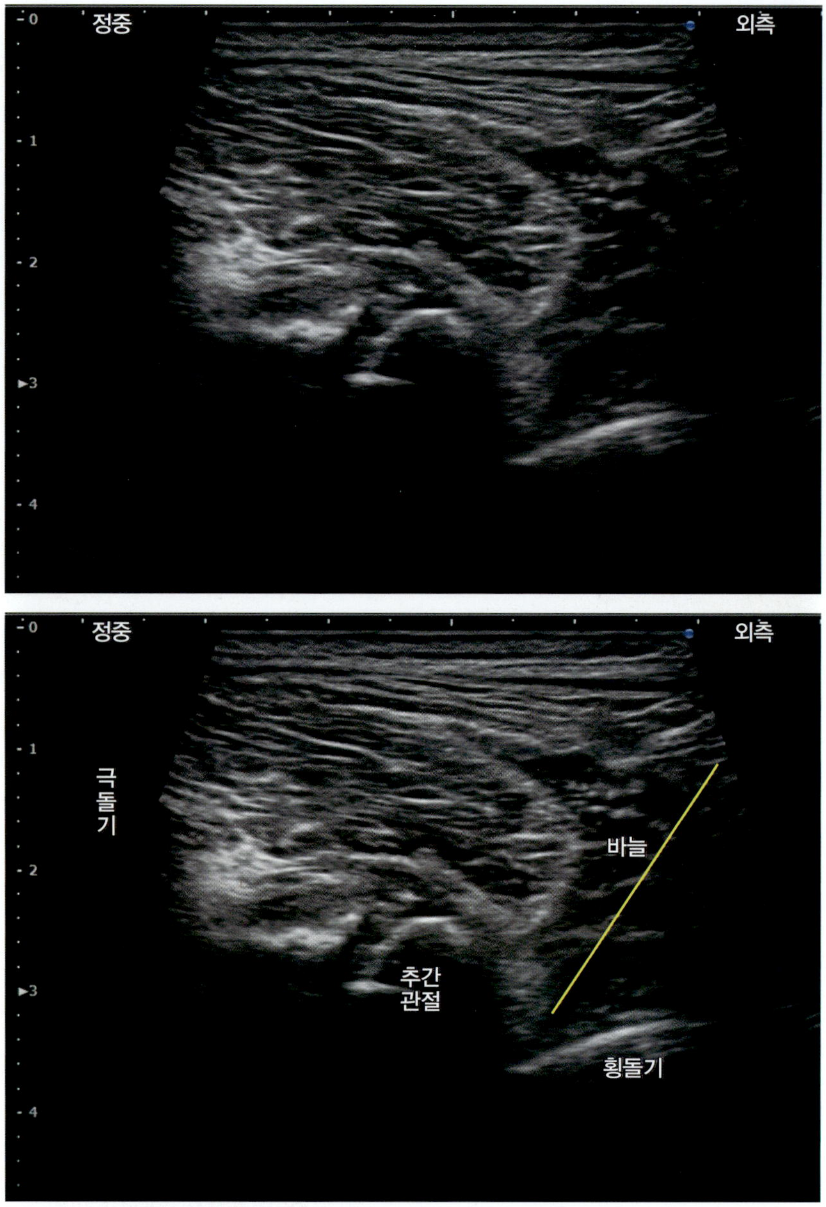

그림 31 요추 척수신경 후지내측지에 대한 초음파 유도하 주사(단축상 · 평행법 · 횡돌기 스캔법)

0 Pre-scan

[☞「II-1 초음파 해부 −SONOANATOMY−」, 「**추간관절**」(p. 199) 참조]

압통을 보이는 레벨에서 프로브 외측 끝을 극돌기에 대고 선상 고에코상으로 나타나는 추궁을 스캔한다. 프로브를 천천히 두미측으로 Sweep(Sliding)시키면 추궁의 외측이 배측으로 팽륭되어 추간관절이 확인된다. 추간관절이 화면 중앙에 오도록 프로브를 외측으로 Slide(Sliding)시킨다.

1 단축상(교차법 · 평행법) · 추간관절 스캔법

프로브 외측에서 평행법으로 바늘을 자입한다(**그림 32**). 물론 수기가 익숙해지면 프로브 두측이나 미측에서 교차법으로 바늘을 자입해도 좋다. 추간관절 내에의 주입과 관절 외에의 주사에는 차이가 없다는 보고도 있으므로 최근에는 추간관절 내에의 주입이 아닌 후지내측지를 의식해 다열근-추간관절간 등 추간관절 주위에 약물을 주입한다(**그림 33, 34**).

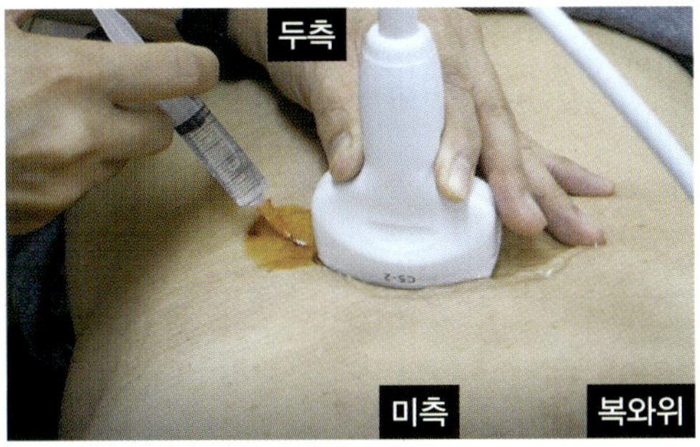

그림 32 요추 척수신경 후지내측지에 대한 초음파 유도하 주사의 천자(단축상 · 평행법 · 추간관절 스캔법)

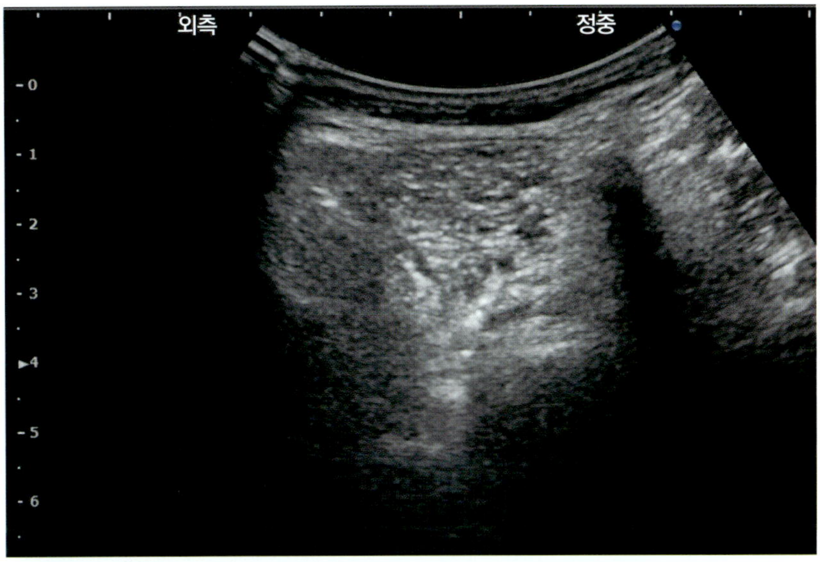

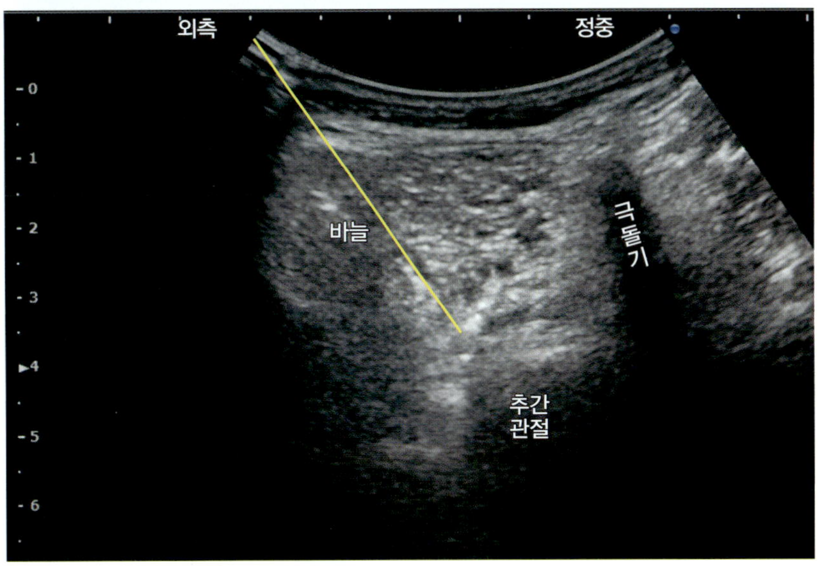

그림 33 요추 척수신경 후지내측지에 대한 초음파 유도하 주사(단축상 · 평행법 · 추간관절 스캔법)

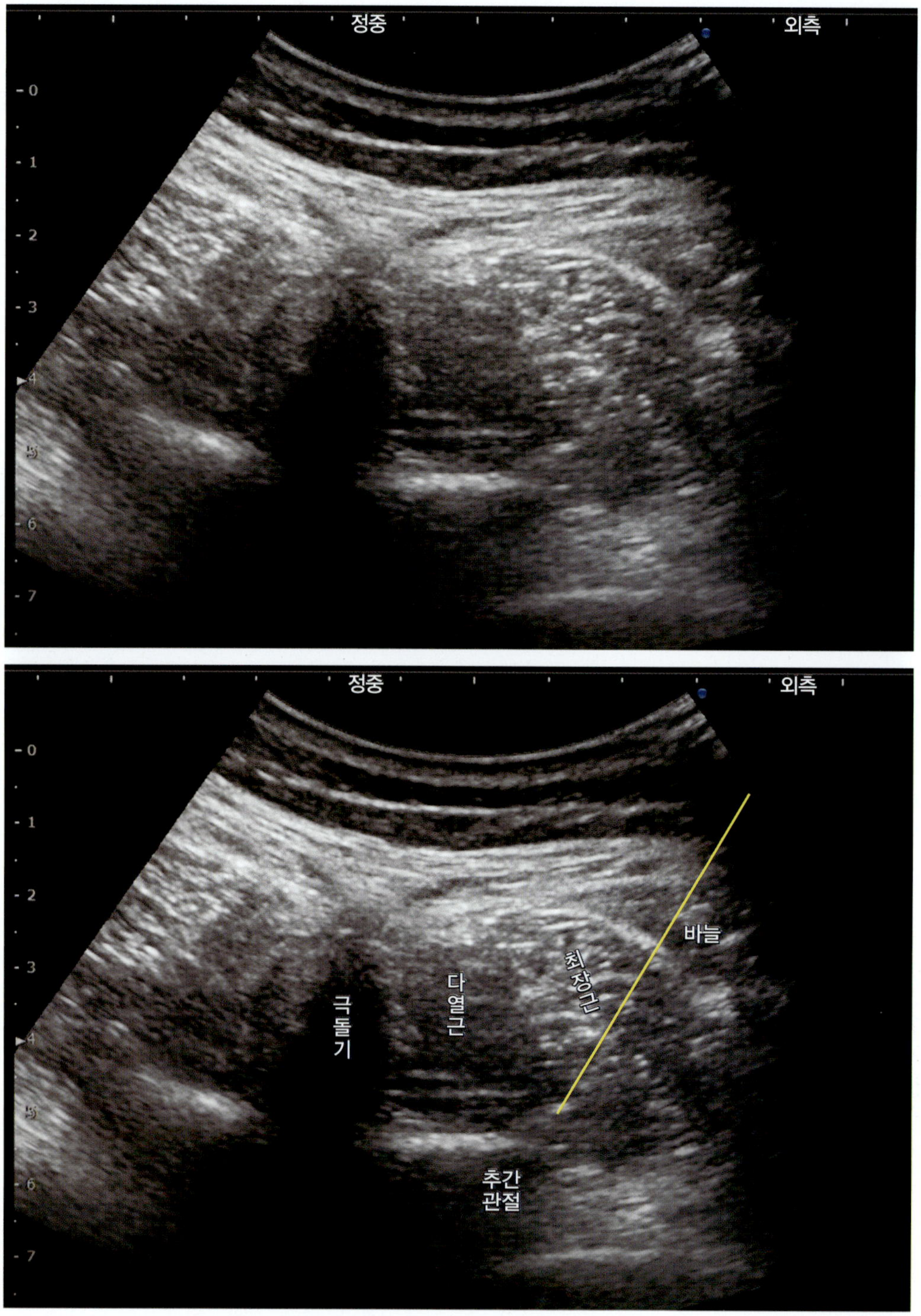

그림 34 요추 척수신경 후지내측지에 대한 초음파 유도하 주사(단축상 · 평행법 · 추간관절 스캔법)

Target 208 : 척수신경 후지 중간지

중간지는 초음파 영상에서 확인되지 않지만, 다열근-최장근간을 타깃으로 하는 Hand[12]가 보고한 TLIP block(thracolumbar interfascial plane block)이나 최장근-장늑근간을 타깃으로 한 Ahiskalioglu[13]가 보고한 modified TLIP block을 참고로 인터벤션을 시행한다(**그림 35**). Suzuki는 이들을 포함한 척수신경 후지에 대한 차단술을 알기 쉽게 보고하였다.[14]

적응증!

하지 증상을 동반하지 않는 요통으로, 주로 체간 신전 시에 상위 요추를 중심으로 정중보다 외측에 통증을 호소하는 경우에 타깃으로 한다.

0 Pre-scan

[☞「II-1 초음파 해부 –SONOANATOMY–」, **「최장근」**(p. 208), **「장늑근」**(p. 211) 참조]

극돌기 위에 정중으로 프로브를 대고 체간에 대해 단축으로 관찰하면 극돌기 외측 · 추궁 배측에 다열근이 스캔된다. 여기에서 외측으로 프로브를 Slide(Sliding) 시키면 다열근 외측에 최장근이 나타나며, 더 외측에 장늑근이 관찰된다.

1 단축상(평행법)

Pre-scan에서 내측부터 다열근 · 최장근 · 장늑근을 스캔한다. modified TLIP block의 보고[13]에 준해 프로브 내측에서 바늘을 자입해(**그림 36**), 최장근-장늑근간에 바늘 끝을 진입시켜 약물을 주입한다(**그림 37**). 보고[13]와는 다르게 프로브 외측에서 같은 부위에 바늘 끝을 진입시켜도 시행 가능하다. 외측에서 접근하면 다열근-최장근간에도 인터벤션을 추가할 수 있다. 리니어 프로브로도 가능하지만 컨벡스 프로브를 이용하면 이러한 근육의 전체상을 파악하는 것이 용이하므로 주로 컨벡스 프로브를 이용한다.

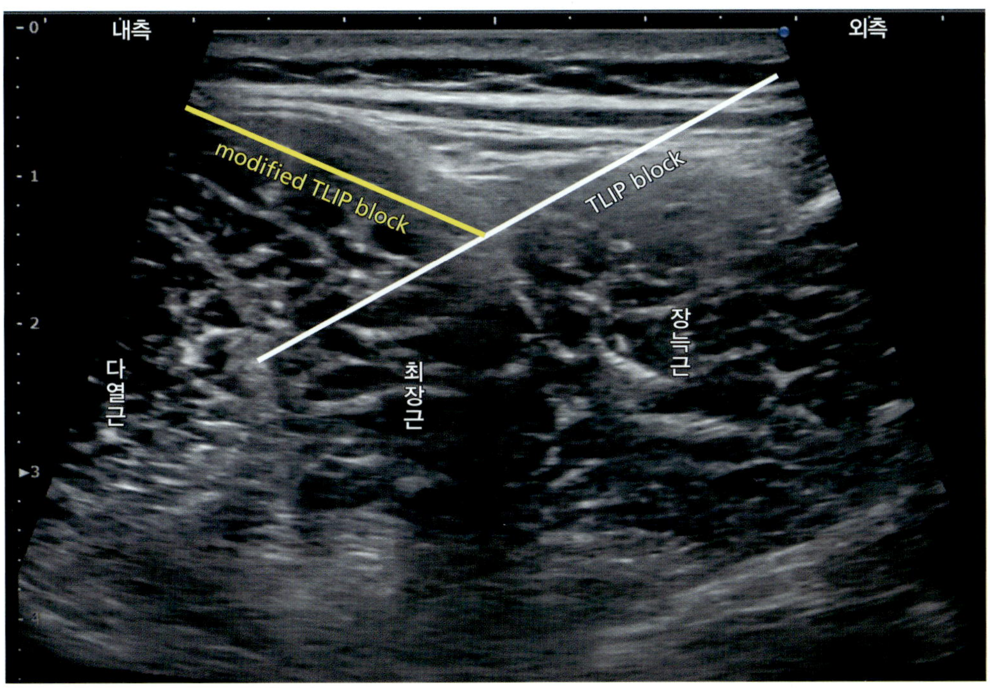

그림 35 TLIP block과 modified TLIP block의 이미지

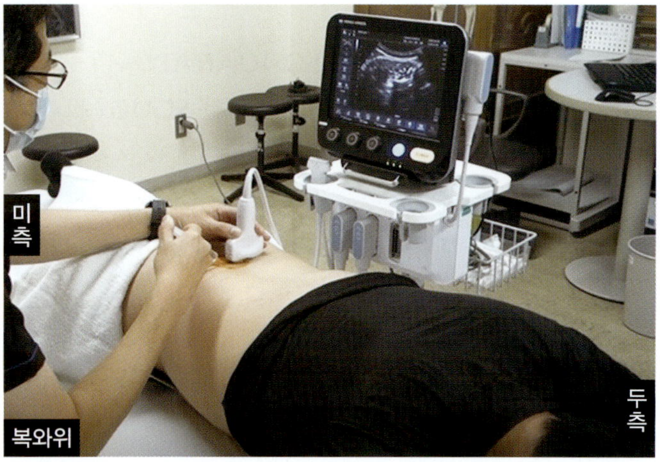

그림 36 요추 척수신경 후지중간지에 대한 초음파 유도하 주사의 천자(단축상 · 평행법)

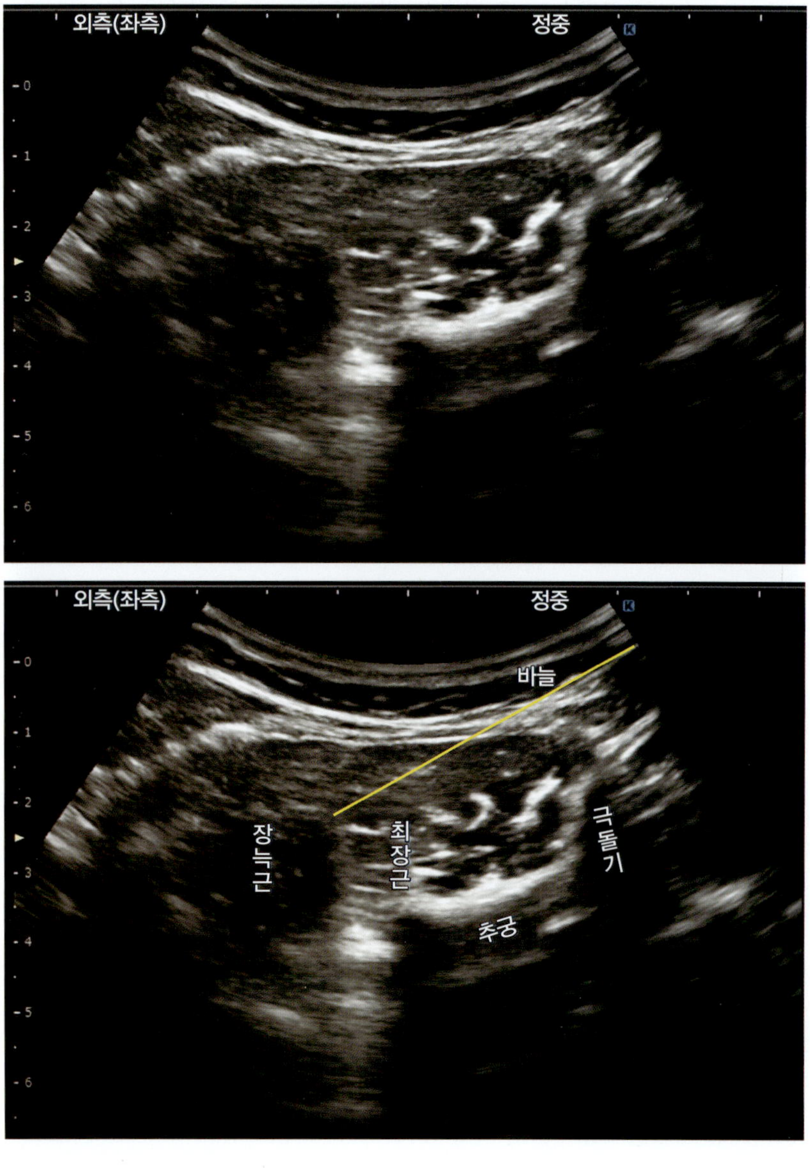

그림 37 요추 척수신경 후지중간지에 대한 초음파 유도하 주사(단축상 · 평행법)

Target 209 : 척수신경 후지외측지(요신경)

요추에서 척수신경 후지외측지를 타깃으로 하는 경우에는 그 주행을 고려해 횡돌기 기저부나 장늑근-요방형근간에 약물을 주입한다. 피지 중 하나인 상둔피신경에의 인터벤션은 ☞「**III-2 초음파 유도하 주사 –TARGET and INTERVENTION–**」, 「Target 317 : **상둔피신경**」(p. 366)을 참조한다.

적응증!

하지 증상을 동반하지 않는 요통에서 체간 측굴 시 상위 요추를 중심으로 정중에서 먼 부위에 통증을 호소하는 경우에 타깃으로 한다.

0 Pre-scan

[☞「**II-1 초음파 해부 –SONOANATOMY–**」, 「**장늑근**」(p. 211), 「**III-1 초음파 해부 –SONOANATOMY–**」, 「**4 요방형근, 대요근, 장골근**」(p. 278) **참조**]

극돌기 및 다열근을 스캔 후 프로브를 외측으로 Slide(Sliding)시켜 다열근 · 최장근 외측의 장늑근을 찾고, 그 외측 심부의 요방형근과의 경계를 확인한다.

1 단축상(평행법)

Pre-scan에서 장늑근과 요방형근을 스캔 후 Jacoby line 미측의 경우에는 장늑근의 복측면과 요방형근 배측면 사이에 약물을 주입한다(**그림 38**). 프로브 내측에서 평행법으로 바늘을 자입하는 경우(**그림 39**)에는 요방형근의 외측이나 전방으로 바늘 끝이 진행하지 않도록 주의가 필요하다.

Jacoby line 두측 레벨의 초음파 영상에서 요방형근이 외측으로 뻗은 모습이 잘 관찰되지 않는 경우에는 복강내로의 천자를 막기 위해서도 가급적 횡돌기 끝 부근에 약물을 주입하려고 유의한다.

또는 **그림 40**의 해부학적 주행을 따라, 횡돌기 기저부 약간 두측(척수신경 후지내측지의 약간 외측) 부분을 타깃으로 바늘을 진행시키기도 한다.

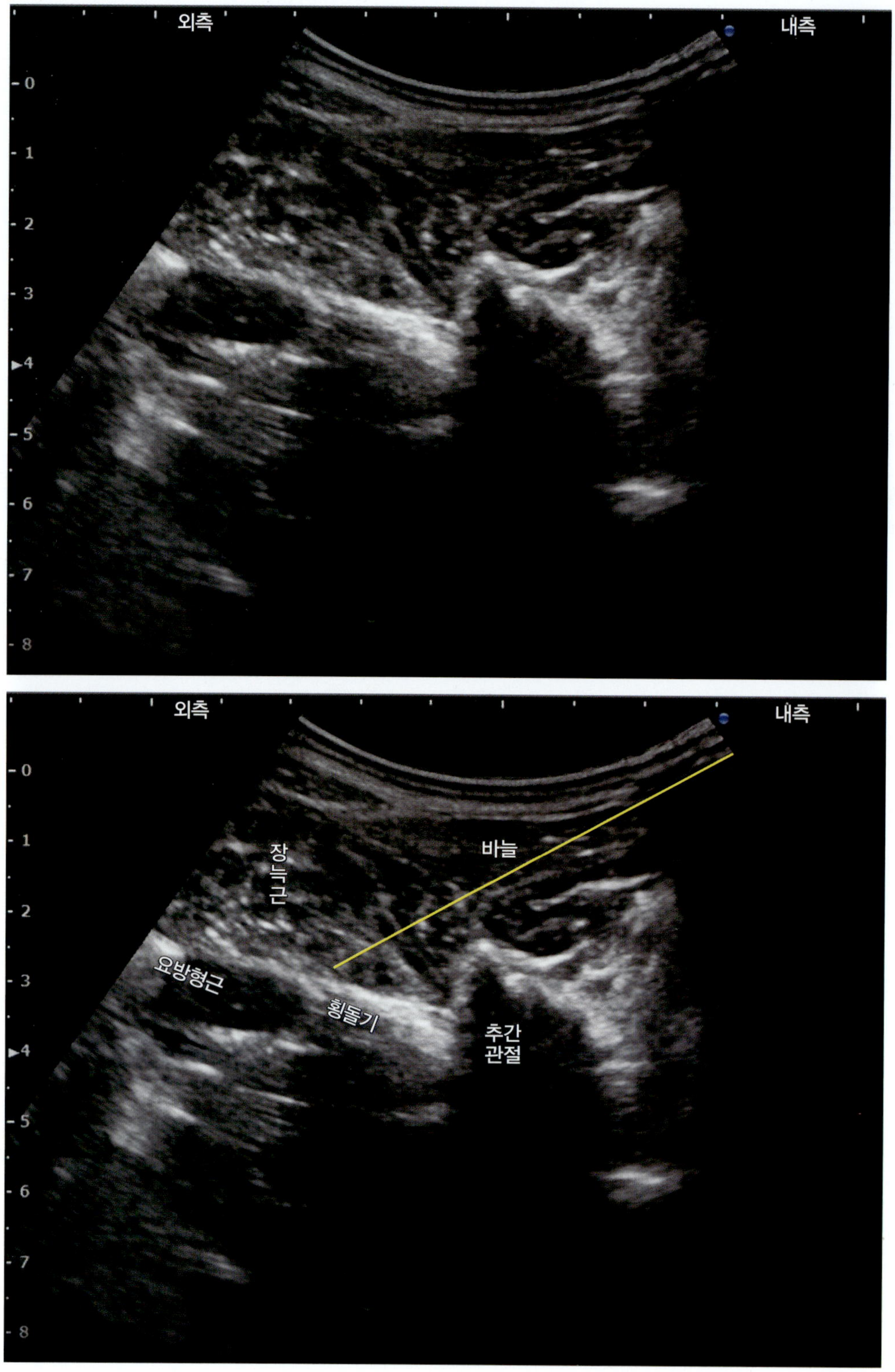

그림 38 요추 척수신경 후지외측지에 대한 초음파 유도하 주사의 이미지(단축상 · 평행법)

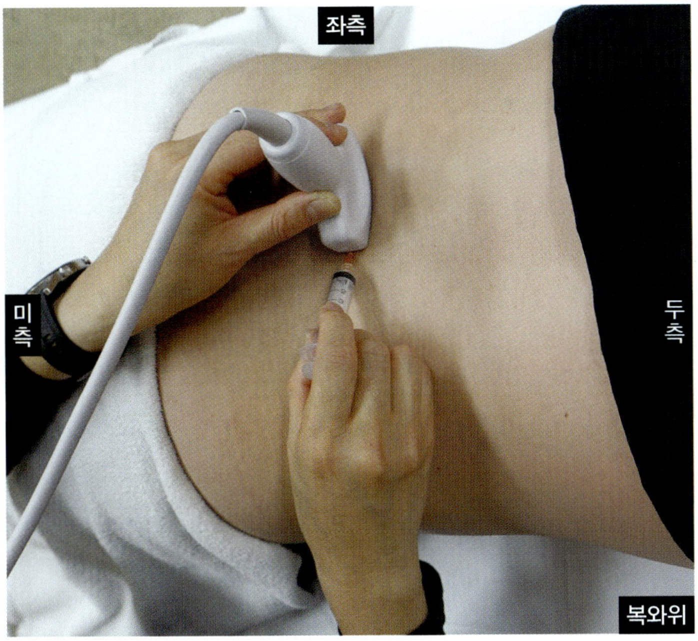

그림 39 요추 척수신경 후지외측지에 대한 초음파 유도하 주사의 천자 이미지(단축상 · 평행법)

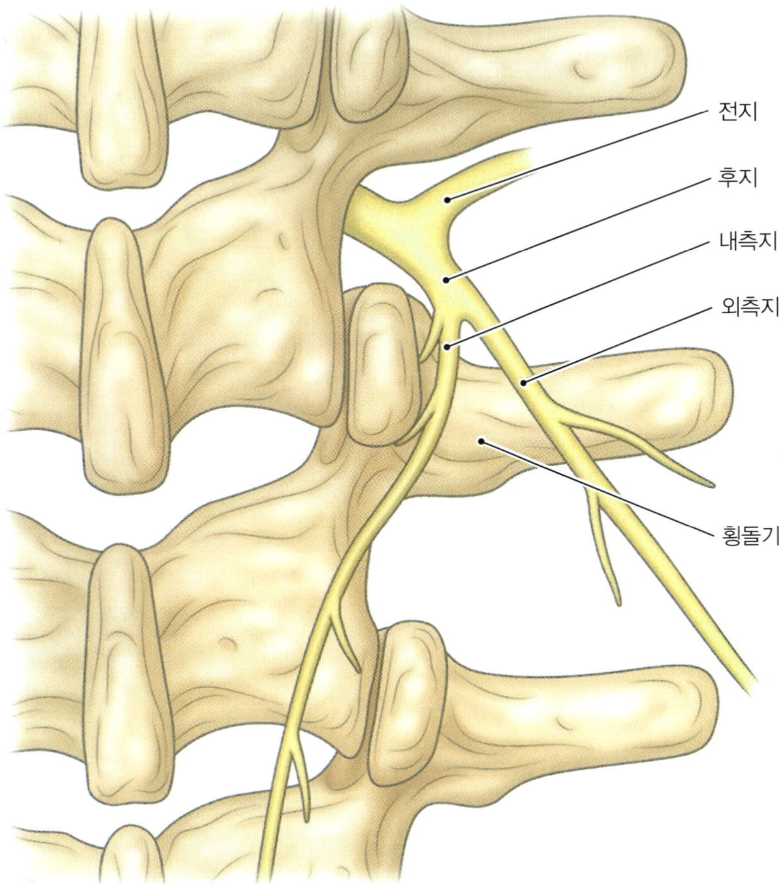

그림 40 척수신경 후지외측지

(Zhou L, et al : The anatomy of dorsal ramus nerves and its implications in lower back pain. Neuroscience & Medicine. 2012 ; 3 : 192-201에서 참조)

Target 210: 척수신경 후지 외측지(천골신경)

Yamauchi에 따르면,[15] 천장관절의 통증을 전달하는 신경은 배면에 L5 신경 후지내측지 및 S1-S3 신경 후지외측지가 주로 분포하며, 천골신경 후지는 각 후천골공에서 방사상으로 퍼진다. 이를 타깃으로 할 때는 ☞「III-2 **초음파 유도하 주사 −TARGET and INTERVENTION−**」, 「Target 303 : **천장관절 · 후천장인대**」(p. 324)도 참조한다.

포인트

Unoki는 요추 · 요천추 고정술과 천장관절통의 관계에 주목해, 요추 고정추간 개수가 많을수록 천장관절통의 빈도가 증가한다고 보고하였다.[16] 수술 수기의 저침습화로 인해 척추변형에 대해서도 적극적으로 수술이 행해지게 되었고, 고정 추간 개수가 많은 수술이므로 인접 부위 중 하나인 천장관절이나 후방인대증후군에 대한 치료도 더욱 필요성이 높아지고 있다.

적응증!

서혜부에 통증을 자각해, 통증 부위로 후상장골극을 가리키는 one finger test 양성 · Gaenslen test 양성 및 고관절 굴곡 · 내전 · 내회전 등에 의한 통증 유발 · 증가를 보이는 경우에 타깃으로 한다. 요추 · 요천추 고정술 후의 증례에서는 이러한 소견 유무를 확인할 필요가 있다.

0 Pre-scan

[☞「III-1 **초음파 해부 −SONOANATOMY−**」, 「**후천골공**」(p. 265), 「**천장관절, 관절후방인대**」(p. 269) 참조]

정중에서 프로브를 체간에 대해 단축으로 대고 요추 극돌기를 스캔 후 외측으로 Slide(Sliding)시켜 장골능을 찾는다. 이후 미측으로 프로브를 이동시키면 장골능이 낮아지며, 장골과 천골 사이를 잇는 형태로 천장관절 후방인대가 확인된다. 이 미측으로 프로브를 이동할 때 처음 천골 후면의 연속성이 끊기는 부위가 S1 후천골공이며, S1 후천골공은 외측을 향해 열려 있는 것도 레벨 판단에 유용한 해부학적 특징이다. 더 미측으로 프로브를 Sweep(Sliding)시켜 S2 후천골공을 확인한다.

1 단축상(평행법)

Pre-scan에서 후방인대 및 후천골공이 확인되었다면 프로브를 약간 외측으로 Slide(Sliding)시켜 바늘 천자 부위를 확보하고 소독 후 프로브 내측에서 평행법으로 바늘을 자입한다. 후천골공과 저에코상으로 보이는 후천장인대 주위로 바늘 끝을 진행시켜 그 위치에서 혈액의 역류 등을 확인 후 저항 정도를 느끼며 약물을 주입한다(**그림 41**).

저자의 말

요(천)추 고정술 후 천장관절통의 특징과 다르게 성인 척추변형에 대한 흉추부터 골반의 교정고정술로 S2-alar-iliac(S2AI) 스크류를 시행한 증례에서(**그림 42**), 수술 후 조기에 둔부 통증을 호소하는 경우가 많다고 Murata가 보고하였다. 이러한 증례에 대해 후천골공에서 방사상으로 퍼지는 천골신경 후지를 의식해 초음파 유도하 인터벤션에 착수했으며, 반응을 확인하고 있다(**그림 43**).

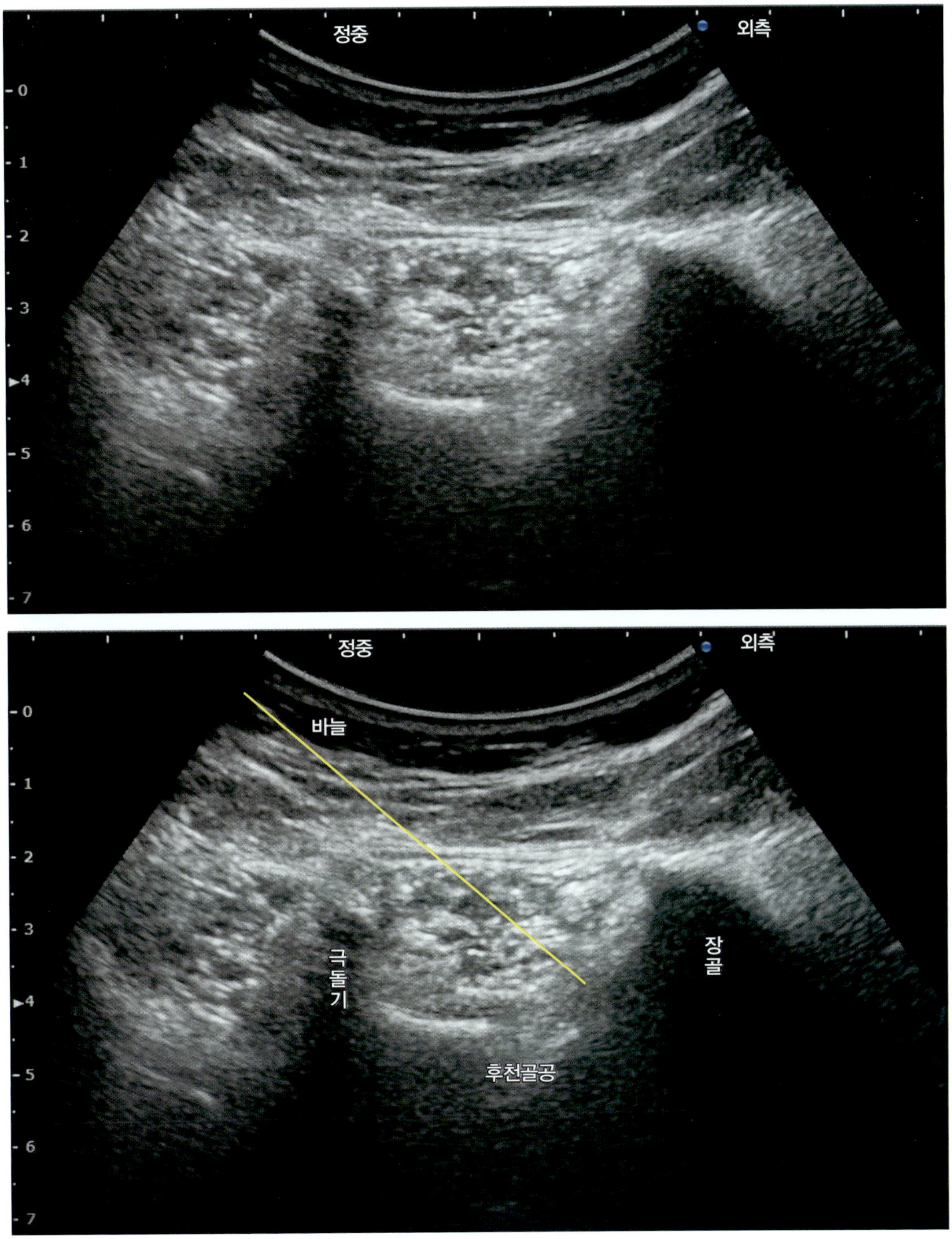

그림 41 척수신경 후지외측지(천골신경)에 대한 초음파 유도하 주사의 이미지(단축상 · 평행법)

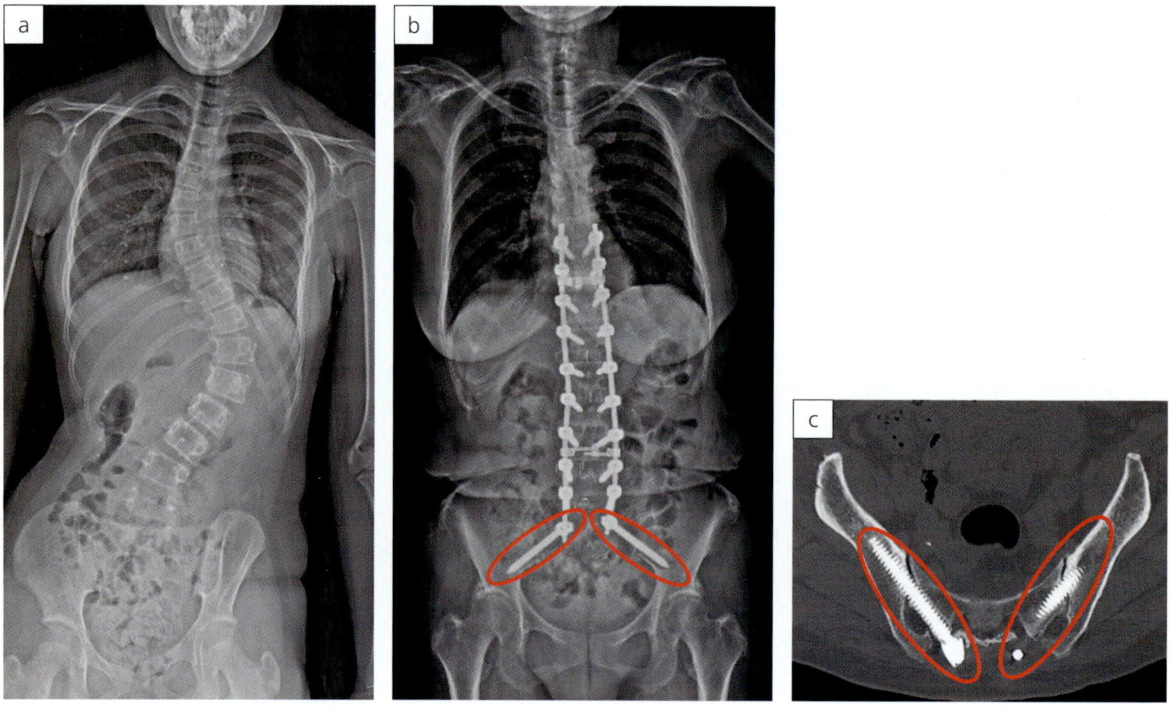

그림 42 성인 척추변형 증례

a : 수술 전 입위 단순 X선 영상, b : 수술 후 입위 단순 X선 영상, c : S2AI 스크류의 CT 영상

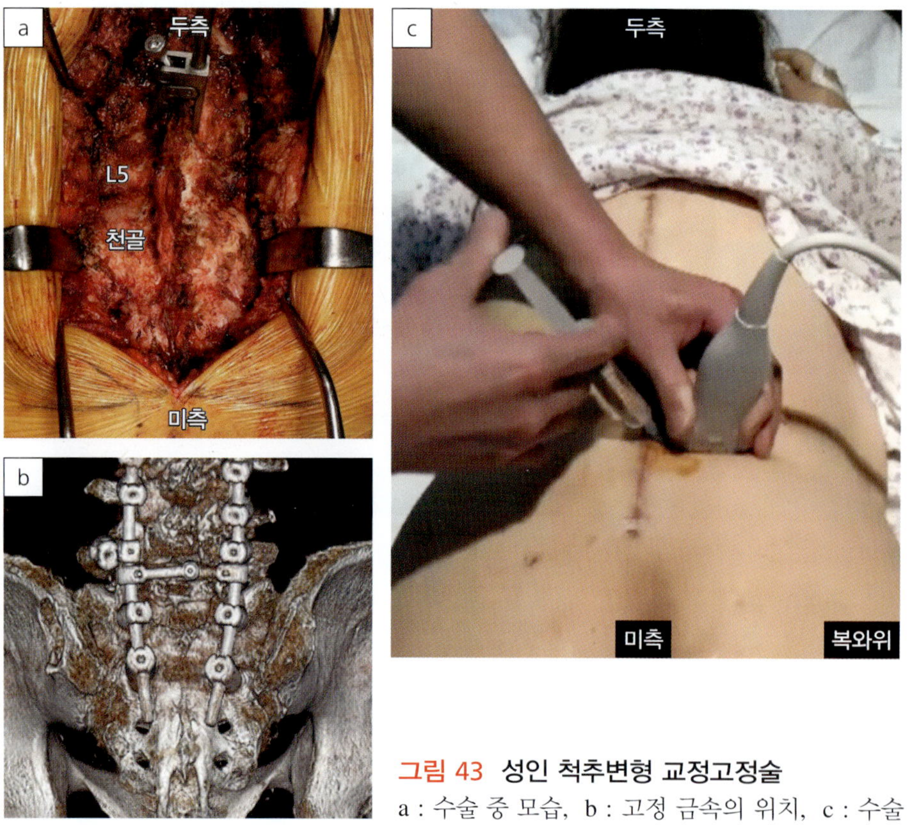

그림 43 성인 척추변형 교정고정술

a : 수술 중 모습, b : 고정 금속의 위치, c : 수술 후 인터벤션 시 모습

참고문헌

1. 日本整形外科学会診療ガイドライン委員会, 腰痛診療ガイドライン策定委員会, 編 : 腰痛診療ガイドライン2019. 改訂第2版. 日本整形外科学会, 日本腰痛学会, 監. 南江堂, 2019, p22.
2. 藤田秀和, 他 : 腰椎分離症は超音波検査でスクリーニングできるのか : 腰椎分離症と腰痛群の比較からの検討. 日整外超音波会誌. 2019; 31(1): 88-92.
3. 日本整形外科学会診療ガイドライン委員会, 腰痛診療ガイドライン策定委員会, 編 : 腰痛はどのように定義されるか. 腰痛診療ガイドライン2012. 日本整形外科学会, 日本腰痛学会, 監. 南江堂, 2012, p12-4.
4. Suzuki H, et al : Diagnosis and characters of non-specific low back pain in Japan; The Yamaguchi Low Back Pain Study. PLoS One. 2016; 11(8): e0160454.
5. Sasaki T, et al : MRI-defined paraspinal muscle morphology in Japanese population; The Wakayama Spine Study. PLoS One. 2017; 12(11): e0187765.
6. 張 漠秀 : 腰椎後方の筋肉の解剖と機能. 脊椎脊髄. 2019; 32(4): 285-91.
7. 川村和之 : 運動療法の「なぜ?」がわかる超音波解剖. 工藤慎太郎, 編. 医学書院, 2014, p84-97.
8. 紺野慎一, 編 : 腰痛. 第2版. 菊地臣一, 監. 医学書院, 2014, p90-106.
9. 宮本 敬, 他 : 腰痛を有する高齢女性における肘~前腕伸側の皮膚診察の意義 Kitchen elbow sign (KE-Sign)と矢状面バランス異常との関連 : 中部整災誌. 2013; 56(4): 1060-1.
10. 村田鎮優, 他 : キッチンエルボーサインは, 成人脊柱変形手術の予後予測に有用である. Journal of Spine Research. 2019; 10(3): 469.
11. 齋藤敏之, 他 : 外科手技上有用な脊髄神経後枝の解剖学的研究. 臨床解剖研究会記録. 2010; 10: 30-1.
12. Hand WR, et al : Thoracolumbar interfacial plane (TLIP) block; a pilot study in volunteers. Can J Anaesth. 2015; 62(11): 1196-200.
13. Ahiskalioglu A, et al : Ultrasonography-guided modified thoraco-lumbar interfascial plane block; a new approach. Can J Anaesth. 2017; 64(7): 775-6.
14. 鈴木興太, 他 : 脊髄神経後枝をターゲットにした新しい神経ブロック一脊椎手術後のマルチモーダル鎮痛の新しい選択肢としての期待. 臨整外. 2019; 54(4): 402-6.
15. 山内正憲 : 仙腸関節ブロック, 仙腸関節枝ブロック. 神経ブロックに必要な画像解剖. 表 圭一, 編. 文光堂, 2014, p186-91.
16. Unoki E, et al : Fusion of multiple segments can increase the incidence of sacroiliac joint pain after lumbar or lumbosacral fusion. Spine(Phila Pa 1976). 2016; 41(12): 999-1005.

긴급게재

추간판성 요통 · 신경근성 요통 · 동척추신경 · 척수신경 경막지에 관한 이야기

아직 기술이 미숙하여 리스크가 높다고 판단해 2021년 현재 필자는 초음파 유도하 추간판 차단술을 시행하고 있지 않다. 따라서 이 책에서도 추간판이라는 항목이나 Target은 기획하지 않았고, 기술도 못한 채 최종 교정 단계까지 왔지만 이 단계에서 한 페이지 여유를 갖게 되었다고 연락이 와 긴급히 게재하기로 했다.

요통의 발현 부위 중에서 추간판성 요통과 신경근성 요통은 반드시 기억해야 한다. Takahashi[1]는 추간판성 요통이란 추간판을 구성하는 섬유륜, 수핵(정상 수핵에 신경은 존재하지 않음) 또는 연골종판의 신경종말이 자극되어 발생하는 요통으로, 추간판 배측의 신경 지배가 신경총으로 구성되며 동척추신경의 지배를 받는다고 한다. 또한, Konno[2]는 신경근성 요통의 존재를 시사하는 해부학적 사실로 동척추신경과 척수신경 후지의 존재를 들었다. Sato[3]는 동척추신경이 추체 후방의 인대나 추간판 최외층 섬유륜에 분포하여 추체나 추간판의 감각을 담당할 뿐 아니라, 신경근을 감싸는 경막에 감각지를 내고 분포하여 신경의 신경(nervi nervorum)이라고도 한다고 기술하였다.

'척추 척수병 용어사전'(nankodo)에서, 동척추신경은 sinu vertebral nerve로 추체 후방의 인대 및 추간판 최외층 섬유륜에 분포하여 추체나 추간판의 감각을 담당한다고 기재되었다. 그리고 이 sinuvertebral nerve로 불리는 신경은 Luschka[4]가 명명한 이후 몇 가지 명칭으로 기재되었으며 이들 모두 ramus meningeus nerve spiralis(척수신경 경막지)를 가리키는 것으로 Kuraki는 이 해부학적 특징을 상세히 보고[5]하였다.

이러한 이유로 요통의 타깃으로서 동척추신경은 매우 중요하다고 생각하게 되었다. 현시점에서는 이 책의 **III-2 초음파 유도하 주사 -TARGET and INTERVENTION-, Target 301 : 천골 경막외**(p. 315)와 **Target 313 : 신경근 · 척수신경**(p. 347)이 동척추신경에 효과가 있을 것으로 보인다.

참고문헌

1. 高橋和久 : 椎間板性腰痛 : 腰痛. 第2版. 菊地臣一, 編. 医学書院. 2014, p163-4.
2. 紺野慎一 : 神経根性腰痛. 日本腰痛会誌. 2007; 13(1): 48-51.
3. 佐藤勝彦 : 神経根性腰痛 : 腰痛. 第2版. 菊地臣一, 編. 医学書院. 2014, p165-8.
4. Luschka H : Die Nerven des menschlichen Wirbelkanale. H. Laupp ' sche Buchandlung. 1850.
5. 久良木孝晃 : 腰部の脊髄神経硬膜枝に関する研究. 日医大誌. 1973; 40(2): 65-74.

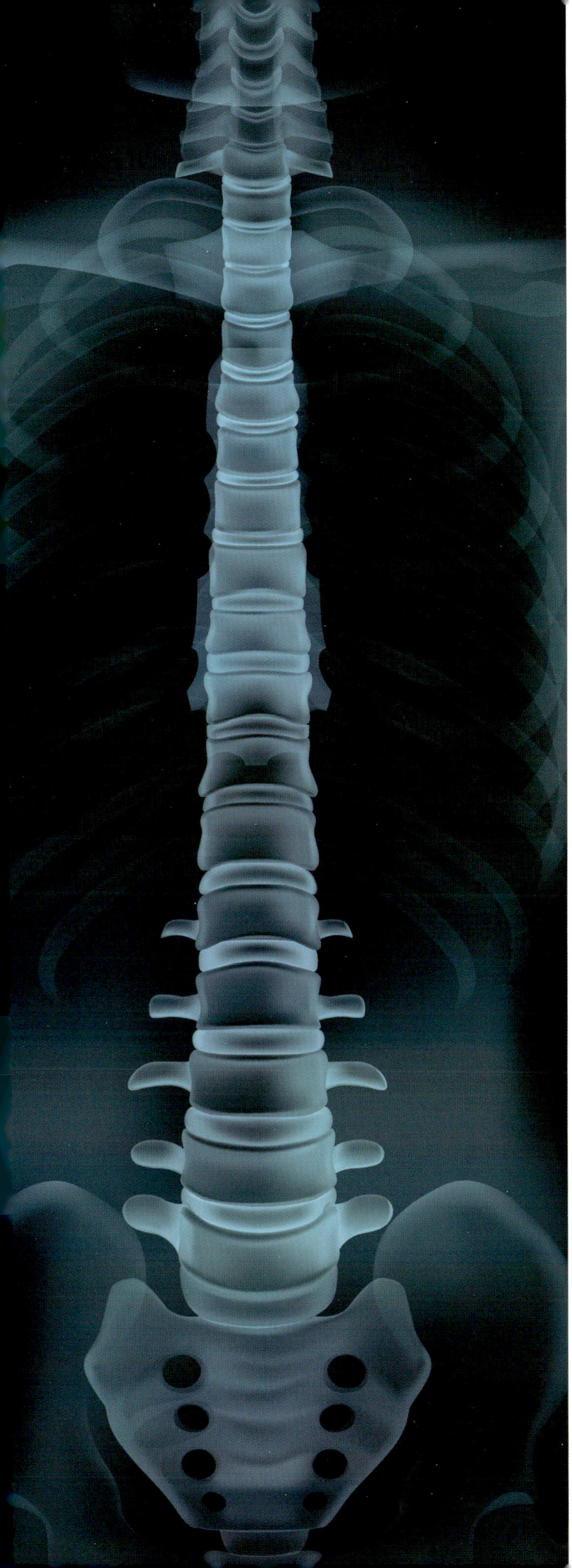

PART III

서혜부 · 요둔부 · 하지 통증

1 서혜부 · 요둔부 · 하지 통증과 연관된 초음파 해부 -SONOANATOMY-

1 — 천골 · 관골

골반은 좌우의 관골(장골 · 좌골 · 치골), 천골, 미골로 형성되며, 초음파 검사 시 체표에서 촉지할 수 있는 랜드마크로는 장골능 · 후상장골극 · 전상장골극 · 좌골결절이 중요하다. 좌우의 장골능 상단을 잇는 선은 Jacoby line(Tuffier's line)이라고 하며, L4 극돌기를 지나고 후상장골극을 잇는 선은 S2 극돌기를 지날 때가 많다. 일반적으로 좌우 둔부 사이에 있는 둔열(gluteal cleft)의 상단은 S3 극돌기에 해당한다고 한다.[1)]

천골 · 천골열공

5개의 천추는 유합되어 1개의 천골(sacrum)이 된다. 정중부에 있는 융기는 정중천골능(극돌기 유래), 그 양측에 있는 융기는 중간천골능(관절돌기 유래), 가장 외측에 있는 융기는 외측천골능(횡돌기 유래)이라고 한다. 중간천골능의 하단은 하방으로 연장되어 천골각이 되며, 천골관의 출구인 천골열공(sacral hiatus)을 좌우에서 감싸고 있다(**그림 1**).

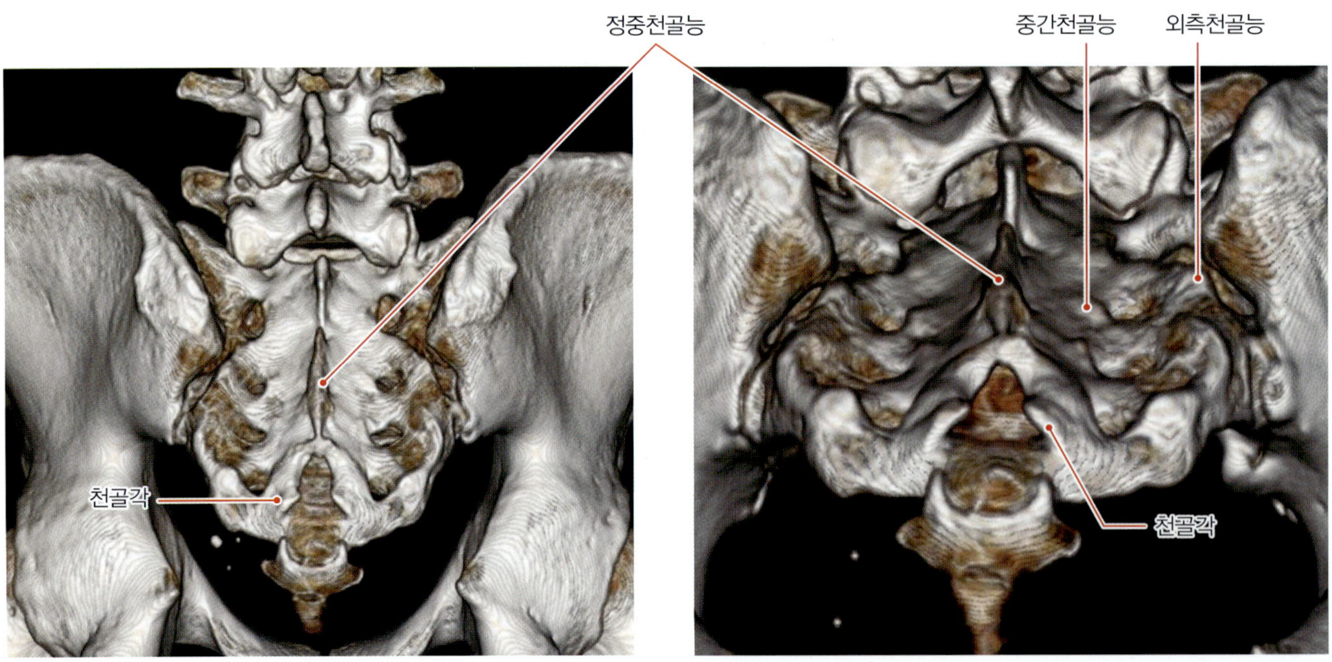

그림 1 천골

▶ **초음파 영상(단축상)**

좌우의 후상장골극을 잇는 레벨의 정중에 단축으로 프로브를 대면, 정중천골능이 음향음영을 동반한 고에코상으로 스캔된다. 미측으로 프로브를 Sweep(Sliding) 시키면 천골 후면의 선상 고에코와 양측 천골각의 선상 고에코와 후방음영에 의한 저에코상으로 형성된 가타카나 ‘코(コ)’ 자를 90° 시계방향으로 회전시킨 함몰부가 확인된다. 천골각 사이에서 확인되는 천미인대와 천골 후면 사이의 저에코 영역이 천골열공부에서 경막외강이 된다(**그림 2**).

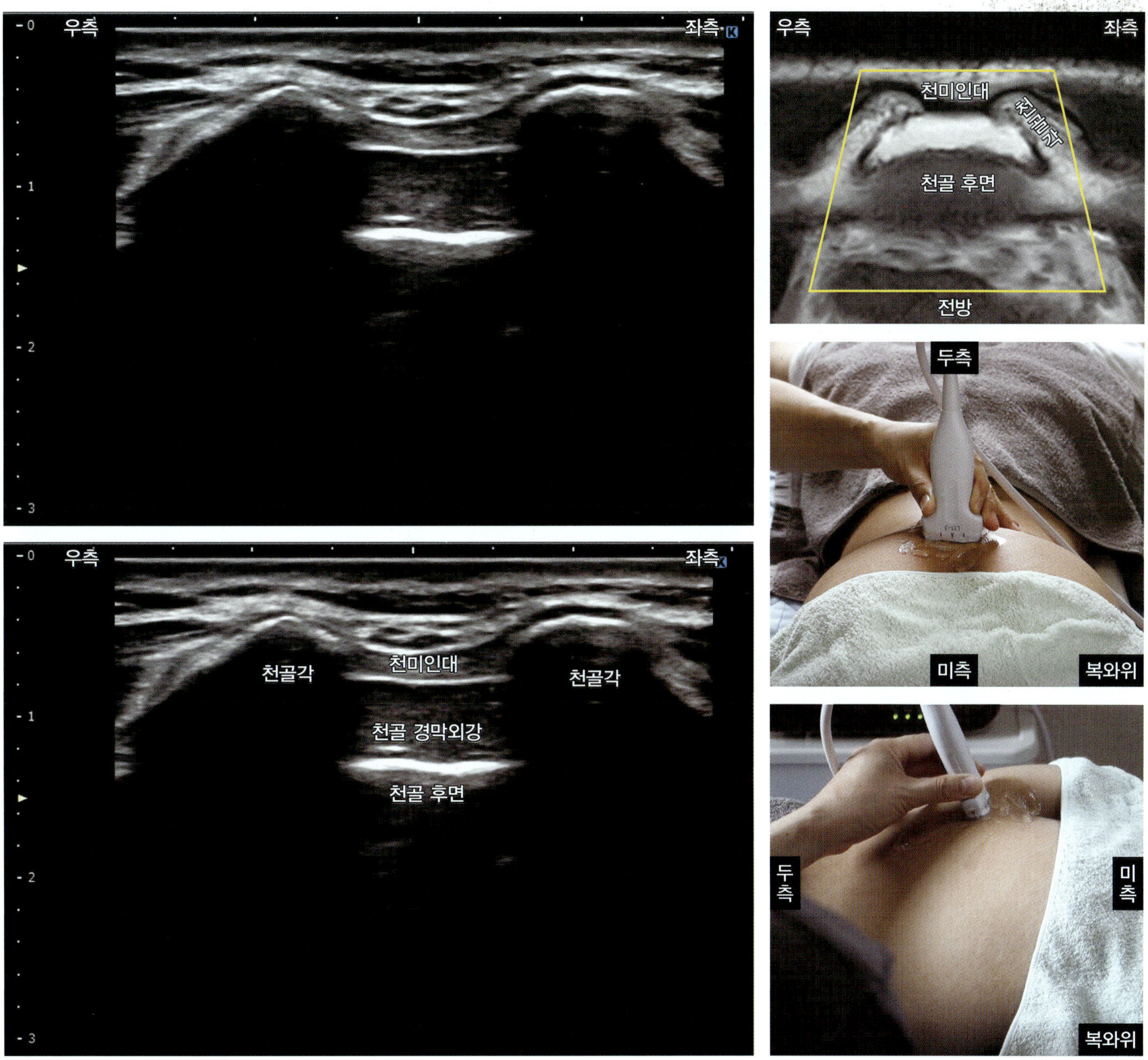

그림 2 **천골열공(단축상)**

▶ 초음파 영상 (장축상)

단축상에서 함몰부를 스캔 후 프로브를 정중에서 90° Rotation(Rotating)시키면 장축상이 된다. 선상 고에코의 천골 후면과 천미인대(sacrococcygeal ligament)가 스캔되며 그 사이의 저에코 영역이 주사 시 타깃이 되는 천골 경막외강이다(**그림 3**).

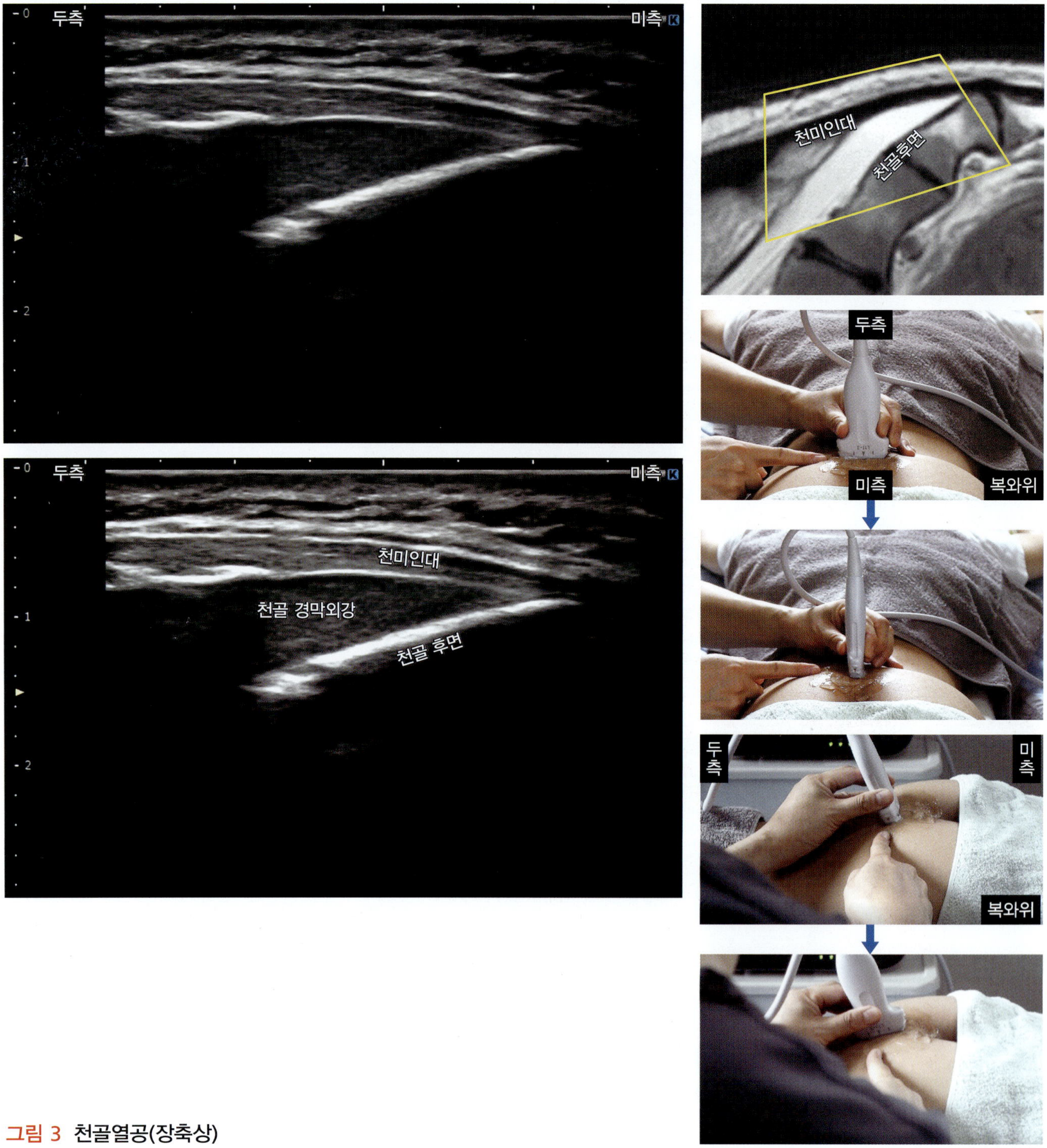

그림 3 천골열공(장축상)

후천골공

중간천골능과 외측천골능 사이에는 후지가 통과하는 후천골공(dorsal sacral foramina)이 4쌍 존재한다. 체표에서 촉지하기 쉬운 후상장골극(PSIS)부터 제2후천골공의 위치를 추측하기 위해 McGrath 등은 체표부터 촉지하기 쉬운 좌우의 후상장골극을 잇는 선에서 45° 미측 방향으로 2~3cm 떨어진 부위에 제2후천골공이 존재하며, 그 폭은 0.7cm라고 보고[2)]하여 랜드마크 중 하나가 된다(**그림 4**).

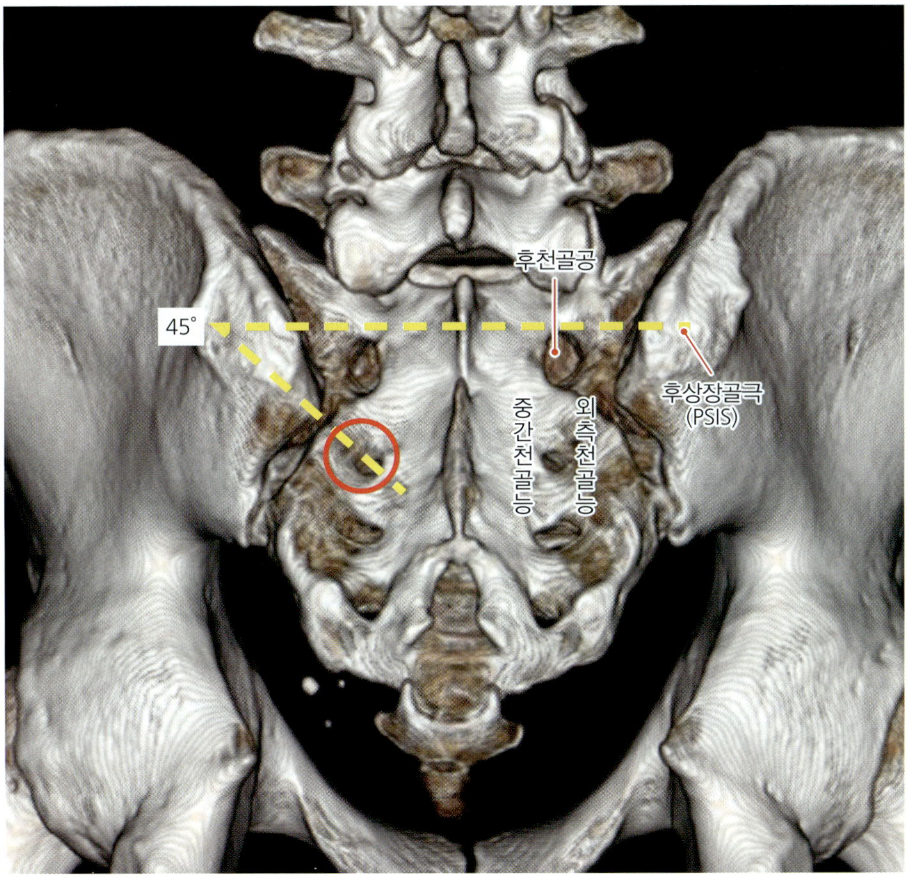

그림 4 후상장골극과 제2후천골공(빨간 원)의 위치관계

▶ 초음파 영상(단축상)

☞「II-1 초음파 해부 –SONOANATOMY–」, 「극돌기 · 추궁」(p. 194)에 기재된 방법으로 L5/S1 추궁간을 확인한다. 그 위치에서 프로브를 회전시켜 단축상으로 S1 정중천골능을 화면 가운데 위치시킨다(**그림 5-1**). 프로브를 외측으로 Slide(Sliding)시켜, 화면 끝에 정중천골능이 스캔되는 위치에서 천천히 미측으로 이동하면 처음으로 연속성이 끊기는 부위가 S1 후천골공이 된다(**그림 5-2**). 더 미측으로 프로브를 Sweep(Sliding)시켜 S2 및 S3 후천골공을 확인한다. 일반적으로 S2 후천골공 외측에는 장골이 확인되며, 천장관절이 존재하지만, S3 후천골공 레벨에서 장골은 보이지 않는다(**그림 5-3**).

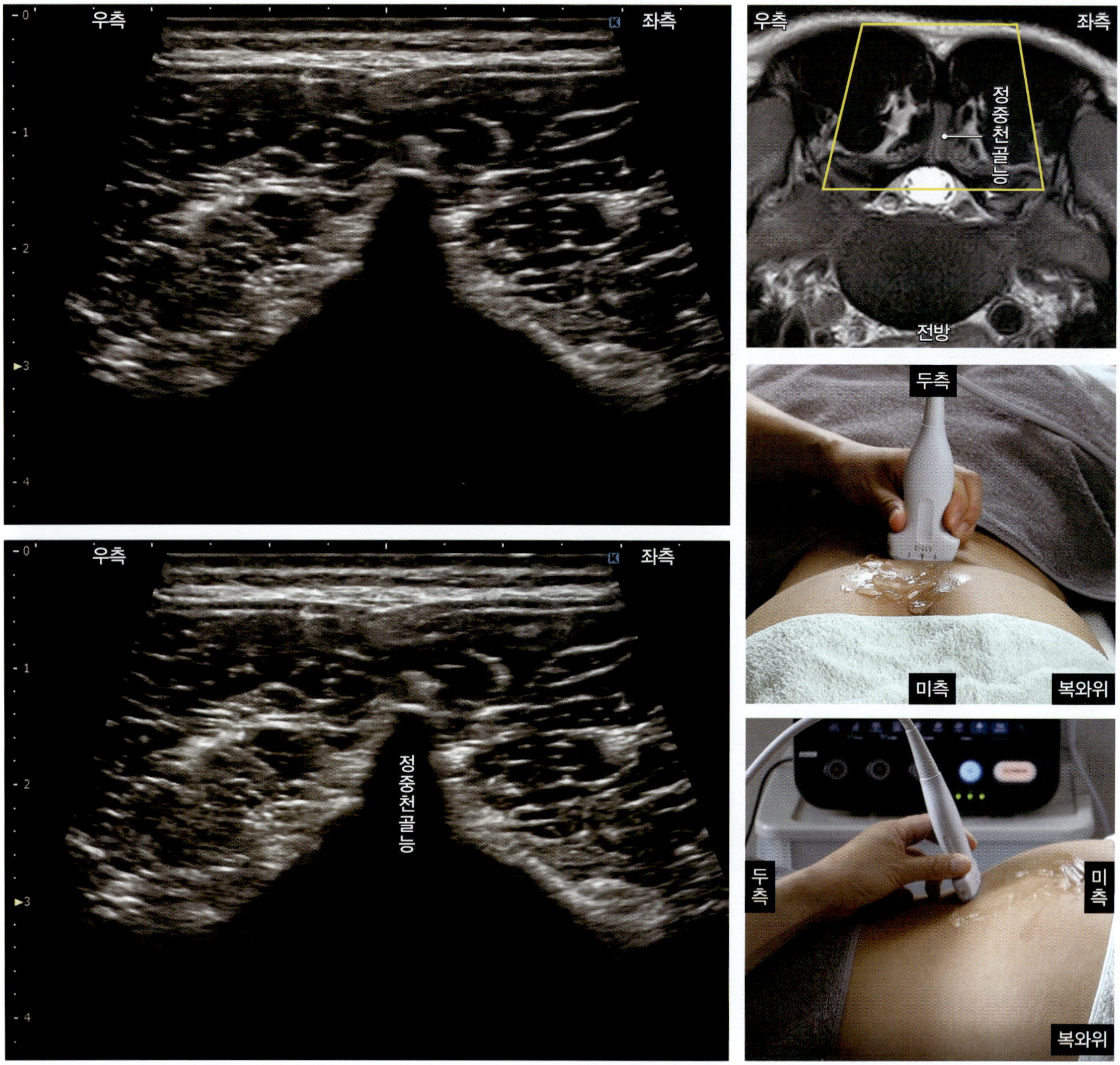

그림 5-1 S1 정중천골능

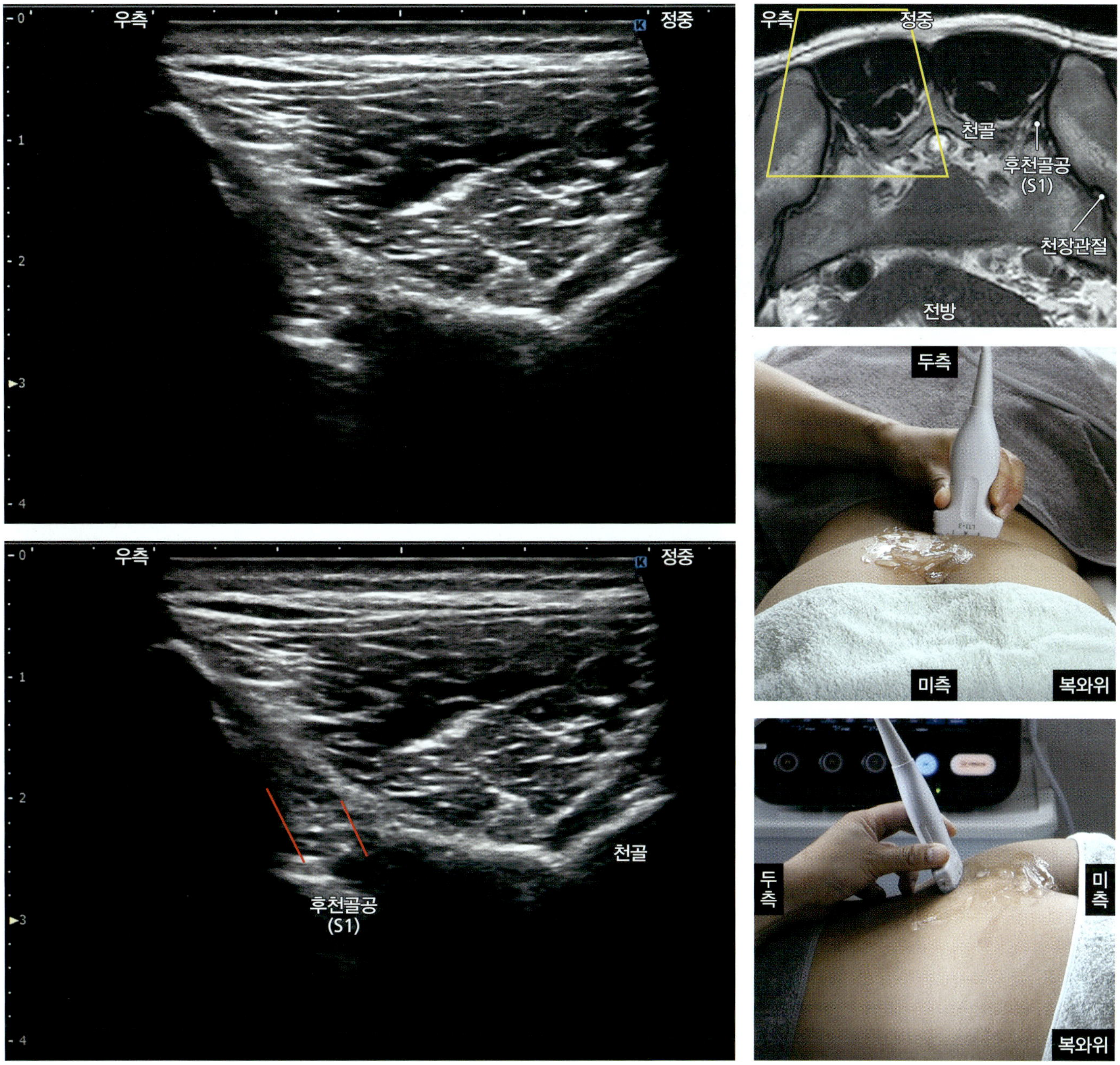

그림 5-2 S1 후천골공

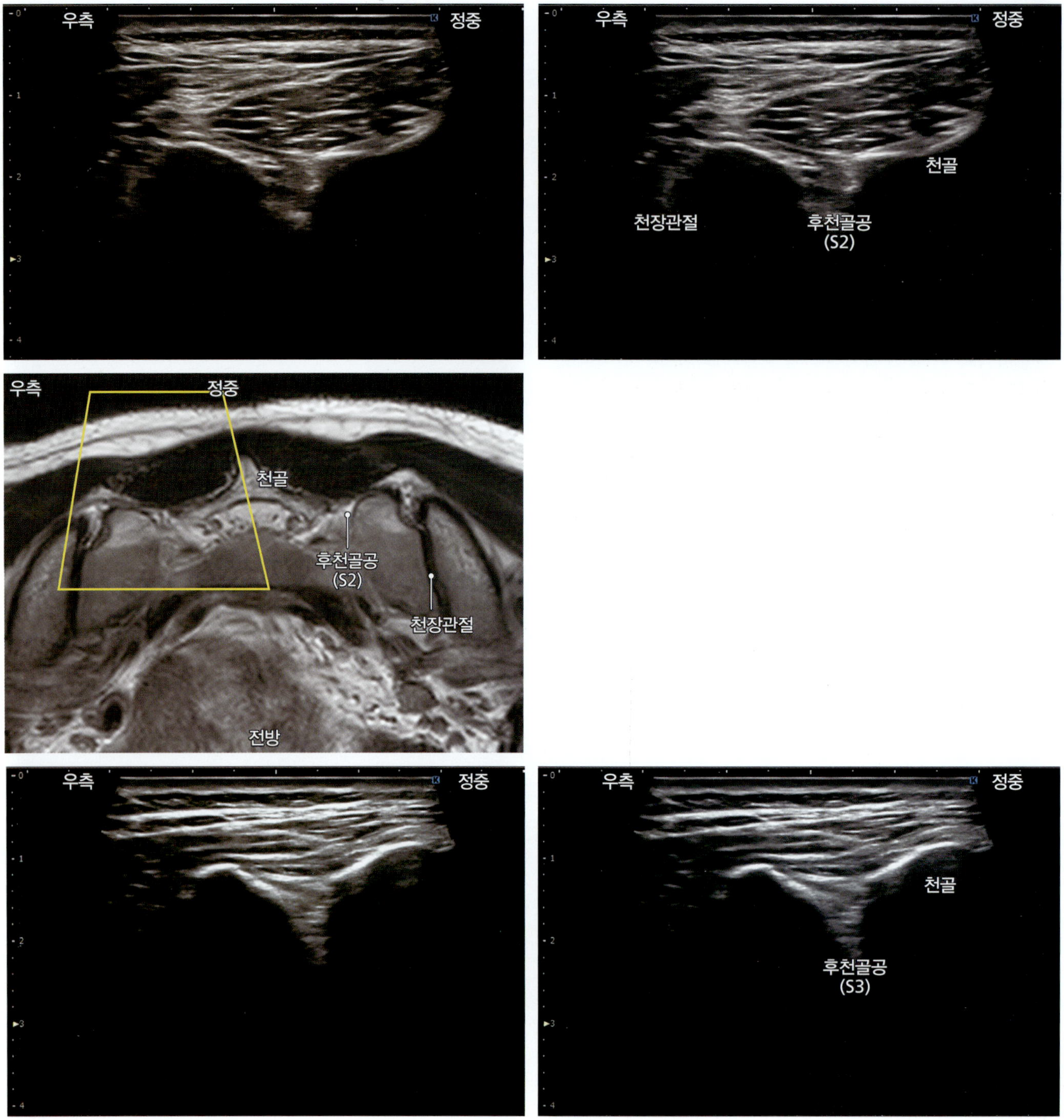

그림 5-3 S2 · S3 후천골공

2 — 천장관절 · 주위 인대 (그림 6-1, 6-2)

Murakami에 따르면 천장관절(sacroiliac joint)은 전방이 천골과 장골의 관절면으로 관절강을 형성하고, 관절 후방은 인체에서 강인한 골간천장인대와 후천장인대로 이루어졌다.[3] 천장관절은 체간의 중량을 받고 이를 지지하는 동시에 하방으로 전달한다. 이와 같은 하중에 대응하므로 천장관절의 운동은 제한되며, 강화 · 고정되어 동시에 전해지는 충격을 완충하는 작용을 갖는다.[4]

천장관절, 관절후방인대 (골간천장인대 · 장후천장인대 · 단후천장인대)

천장관절은 전 · 후천장인대 및 골간천장인대로 안정화된다. 이 중 골간천장인대는 가장 크고 강하며 천장관절의 후상방에서 장골과 천골의 골간을 채우고 있다. 장골조면과 천골조면 사이를 주행하는 강인한 인대로, 후천장인대에 완전히 덮여 있다. 후천장인대는 내측 심층에 있는 단후천장인대와 외측 천층에 있는 장후천장인대로 구성되며, 골간천장인대의 후방에 있는 매우 강한 인대이다(**그림 6-2**).

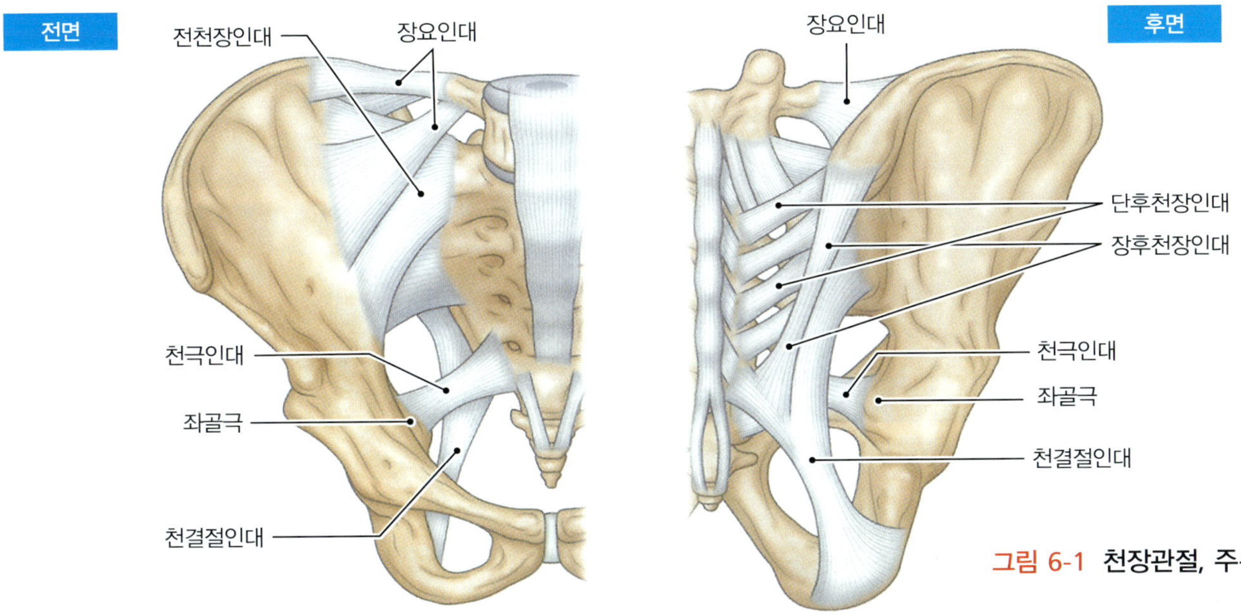

그림 6-1 **천장관절, 주위 인대**

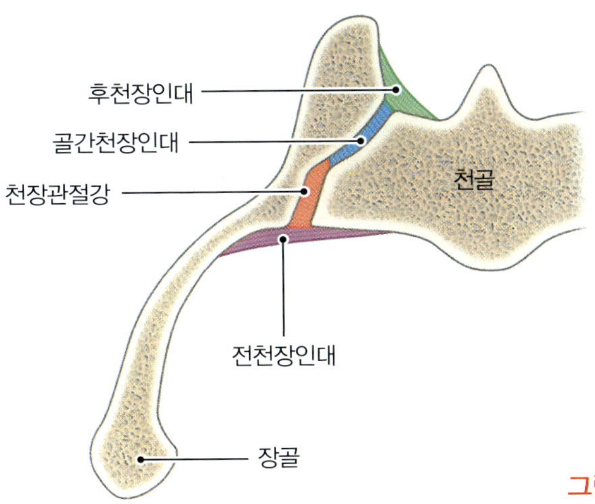

그림 6-2 **천장관절, 주위 인대**

▶ 초음파 영상(단축상)

정중에 프로브를 대고 요추 극돌기를 스캔 후 미측으로 Sweep(Sliding)시키면 정중천골능이 확인된다. 프로브를 외측으로 Slide(Sliding)시키면 선상 고에코의 후방에 음향음영을 동반한 장골이 산처럼 나타난다. 프로브를 두미측으로 조금씩 이동시켜 산이 높아진 부분이 후상장골극이다. 이 위치에서 더 미측으로 프로브를 이동시키면 장골의 산이 작아지며, 천골 후면과 장골 높이가 거의 같아지는 부분이 후하장골극으로, 더 미측이 천장관절의 미측단이 된다(**그림 7-1**). 장골과 천골 사이를 잇는 형태로 후천장인대가 확인되고(**그림 7-2**), 그 심부(복측)에 골간천장인대가 존재한다(**그림 7-3**).

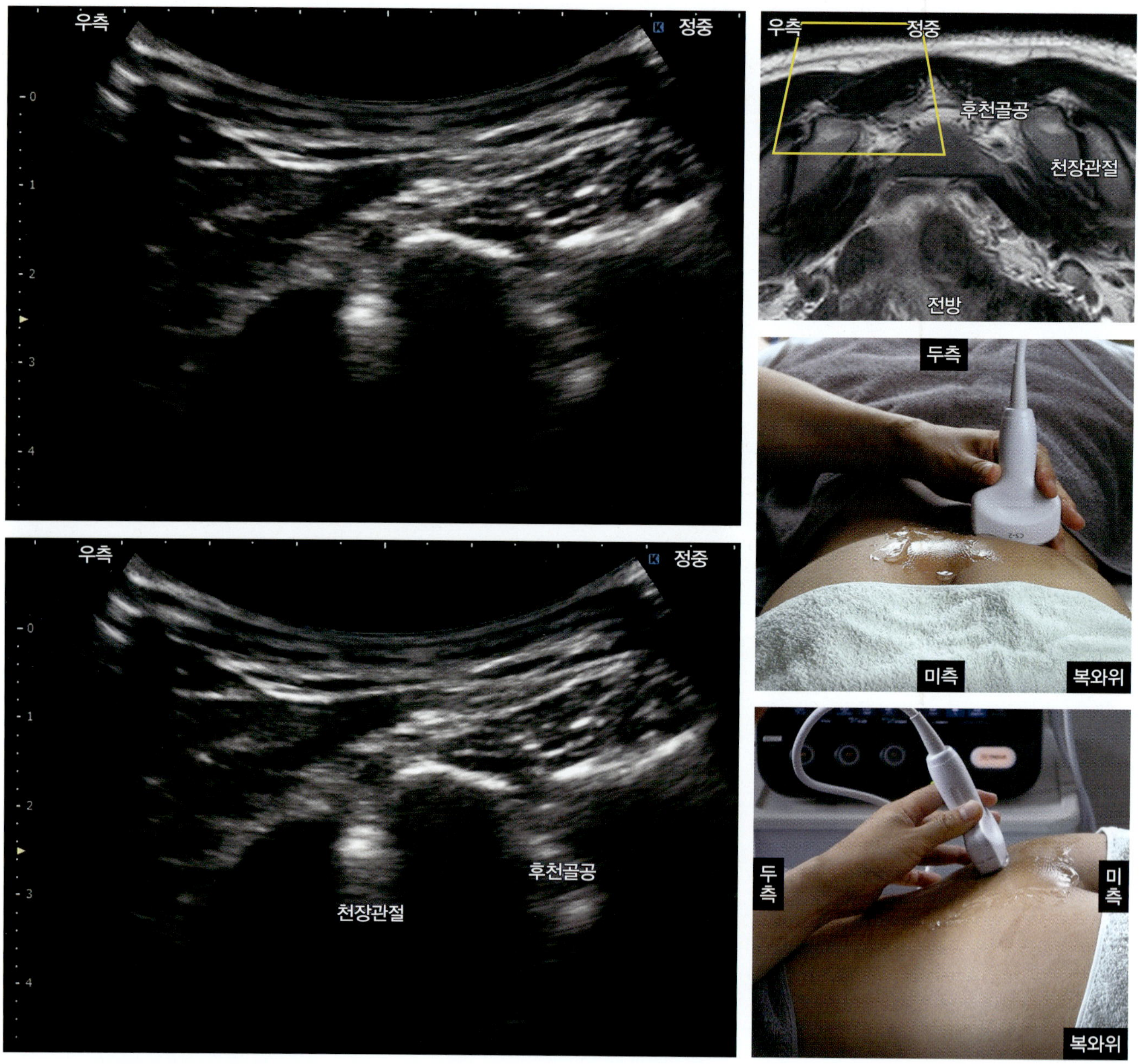

그림 7-1 **천장관절, 관절후방인대**

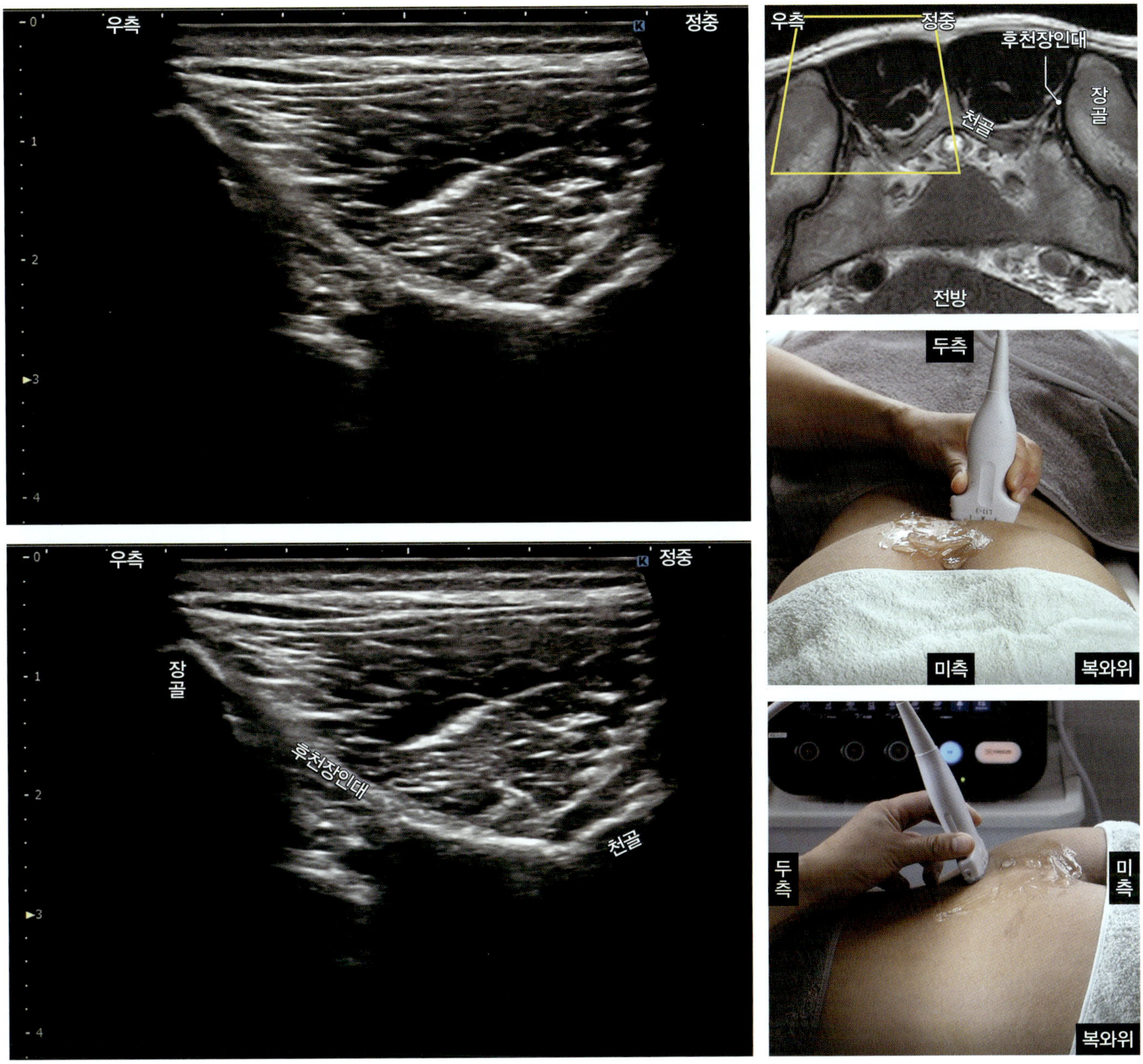

그림 7-2 천장관절, 관절후방인대

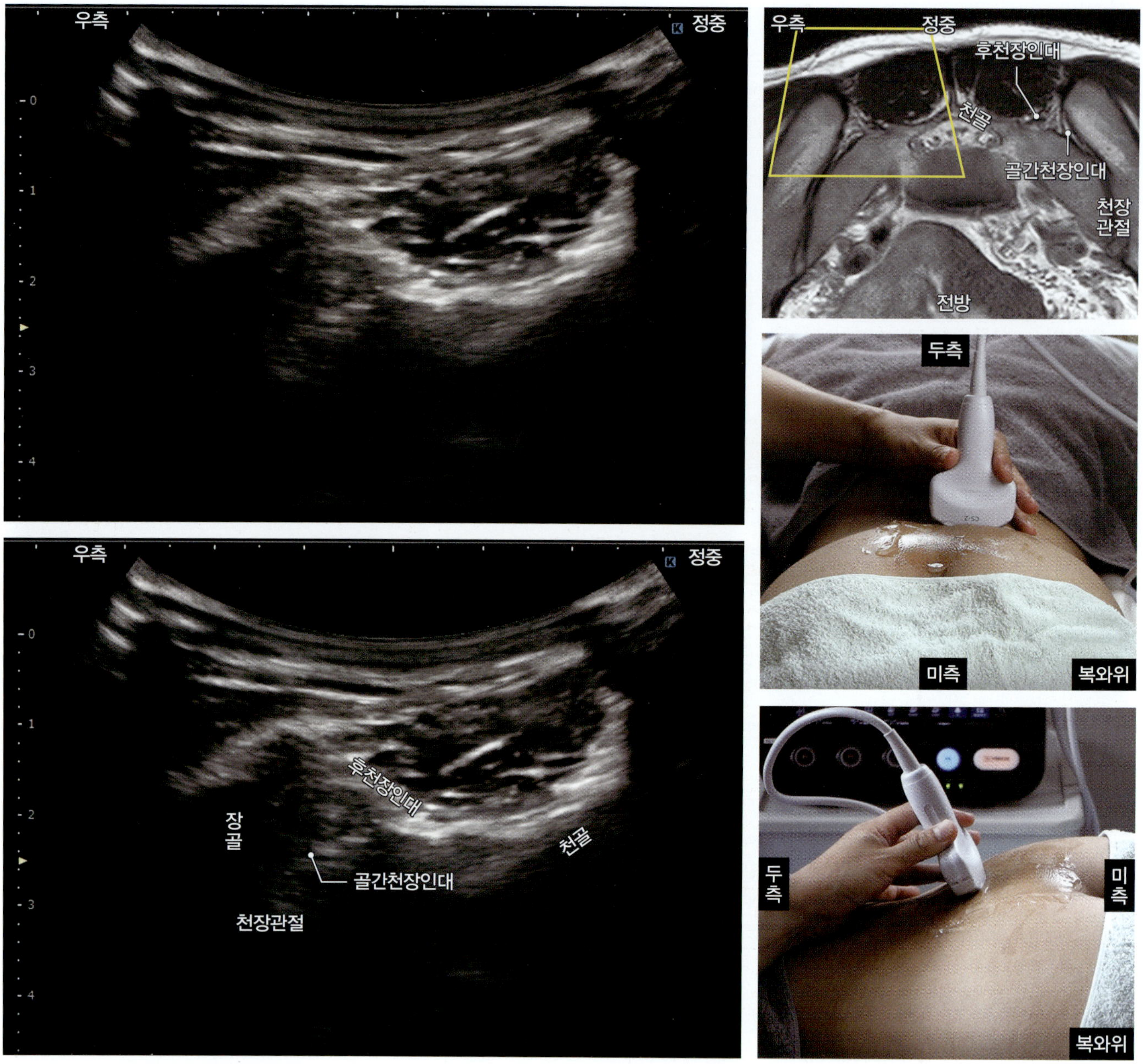

그림 7-3 천장관절, 관절후방인대

천결절인대

천결절인대(sacrotuberous ligament)는 좌골결절에서 기시해, 후하장골극 및 천골 하반의 외측연 · 미골에 부착한다. 천극인대는 천결절인대의 전방에 있으며, 천골 하부 외측연에서 기시해 천골극에 부착한다(**그림 6-1**). Vleeming 등은 천골의 전굴 시에 천결절인대가 긴장되고, 반대로 후굴 시에는 장후천장인대가 긴장되며 이러한 움직임을 제동한다고 보고하였다.[5)]

▶ 초음파 영상(장축상)

앞의 방법으로 천장관절 단축상을 스캔하고, 미측으로 프로브를 Sweep(Sliding)시켜, 천장인대의 미측단보다 더 미측까지 이동시킨 후 천골 하부와 좌골결절을 잇는 방향으로 프로브를 Rotation(Rotating)시키면 대둔근 심층에 천결절인대의 장축상이 스캔된다(**그림 8**). 마른 사람에서는 대둔근을 거쳐 촉지할 수 있지만, 깊어서 스캔이 어려울 때에는 우선 천골 하부에서 스캔한다. 천골공을 확인하기 쉬운 경우에는 제1천골공에서 미측으

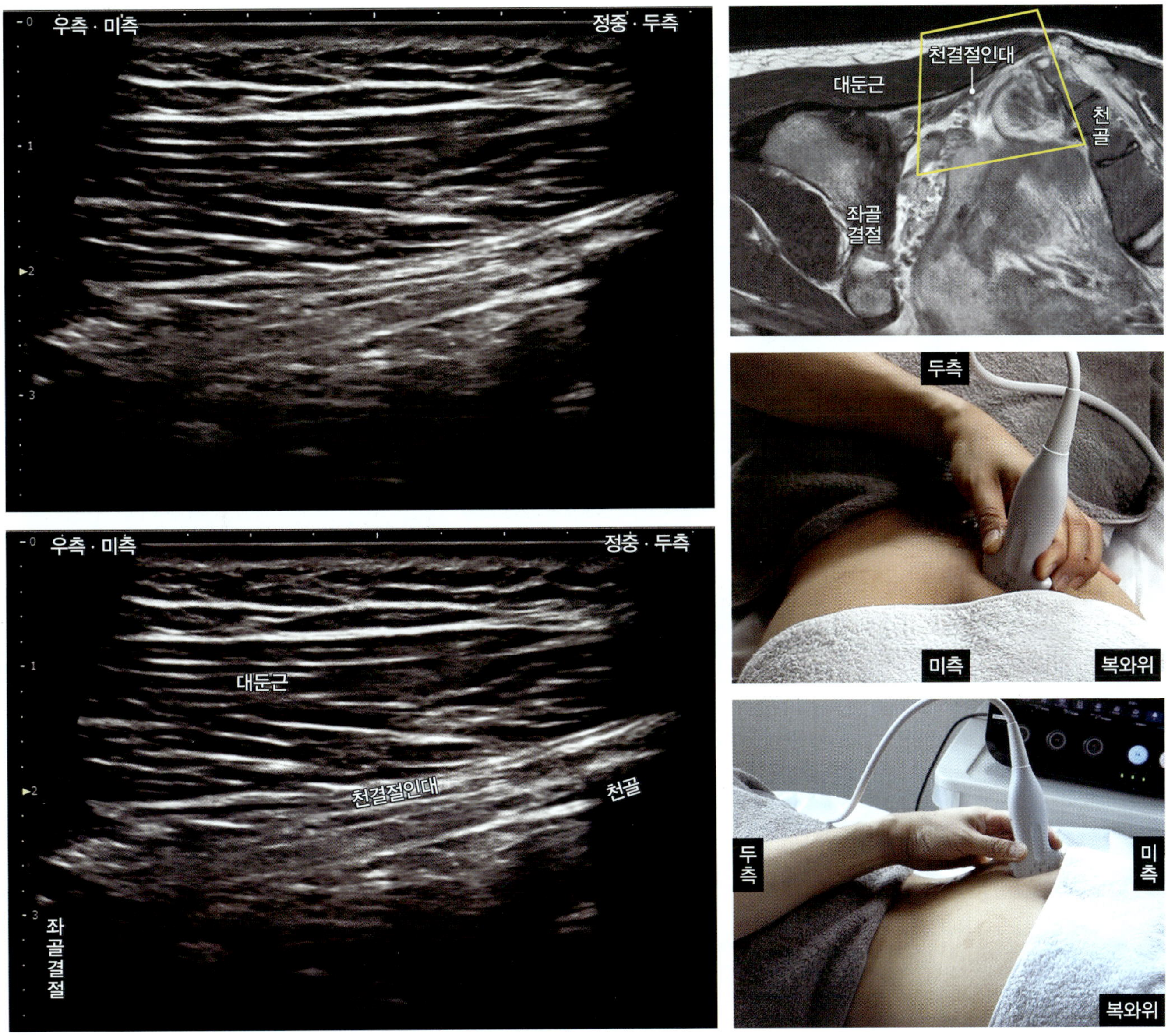

그림 8 천결절인대

로 프로브를 Sweep(Sliding)시켜, 제4천골공이 스캔되는 위치에서 외측으로 프로브를 Slide(Sliding)시키고, 천골공과 좌골결절을 잇는 방향으로 프로브를 대면 장축상이 스캔된다.

장요인대

장요인대(iliolumbar ligament)는 주로 L5, 일부가 L4 횡돌기에서 나와 외측을 향해 장골능 내순의 후단부에 부착하는 강력한 인대이다(**그림 6-1**).[6)]

▶ 초음파 영상(단축상)

정중 또는 방정중에서 장축상으로 L5/S1 추간을 확인 후 L4 극돌기 위에 프로브를 Rotation(Rotating)시켜 단축상에서 화면 중앙에 L4 극돌기를 스캔한다. 외측으로 프로브를 Slide(Sliding)시켜 L4/5 추간관절 및 그 외측의 L5 횡돌기를 확인 후, 더 외측으로 이동시키면, L5 횡돌기에서 장골로 연속되는 장요인대를 스캔할 수 있다(**그림 9**).

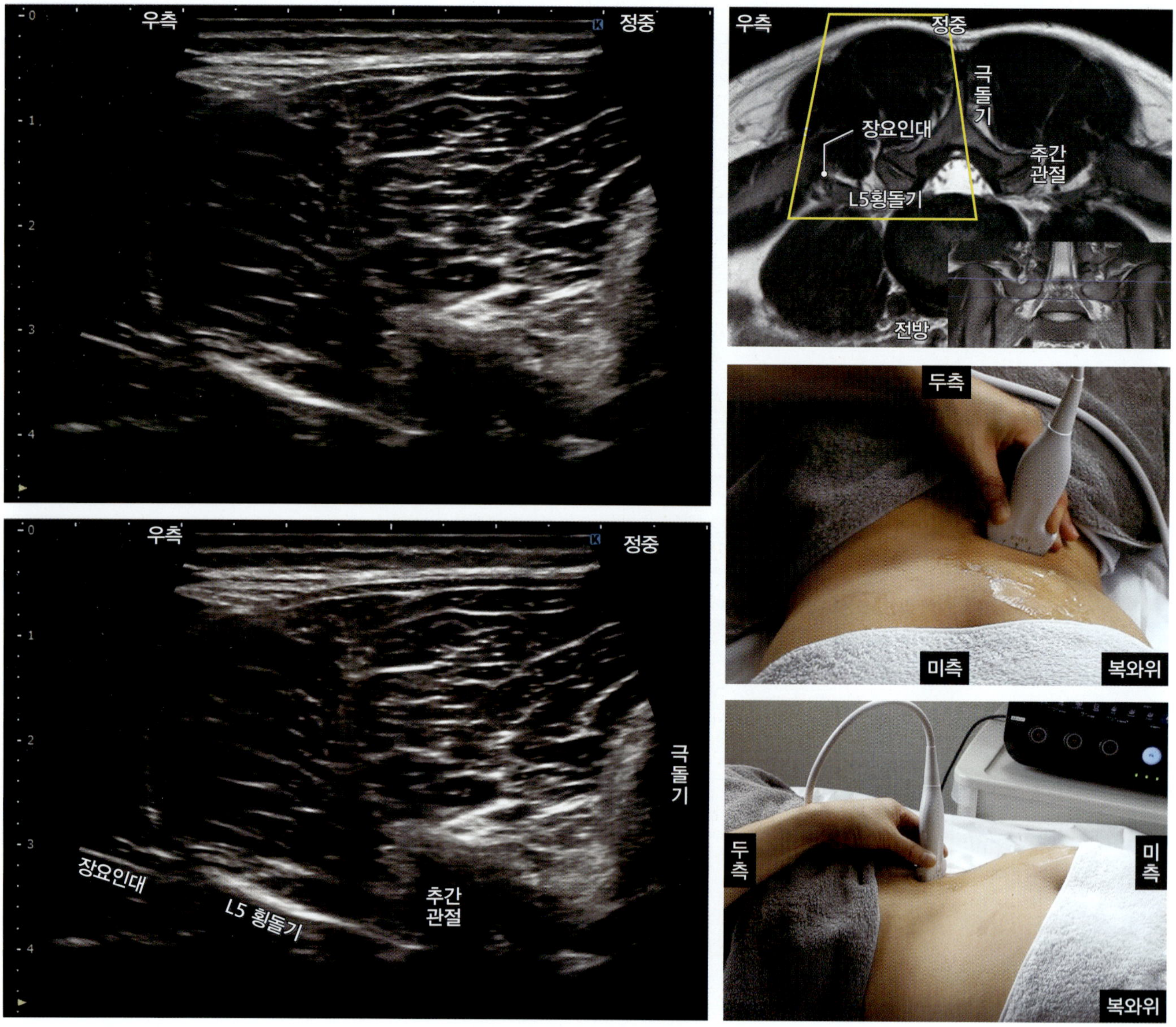

그림 9 장요인대

3 ─ 고관절 · 서혜인대 (그림 10-1, 10-2)

외복사근 건막 하연은 전상장골극과 치골결절 사이에서 끈 모양으로 비후되어 서혜인대(inguinal ligament)라고 한다. 고관절은 이 서혜인대 중점의 수 cm 미측에 위치하므로 체표에서 확인할 때 랜드마크가 된다. 서혜부 · 둔부 · 하지 통증을 유발하는 척추 및 척추 주위 질환의 진단에서 고관절 질환의 감별이 중요하며 초음파 유도하 고관절 차단술은 반드시 숙지해야 할 수기이다.

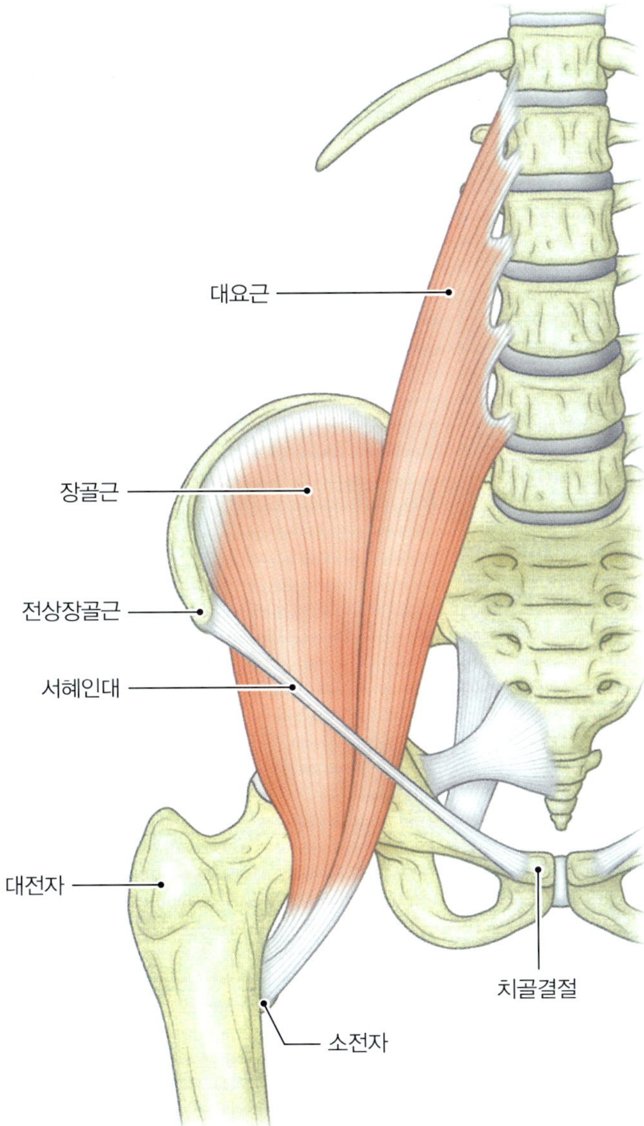

그림 10-1 고관절 · 서혜인대

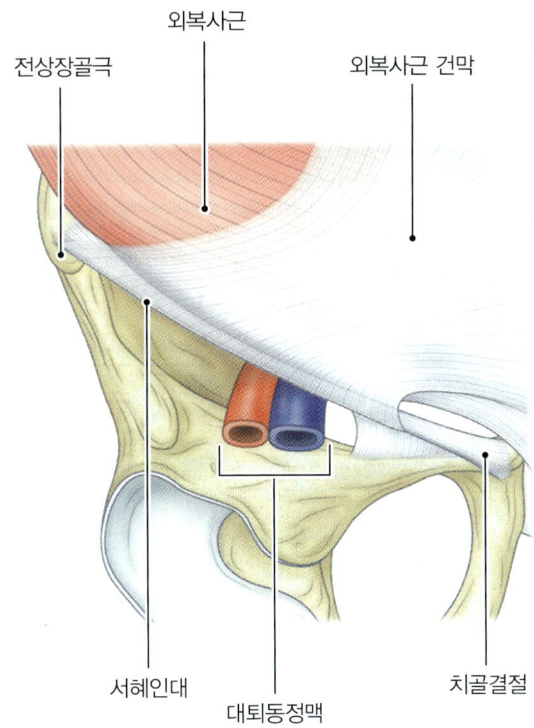

그림 10-2 고관절 · 서혜인대

▶ 초음파 영상(단축상 · 장축상)

대전자 두측단과 치골결절을 잇는 직선의 중점에서 약간 두측 전방에 프로브를 단축으로 대고 관찰하면, 화면 중앙에 복측으로 볼록한 활모양의 고에코상이 확인된다. 이것이 대퇴골두이며, 그 복측에 장요근과 대퇴직근이 스캔된다(**그림 11**). 프로브 내측단을 대퇴골두에 고정하고 외측단을 미측으로 회전시키면, 대퇴골 경부의 장축상으로 비구 · 대퇴골두 · 대퇴골 경부의 선상 고에코를 스캔할 수 있다. 대퇴골 경부의 선상 고에코 전방에 저에코의 전방 관절강이 관찰되며 그 표층에 장골대퇴인대가 선상 고에코로 존재하므로(**그림 12**), Minagawa는 대퇴골 경부 전방이 백 · 흑 · 백의 줄무늬(stripe sign)를 보인다고 표현하였다.[7]

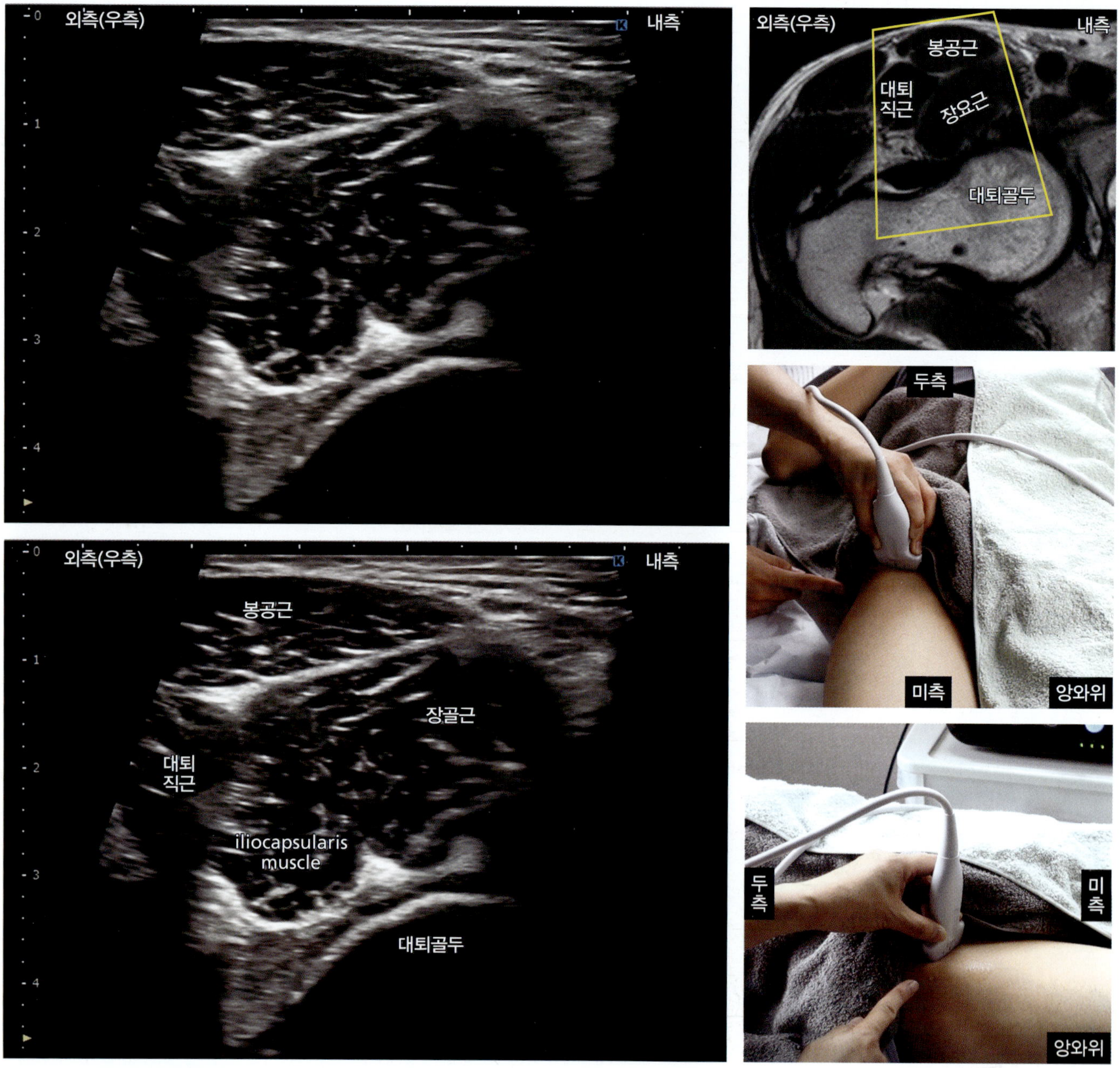

그림 11 대퇴골두(단축상)

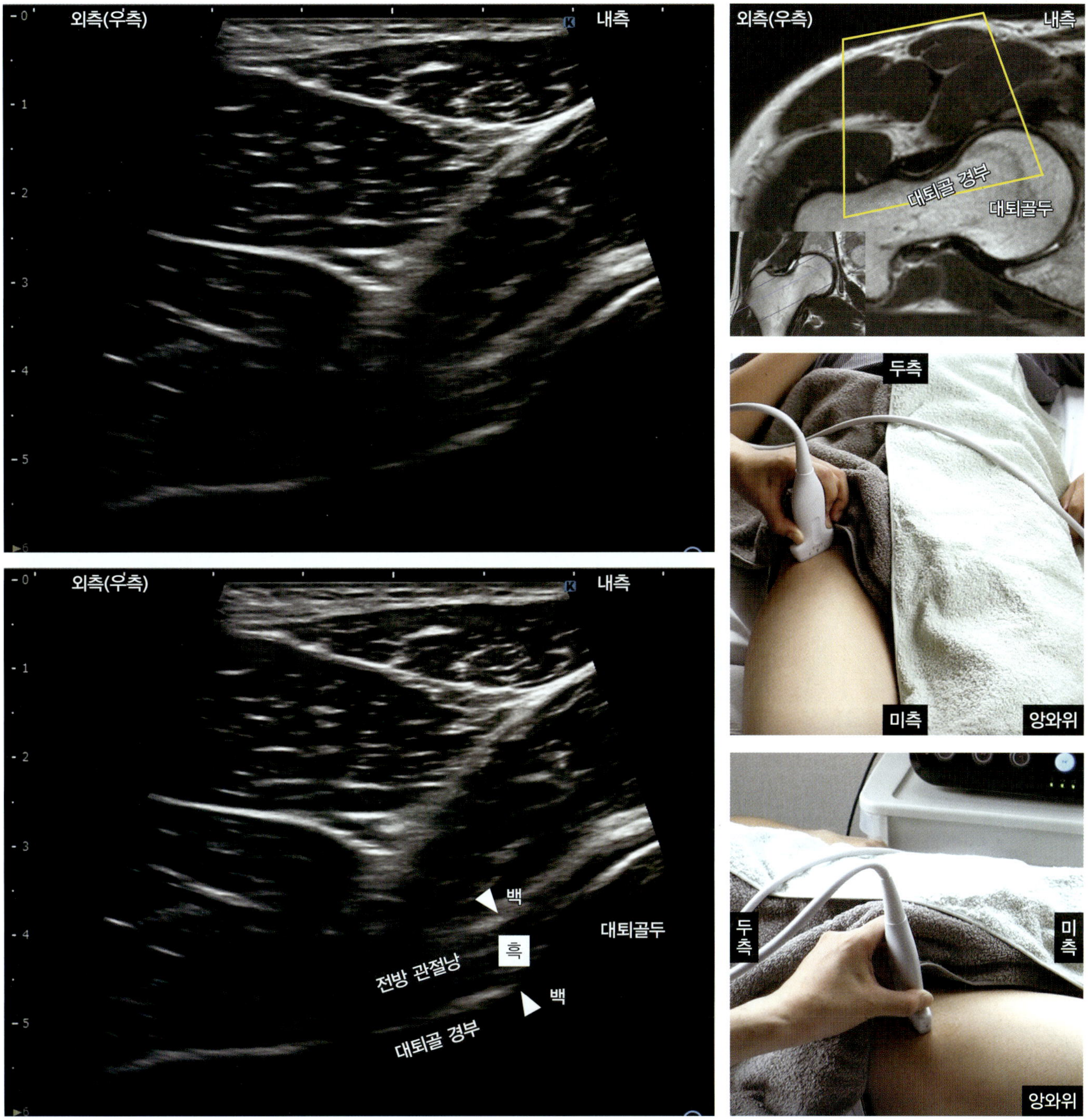

그림 12 대퇴골 경부(장축상)

4 — 요방형근, 대요근, 장골근

요추의 외측에서는 요방형근, 대요근, 장골근이 후방 복벽을 보강한다(**그림 13**).

요방형근

요방형근(quadratus lumborum m.)은 L5 횡돌기 · 장요인대 · 장골능에서 기시해 두측에서 L1-L4 횡돌기와 제12늑골 하연에 정지한다.

작용 : 제12늑골의 내림 · 안정화 및 체간의 측굴

지배신경 : T12와 L1-L4 전지

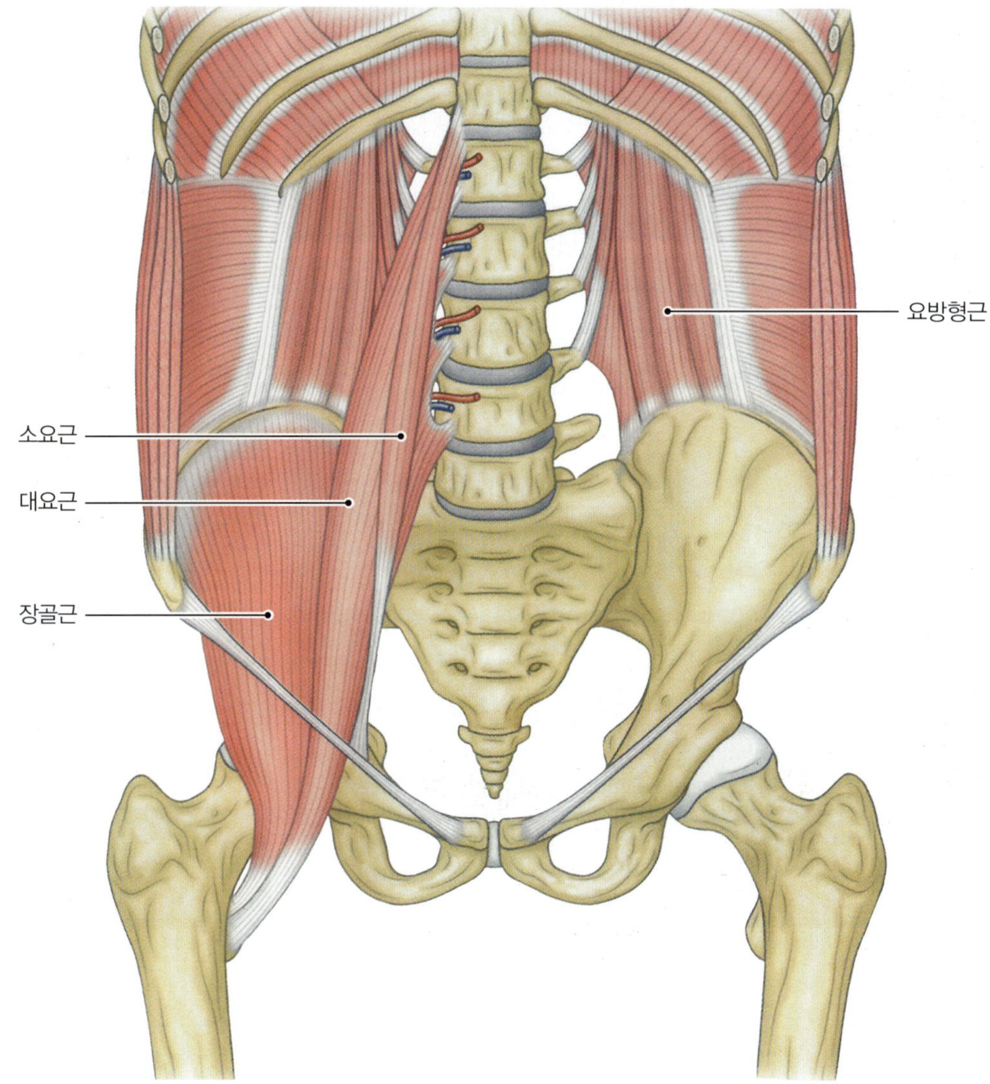

그림 13 **요방형근, 대요근, 장골근**

▶ 초음파 영상(단축상)

'요배부 통증의 근육'에서 기재한 것처럼 극돌기 및 다열근을 스캔 후 프로브를 외측으로 Slide(Sliding)시켜 다열근 · 최장근 외측의 장늑근을 스캔하면 그 외측 심부에 요방형근이 확인된다(**그림 14**).

대요근

대요근(psoas major m.)은 T12와 L1-L5 추체 외측면 · 추간판 · 요추 횡돌기에서 기시해, 서혜인대 아래를 지나 대퇴골 소전자에 정지한다(**그림 13**).

작용 : 고관절 굴곡

지배신경 : L1-L3

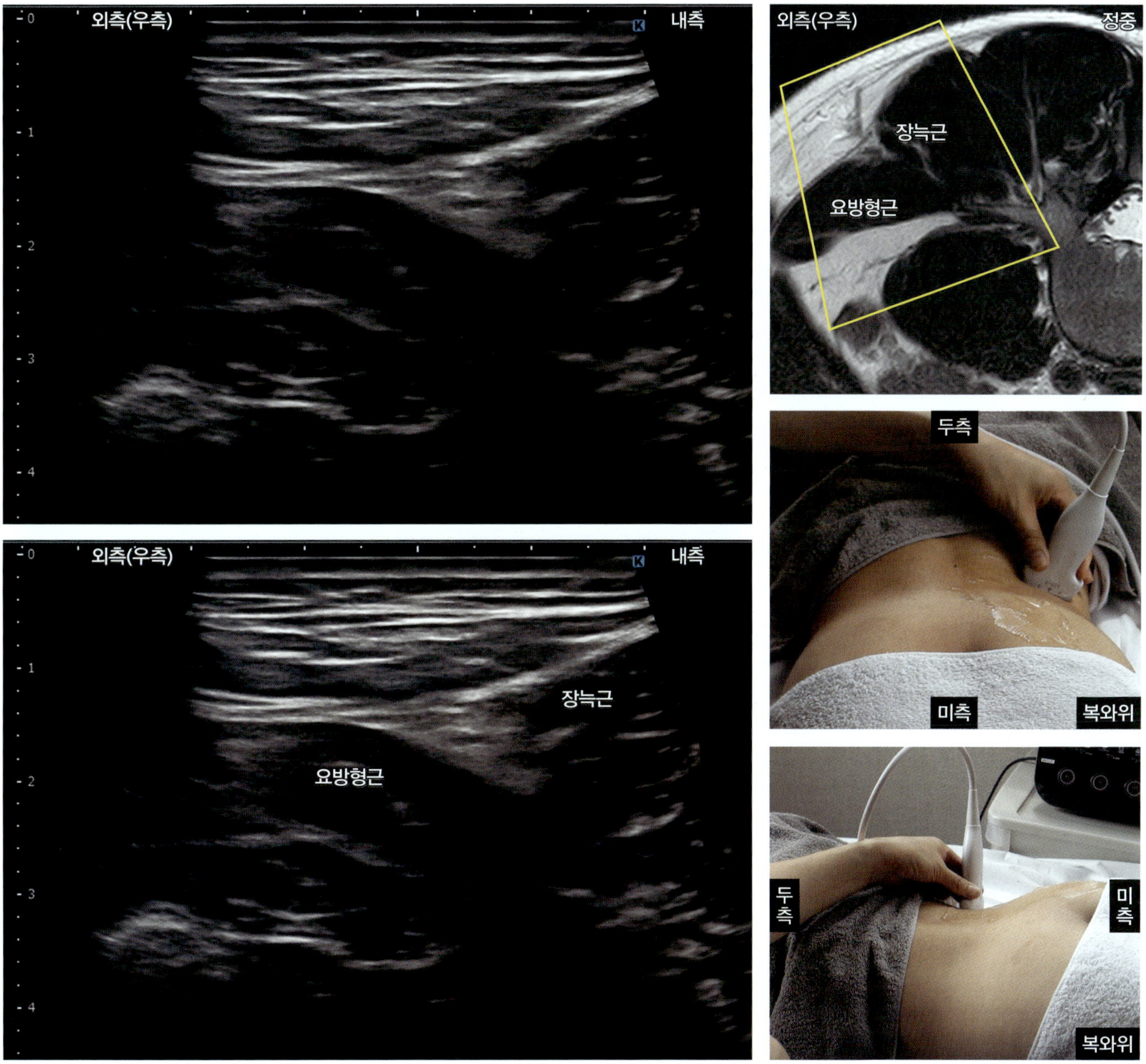

그림 14 요방형근

▶ 초음파 영상(단축상)

Sauter가 보고한[8] Shamrock method로 대요근을 스캔할 수 있다. 측복부에 컨벡스 프로브를 대고 요추를 측방에서 관찰하면 요추 측벽이 선상 고에코로 스캔된다. 화면의 상방을 향해 돌출된 횡돌기를 중심으로, 전방의 대요근 · 측방의 요방형근 · 후방의 척추기립근이 마치 세잎 클로버와 같이 보여 Shamrock method라는 이름이 붙여졌다(**그림 15**).

장골근

장골근(iliac m.)은 장골익 내면에서 기시해 서혜인대

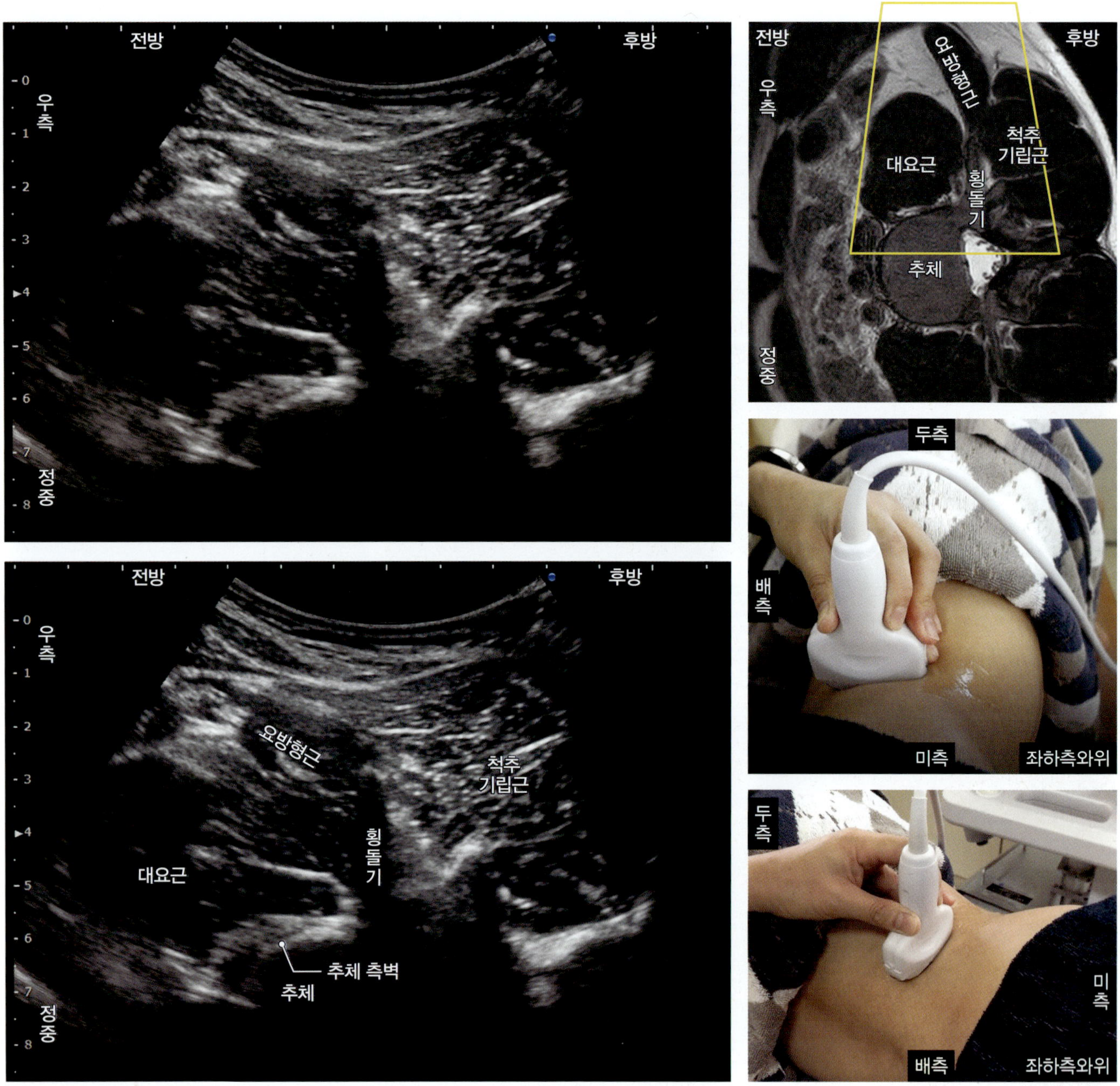

그림 15 대요근

아래를 지나 대요근과 하나가 되어 대퇴골 소전자에 정지한다(**그림 13**).

작용 : 고관절 굴곡(고관절에서 대퇴의 굴곡)

지배신경 : 대퇴신경

▶ 초음파 영상(단축상)

대퇴골 경부의 장축상으로 비구 · 대퇴골두 · 대퇴골 경부의 윤곽을 선상 고에코로 스캔 후 대퇴골두를 중심으로 프로브를 회전시켜 체간에 단축으로 확인하면 골두 표면에 위치하는 장요근(대요근과 장골근) 및 그 외측의 대퇴직근이 관찰된다. 대퇴동맥은 서혜인대 중점의 좌우 1.5cm 부분에서 대퇴 전면으로 들어가므로,[1] 서혜인대의 미측에서 대퇴동맥을 촉지해 대퇴동정맥을 스캔(**그림 16-1**) 후 프로브를 외측으로 이동시켜 대퇴골두 및 그 표층의 장요근을 스캔해도 된다(**그림 16-2**).

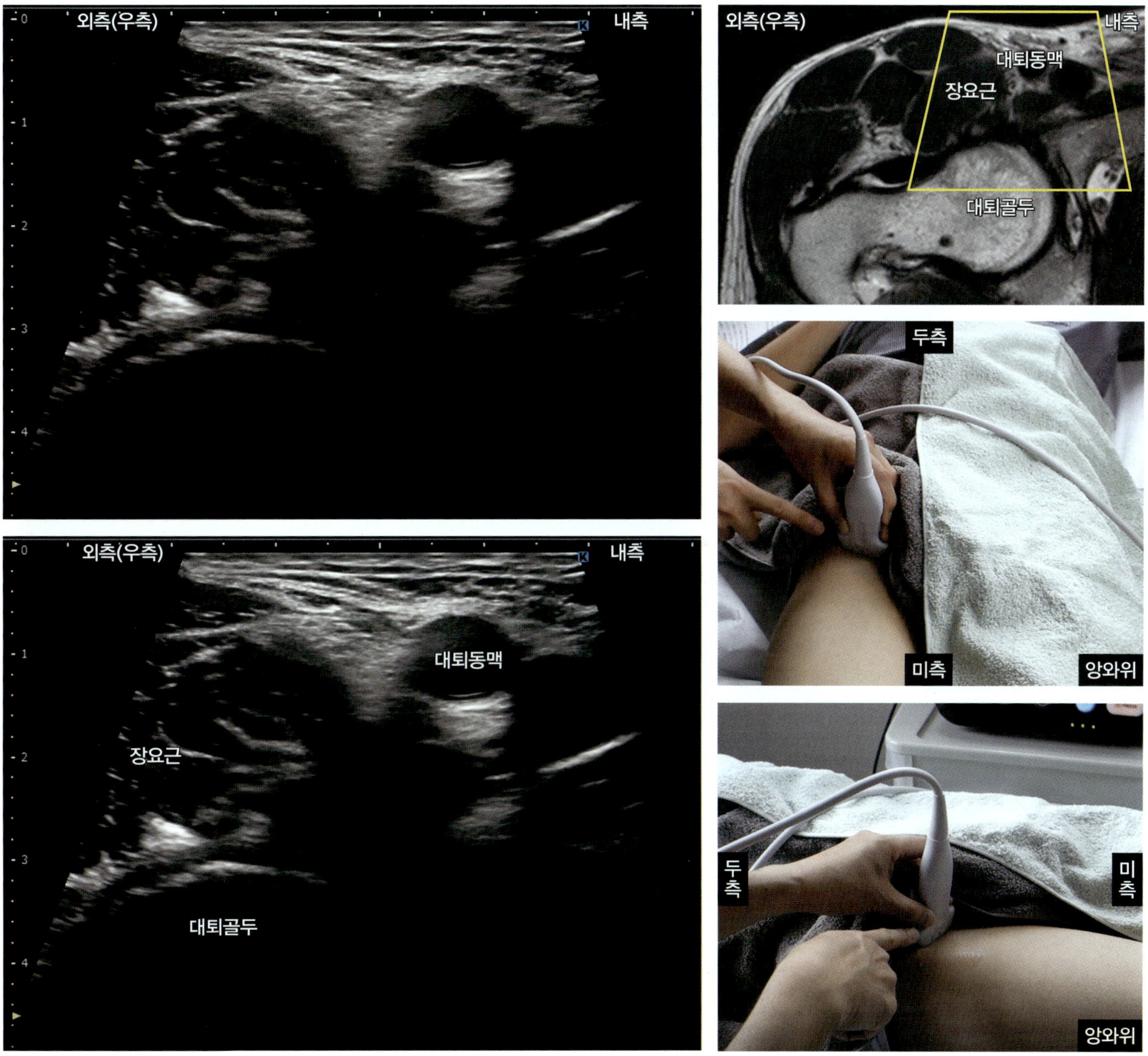

그림 16-1 **장요근**

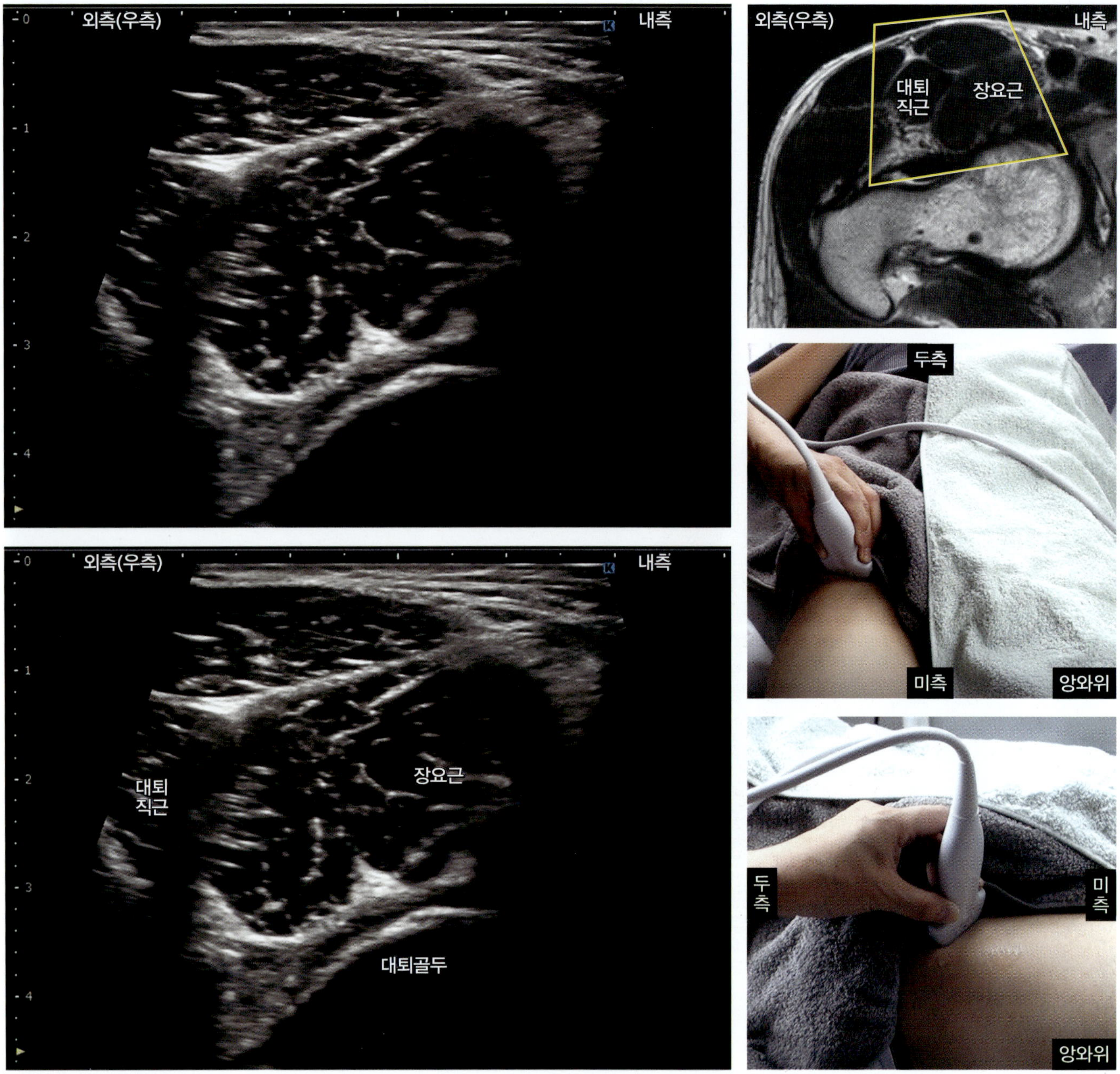

그림 16-2 장요근(그림 16-1의 외측)

5 — 이상근

이상근(piriformis m.)은 천골 전면에서 기시해 대퇴골 대전자 선단 후연에 부착한다. 천극인대와 대좌골 절흔으로 이루어진 대좌골공은 골반강에서 둔부로 통하는 통로이며, 가로로 주행하는 이상근에 의해 이상근 상공과 이상근 하공으로 나뉜다. 상공으로는 상둔동정맥과 상둔신경, 하공으로는 하둔동정맥, 하둔신경, 좌골신경, 음부신경 등이 지난다(**그림 17**).

작용 : 고관절의 외회전(외전)

지배신경 : 천골신경총(S1 · S2)

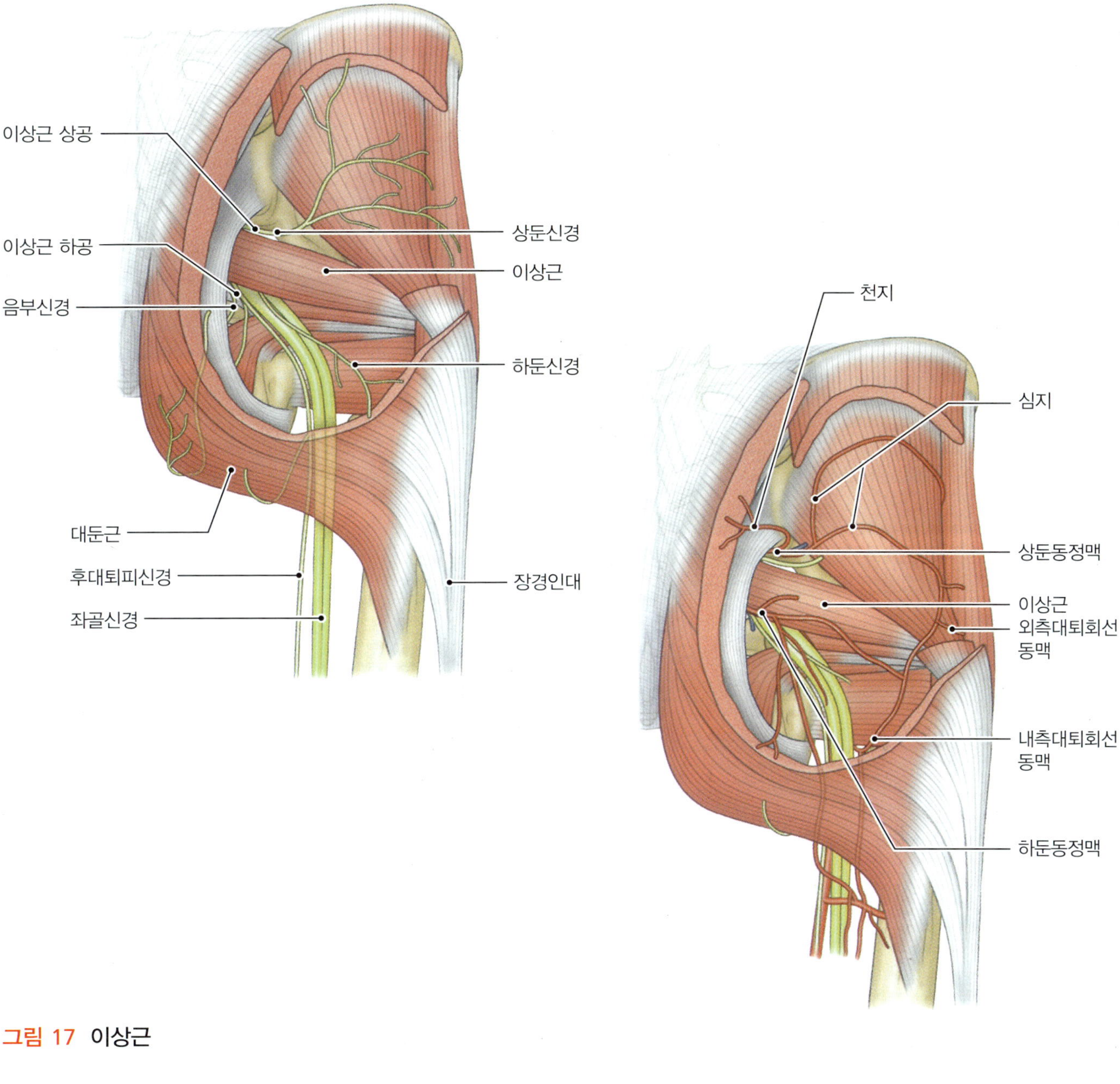

그림 17 **이상근**

▶ 초음파 영상(장축상)

체표에서 후상장골극을 촉지해 「**2 천장관절 · 주위 인대**」의 「**천장관절, 관절후방인대**」(p. 269)에 기재한 것처럼 체간에 대해 단축으로 천장관절과 장골을 스캔한다. 이 위치에서 더 미측으로 프로브를 이동시키면 장골의 산은 작아지며 천골 후면과 장골의 높이가 거의 같아지는 부분이 후하장골극으로 더 미측이 대좌골공이 된다.

이 위치에서 화면 끝에 천골 외연을 스캔한 상태에서 프로브의 반대 측을 대전자 선단 방향으로 회전시키면 이상근의 단축상이 관찰된다. 화면 내측에 천골 외연, 외측에 장골이 음향음영을 동반한 선상 고에코로 확인된다. 이상근의 표층에는 대둔근이 스캔된다(**그림 18**).

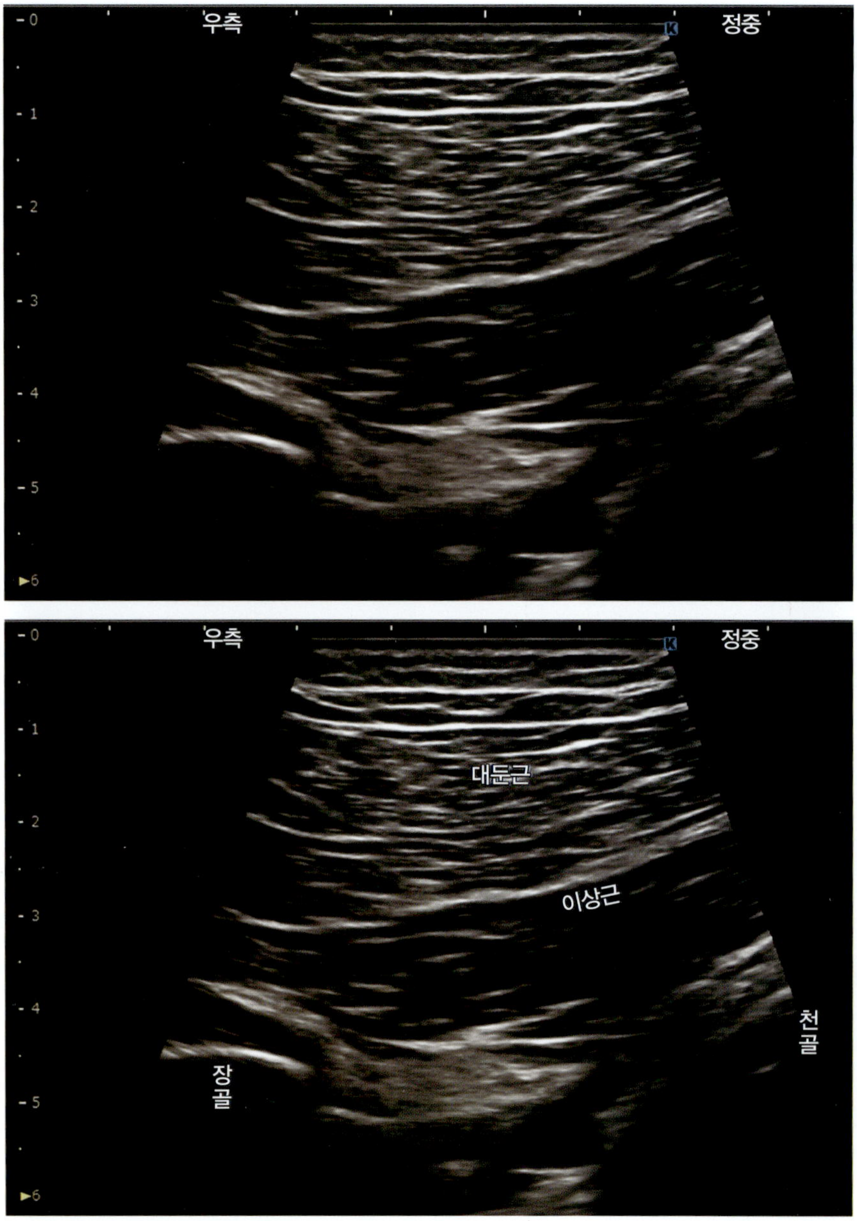

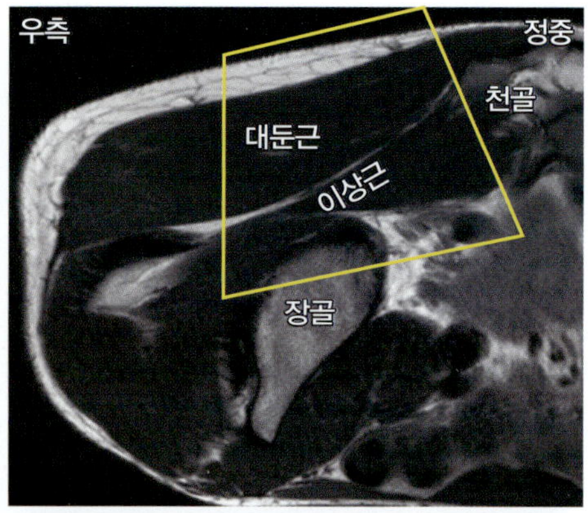

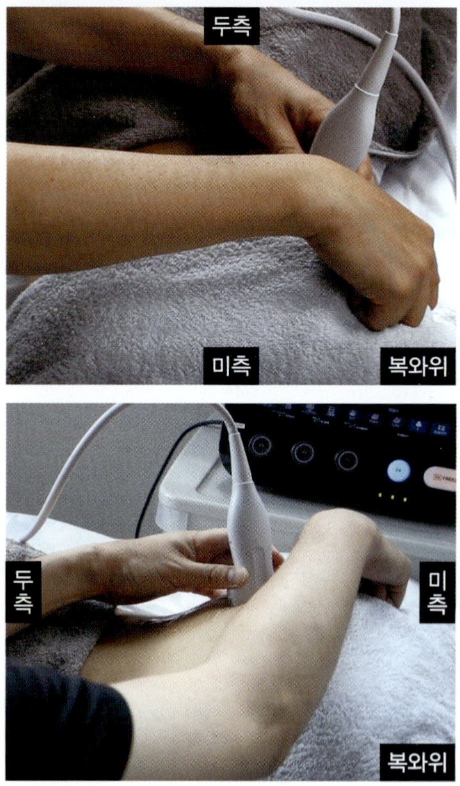

우측 검지는 대전자 선단을 촉지

그림 18 이상근(장축상)

6 ─ 대·중·소둔근

대둔근(gluteus maximus m.)은 장골익 후부에서 천골 외측연에 걸쳐 기시해 3/4이 장경인대에, 나머지 1/4이 대퇴골 후면의 둔근 조면에 부착한다. 중둔근(gluteus medius m.)은 장골익 외면에서 대둔근보다 전방에서 기시해 대퇴골 대전자 외측면에 정지한다. 소둔근(gluteus minimus m.)은 중둔근에 덮여, 장골 외면의 하부에서 기시해 대전자 전방에 부착한다(**그림 19, 20**).

작용 : 대둔근은 고관절의 강력한 외회전근인 동시에 고관절의 신근이다.[9] 중 · 소둔근의 작용은 동일하며 주요 작용은 고관절 외전이다.

지배신경 : 대둔근은 하둔신경(L5-S2), 중 · 소둔근은 상둔신경(L4-S1).

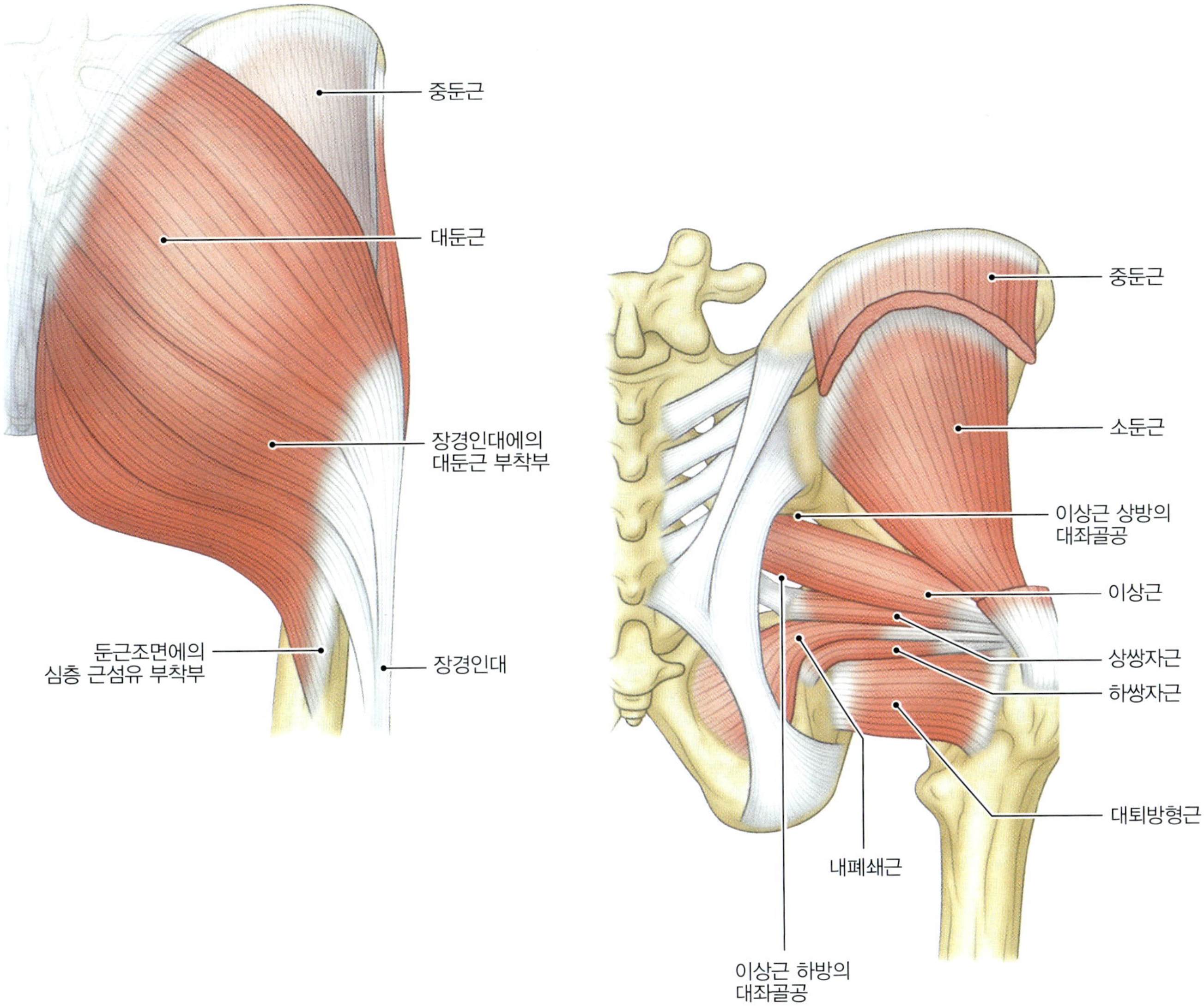

그림 19 **대 · 중 · 소둔근**

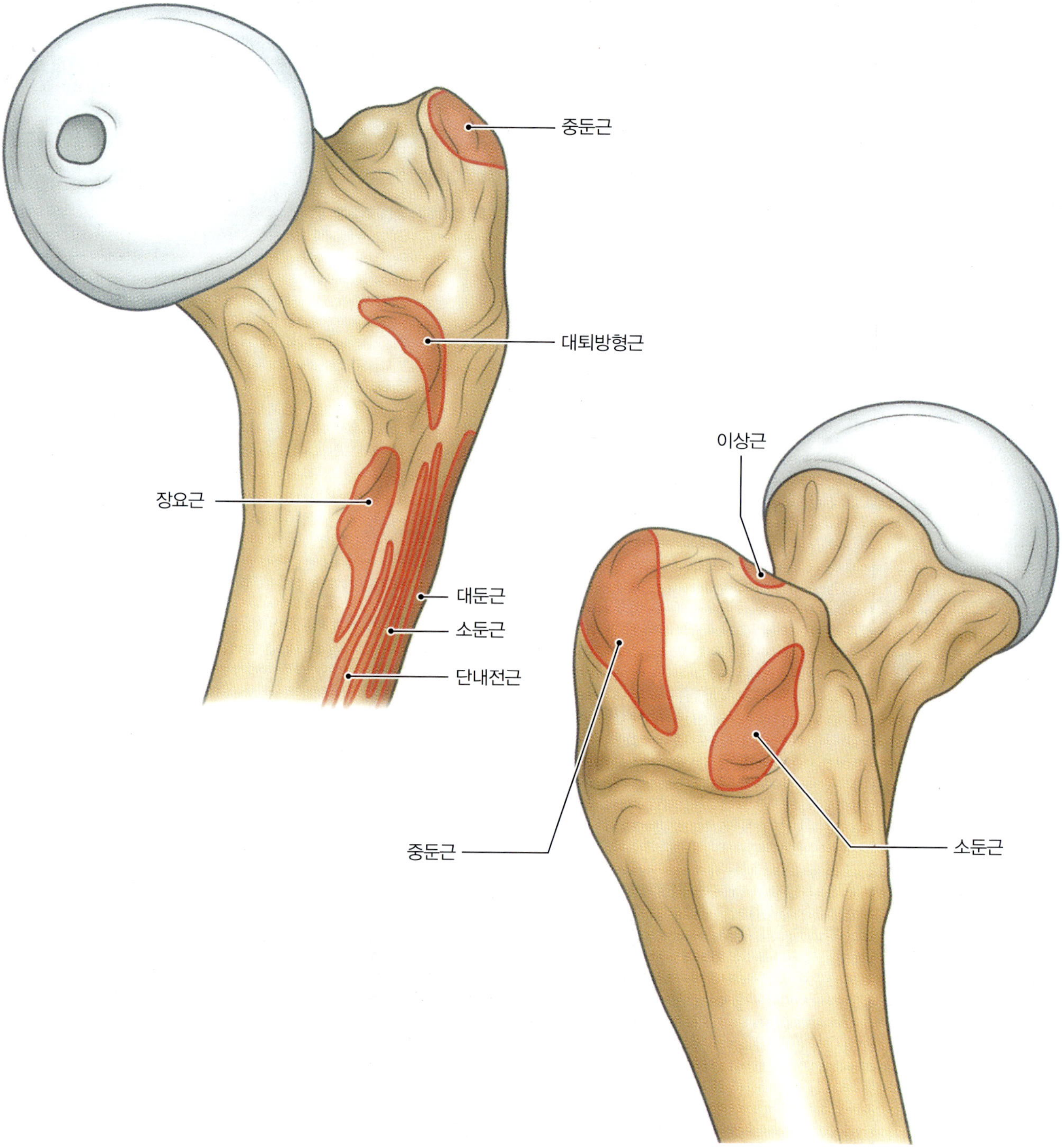

그림 20 고관절 주위근 부착부

▶ 초음파 영상(중·소둔근, 단축상·장축상)

대전자 외측에 프로브를 대고 단축상을 스캔 후, 두미측으로 이동시키며 대전자의 facet을 확인한다(**그림 21**). 장축 방향으로 프로브를 대면 전방에서는 anterior facet에 부착하는 소둔근이, 중앙의 lateral facet에서는 중둔근건 전방섬유가, 후방의 posterosuperior facet에서는 중둔근건 후방섬유가 저에코상으로 관찰된다[7](**그림 22-1, 22-2**).

중둔근 및 소둔근 표층에는 fibrillar pattern을 보이는 장경인대를 관찰할 수 있다. 대전자 후방에 프로브 미측단을 고정하고 두측단을 천골 외연을 향해 회전시키면 이상근 표층에 대둔근이 확인된다.

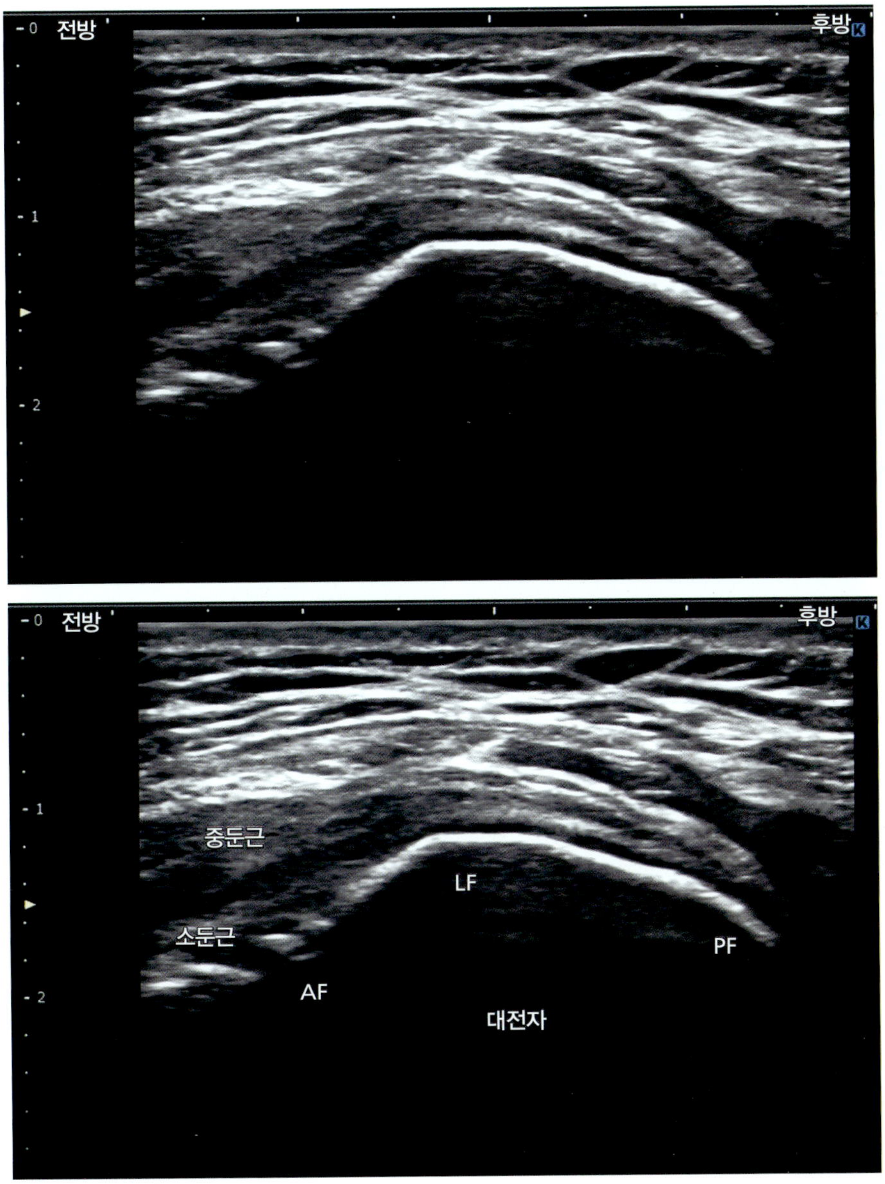

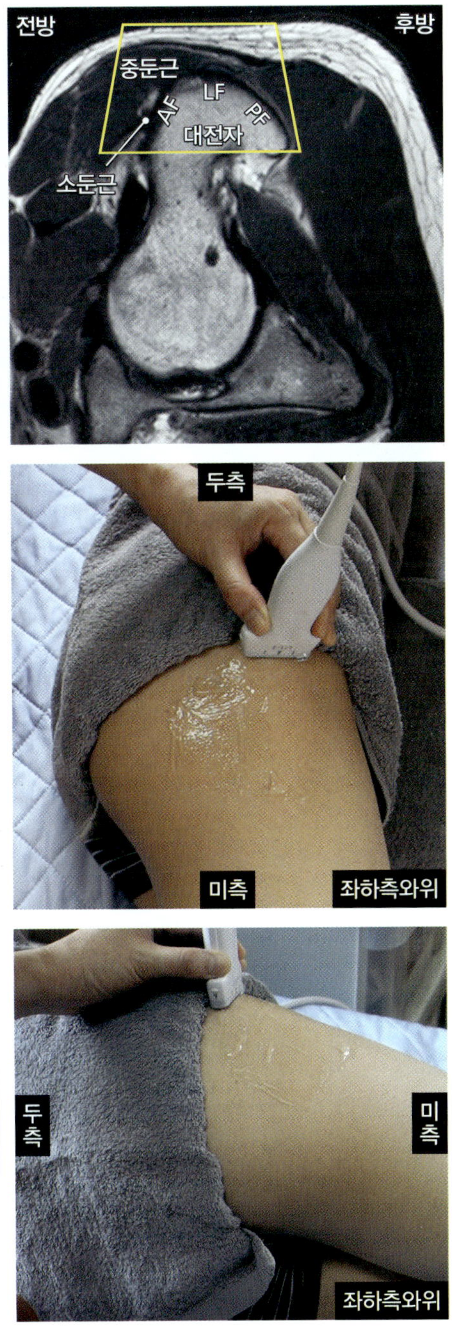

AF : anterior facet
LF : lateral facet
PF : posterosuperior facet

그림 21 대전자(greater trochanter, 단축상)

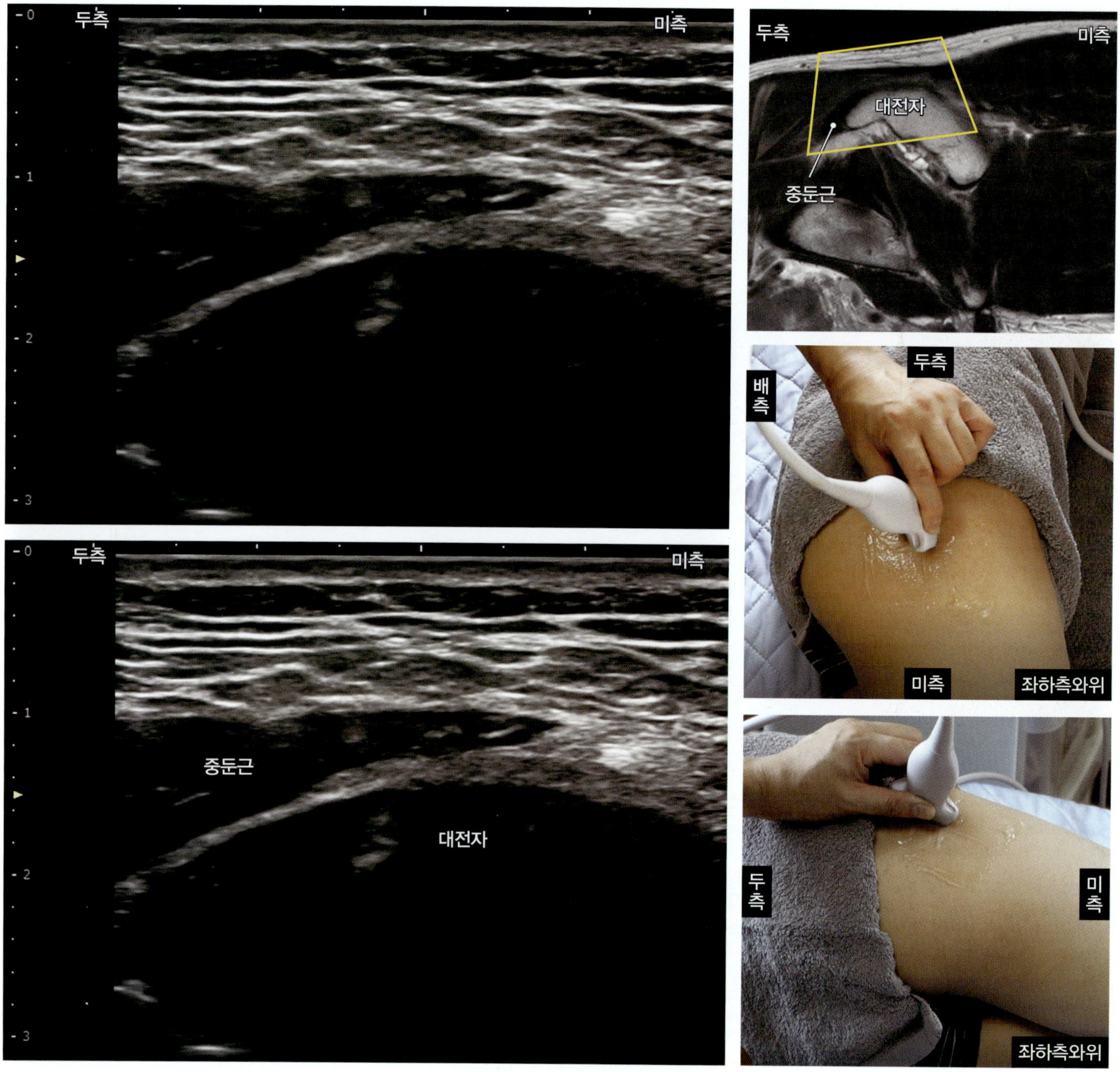

그림 22-1 중 · 소둔근(장축상)

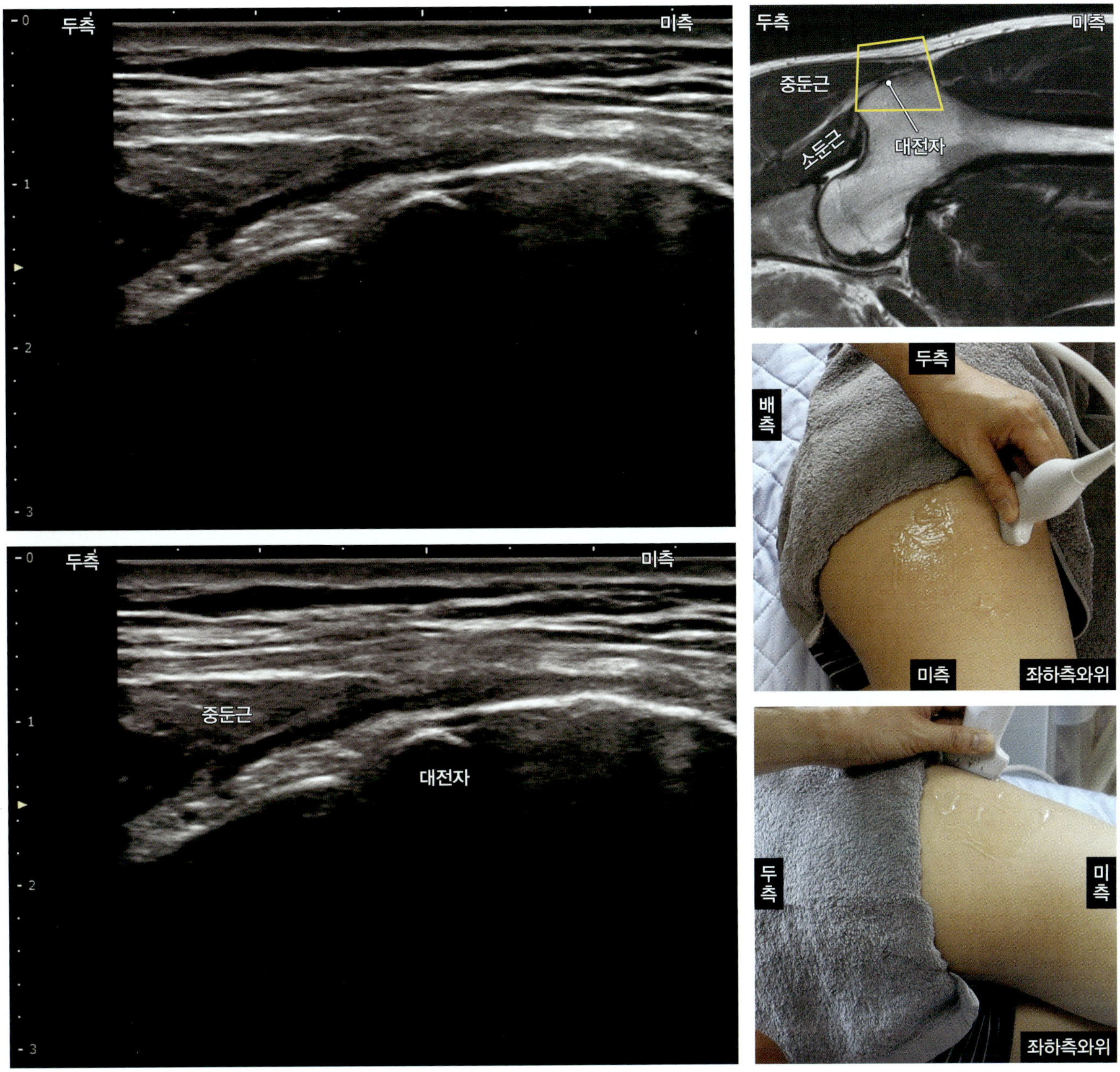

그림 22-2 중 · 소둔근(장축상)

7 — 내전근

주로 대퇴를 내전하는 내전근(adductor m.)에는 박근, 치골근, 장·단내전근, 대내전근이 있다. 대내전근은 좌골 치골지와 좌골결절에서 기시하고 나머지는 치골에서 기시한다. 박근은 경골에 정지하며 나머지는 대퇴골에 정지한다(**그림 23**).

지배신경 : 치골근은 대퇴신경(L2-L4), 나머지는 폐쇄신경(L2-L4)의 지배를 받는다. 대내전근 내측부(햄스트링부)는 좌골신경의 지배를 받는다.

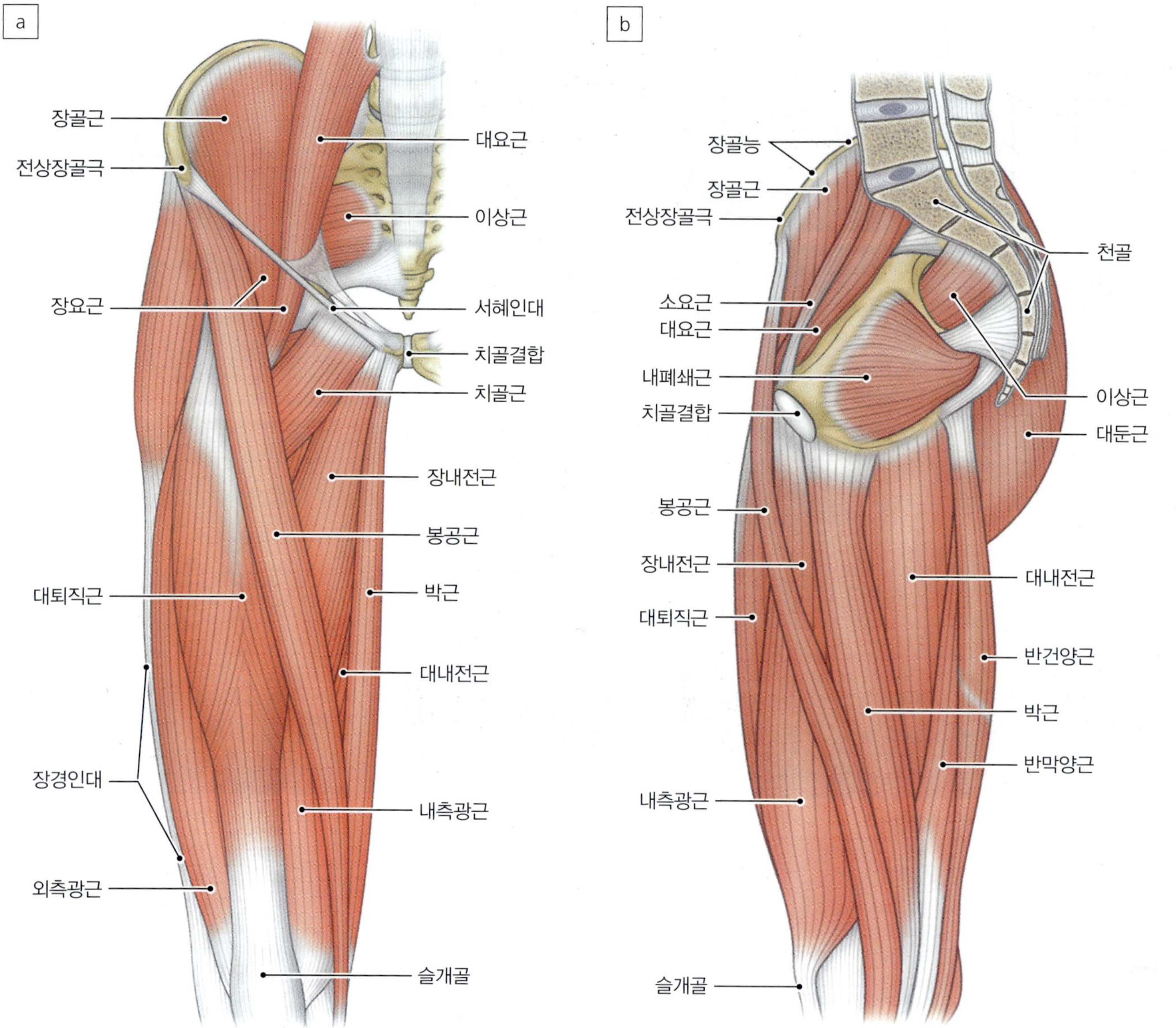

그림 23 내전근
a : 전면에서, b : 내면에서

작용 : 주로 고관절에서 대퇴를 내전시킨다. 장내전근과 대내전근은 대퇴를 내회전할 수도 있다.

▶ 초음파 영상 (단축상)

앙와위에서 고관절을 외전/외회전, 슬관절을 굴곡시켜 내측을 스캔한다. 고관절을 외전시키면 대퇴동맥 내측에서 장내전근을 촉지할 수 있다. 장내전근을 중심에 두고 단축으로 확인하면 내측에 있는 치골근과 그 내측에는 표층부터 장 · 단 · 대내전근이 3층 구조로 나타난다. **그림 24**의 표층에서는 장내전근의 더 내측에 박근이 확인된다.

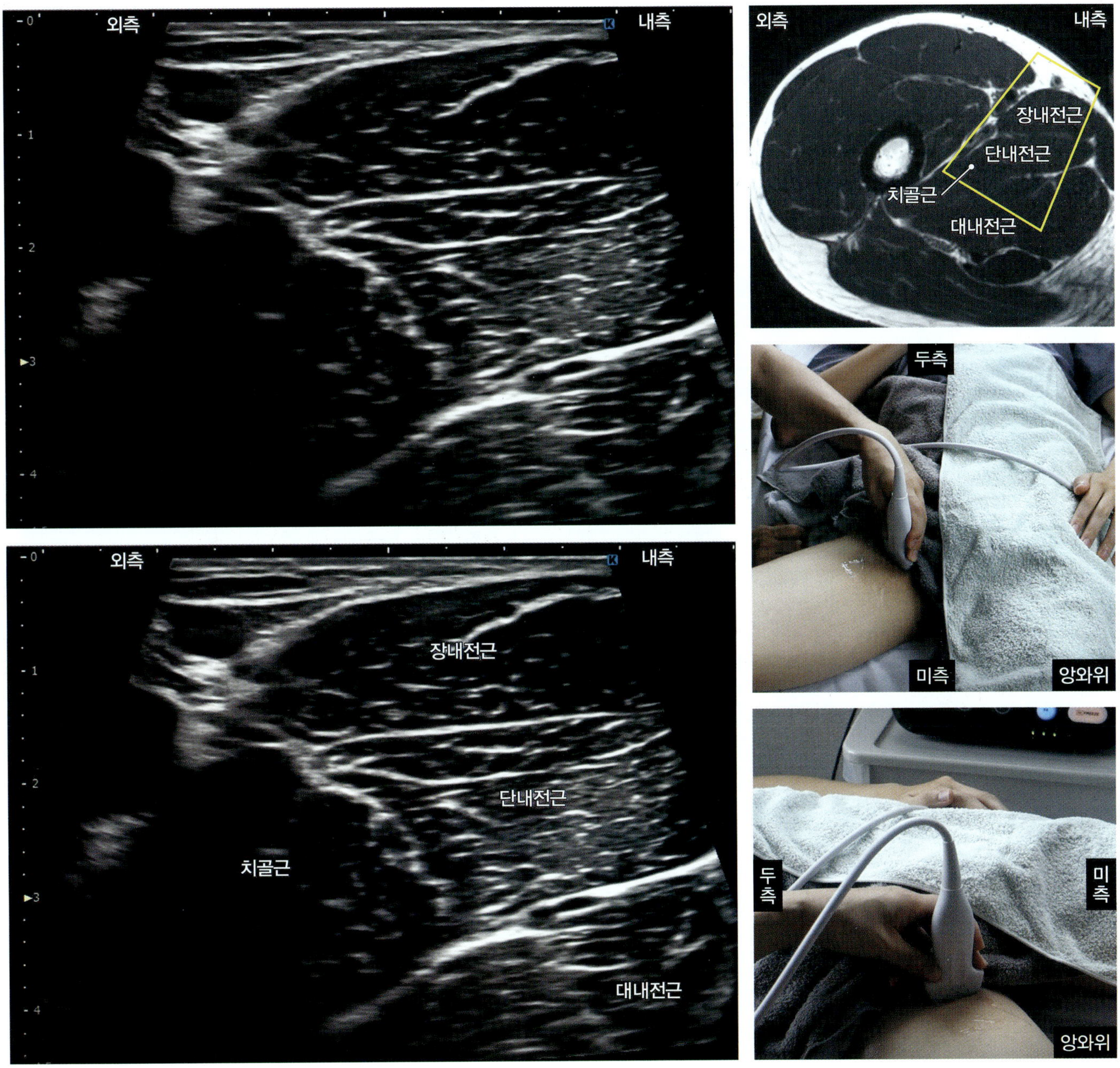

그림 24 **내전근(단축상)**

▶ 초음파 영상(장축상)

장내전근을 중심에 두고 단축으로 스캔 후 프로브를 90° Rotation(Rotating)시켜 장축상을 스캔한다. 치골결절에 부착하는 장내전근과 그 심층의 단내전근이 확인된다.

장내전근, 단내전근, 대내전근 스캔 후(**그림 25**) 프로브를 내측으로 Sweep(Sliding)시키면 표층부터 박근, 단내전근, 대내전근을 스캔할 수 있다.

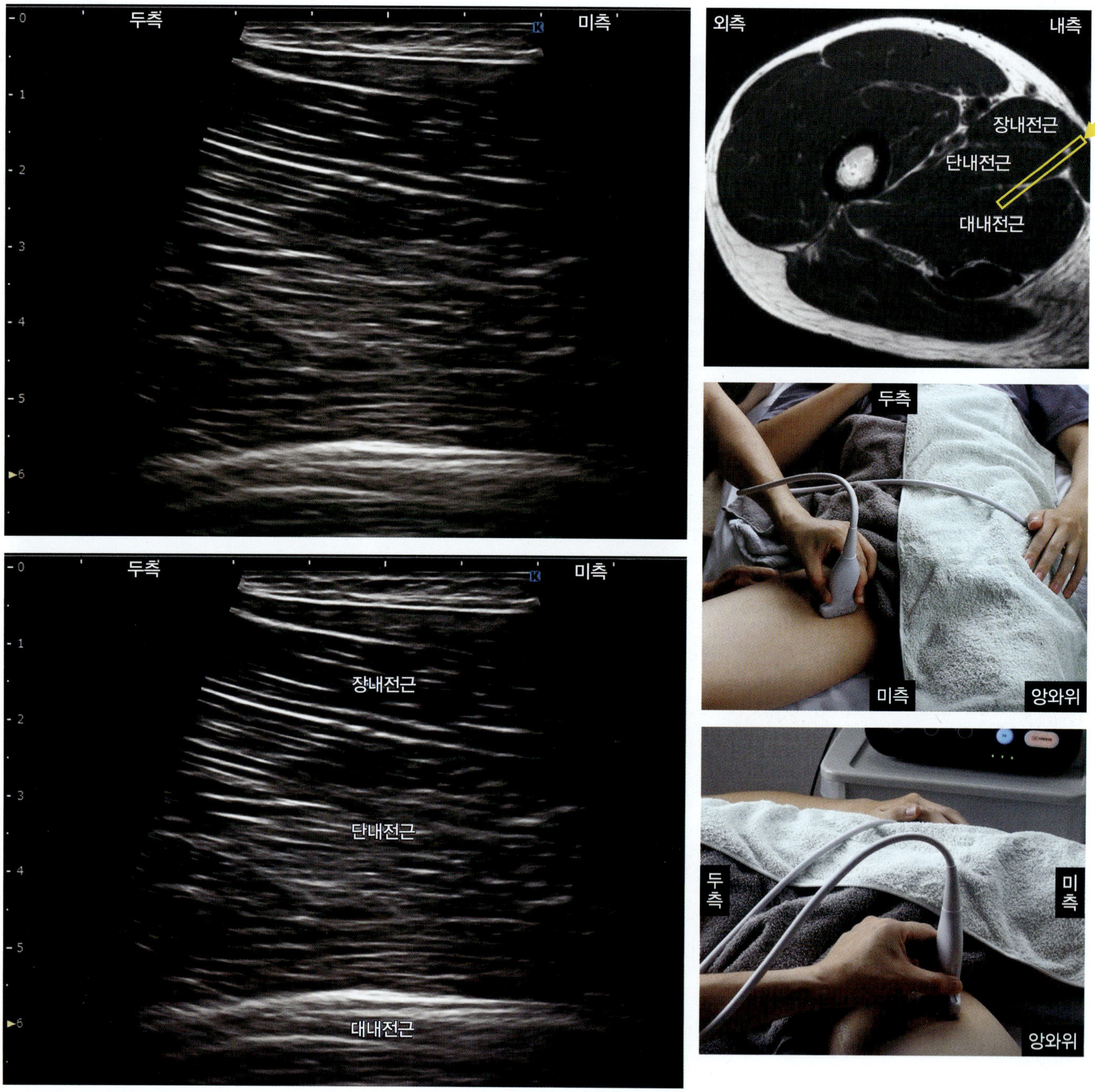

그림 25 **내전근(장축상)**

8 — 신경근 · 척수신경

신경근은 척수에서 나와 전근과 후근으로 구성되고, 추간공부에서 후근은 신경절을 형성해 방추형을 보이며 보통 임상적으로는 경막 분기부에서 후근 신경절 말초까지의 부위를 가리킬 때가 많다. 후근 신경절보다 말초는 척수신경이 되며 전지와 후지로 나뉘고, 후지는 요둔부 통증에 관계된 신경으로써 중요하다[☞「II-1 초음파 해부 –SONOANATOMY–」, 「3 척수신경 후지」(p. 212) 참조]. 또한, 전지에서는 동척추신경이 나와 다시 척추관 내로 들어가 수막 · 전종인대 · 후종인대 · 추간판 표층 · 척추관 내 혈관에 분포해(**그림 26**) 감각을 담당하며, 척추 병변에서 유래한 국소 통증이나 근긴장 등의 증상 발현에 관여한다.[10]

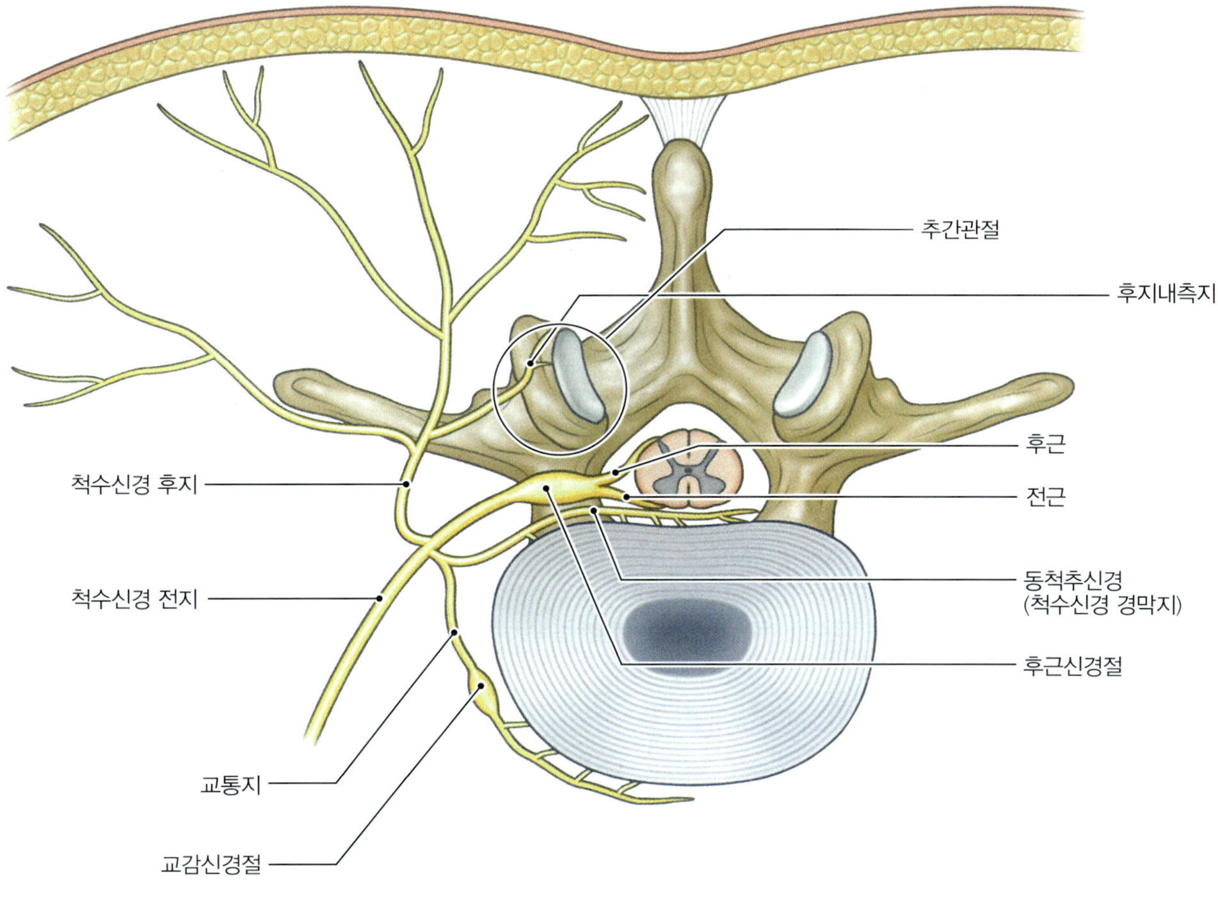

그림 26 신경근 · 척수신경

▶ 초음파 영상(단축상·체간 단축)

마르고 근육이 적은 고령 여성이나 카데바에서는 요추 신경근을 초음파로 스캔할 수 있는 경우도 있지만 경추 신경근과는 다르게 실제 임상현장에서 요추 신경근을 선명하게 스캔하는 것이 곤란할 때가 많다. 따라서 선택적 신경근 차단술을 할 때 의식하듯이 신경근·척수신경은 두측의 횡돌기 기저부 미측 및 하위 상관절돌기 두측에서 횡돌기 사이나 요천인대 복측에 위치한다고 이해하는 것이 중요하다.

요부 배측에서 ☞「**III-2 초음파 유도하 주사 −TARGET and INTERVENTION−**」, 「**Target 313 : 신경근·척수신경**」(p. 347)에 기술한 방법으로 레벨을 확

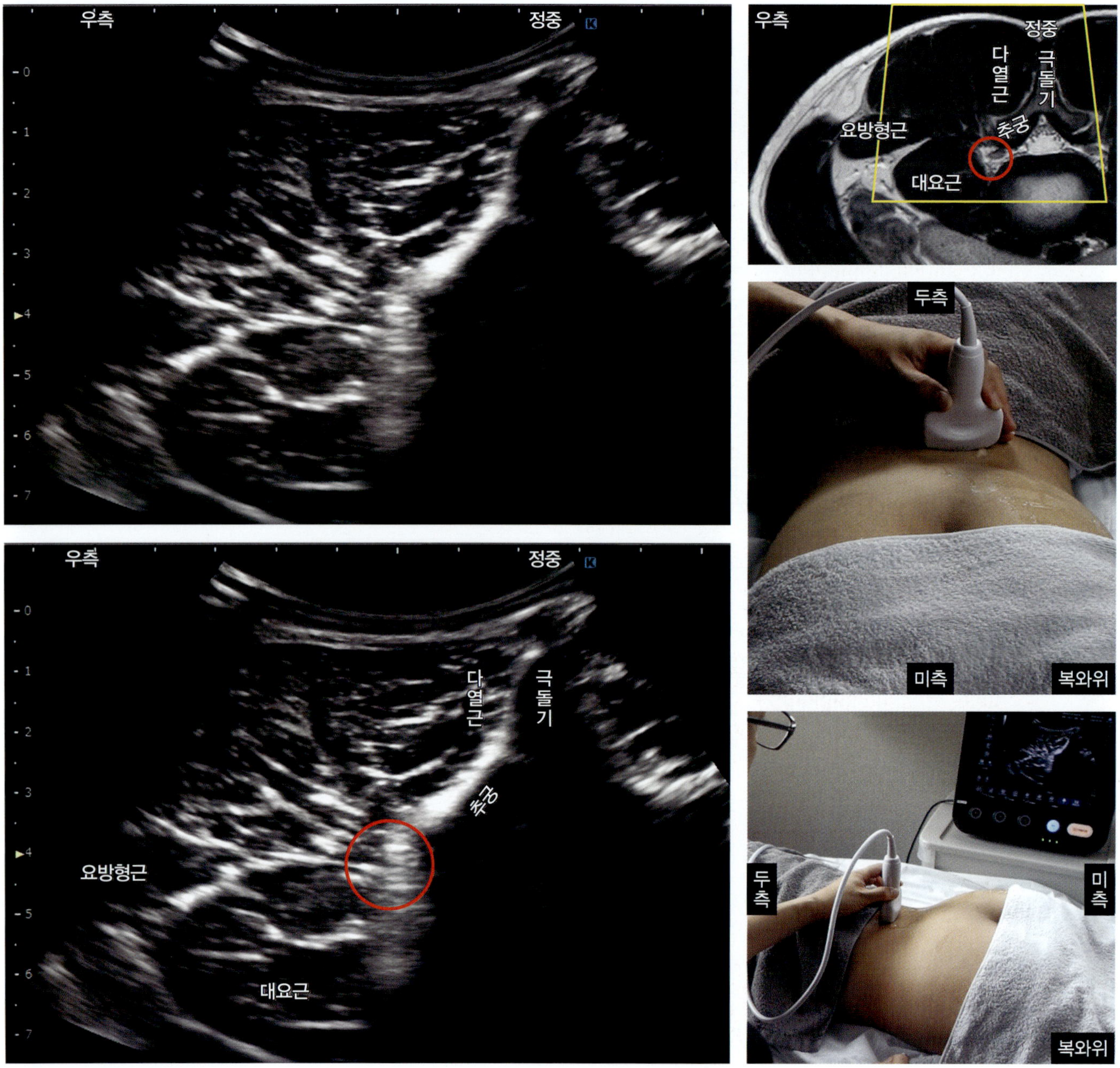

그림 27 척수신경(빨간 원)

인 후, 단축으로 극돌기 · 추간관절 · 횡돌기를 스캔한다. 횡돌기에 주목하며 프로브를 천천히 미측으로 Sweep(Sliding)시키면, 횡돌기의 선상 고에코상이 소실되고 심층에 대요근이 확인된다. 횡돌기 기저부 미측에 척수신경이 존재할 것이다(**그림 27**).

또 다른 방법으로 Sauter가 보고한[8] Shamrock method를 이용한 관찰이다. **그림 15**와 같이 대요근 · 요방형근 · 척추기립근을 스캔한다. 횡돌기를 화면 중심에 두고 미측으로 프로브를 Sweep(Sliding)시킨다. 대요근 후방의 지방층 내가 타깃이 된다(**그림 28-1**). 횡돌기 기저부 미측 레벨에서 전방에 척수신경이 존재하게 된다(**그림 28-2**).

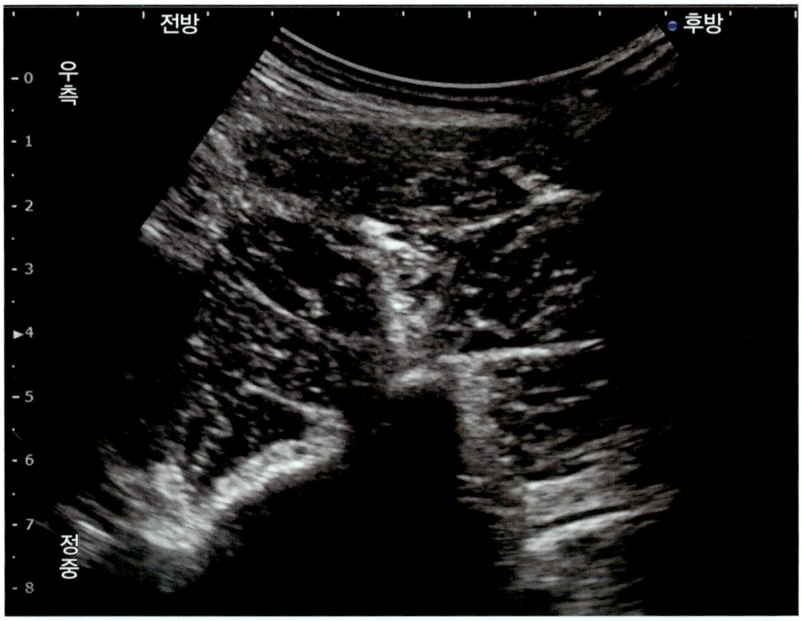

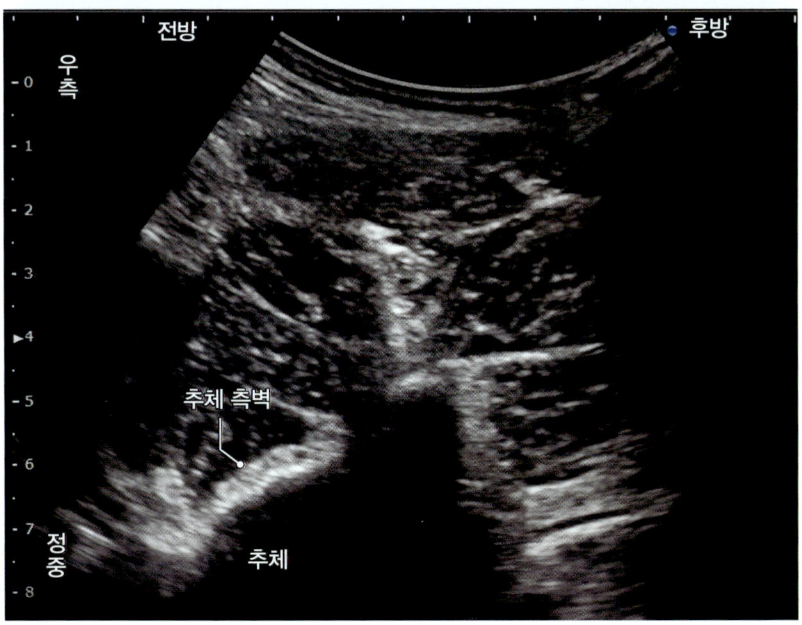

그림 28-1 Shamrock method

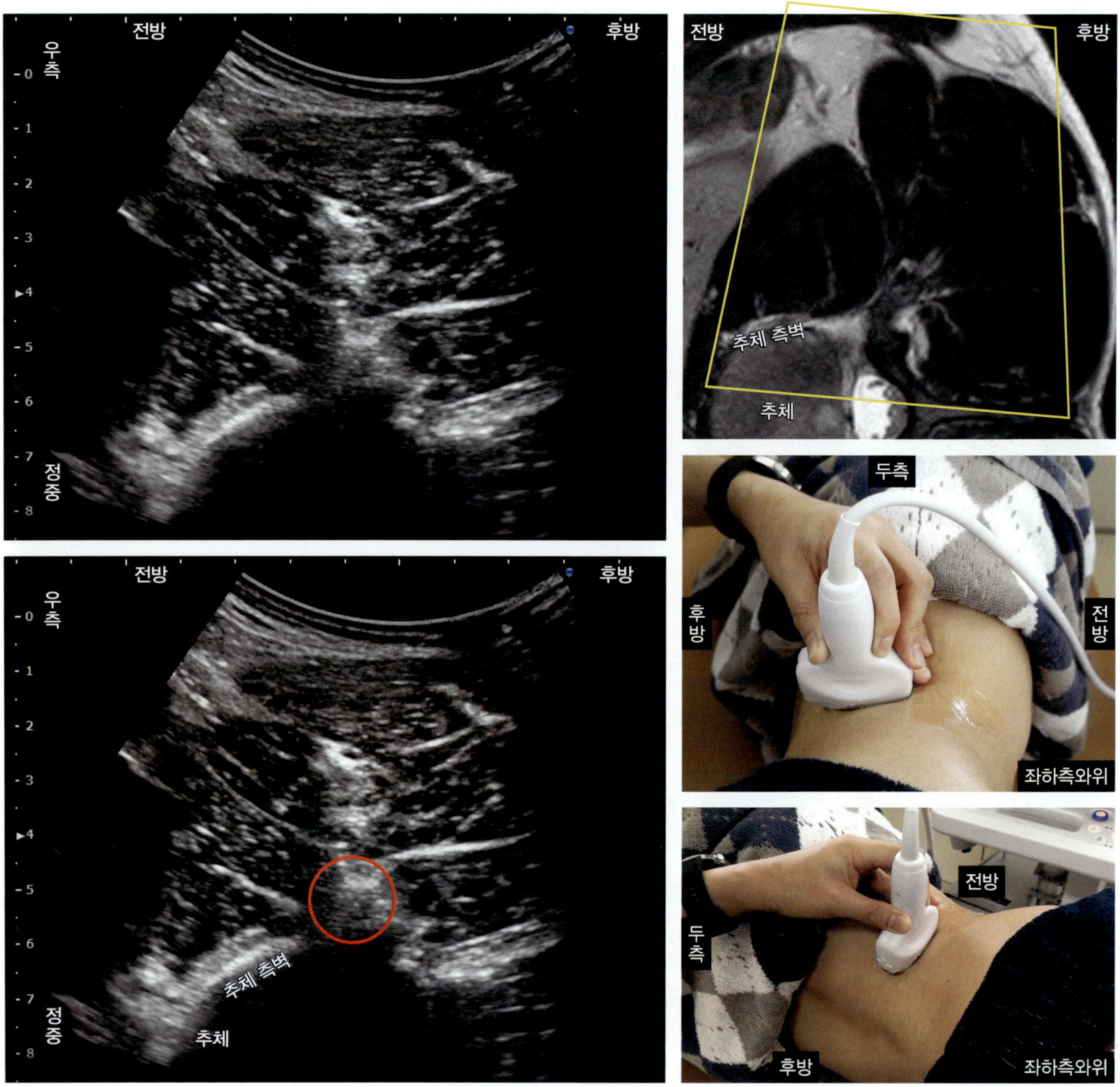

그림 28-2 척수신경(요추)

▶ 초음파 영상(단축상 · 체간 장축)

체간에 장축으로 프로브를 대고 추간관절을 관찰한 상태에서 약간 외측으로 프로브를 Sweep(Sliding)시키면(정중에서 4~5cm 외측) 횡돌기를 관찰할 수 있다. 척추기립근의 복측 약간 상방에 볼록한 선상 고에코상으로 나타나며, 후방에는 음향음영에 의한 무에코상이 동반된다. 횡돌기의 선상 고에코 복측(심부)에 횡돌기 사이를 잇는 횡돌간인대가 보이며, 요추 척수신경은 두측 횡돌기 기저부 미측에서 이 인대보다 복측에 존재하게 된다(**그림 29**).

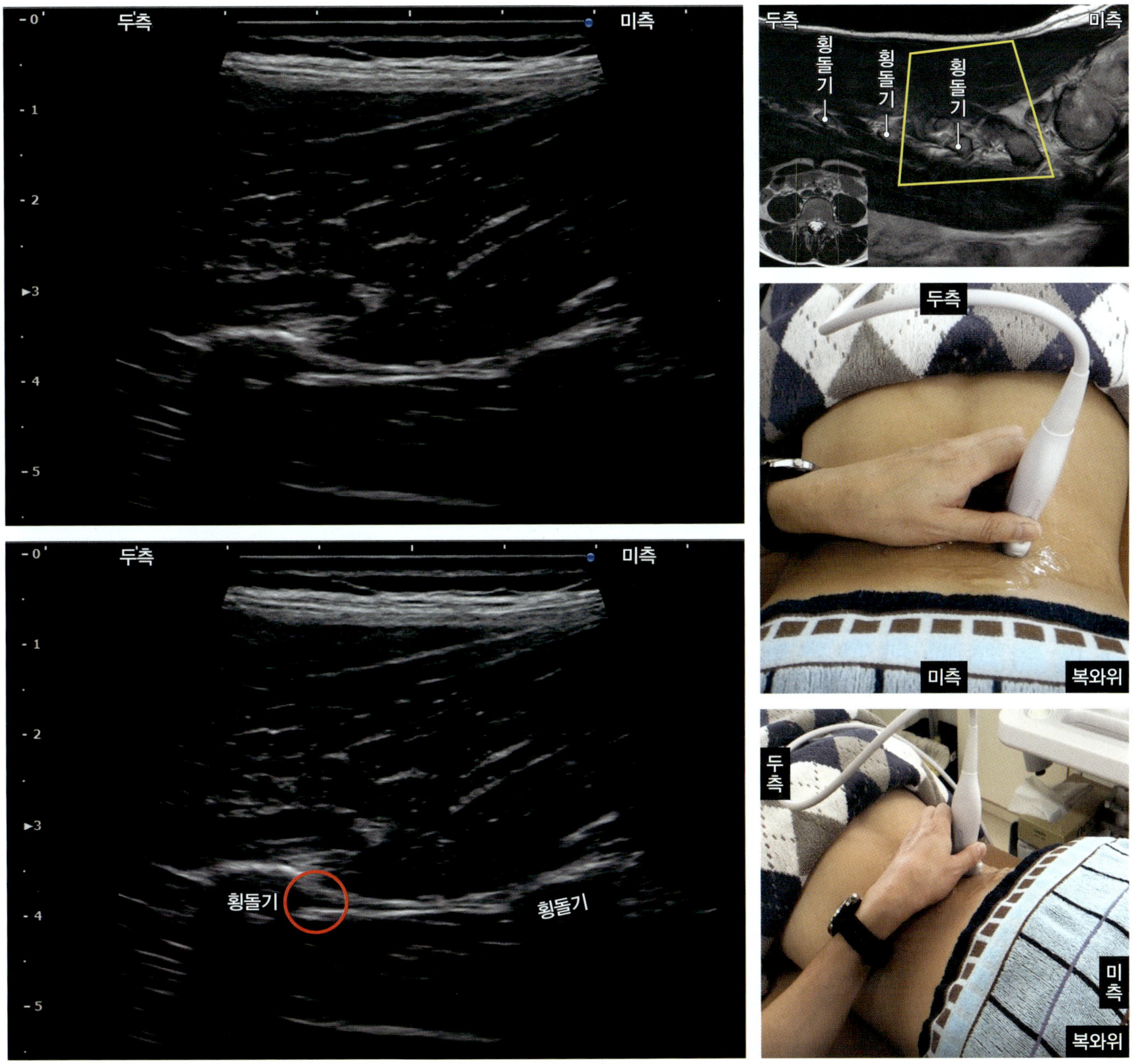

그림 29 척수신경(요추, 단축상 · 체간 장축)

9 — 좌골신경(둔부)

경골신경과 총비골신경으로 구성된 좌골신경(sciatic nerve)은 대좌골공을 통과해 이상근 하공에서 나와 대퇴 후면을 하행한다(**그림 17**). 좌골신경과 이상근 등과의 위치관계에는 변이가 존재하므로 주의를 요한다. 체표의 랜드마크로는 후상장골극 · 좌골결절 · 대전자가 중요하다. 좌골신경이 이상근 하공으로 나온 부위는 체표에서 후상장골극과 좌골결절을 잇는 선의 거의 중점에 해당하며, 대둔근 하연으로 나온 부위는 좌골결절과 대전자를 잇는 선의 중앙 1/3과 내측 1/3의 경계에 해당한다.[4)]

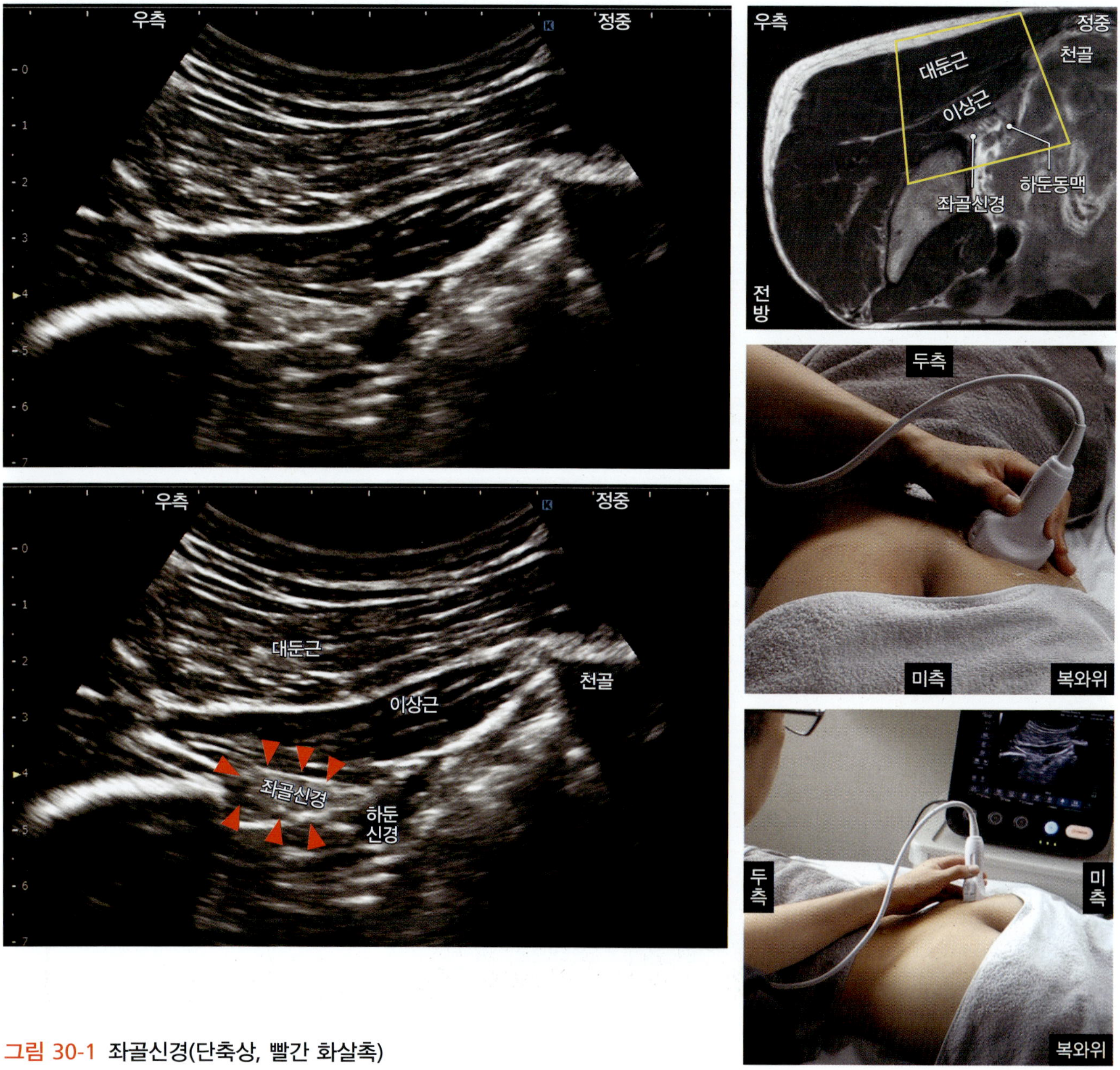

그림 30-1 좌골신경(단축상, 빨간 화살촉)

▶ 초음파 영상(단축상)

방천골부에서 좌골신경은 대둔근과 이상근의 복측에 존재해 심부를 주행하므로 일반적인 리니어 프로브로는 스캔이 어려워 컨벡스 프로브가 적당(**그림 30-1**)하며, 윤곽의 선명한 스캔이 어려울 때가 많다.[11] 둔하부에서는 대퇴골 대전자와 좌골결절을 연결하듯 단축으로 프로브를 대면 이 두 개의 음향음영을 동반한 선상 고에코상 사이에서, 대둔근과 외회전근 사이에 좌골신경이 존재한다(**그림 30-2**).

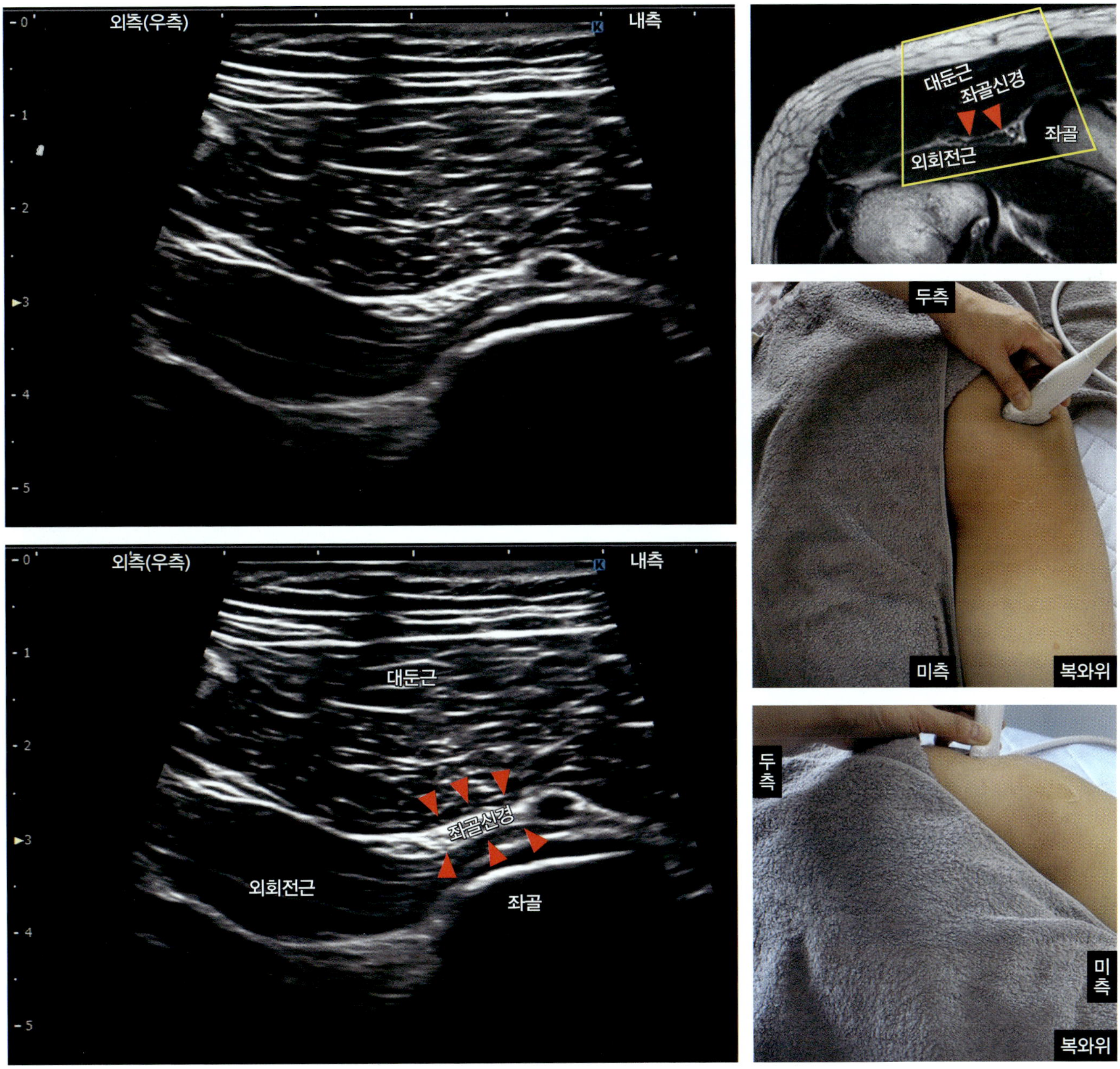

그림 30-2 **좌골신경(단축상, 빨간 화살촉)**

10 — 대퇴신경 · 외측대퇴피신경(그림 31)

대퇴신경(femoral nerve)은 대요근 내를 하행하여, 대요근 외측연과 장골근 전면 사이를 주행한 후, 서혜인대 하방(근열공)을 통과해 대퇴 전면으로 나온다. 대퇴동맥 외측에 위치하므로 서혜인대 중점의 좌우 1.5cm[1] 미측에서 촉지되는 박동이 체표에서의 랜드마크가 된다(**그림 32**).

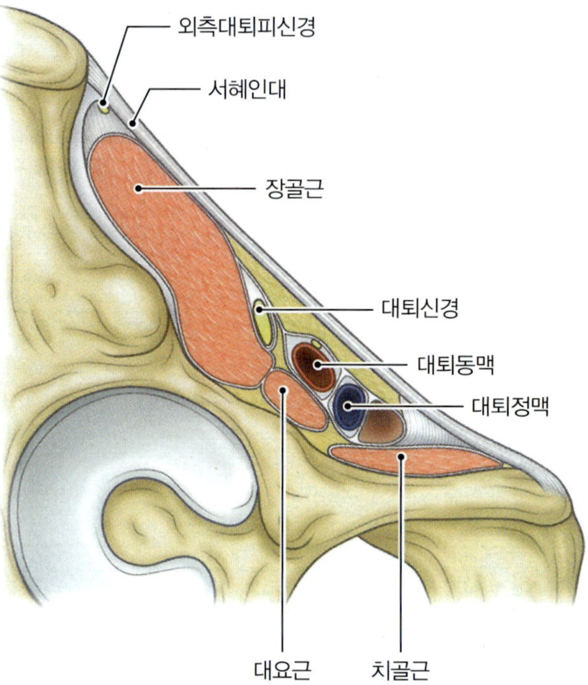

그림 31 **대퇴신경 · 외측대퇴피신경**

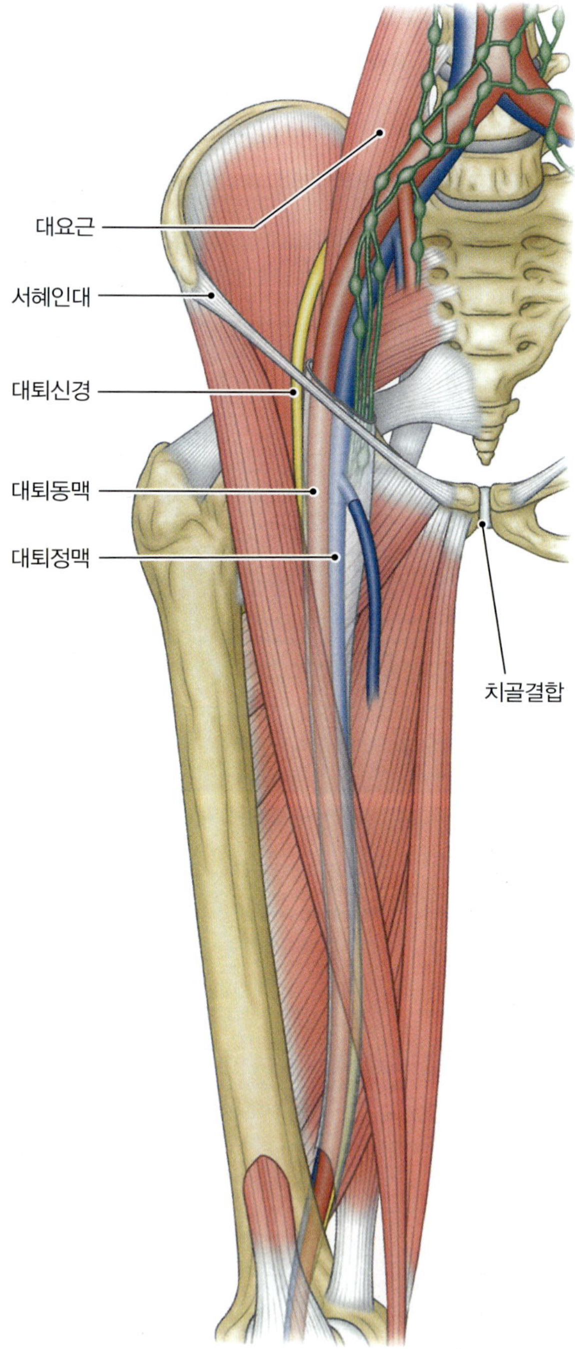

그림 32 **대퇴신경**

▶ 초음파 영상(단축상)

서혜부 주름(inguinal crease) 위에서 박동하는 대퇴동맥 위에 프로브를 단축으로 댄다. 대퇴근막 하방에 대퇴동맥 및 그 내측의 대퇴정맥이 확인된다. 외측으로 프로브를 이동시키면 장골근막 하방에서 장요근 표면의 대퇴신경이 긴 타원형의 고에코상으로 스캔된다(**그림 33**).

외측대퇴피신경(lateral femoral cutaneous nerve)은 제2 · 3요신경에서 유래해, 대요근 외연에서 장골근 표면을 복벽을 따라 전하방으로 향하고, 서혜인대 하방을 지나 전상장골극 내측에서 대퇴 외측 피하로 주행한다(**그림 34**).

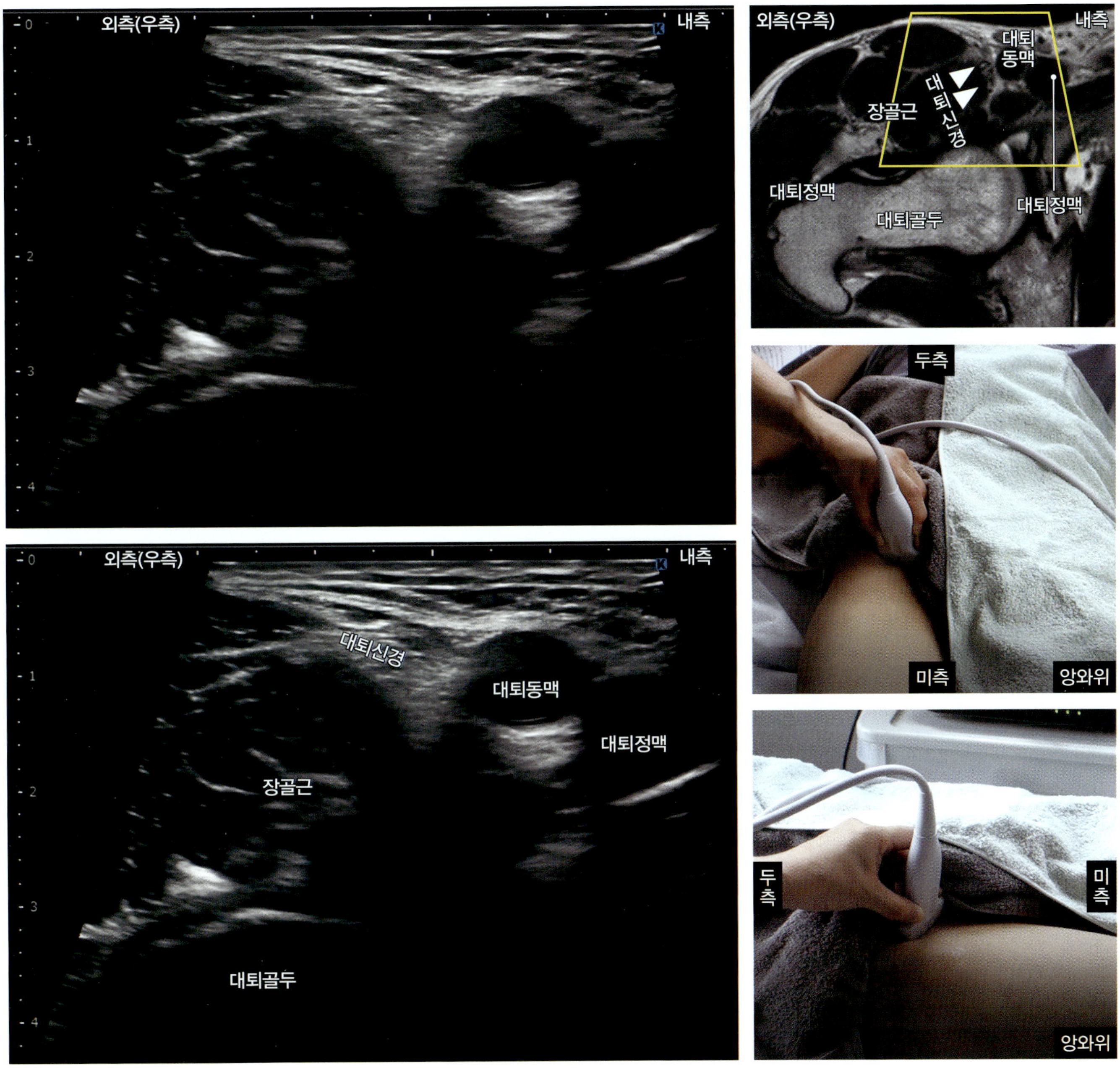

그림 33 대퇴신경(단축상, 하얀 화살촉)

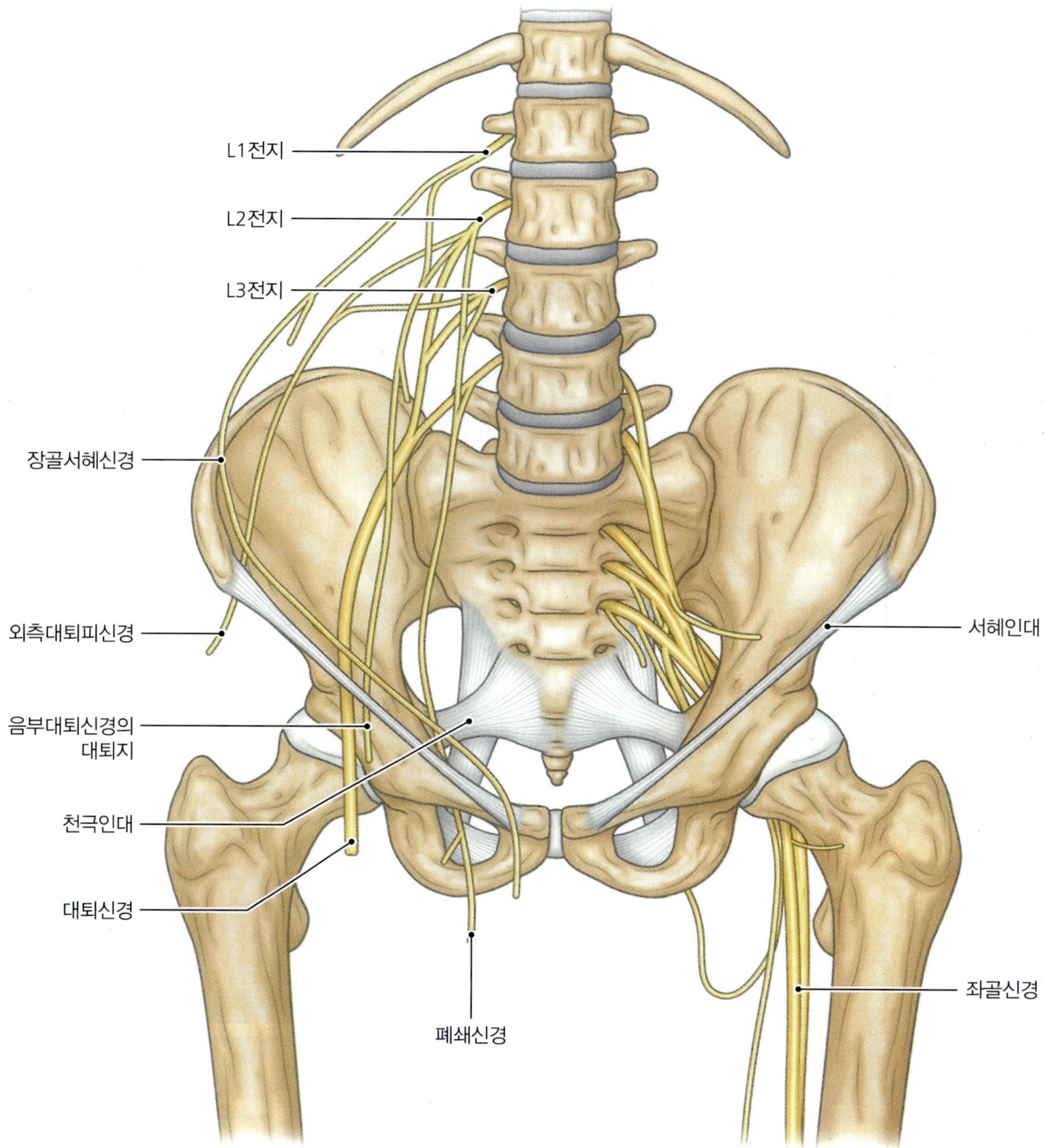

그림 34 외측대퇴피신경

▶ 초음파 영상(단축상)

서혜부 주름을 따라 대퇴신경의 외측으로 프로브를 Slide(Sliding)시키면 전상장골극 부근에 외측대퇴피신경이 존재할 것이지만 식별할 수 없을 때가 많다(**그림 35-1**). Nakanishi도 전상장골극 부근에서는 찾기 힘들 때가 많아, 대퇴 근위 1/3에서 식별 후 중추로 스캔해가면 전상장골극 부근에서 식별이 가능해진다고 하였다.[11]

전상장골극에서는 봉공근과 대퇴근막장근이 기시하며, 대퇴 근위 1/3에서 이 근육 사이를 스캔하면 근육 사이에 끼인 형태로 피하와의 사이에 1~2개의 신경섬유를 찾을 수 있다(**그림 35-2**).

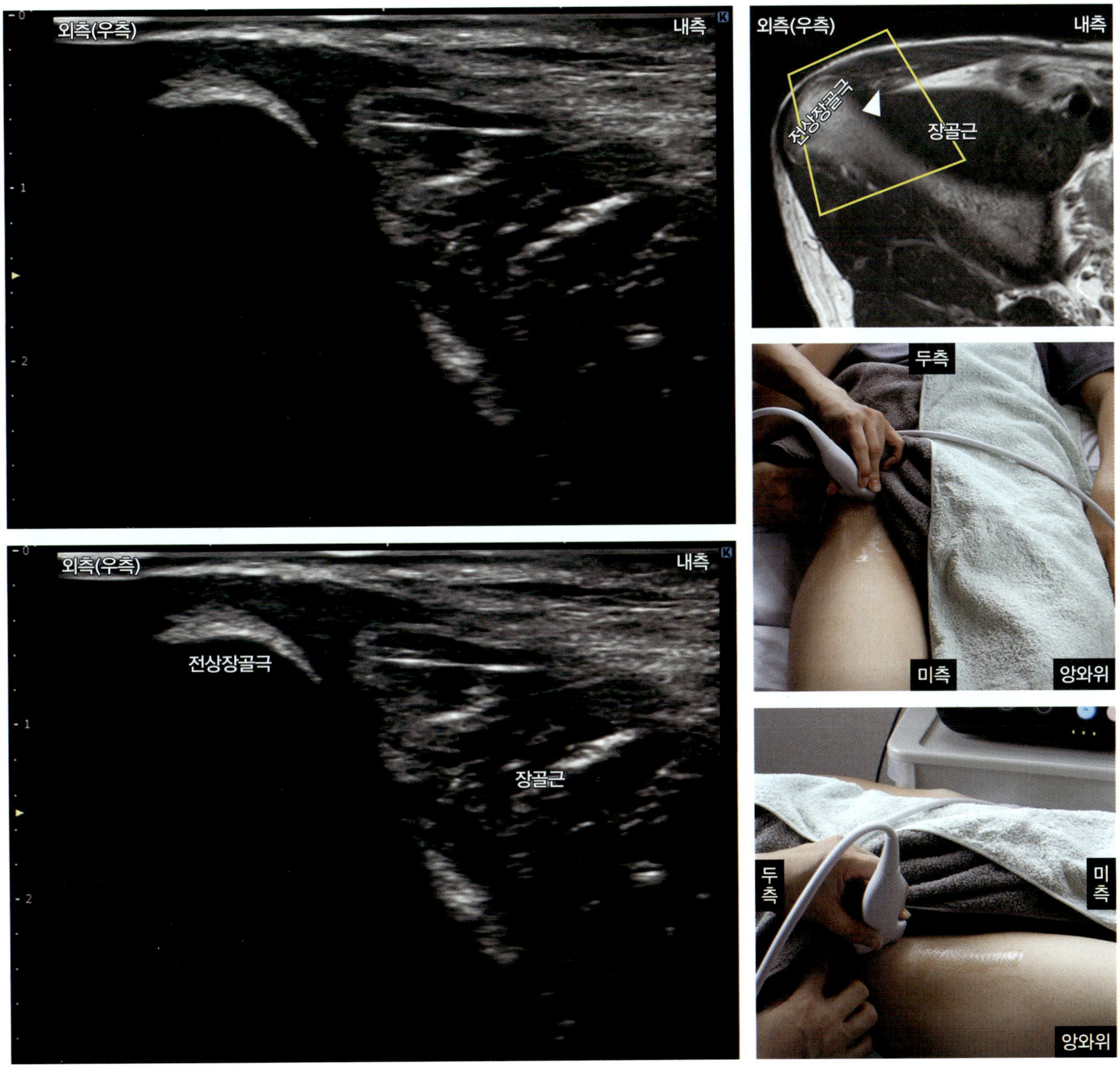

그림 35-1 외측대퇴피신경(단축상, 하얀 화살촉)

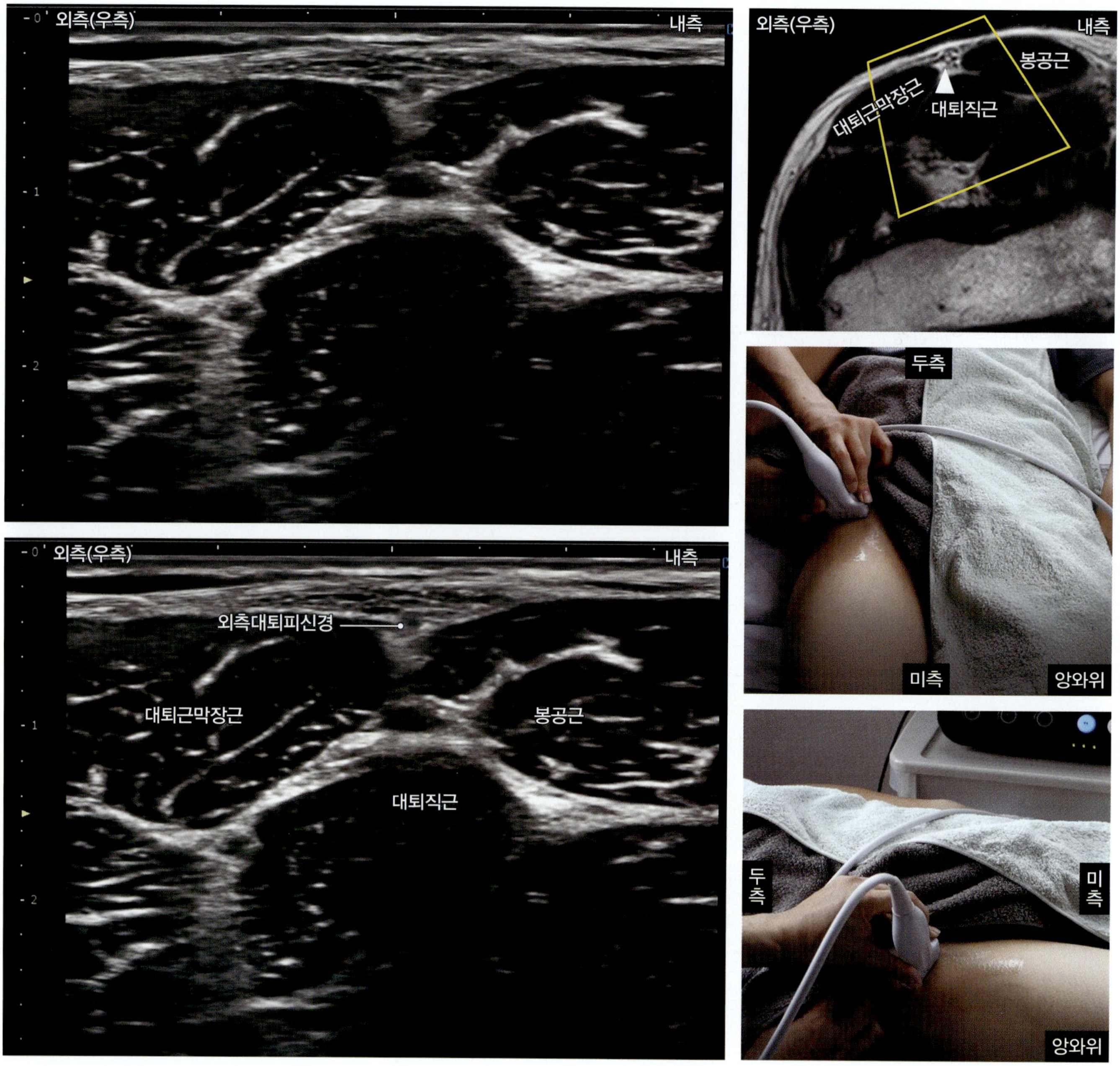

그림 35-2 외측대퇴피신경(단축상)

11 — 상·중둔피신경 (그림 36)

T10-L3의 척수신경 외측지는 작은 피지를 분지해 상둔피신경이 된다고 하지만 Aota 등의 해부학적 연구에서는 L4 · L5에서 발생하는 분지도 있으며, 포착되기 쉬운 분지는 L3-L5에서 발생한다는 것도 발혀졌다고 기술했다.[12] 이 신경은 장골능 부근에서 흉요근막을 관통해 둔부에 이르는 감각신경으로, 요통의 원인이라는 것은 이미 1957년에 보고되어,[13] Maigne 등은 정중에서 6~7cm 외측의 장골능 위에 상둔피신경(superior cluneal nerves)의 포착 호발 부위가 있다고 보고하였다.[14]

중둔피신경(middle clunial nerves)은 S1-S3의 후지 외측지로, 후상장골극과 후하장골극 사이에서 후천장인대를 관통해 둔부 중부의 피부에 분포한다. 장후천장인대에서 중둔피신경의 주행 위치는 후상장골극의 평균 23.2mm 미측에서, 정중에서는 평균 34.5mm에 떨어진 위치에 존재한다고 Konno 등이 보고하였다.[15]

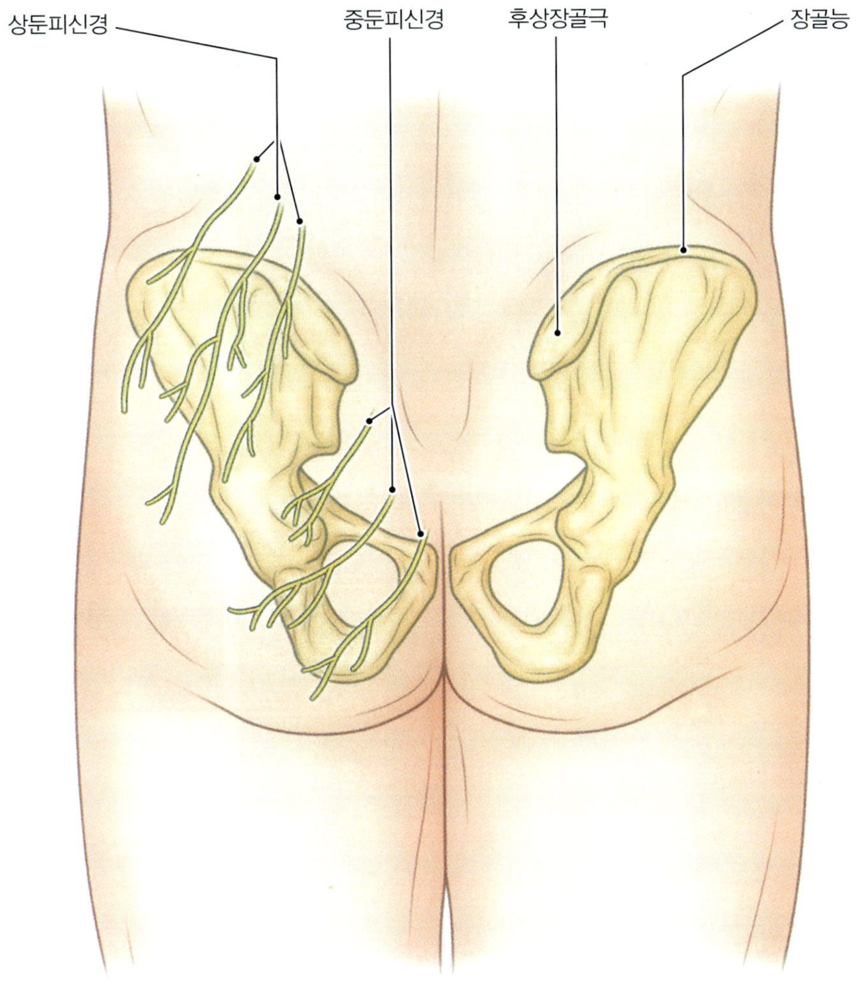

그림 36 상 · 중둔피신경

(Tubbs RS, et al : Anatomy and landmarks for the superior and middle cluneal nerves:application to posterior iliac crest harvest and entrapment syndromes. J Neurosurg Spine. 2010 ; 13 (3) : 356-9에서 인용)

▶ 초음파 영상(단축상 · 장축상)

L4 극돌기 레벨의 정중에서 평균 70mm 외측[16]으로 Slide(Sliding)시켜, 장골능 변연의 압통 부위에 리니어 프로브를 단축으로 대고, 미측으로 천천히 이동시키며 초음파 화면을 관찰하면 지방층 내에 상둔피신경이 확인되는 경우가 있다(**그림 37**). 신경이 확인된 부위에서 장골능을 중심으로 프로브를 회전시키면 동일하게 지방층 내에 상둔피신경을 확인할 수 있다(**그림 38**).

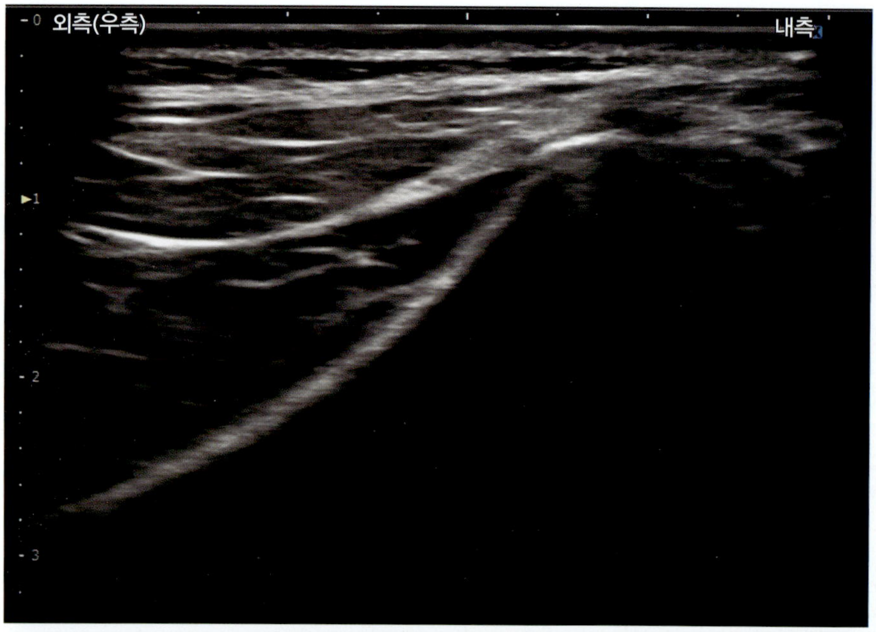

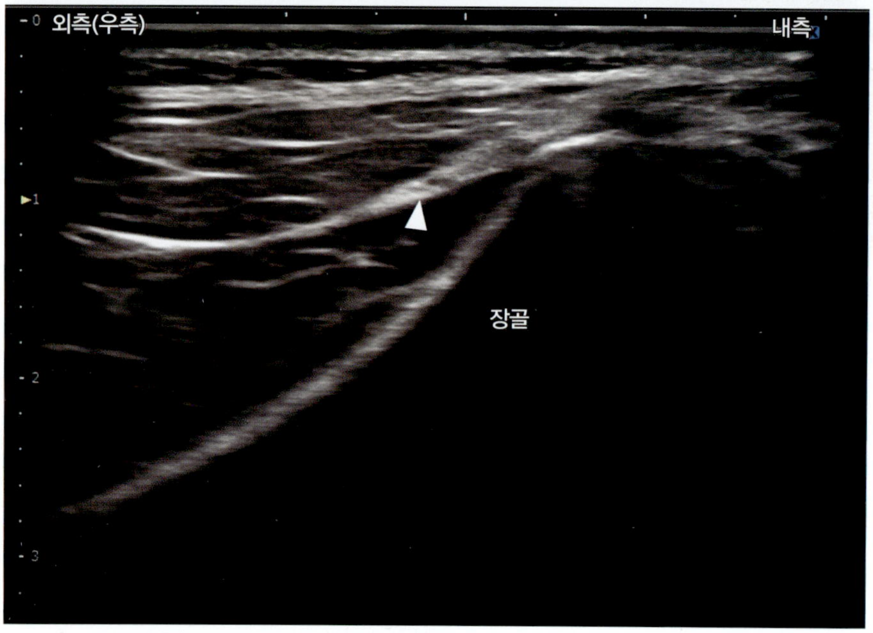

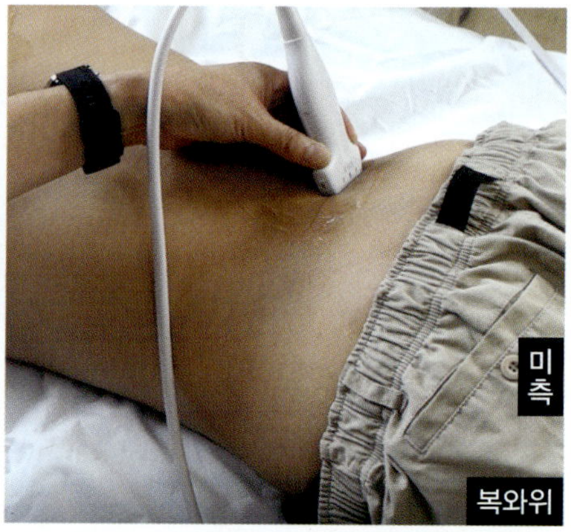

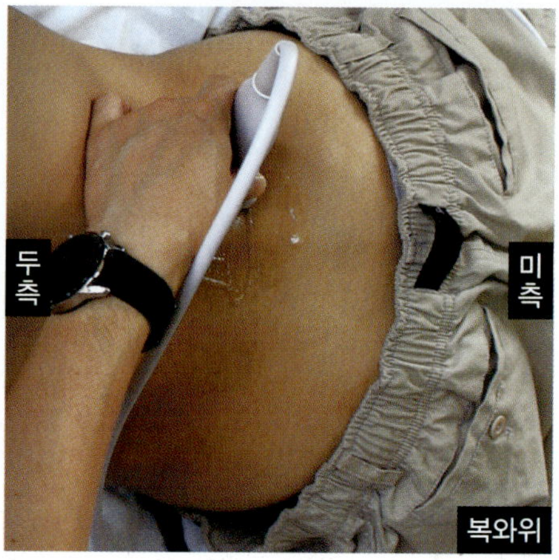

그림 37 상둔피신경(단축상, 하얀 화살촉)

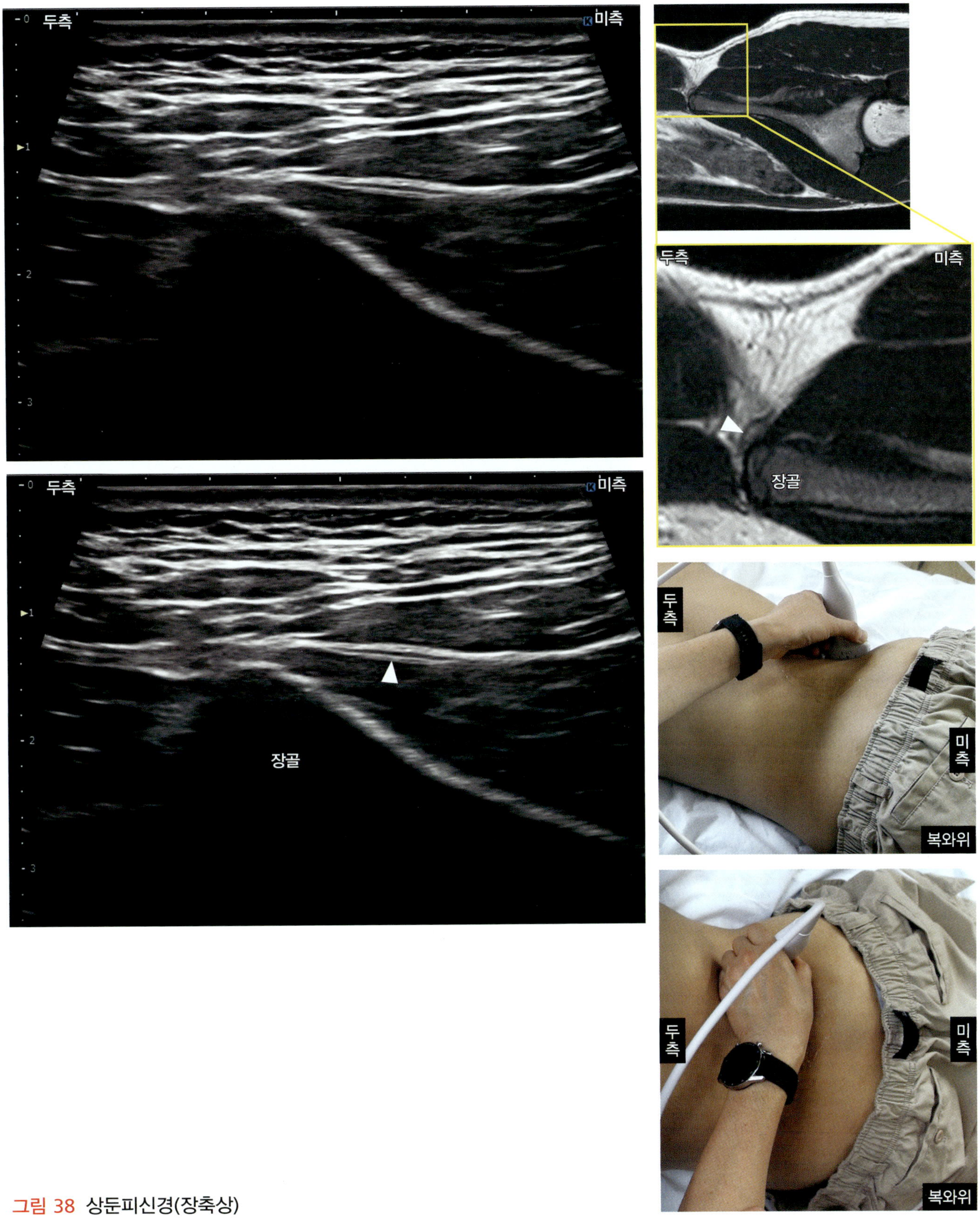

그림 38 상둔피신경(장축상)

12 — 폐쇄신경, 음부대퇴신경, 장골서혜신경, 장골하복신경(그림 39, 40)

요신경총(lumbar plexus)은 L1-L3 전지와 L4 전지의 대부분으로 형성되며, 대퇴신경 · 외측대퇴피신경 외에 4개의 신경을 분지한다.

폐쇄신경(obturator nerve)은 고관절 및 슬관절에의 관절지, 대퇴 내측면에의 피지, 외폐쇄근 및 대퇴내전근에 근지를 낸다. 음부대퇴신경(genitofemoral nerve)은 대요근의 전면을 하행하므로 성인 척추변형 수술에서 측방진입추체간고정술의 접근 시 문제가 된다. 대퇴

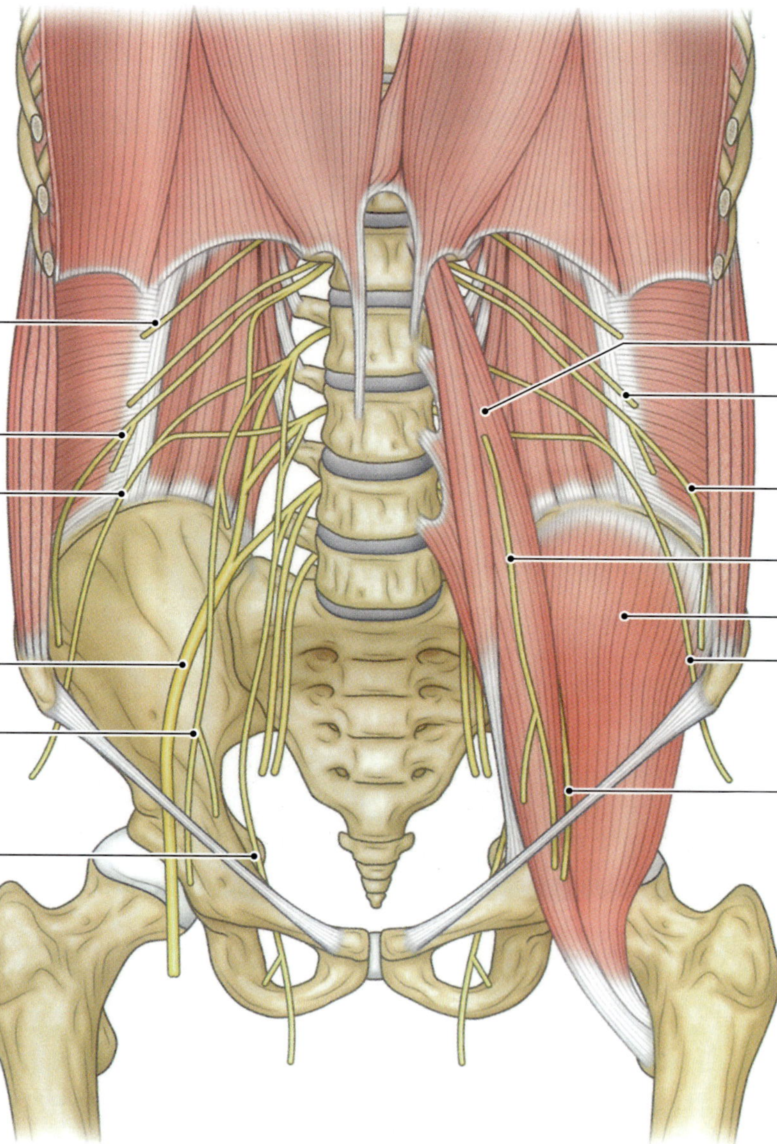

그림 39 폐쇄신경 · 음부대퇴신경 · 장골서혜신경 · 장골하복신경

전상방의 피부, 음낭 상전면이나 치구와 대음순의 피부에서 끝나므로 수술 후의 'thigh symptoms'로서 서혜부 통증으로 나타날 때가 있다. 장골서혜신경(ilioinguinal nerve)은 대퇴 상내측부의 피부, 음경 기저부 · 전면의 피부 및 치구나 대음순의 피부를 지배한다. 장골하복신경(iliohypogastric nerve)은 복횡근과 내복사근 사이를 지나 전방을 향하며, 둔부 후외측의 피부와 치골부의 피부를 지배한다(**그림 41**).

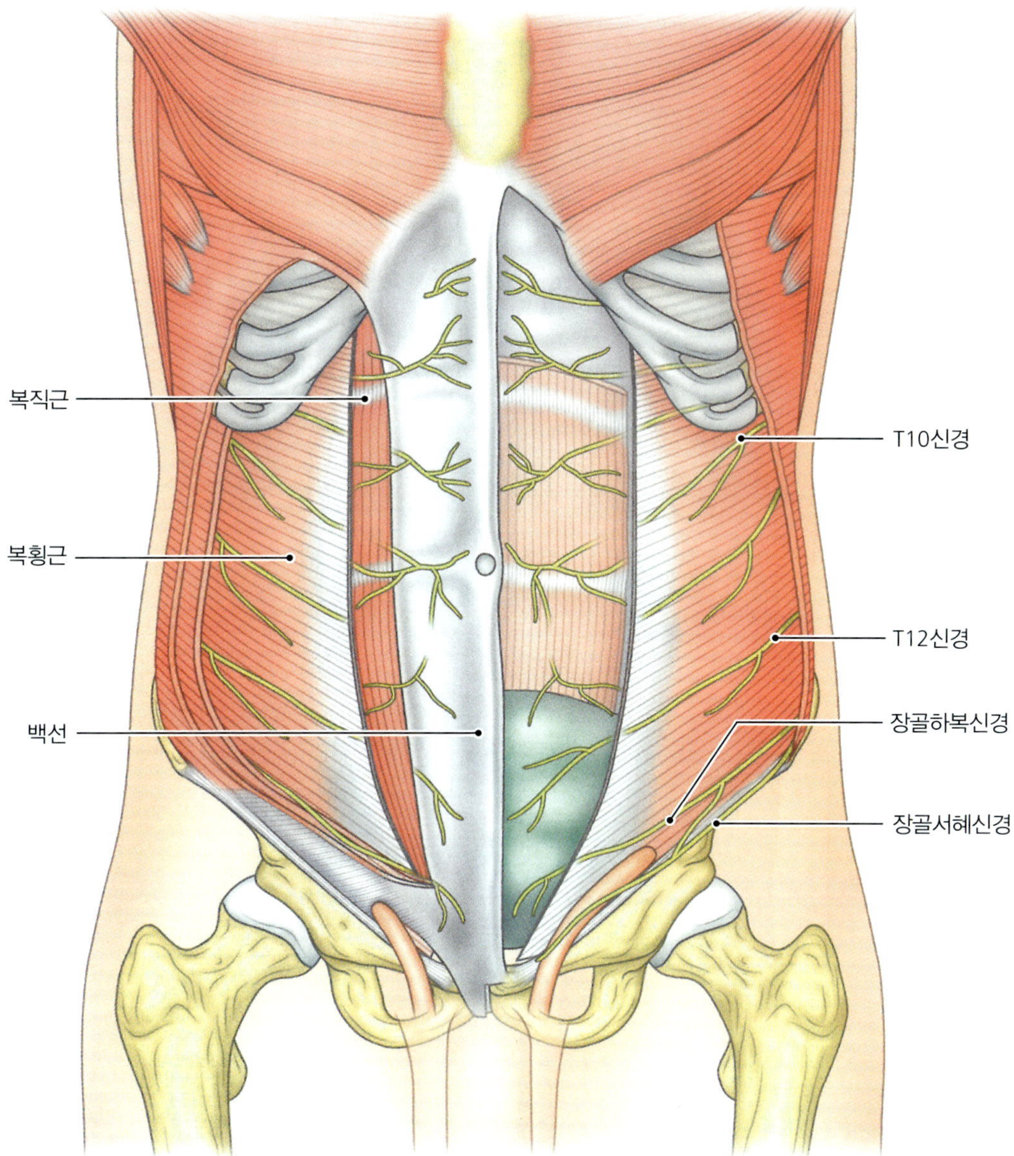

그림 40 **장골서혜신경 · 장골하복신경**

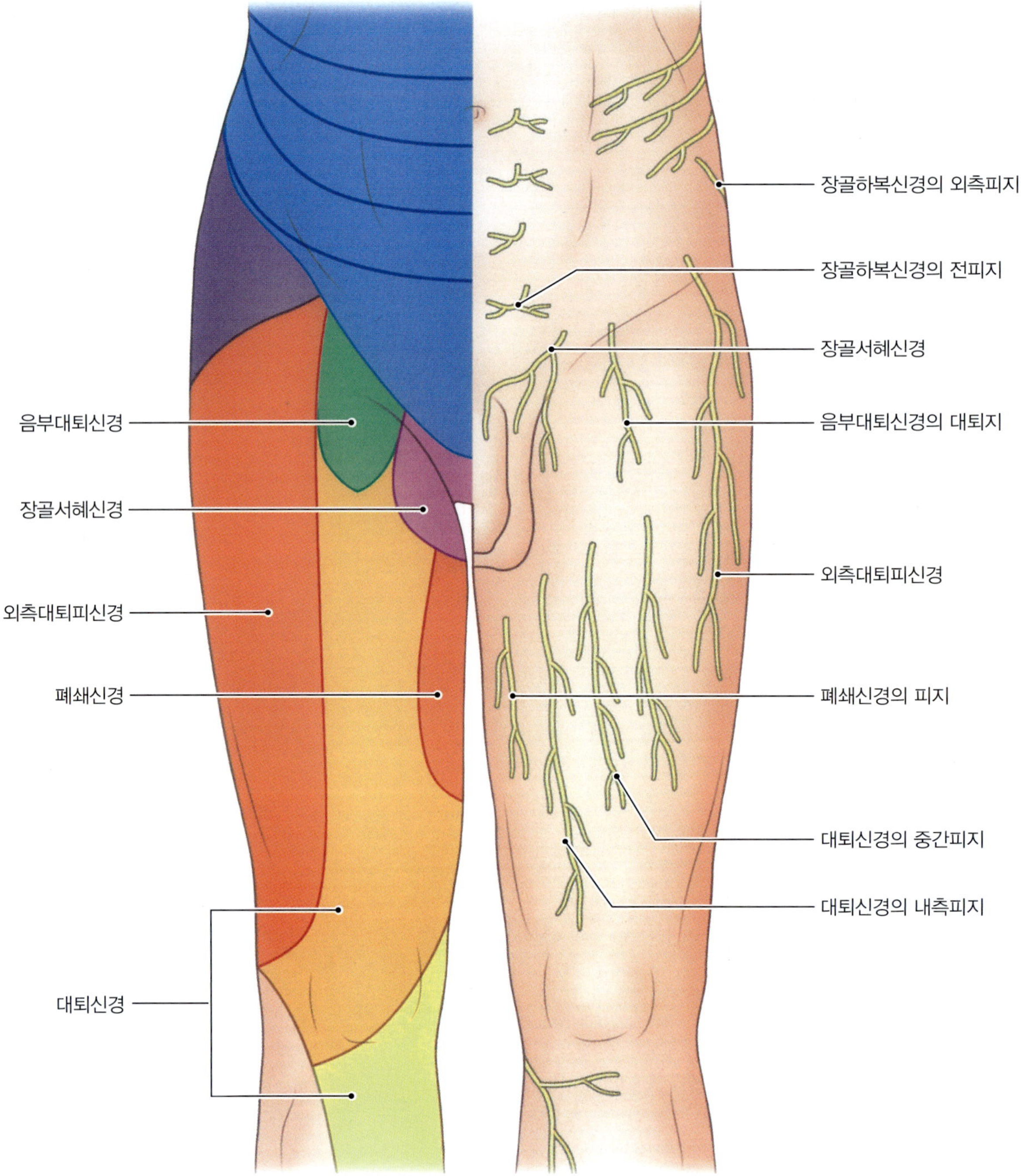

그림 41 **폐쇄신경 · 음부대퇴신경 · 장골서혜신경 · 장골하복신경**

▶ 초음파 영상(폐쇄신경, 단축상)

앙와위에서 고관절을 외전/외회전, 슬관절을 굴곡시키고 내측을 스캔한다. 고관절을 외전시키면 대퇴동맥 내측에 장내전근을 촉지할 수 있다. 장내전근을 중심에 두고 단축으로 확인하면 내측에 치골근과 그 내측에 표층부터 장·단·대내전근이 3층 구조를 보이며, 장내전근과 단내전근 사이에 폐쇄신경 전지를, 단내전근과 대내전근 사이에 후지가 존재한다(**그림 42**). 두내측으로 프로브를 이동시키면 전지와 후지가 합류하고, 박근과 단내전근을 지나 전방의 치골근과 후방의 외폐쇄근 사이에서 폐쇄신경 분지부가 확인되며, Yoshida 등은 이 부위에서 새로운 차단술을 보고하였다.[17)]

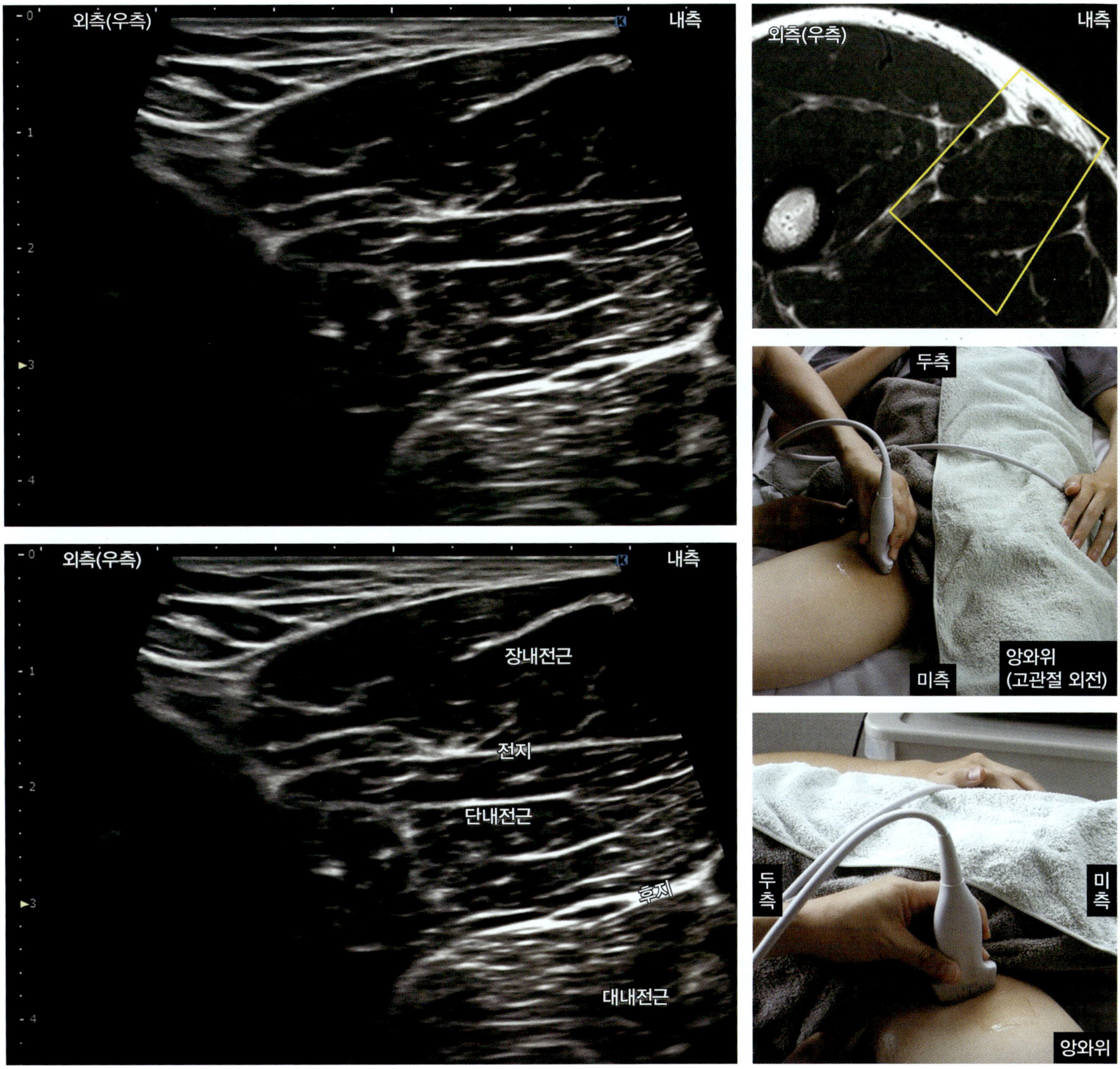

그림 42 **폐쇄신경(단축상)**

▶ 초음파 영상(장골서혜신경 · 장골하복신경)

배꼽 하부에서 체축에 대해 단축으로 스캔하면 정중부근의 근막이 두꺼워진 복직근이 확인된다. 외측으로 프로브를 Slide(Sliding)시켜 화면 끝에 전상장골극을 스캔하면, 내복사근과 그 심층의 복횡근이 확인된다. 두 근육 사이에 혈관을 관찰할 수 있으며 그 내외측에 각각 장골하복신경과 장골서혜신경이 존재한다(**그림 43**).

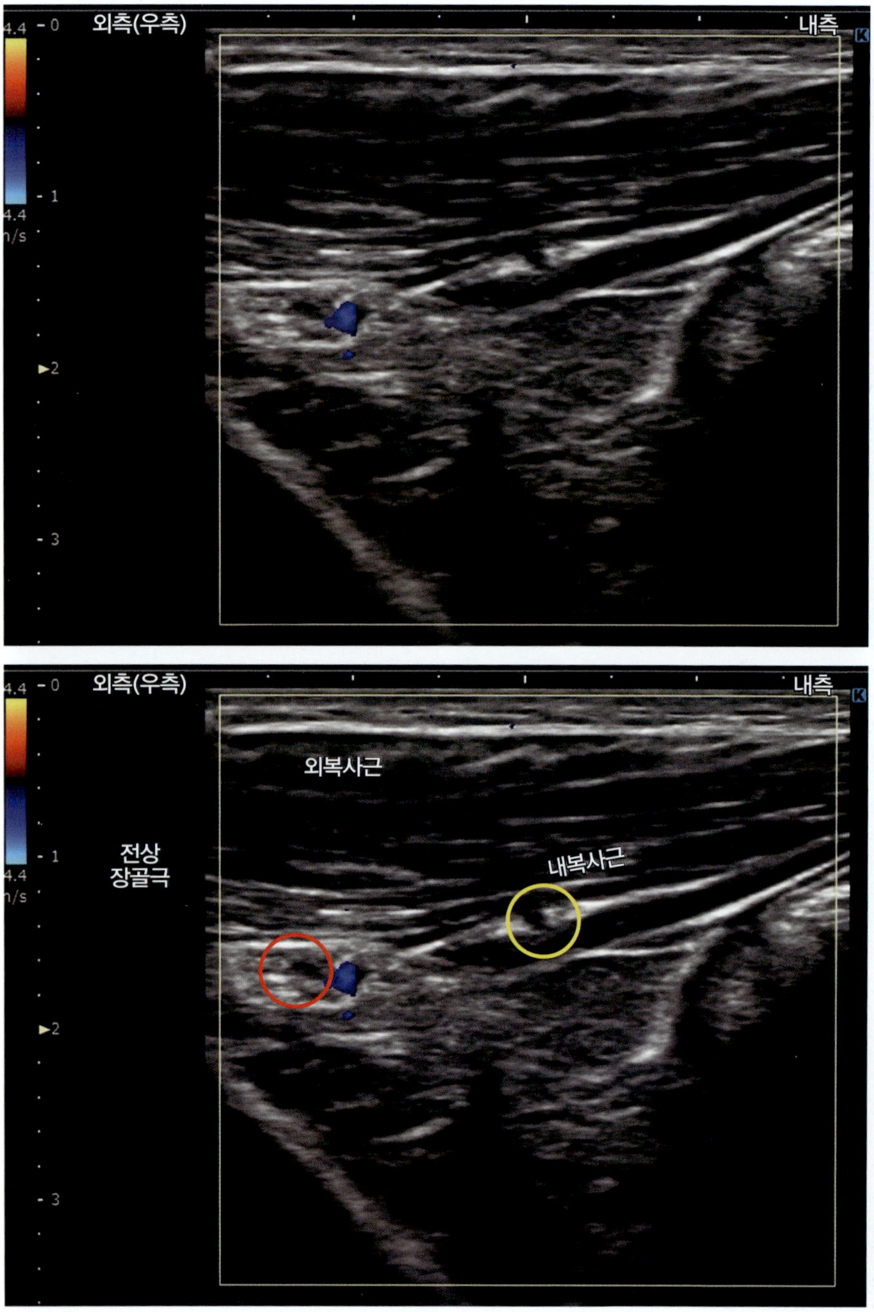

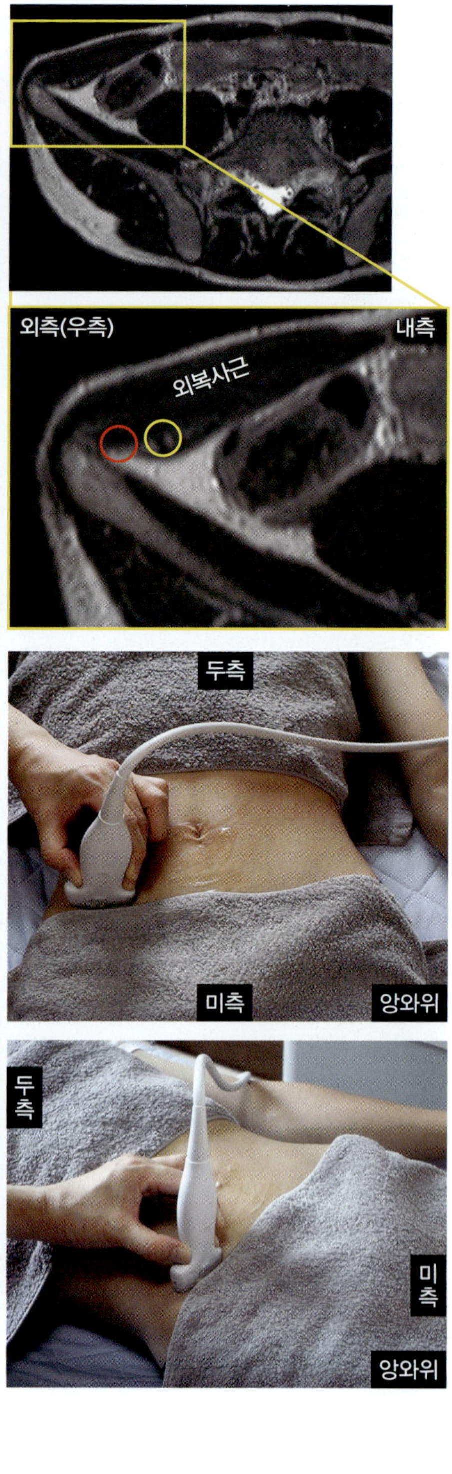

그림 43 장골서혜신경(빨간 원), 장골하복신경(노란 원)

▶ 초음파 영상(음부대퇴신경, 단축상)

서혜부 주름에서 박동하는 대퇴동맥 위에 프로브를 단축으로 댄다. 대퇴근막 하방에 대퇴동맥 및 그 내측의 대퇴정맥이 확인된다. 외측으로 프로브를 이동시키면 장골근막 하방에 장요근 표면의 대퇴신경이 긴 타원형의 고에코상으로 나타난다. 대퇴동맥 외측에서 대퇴신경 및 장골근막의 표층을 음부대퇴신경이 주행한다(**그림 44**).

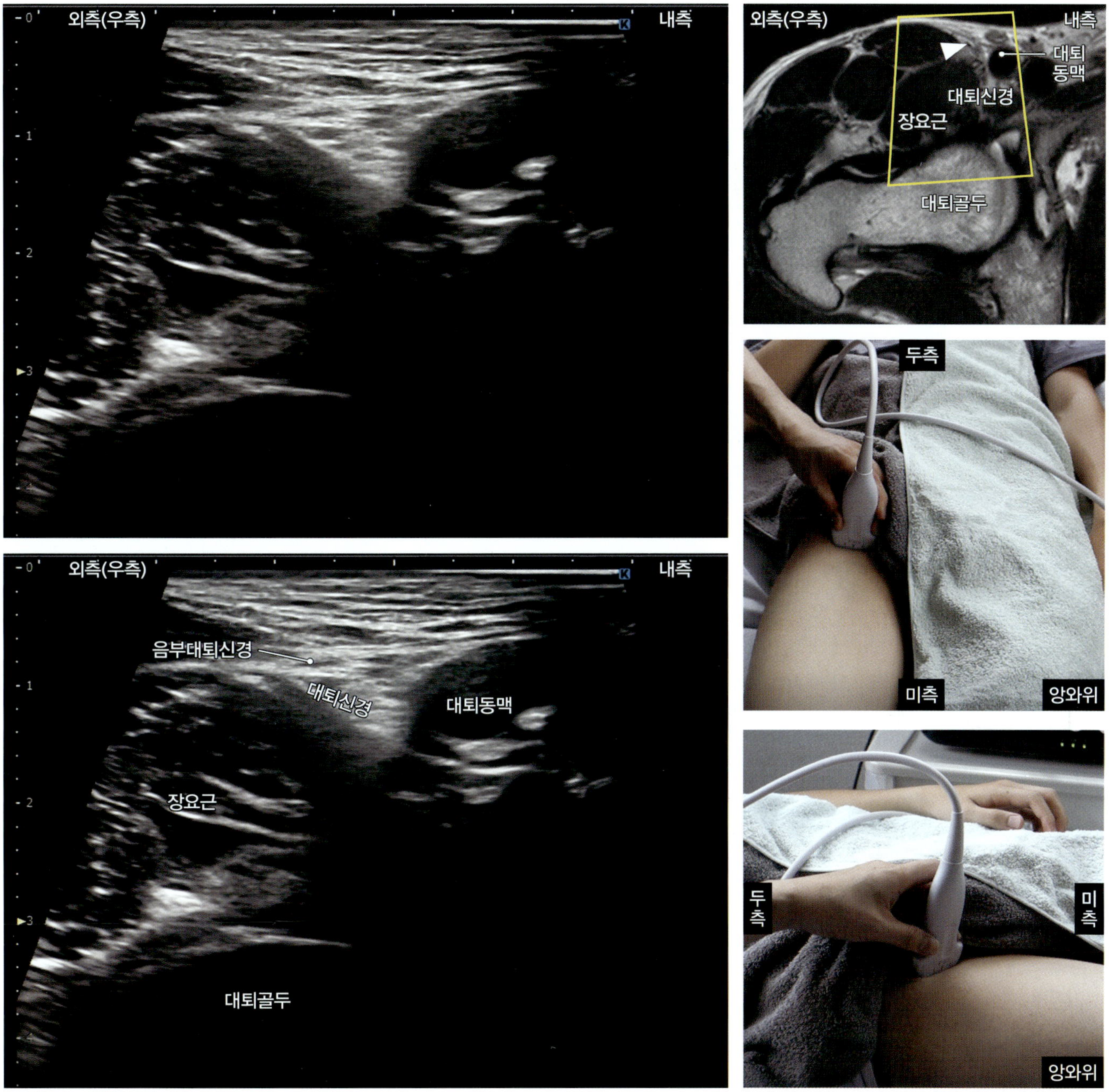

그림 44 음부대퇴신경(단축상, 하얀 화살촉)

참고문헌

1. ポ'ケットチューター体表からわかる人体解剖学. 大川 淳, 他監訳. 南江堂, 2014, p59, p130, p186.
2. McGrath MC, et al : Bony landmarks in the sacral region; the posterior superior iliac spine and the second dorsal sacral foramina; a potential guide for sonography. Surg Radiol Anat. 2011; 33(3): 279-86.
3. 村上栄一 : 診断のつかない腰痛仙腸関節の痛み. 南江堂, 2002, p5.
4. 伊藤 隆, 原著, 高野廣子, 改訂 : 解剖学講義. 改訂3版. 南山堂, 2012, p214-5, p410-1.
5. Vleeming A, et al : The role of the pelvic girdle in coupling the spine and the legs; a clinical anatomical perspective on pelvic stability. Movement, stability and lumbopelvic pain. 2nd ed. lntegration of research and therapy. Vleeming A, et al, eds. Churchill Livingstone, 2007, p118.
6. 高橋和久 : 2章 バイオメカニクス 仙腸関節. 最新整形外科学大系 第12巻 胸腰椎・腰椎・仙椎. 越智隆弘, 総編集. 戸山芳昭, 専門編集. 中山書店, 2006, p30.
7. 皆川洋至 : 超音波でわかる運動器疾患一診断のテクニック. メジカルビュー社, 2010, p290-2, p310-3.
8. Sauter AR : The "Shamrock Method" - a new and promising technique for ultrasound guided lumbar plexus blocks. BJA. 2013; 111(eLetters Supplement).
9. 林 典雄 : 運動療法のための機能解剖学的触診技術 下肢・体幹. 青木隆明, 監. メジカルビュー社, 2006, p161.
10. 日本脊椎脊髄病学会, 編 : 脊椎脊髄病用語辞典. 改訂第6版. 南江堂, 2020, p31.
11. 仲西康顕 : 超音波でさがす末梢神経. 田中康仁, 監. メジカルビュー社, 2015, p126-30, p142-9.
12. 青田洋一, 他 : 上殿皮神経痛. 脊椎脊髄. 2019; 32(2): 123-8.
13. Strong EK, et al : The cluneal nerve syndrome; a distinct type of low back pain. Ind Med Surg. 1957; 26(9): 417-29.
14. 14) Maigne JY, et al : Entrapment neuropathy of the medial superior cluneal nerve. Nineteen cases surgical treated, with a minimum of 2 years ' follow-up. Spine. 1997; 22(10): 1156-9.
15. Konno T, et al : Anatomical study of middle cluneal nerve entrapment. J Pain Res. 2017; 10: 1431-5.
16. Kuniya H, et al : Anatomical study of superior cluneal nerve entrapment. J Neurosurg Spine. 2013; 19(1): 76-80.
17. Yoshida T, et al : A new ultrasound-guided pubic approach for proximal obturator nerve block; clinical study and cadaver evaluation. Anaesthesia. 2016; 71(3): 291-7.

2 서혜부 · 요둔부 · 하지 통증에 대한 초음파 유도하 주사 -TARGET and INTERVENTION-

Target 301 : 천골 경막외

요둔부 · 하지 통증에 대해 외래 진료 시 흔히 시행되는 천골 경막외 차단술은 스테로이드나 국소마취제를 국소에 주입할 수 있는 합리적인 선택지이지만, 25~36%에서 천골 경막외강에의 바늘의 부정확한 자입이 존재한다는 보고가 있어 Park 등은 초음파 유도하의 천골 경막외 차단술의 유용성을 보고하였다.[1] 또한, 초음파 유도하 천골 경막외 주사를 조영제로 확인한 Nikooseresht 등의 보고에서는,[2] 그 성공률이 95.8%(230/240)로 높게 나타났다.

적응증!

요추 추간판 탈출증이나 요부 척추관 협착증 등의 주로 하위 요천추 척추관 내 병변으로 인한 요둔부 통증이나 하지 증상 개선 목적으로 시행한다. 편측의 강한 신경근 증상의 경우에는 요추 신경근이나 천골신경근을 타깃으로 할 때가 많다.

저자의 말

초음파 유도하에 인터벤션을 시행하게 되면서 성공률이 높아져, 매우 유용한 수기 중 하나이다.

준비

- 자세 : 복와위
- 프로브 : 리니어
- 실린지 : 20mL, 10mL
- 바늘 : 25G long needle(23G long needle)

환자의 자세는 일반적인 천골 경막외 차단술과 동일한 복와위에서 시행한다. 골반 전방 등에 베개를 받쳐, 하지를 약간 외전하면 좋다. 오른손에 실린지를 쥐고 인터벤션하는 경우, 환자의 좌측에 서서(또는 의자에 앉아) 모니터를 반대측인 환자의 우측에 설치(**그림 1**)하면 시선과 자입부와 모니터가 일직선이 되어 수기를 시행하기 쉬워진다. 교차법으로 바늘을 자입하는 단축상과 평행법으로 자입하는 장축상의 방법이 있으며, 초음파 유도하 인터벤션에 숙련되지 않은 동안에는 평행법 자입이 되는 장축상을 권장한다.

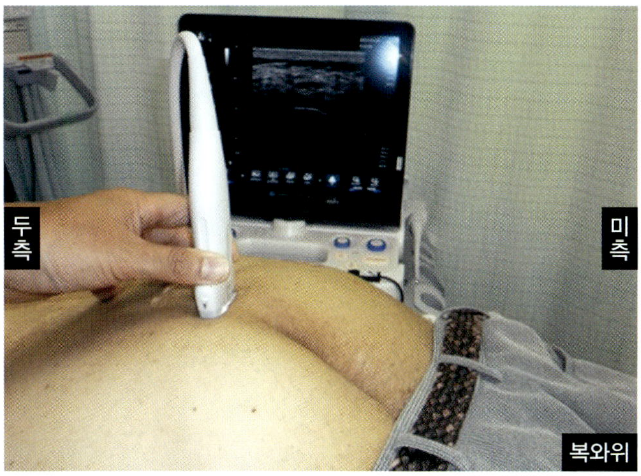

그림 1 포지셔닝

0 Pre-scan

[☞「III-1 초음파 해부 –SONOANATOMY–」, 「천골 · 천골열공」(p. 262) 참조]

좌우 후상장골극을 잇는 레벨의 정중에 단축으로 프로브를 대고 정중천골능을 스캔한다. 미측으로 프로브를 Sweep(Sliding)시켜 천골 후면의 선상 고에코와 양측 천골각의 선상 고에코를 확인한다. 단축상을 확인 후, 프로브를 천공열공(함몰부) 정중에서 90° Rotation(Rotating)시켜 장축상을 확인한다. 천골 해부 표본 88체를 검토한 Kamishima의 보고[3)]에 따르면 낮은 천골각이 6체(7%), 천골각이 소실된 천골열공 폐쇄가 1체(1%) 존재하므로, 천골열공의 협소나 폐쇄 또는 천골 후면의 융기 등을 우선 확인해 둔다.

1 단축상(교차법)

Pre-scan을 참고해, 후방 음향음영을 동반한 고에코의

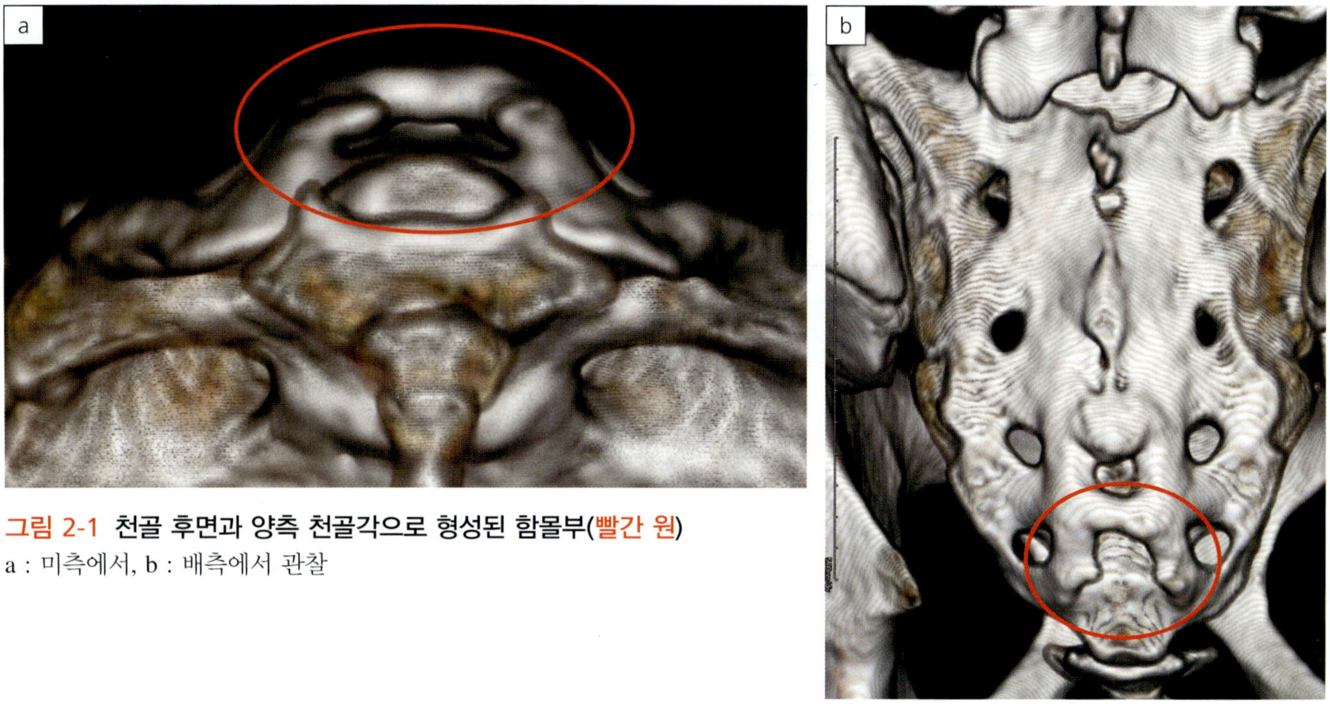

그림 2-1 천골 후면과 양측 천골각으로 형성된 함몰부(빨간 원)
a : 미측에서, b : 배측에서 관찰

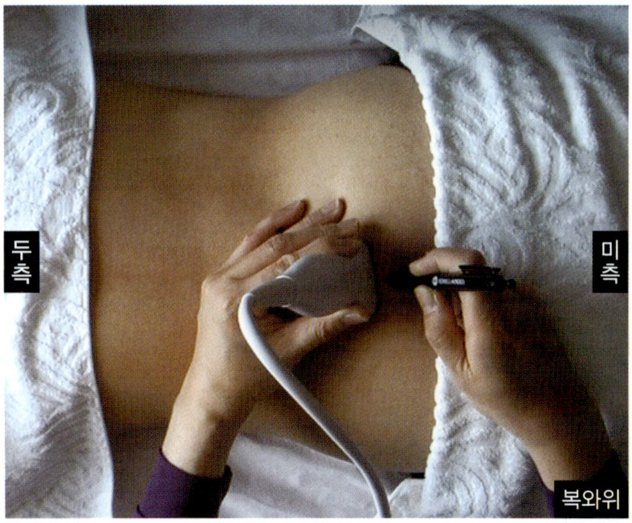

그림 2-2 천골 경막외강에 대한 초음파 유도하 주사의 천자 이미지(단축상 · 교차법)

천골 후면과 양측 천골각으로 형성된 가타카나 'コ' 자를 90° 시계방향으로 회전시킨 함몰부(**그림 2-1**)를 스캔한다. 천골각 사이에 확인된 천미인대와 천골 후면 사이가 타깃인 천골 경막외강부이다. 바늘 천자부 주위를 염두해 소독 후 교차법으로 프로브의 미측에서 바늘을 자입한다(**그림 2-2**). 바늘 끝이 경막외강에 위치한 것을 초음파 화면으로 스캔하고(**그림 3**), 혈액의 역류 등을 확인한다. 통증이나 증상 변화를 확인하면서 약물을 주입하고, 초음파 영상에서 천미인대의 상승을 관찰한다.

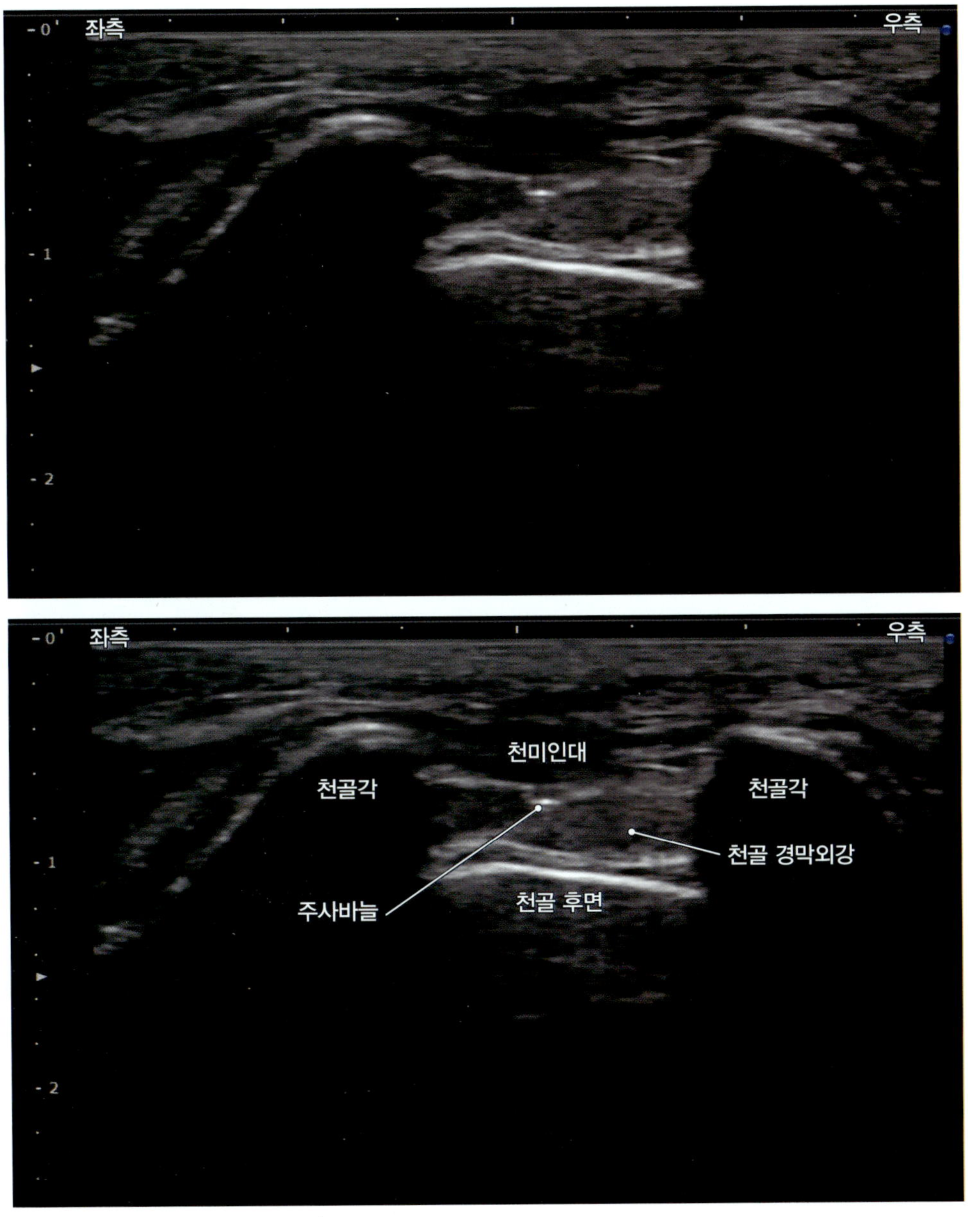

그림 3 천골 경막외강에 대한 초음파 유도하 주사(단축상 · 교차법)

② 장축상(평행법)

단축상으로 천골열공(함몰부)을 확인 후 프로브를 함몰부 정중에서 90° Rotation(Rotating)시켜 장축상으로 한다. 프로브 선단 중앙에 있는 정중을 의미하는 마크를 중심으로 회전시켜, 고에코의 천골 후면과 그 배측의 천미인대를 스캔한다. 천골 후벽의 융기를 확인하고, 적절한 바늘 자입경로를 상정 후 바늘 자입부 주위를 소독하고 평행법으로 프로브 미측에서 바늘을 자입한다(**그림**

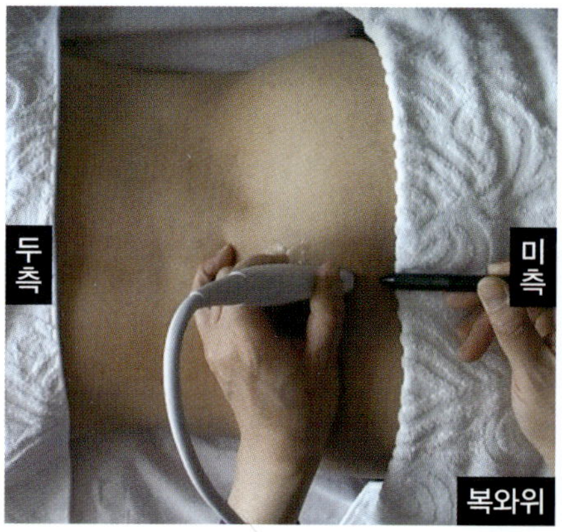

그림 4 천골 경막외강에 대한 초음파 유도하 주사의 천자 이미지(장축상 · 평행법)

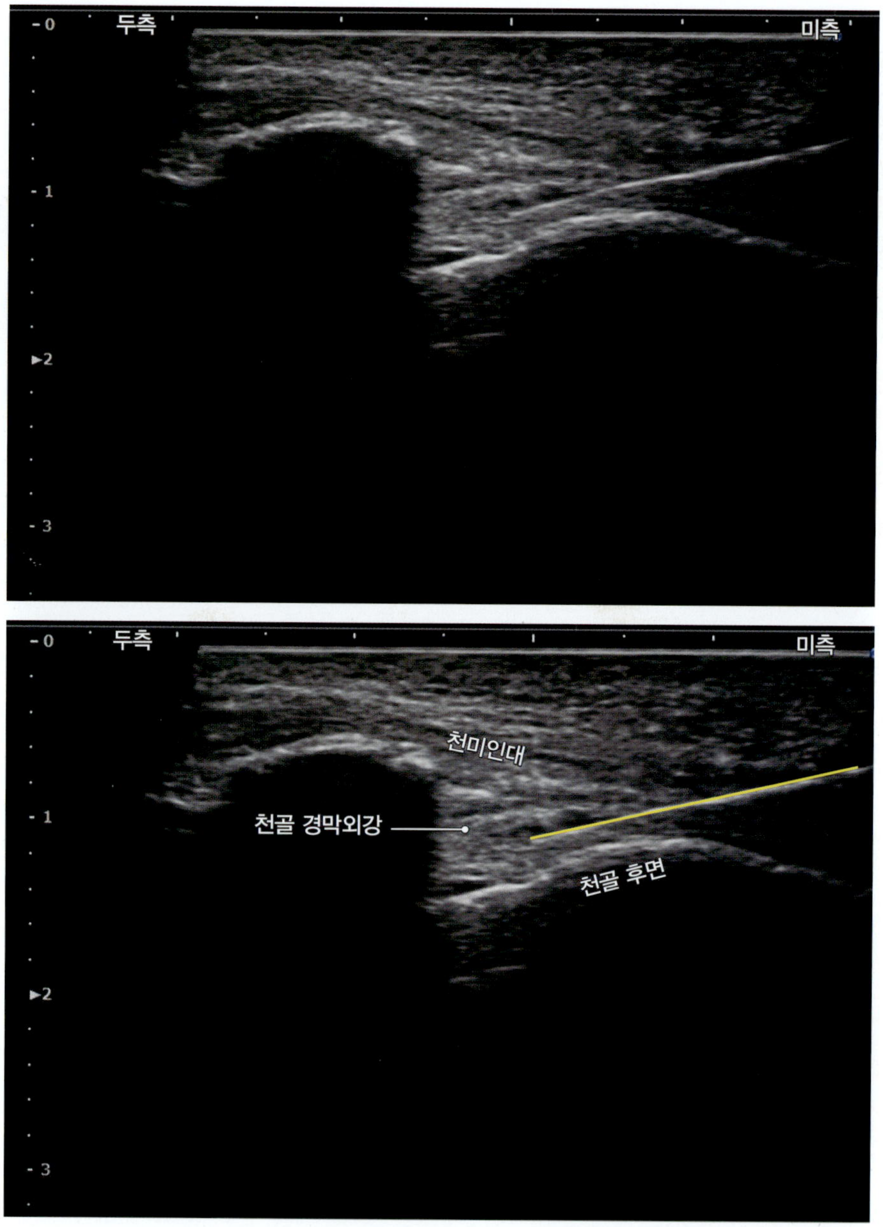

그림 5 천골 경막외강에 대한 초음파 유도하 주사(장축상 · 평행법)

4). 바늘 끝이 천골 후면과 천미인대 사이에서 확인되면 (**그림 5**), 혈액의 역류 등이 없는 것을 확인 후 통증이나 하지 증상 변화를 확인하면서 약물을 주입하며 경막외강으로 약물이 퍼지는 것을 확인한다(**그림 6**).

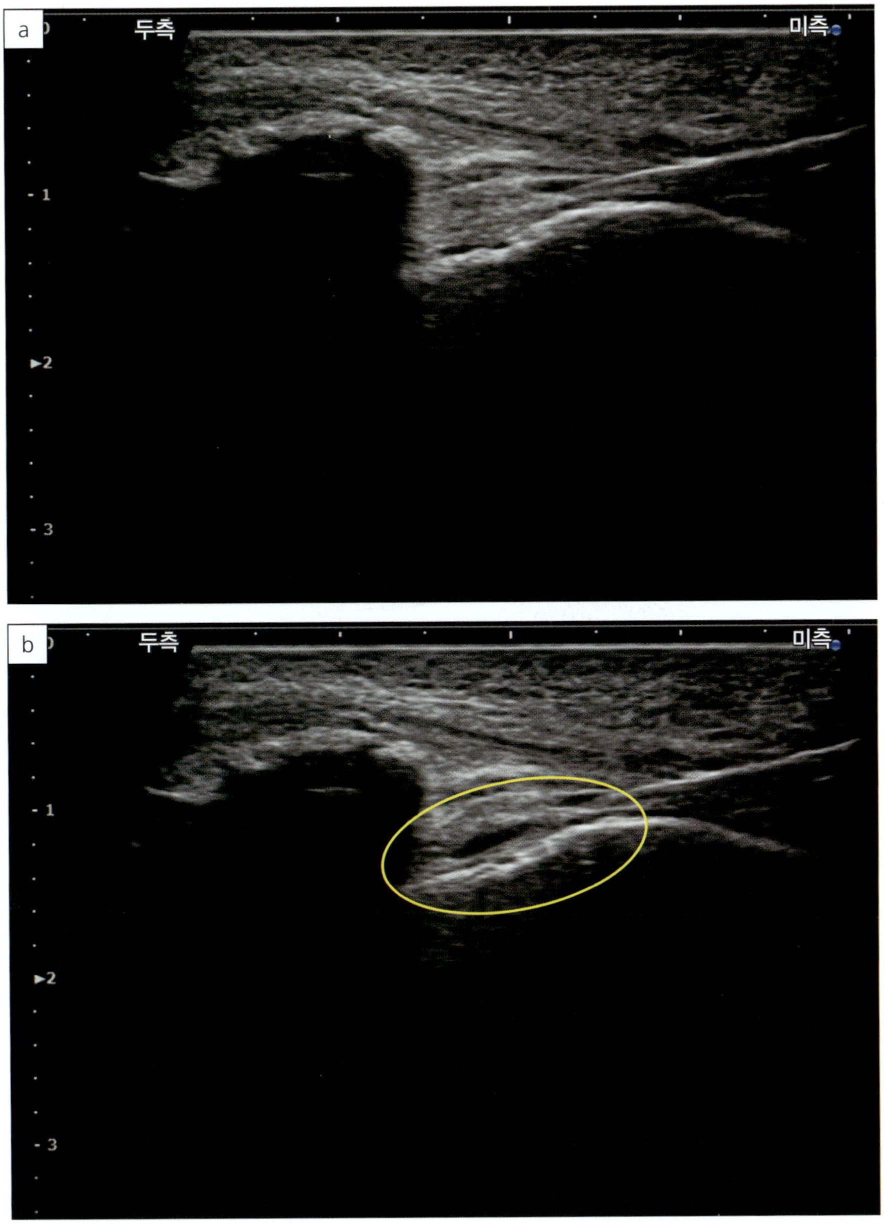

그림 6 천골 경막외강에 대한 초음파 유도하 주사(장축상 · 평행법)
a : 약물 주입 전, b : 약물 주입 중, 노란 원 : 주입된 약물

Target 302 : 후천골공·천골신경근

천골신경근 차단술을 X선 투시하에 시행할 때에는 전천골공과 후천골공을 일치시키듯이 자세나 X선 투시의 관구 방향을 조정하는 것이 이상적이다. 그러나 Park 등도 기술한 것과 같이,[4] 특히 S1 천골공을 식별할 경우에는 전후 천골공의 구별이 곤란하고 장관 내 가스 영상의 존재나 골다공증에 의한 천골의 구조변화 등이 더욱 방해가 된다. 요추 추간공보다 얕은 위치에 존재하고, 천골 후면에서 골성 연속이 소실되는 부위이므로 후천골공을 초음파상으로 스캔할 수 있어, 후천골공 주위나 천골신경근에 대한 초음파 유도하 인터벤션은 유용한 방법이다.

적응증!

특히 SLR test에서 편측 둔부부터 하지 후면 통증이 유발되는 경우에 S1 신경근을 타깃으로 한다.

L5/S1 레벨에서 요추 추간판의 돌출을 보일 때에도 하지 통증 없이 편측 요둔부 통증을 호소하는 증례에서도 좋은 적응증이 된다고 생각한다. 드물지만 L5/S1 레벨에서 주로 외측 함몰부의 요부 척추관 협착증을 보이며, 보행 시 편측 둔부부터 하지 후면 통증이 증가하는 증례도 적응증이다.

좌위, 입위나 몸을 움직일 때 주로 편측 둔부 통증이 유발되며, 천골 후면 및 후상장골극 주위에 압통을 보이는 경우에 천장관절 · 후천장인대와 동일하게 타깃으로 한다.

최근에는 성인 척추변형에 대한 S2-alar-iliac(S2AI) 스크류를 이용한 교정고정술 후(**그림 7-1**), 극초기에 발생하는 요둔부 통증 개선에 대하여도 S2를 중심으로 적극적으로 시행하고 있다.

준비

- 자세 : 복와위
- 프로브 : 리니어 · 컨벡스
- 실린지 : 5mL
- 바늘 : 25G long needle

환자 자세는 천골 경막외 인터벤션과 동일하게 골반전방 등에 베개를 받친 복와위에서 시행한다. 오른손으로 실린지를 쥐고 인터벤션할 경우, 환자의 우측에 서서(또는 의자에 앉아), 모니터를 반대측 환자의 좌측에 설치한다. 투시하 수기와 같은 바늘 자입 방향이므로, 단축상을 이용한 수기의 경우에는 교차법으로 바늘을 자입하며 초음파 유도하 수기에 익숙하지 않다면 평행법으로도 후천골공 주위에의 약물 주입이 가능하다. 단축상을 이용한 방법으로는 바늘 끝 위치가 확인되지 않으므로 Park은 장축상과 컬러 도플러를 이용한 방법을 소개하였다.[5]

0 Pre-scan

[☞「III-1 초음파 해부 –SONOANATOMY–」, 「후천골공」(p. 265) 참조]

장축상에서 L5/S1 추궁간을 확인하고, 프로브를 Rotation(Rotating)시켜 체간에 대해 단축상으로 S1 정중천골능을 스캔한다. 프로브를 외측으로 Slide(Sliding)시켜, 화면 양측에 각각 정중천골능과 장골능을 스캔 후, 천천히 미측으로 이동한다. 처음으로 천골 후면의 연속성이 끊기는 부위가 S1 후천골공이다. S1 후천골공은 외측으로 개구하는 것도 레벨 판단에 유용한 해부학적 특징이다. 더 미측으로 프로브를 Sweep(Sliding)시켜 S2 후천골공을 확인한다.

투시하 S1 신경근 차단술 시행 시 전천골공과 후천골공을 잇는 tunnel view를 얻기 위해서는 투시 관구를 두측으로 36° 기울여야 한다는 CT를 이용한 보고[6]가 있어 S1 후천골공을 스캔하고 바늘을 자입할 때에는 이를 의식해 프로브를 조작한다.

저자의 말

사실, S1 후천골공을 명료하게 스캔하고 정확하게 S1 레벨임을 확신하기 어려웠다. 하지만, 요코하마시립대학 정형외과의 Miayatake 선생과 나고야 스포츠 클리닉 재활의학과의 Saito 선생의 실기 등을 통해 S1 후천골공이 배측 및 외측을 향한다는 특징을 배운 후 스캔한 후천골공이 S1 레벨임을 조금은 자신하게 되었다(**그림 7-2**).

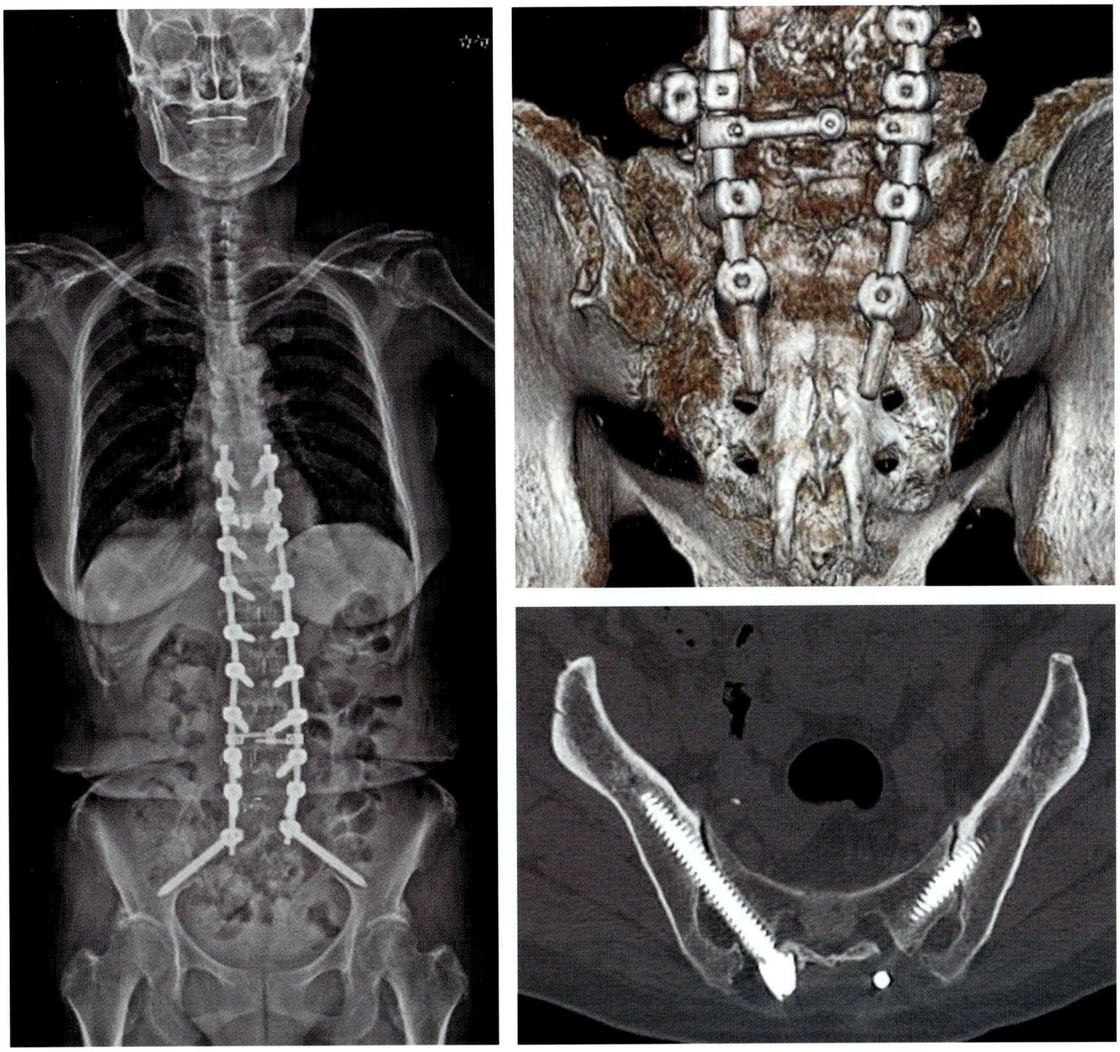

그림 7-1 흉추부터 골반까지의 교정고정술에 이용된 S2AI(S2-alar-iliac) 스크류의 삽입 위치

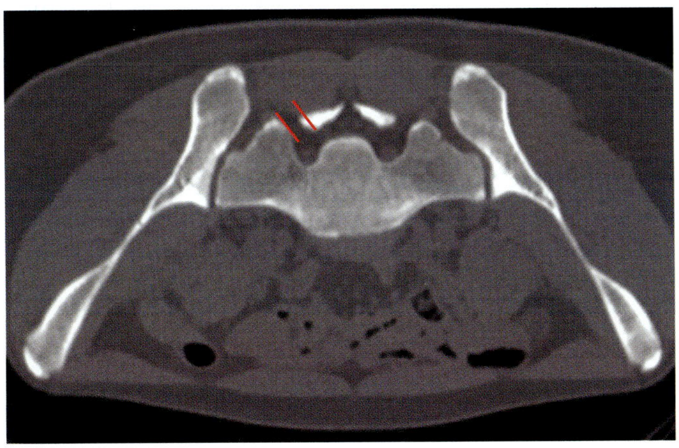

그림 7-2 S1 후천골공의 개구 방향(빨간 선)

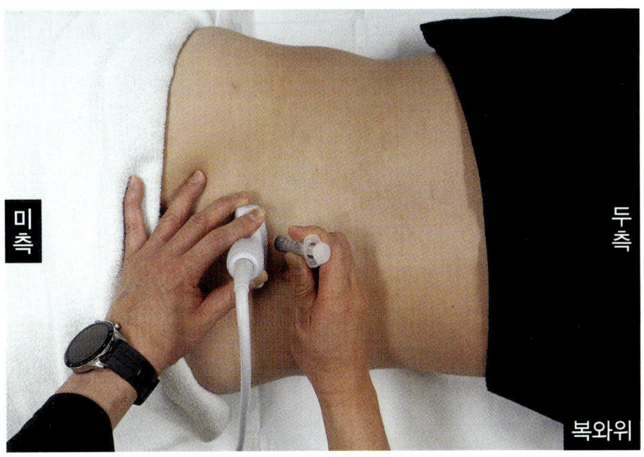

그림 7-3 S1 천골신경(후천골공)에 대한 초음파 유도하 주사의 천자 이미지(단축상 · 교차법)

1 단축상(교차법 · 평행법)

후방에서 후천골공을 확인 후 프로브를 이동시켜 타깃인 후천골공을 화면 중앙에 오게 한다. S1 후천골공은 배측 및 외측을 향하므로 프로브를 외측으로 Rock(Rocking)시켜, 화면에서 후천골공이 일직선이 되도록 조절하면 바늘 자입 방향을 상정하기 쉽다.

최적의 바늘 자입 부위 및 자입각을 상정 후 바늘 천자부 주위를 소독하고 교차법으로 프로브 두측에서 바늘을 자입한다(**그림 7-3**). 바늘 끝이 천골 후면 복측에서 후천골공 내에 존재하고, 뼈의 저항이 없는 위치에서 혈액의 역류 등이 없는 것을 확인 후 통증이나 하지 증상 변화를 청취하며 약물을 주입한다(**그림 8**). S1에 평행법으로 시행하는 경우에는 장골이 방해가 될 때도 많으므로 프로브 내측(체간 정중측)에서 바늘을 자입해 후

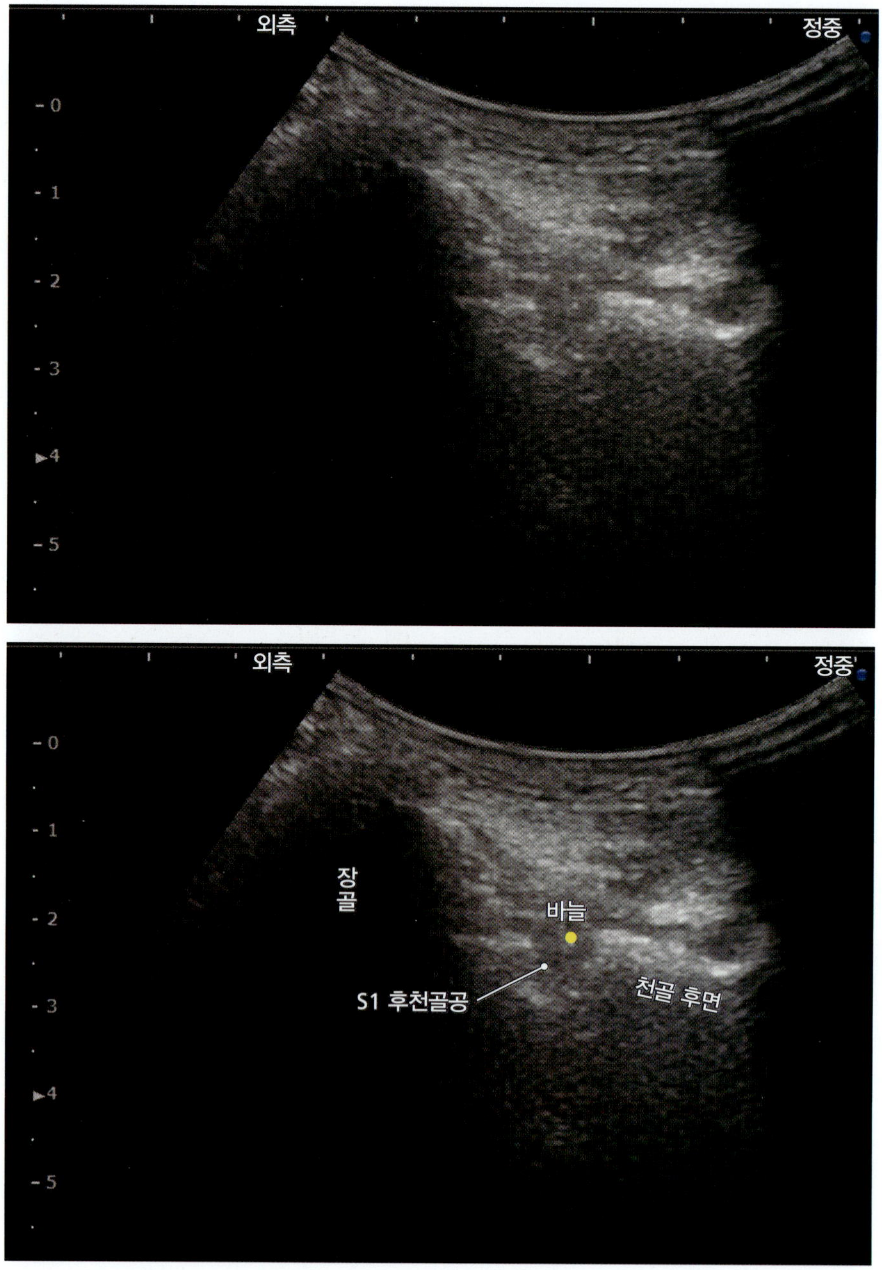

그림 8 S1 천골신경(후천골공)에 대한 초음파 유도하 주사(단축상 · 교차법)

천골공에 바늘 끝을 진행시켜 주위에 약물을 주입한다.

2 장축상(평행법)

정중 장축상에서 L5/S1 추궁간을 확인하고 정중에서 2cm 정도 외측으로 프로브를 Sweep(Sliding)시키면 하위 요추의 추간관절과 천골 후면이 관찰된다. 천천히 내외측으로 프로브를 이동시켜 S1 후천골공을 찾은 후 바늘 천자부 주위를 소독하고 프로브 미측 또는 Park이 보고[5]한 방법대로 프로브 두측에서 평행법으로 바늘을 자입한다(**그림 9**). 후천골공 내에 바늘을 진행시켜 컬러 도플러나 혈액의 역류 등을 확인 후 약물을 주입한다(**그림 10**).

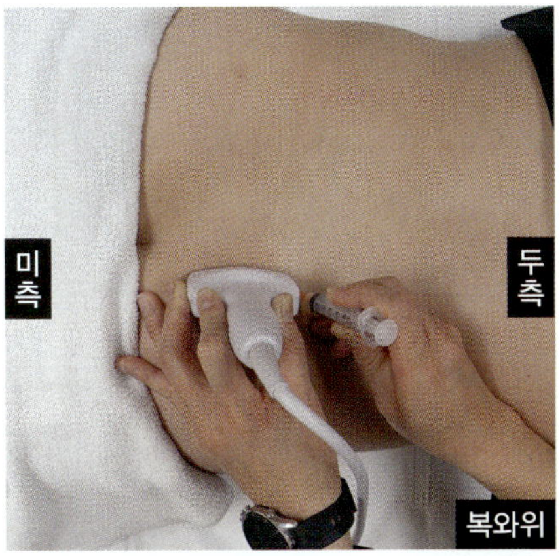

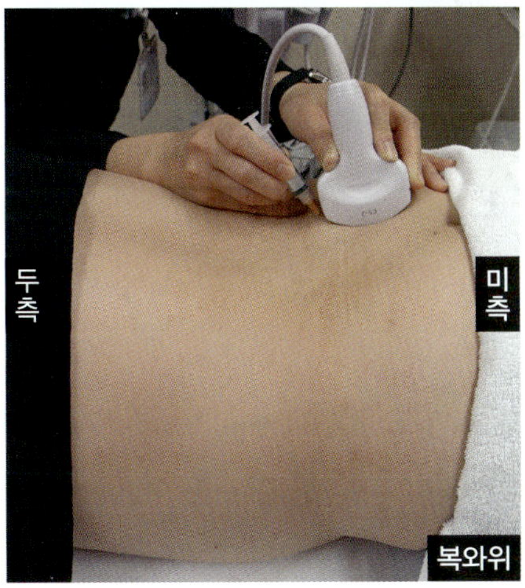

그림 9 S1 천골신경(후천골공)에 대한 초음파 유도하 주사의 천자 이미지(장축상 · 평행법)

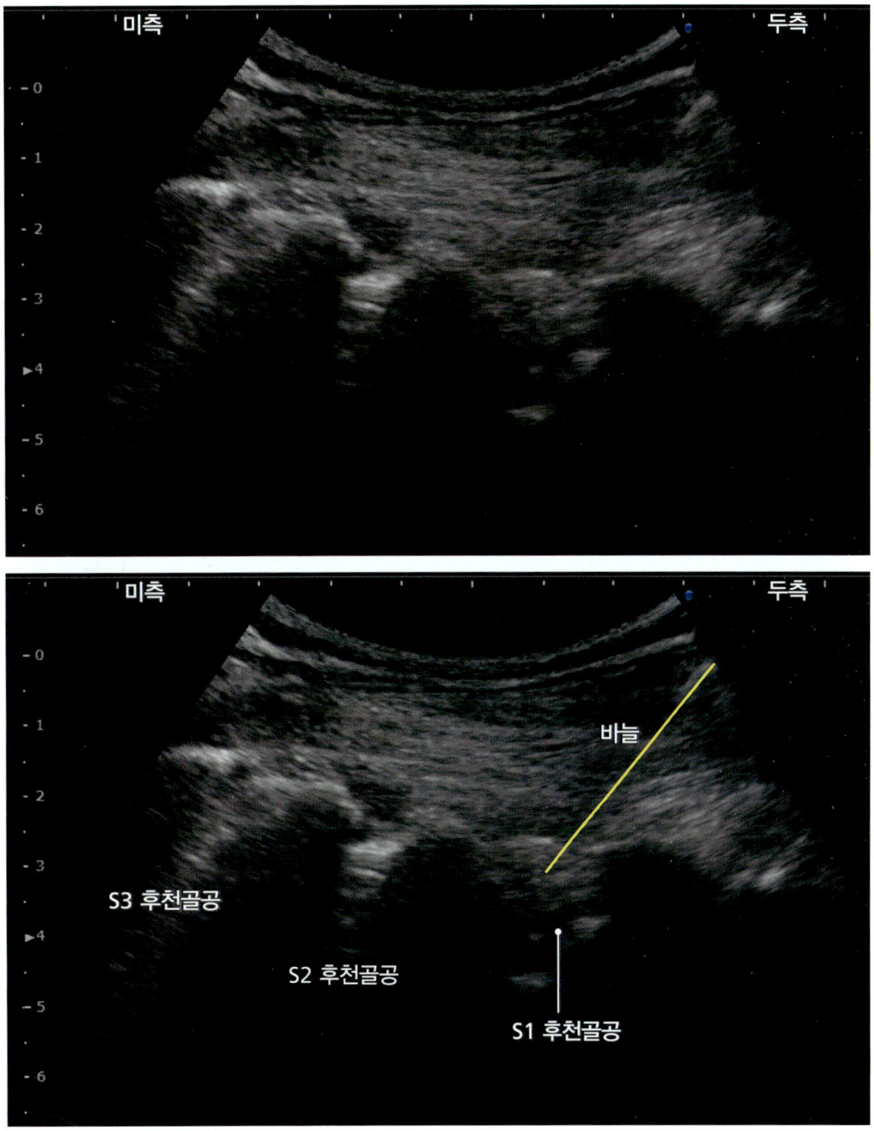

그림 10 S1 천골신경(후천골공)에 대한 초음파 유도하 주사(장축상 · 평행법)

Target 303 : 천장관절 · 후천장인대

천장관절증후군의 통증은 천장관절강 내 및 그 후방 인대에서 유발되며 천장관절증후군으로 진단된 72례 중 58례, 81%는 후방인대 차단술이 효과가 있었다고 Murakami 등이 보고하였다.[7] 따라서 많은 증례는 초음파 유도하에 후천장인대 주위에의 인터벤션으로 대응이 가능하다고 생각된다. 효과가 없는 증례에서 천장관절강 내에의 주사도 고려하는 경우는 초음파 유도하 외에 X선 투시하에 시행할 때도 많다.

적응증!

차에서 내릴 때나 편측 하지에 체중을 실을 때 유발되는 서혜부나 둔부 통증에 대해 「**Target 305 : 고관절**」(p. 329)과 같이 고려해야 할 타깃이다. 의자에 장시간 앉아 있을 수 없다고 호소하는 증례도 많다.

포인트

서혜부 통증을 자각하고, 통증 부위로 후상장골극을 가리키는 one finger test 양성 · Gaenslen test 양성 및 고관절의 굴곡 · 내전 · 내회전 등에 의한 통증 유발 · 악화를 보이는 경우에 우선 타깃으로 한다.

준비

- 자세 : 복와위(측와위)
- 프로브 : 리니어 · 컨벡스
- 실린지 : 5mL · 10mL
- 바늘 : 25G long needle · 23G long needle

측와위에서도 가능하지만 원칙은 복와위에서 시행한다. 초음파 유도하 인터벤션에 숙련되기 전에는, 술자는 환자의 건측에 서고(또는 의자에 앉고), 모니터를 반대측의 환측에 설치함으로써 In line 포지션을 설정해 평행법으로 인터벤션하는 것이 좋다(**그림 11**).

0 Pre-scan

[☞「**III-1 초음파 해부 −SONOANATOMY−**」, 「**천장관절, 관절후방인대**」(p. 269) 참조]

정중에서 프로브를 체간에 대해 단축으로 대고 요추 극돌기를 스캔 후 미측으로 Sweep(Sliding)시켜 정중천골능을 확인한다. 프로브를 외측으로 Slide(Sliding)시켜 장골의 '산'을 스캔 후 미측으로 프로브를 이동시키면 장골의 '산'이 작아지며 장골과 천골 사이를 잇는 형태로 후천장인대가 확인된다. 천골 후면과 장골 높이가 거의 같아지는 부분이 후하장골극이며 그보다 더 미측이 천

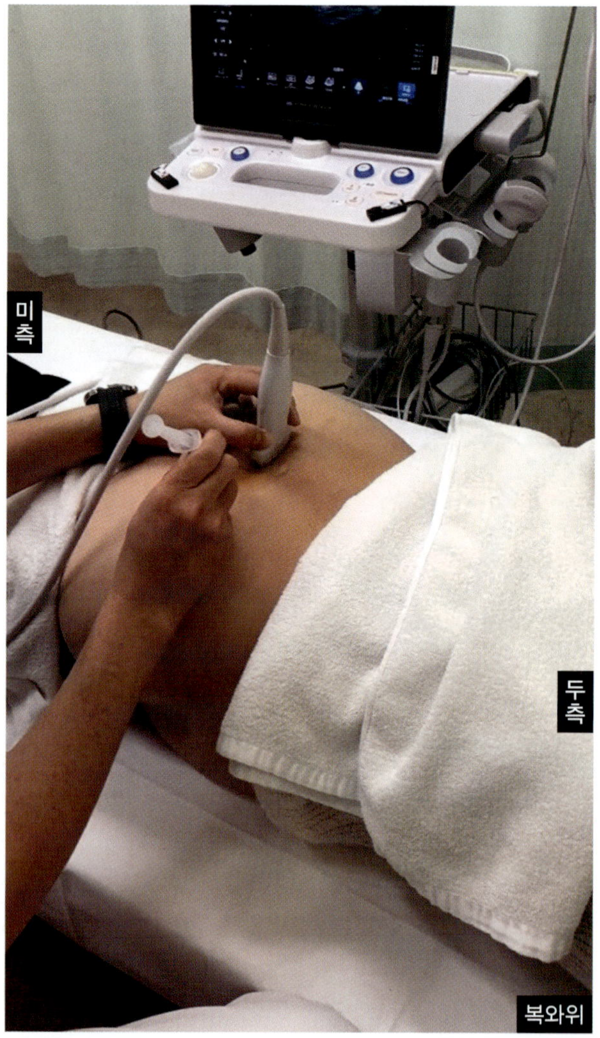

그림 11 포지셔닝(좌측 천장관절 후방 주사의 경우)

장관절의 미측단이다. 숙련되면 체표에서 후상장골극을 촉지하고 이와 정중천골능 사이를 잇듯이 체간에 대해 단축으로 프로브를 대면 후천장인대를 스캔할 수 있다.

1 단축상(교차법 · 평행법)

장골과 천골 사이에 후천장인대를 스캔 후 그 상태에서 교차법으로 자입 가능하지만, 이전 수기들과 마찬가지로 숙련되기 전에는 평행법으로 자입하는 것이 좋다. 후천장인대가 확인되면 프로브를 약간 외측으로 Slide(Sliding)시켜, 바늘 천자부 주위를 소독 후 프로브 내측에서 평행법으로 바늘을 자입한다(**그림 12**). 저에코상으로 보이는 후천장인대 내로 바늘을 진행시키면 평소 아팠던 부위나 서혜부의 통증을 호소하는 증례도 많아 그 위치에서 혈액의 역류 등이 없는 것을 확인 후 저항 정도를 느끼며 약물을 주입한다(**그림 13**). 초음파 영상에서 약물이 주입되거나 인대가 들려 올라가는 것을 확인할 수 있다(**그림 14**). 필자가 주로 시행하는 방법은 단후천장인대 및 골간천장인대 주위에의 주사지만 Yoshida는 장후천장인대를 보다 의식해, 후상장골극부터 장골능에 장축 방향으로 프로브를 대고 주입하는 수

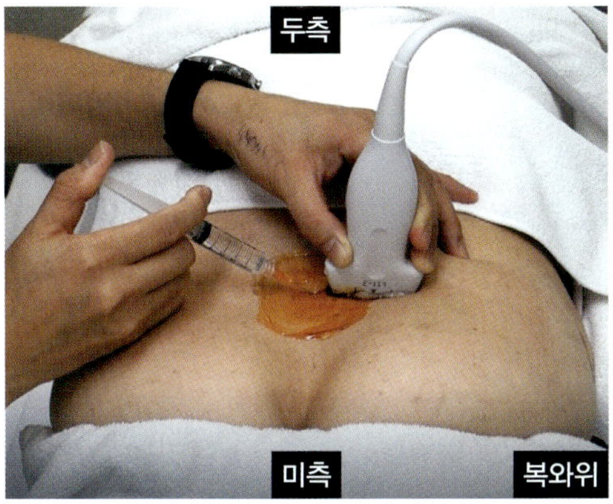

그림 12 우측 천장관절 후방인대부에 대한 초음파 유도하 주사의 천자(단축상 · 평행법)

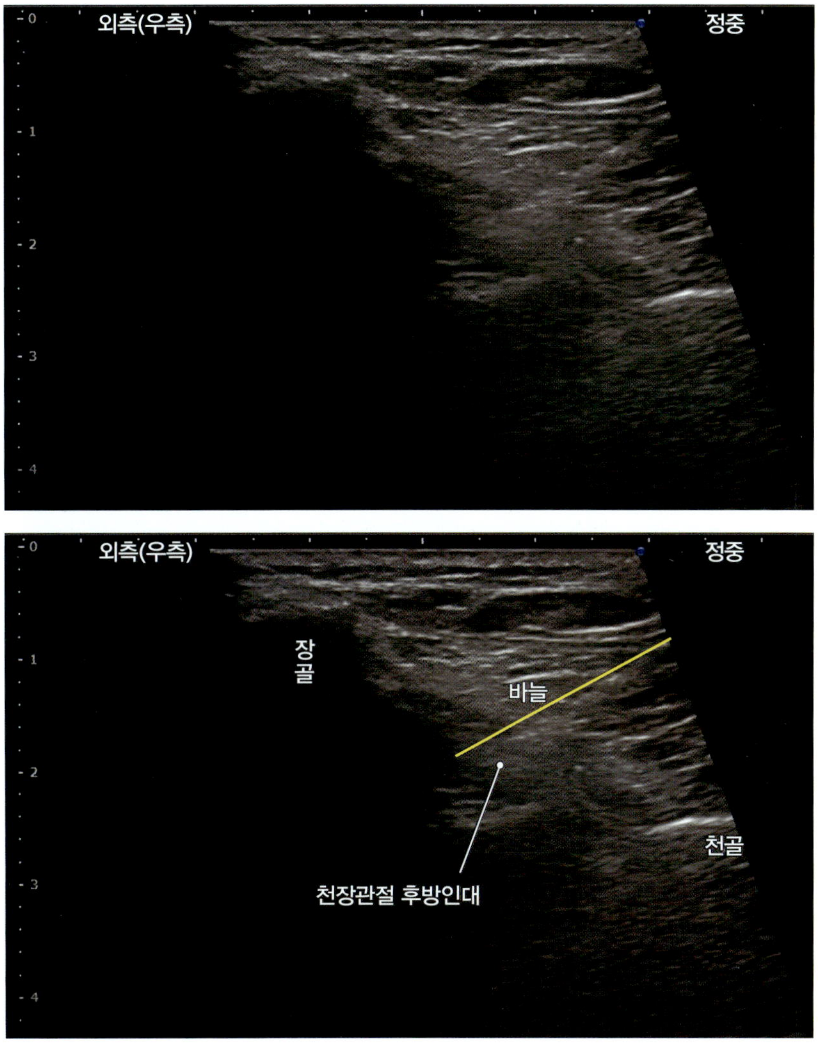

그림 13 우측 천장관절 후방인대부에 대한 초음파 유도하 주사(단축상 · 평행법)

기도 소개하였다.[8)]

단후천장인대를 스캔 후 프로브를 더 미측으로 Sweep (Sliding)시키면 장골의 '산'이 더 낮아져, S2 후천골공을 확인할 수 있다. 프로브를 두측으로 약간 이동시키면 천장관절강 입구가 확인되는 경우가 있어 초음파 유도하에 천장관절강 내에의 인터벤션이 가능하다. 23G 바늘을 이용해 인대를 관통 후 자입한 바늘을 약간 세우면 (기울기를 줄인다) 저항이 소실되어 심부에 바늘이 자입되는 위치가 천장관절강 내로, 이 부위에 약물을 주입한다. 하중 시에 강한 통증이 있는 증례나 후방인대에의 인터벤션에 효과가 없는 증례에 대해 시행한다.

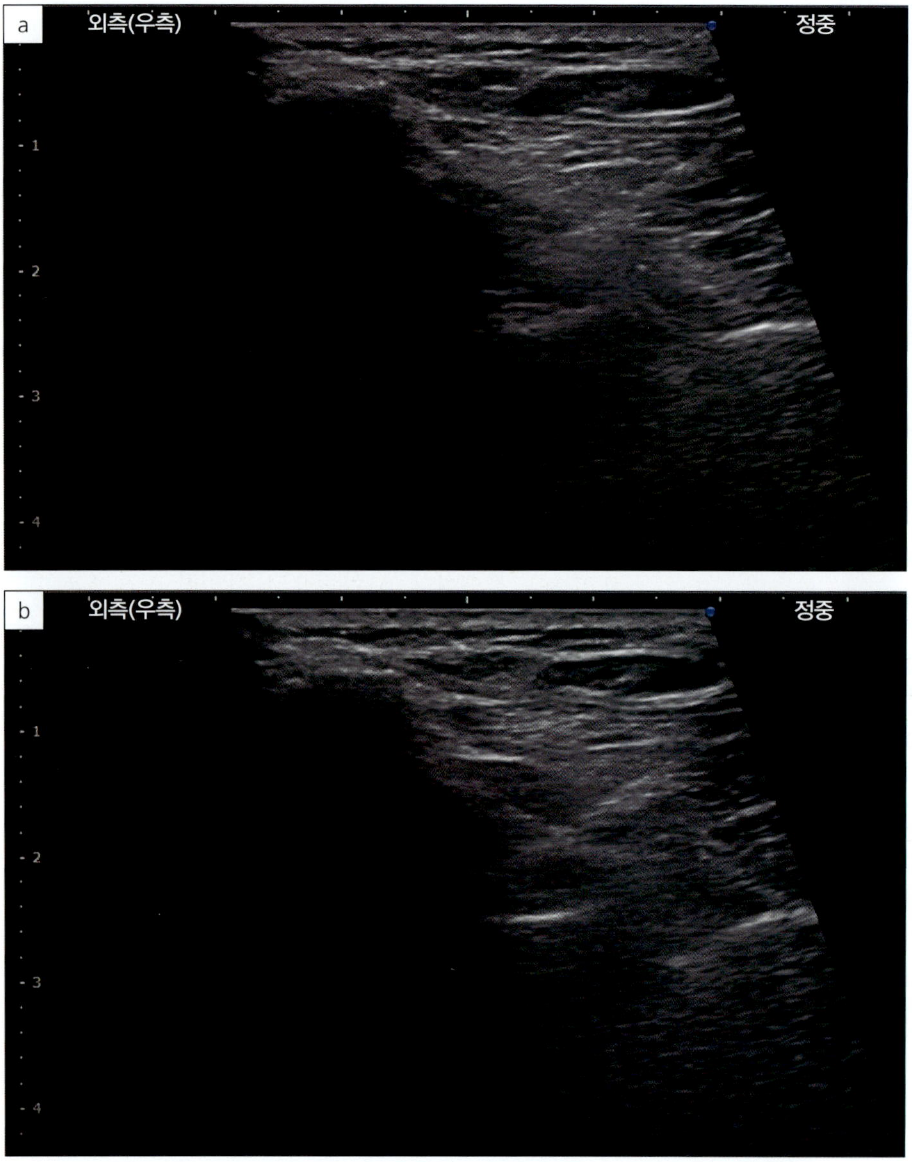

그림 14 천장관절 후방인대부에 대한 초음파 유도하 주사(단축상 · 평행법)
a : 약물 주입 전, b : 약물 주입 중

Target 304 : 장요인대

요추추간관절 또는 후천장인대 유래의 통증 부위와는 달리, 요추 회전 최종범위에서 통증을 호소하면 장요인대에의 초음파 유도하 인터벤션이 효과적인 증례를 경험할 때가 있다. 필자는 L5 횡돌기와 장골능 사이에 횡돌기 레벨의 약간 배측에 주입하는 형태로 시행하므로 장요인대 주위, 예를 들어 요방형근 등에 통증의 원인이 있어도 효과가 있는 것으로 이해하고 있다.

적응증!

L4/5 추간관절 외측과 장골능 사이에 압통이 있으며 요추 회전 시에 통증이 강해지는 경우를 타깃으로 한다.

준비

- 자세 : 복와위(측와위)
- 프로브 : 컨벡스(리니어)
- 실린지 : 5mL
- 바늘 : 25G long needle

측와위에서도 가능하지만 원칙은 복와위에서 시행한다. 위치관계의 파악을 위해서도 컨벡스 프로브가 적절하며, ☞「**III-1 초음파 해부 –SONOANATOMY–**」, 「**장요인대**」(p. 274)에 제시한 것과 같이 마른 체형의 증례에서는 리니어 프로브로도 스캔할 수 있다.

교차법으로 인터벤션할 때에는 환자의 좌측에 서서(또는 의자에 앉아), 모니터를 반대측의 환자 우측에 설치한다. 평행법으로 시행할 경우에는 후천장인대에의 접근과 동일하게 환측에 모니터를 두고 반대측에 앉는다.

0 Pre-scan

[☞「III-1 초음파 해부 –SONOANATOMY–」, 「장요인대」(p. 274) 참조]

정중 또는 방정중에 장축상으로 L5/S1 추간을 확인 후 화면 중앙에 L4 극돌기가 위치하도록 프로브를 Slide(Sliding)시킨다. L4 극돌기 위에서 프로브를 Rotation(Rotating)시켜 단축상으로 화면 중앙에 L4 극돌기가 오게 한다. 외측으로 이동 후 미측으로 천천히 프로브를 Sweep(Sliding)시켜 L4/5 추간관절 및 그 외측의 L5 횡돌기를 확인한다. 더 외측으로 이동시키면 L5 횡돌기에서 장골로 연속되는 장요인대를 스캔할 수 있다.

1 장축상 · 체간 단축(교차법 · 평행법)

Pre-scan과 같이 L5 횡돌기에서 장골로 연속되는 장요인대를 스캔한다. 교차법으로 시행할 경우에는 프로브 미측에서 횡돌기 선단 약간 외측을 향해 바늘을 자입한다. 바늘 끝이 장요인대 주위에 있는 것을 확인하고 약물을 주입한다(**그림 15**). 평행법으로 시행할 때는 동일하게 바늘 천자부 주위를 소독 후 프로브 내측에서 바늘을 자입한다(**그림 16**).

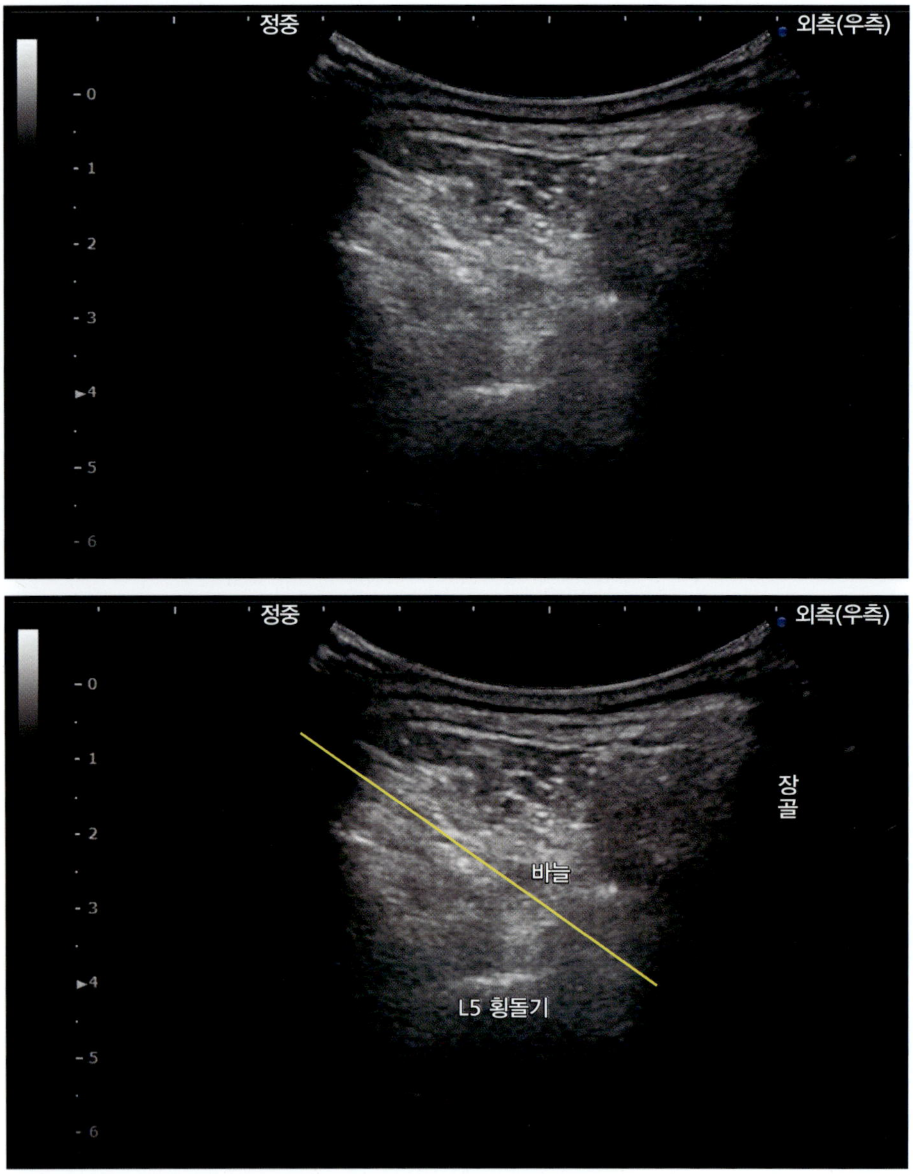

그림 15 장요인대에 대한 초음파 유도하 주사(장축상 · 체간 단축 · 평행법)

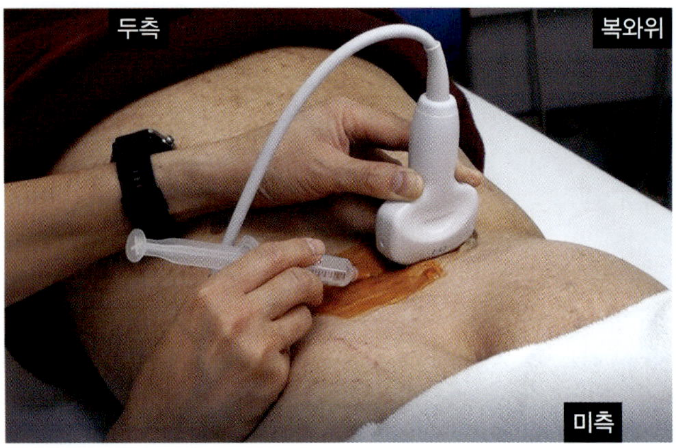

그림 16 우측 장요인대에 대한 초음파 유도하 주사의 천자(장축상 · 체간 단축 · 평행법)

Target 305 : 고관절

요추 질환의 진단 및 치료 시 고관절 질환의 감별이 중요하며, 주소가 전형적이지 않은 경우나 대퇴부, 무릎 이하의 증상을 호소할 때도 있다. Morimoto 등[9]은 변형성 고관절증 환자의 자가 문진표에 기대된 주소로 고관절 병변을 상기할 수 있는 것은 69%이며, 31%는 허리나 발 등 고관절 이외의 병변을 상기시키는 기재였다고 보고하여, 변형성 고관절증에서 하퇴 이하까지 방사되는 통증을 호소하는 증례가 7~47%로 적지 않게 보고되어 요추 질환과의 감별이 중요하다고 기술되었다.

포인트

요추 신경근 차단술은 요추 질환 유래의 통증뿐 아니라 고관절 유래의 통증에서도 효과가 있으므로 요추 질환 확진을 위한 고관절 질환 감별의 확실한 수단이 되지 못할 가능성이 있다. 한편 고관절 차단술은 두 질환의 감별 방법 중 하나로 유용하므로, 요추 질환의 진단 · 치료를 위해서도 초음파 유도하 고관절 차단술은 반드시 습득해 두어야 할 수기이다.

적응증!

차에서 내릴 때나 편측 하지에 체중을 실을 때 유발되는 서혜부나 둔부 통증에 대해 천장관절[「**Target 303 : 천장관절 · 후천장인대**」(p. 324)]과 같이 고려해야 할 타깃으로, 고관절 진찰 시 가동범위 제한이나 통증 유발 유무 확인도 중요하다.

기립 시나 보행 개시 직후부터 출현하는 dermatome과 정확히 일치하지 않는 둔부 대퇴부 통증에 대해서도 요추 질환과의 감별 목적으로 시행할 때가 있다.

준비

- 자세 : 앙와위
- 프로브 : 컨벡스(리니어)
- 실린지 : 10mL
- 바늘 : 23G long needle · 25G long needle

환자를 앙와위로 하고 환측에 서서 반대측 약간 두측에 모니터를 설치하면 In line으로 조작하기 쉽지만 프로브 코드가 환자의 전흉부를 지나게 되므로 보고[10]와 같이 환측에 설치하는 경우도 많다. 심부 관찰(사다리꼴) 모드가 있는 리니어 프로브나 컨벡스 프로브가 적당하다. 고관절의 관절낭 내에 초음파 유도하 약물 주입의 경우 체축에 대해 프로브를 장축 또는 단축으로 대는 방법과 장축에서 프로브 미측을 외측으로 기울여 대퇴골 경부에 대해 장축상을 이용하는 방법이 있다. 이 책에서는 대퇴골 경부 장축상을 이용하는 방법[10]을 소개한다.

0 Pre-scan

[☞「III-1 초음파 해부 –SONOANATOMY–」, 「3 고관절 · 서혜인대」(p. 275) 참조]

대전자 두측 끝과 치골결합을 잇는 직선의 중점 약간 두측에 전방에서 프로브를 체간에 대해 단축으로 대고 관찰하면 복측으로 볼록한 활모양의 고에코상이 관찰된다. 이것이 대퇴골두이며 그 복측에 장요근과 대퇴직근이 나타난다. 프로브 내측 끝을 대퇴골두에 고정하고 외측 끝을 미측으로 회전시키면 대퇴골 경부의 장축상으로 비구 · 대퇴골두 · 대퇴골 경부 윤곽의 선상 고에코로 스캔된다. 스캔이 잘 되지 않는 경우는 다음과 같이 전상장골극에서 스캔을 시작하는 방법을 시도해 본다.

1 대퇴골 경부 장축상(평행법)

전상장골극에 체간에 대해 단축으로 댄 프로브를 미측으로 Sweep(Sliding)해 활모양 고에코상의 대퇴골두를 스캔 후 대퇴골 경부 장축 방향으로 프로브를 회전시켜 스캔한다(**그림 17**).

대퇴골 경부를 장축상으로 스캔하면 그 전방에 저에코의 전방 관절강이 확인된다. 골두와 대퇴골 경부의 이행부를 타깃으로 프로브 미측(대퇴 외측)에서 바늘을 자입한다(**그림 18, 19**). 이 방법은 약간 외측에서 자입하므로 대퇴부 전면에 존재하는 혈관, 신경의 손상 리스크가 낮아진다. 도플러를 이용해 평행법으로 자입한 바늘의 자입부나 경로에 혈관이 존재하지 않는 것을 확인하고 pre-scan 전에 촉지한 혈관 위치를 확인해 둔다.

관절 내에 천자할 때에는 다른 부위 이상으로 감염 리스크를 염두에 두고, 여분의 초음파 젤 제거, 소독 범위·횟수 증가, 소독 프로브 커버 사용 등 항상 청결 조작에 주의할 필요가 있다. 저항에 주의하며 약물을 주입하면 초음파 영상에서도 그 모습을 관찰할 수 있다. 주입 저항이 높은 경우에는 바늘 끝의 위치나 자입경로를 변경하는 것이 요령이다.

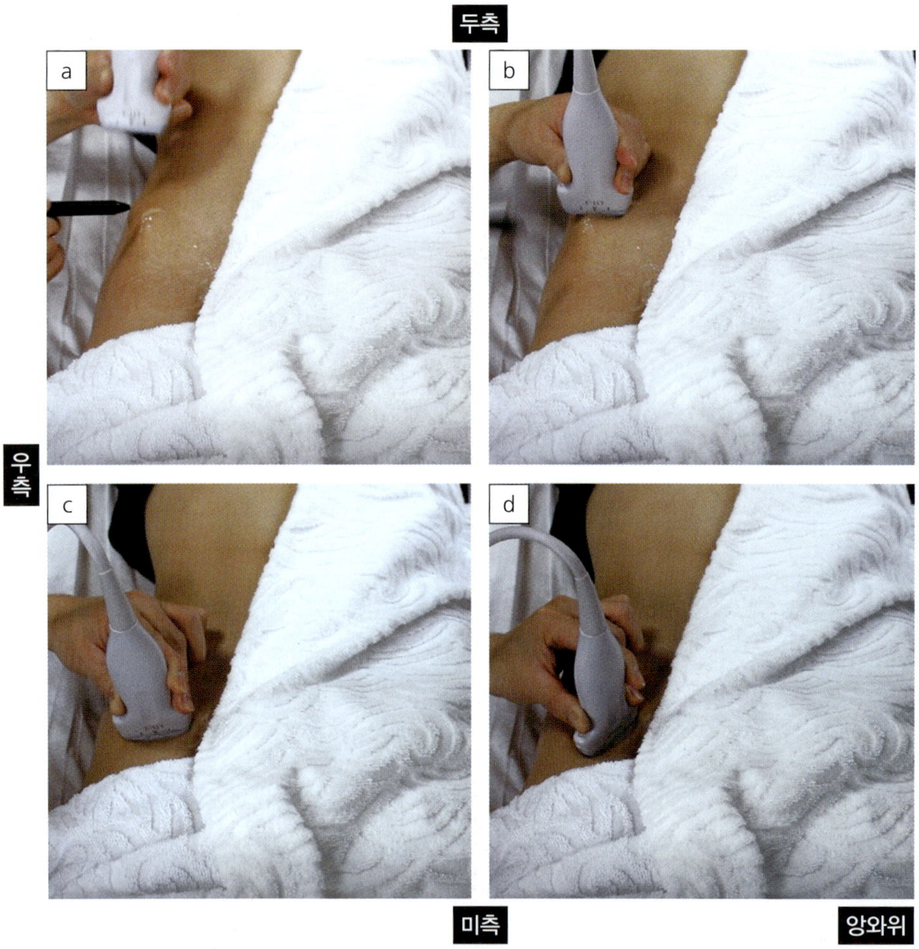

그림 17 대퇴골 경부 장축상 스캔 방법

a : 전상장골극 위치, b : 전상장골극 스캔, c : 대퇴골두 스캔, d : 대퇴골 경부 장축

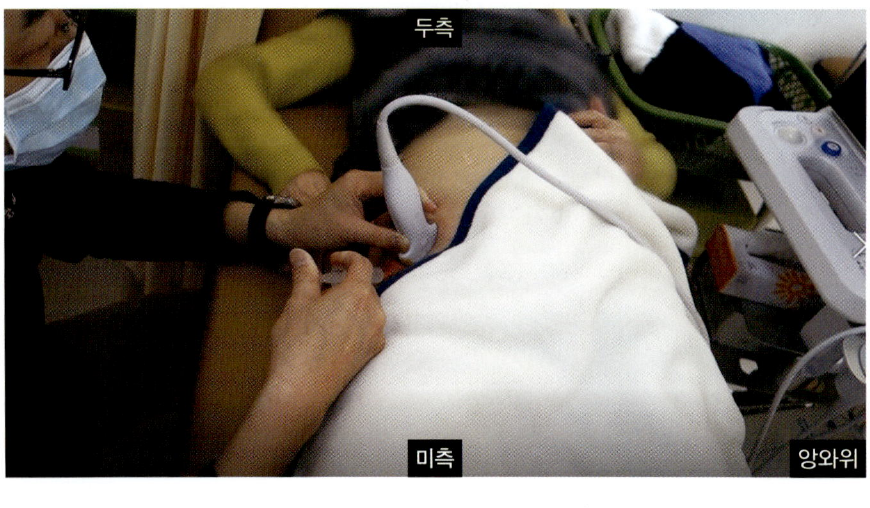

그림 18 우측 고관절에 대한 초음파 유도하 주사의 천자(대퇴골 경부 장축상·평행법)

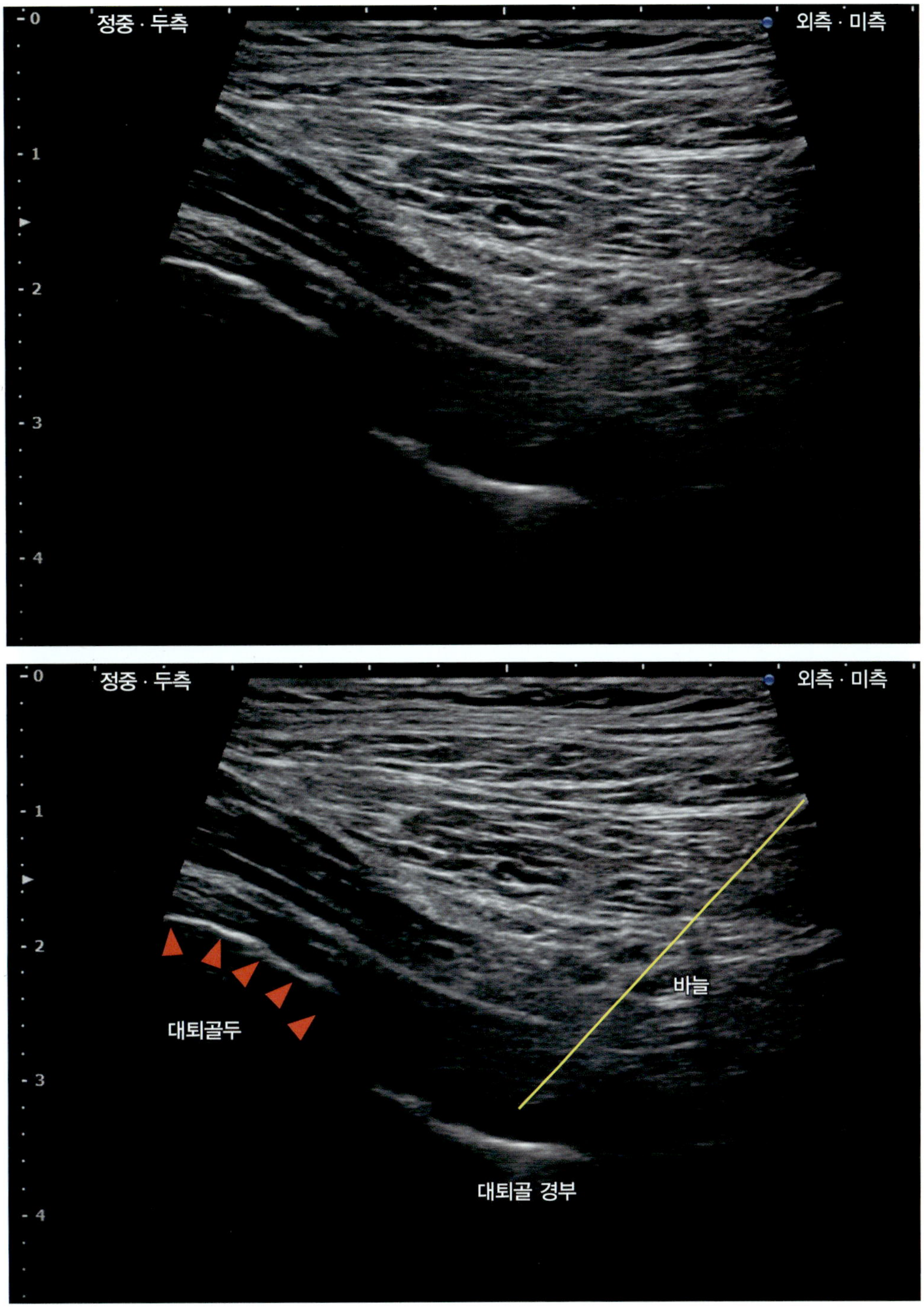

그림 19 고관절에 대한 초음파 유도하 주사(대퇴골 경부 장축상 · 평행법)

Target 306 : 요방형근

복부의 근육 중 복강 후벽을 형성하는 후복근으로, 요추를 측방으로 굽히는 작용이 있다. 척추외과의로서 지금까지 그다지 의식하지 않았던 근육이지만 근골격계 초음파를 이용해 요통을 치료하며 의식하게 되었다.

적응증!

요추 신전 시 통증을 느끼지만, 통상 흔한 요통 부위보다도 약간 외측 부분에 통증을 호소하는 경우에는 측굴 동작에서의 통증 변화를 확인한다. 이 동작에서 통증이 증가하는 경우에는 요방형근과 그 주위가 타깃 중 하나가 된다.

준비

- 자세 : 복와위, 환측을 위로 한 측와위
- 프로브 : 컨벡스
- 실린지 : 5mL · 10mL
- 바늘 : 25G long needle

교차법으로 시행할 때에는 환측을 위로한 측와위에서도 가능하지만 평행법으로 내측에서 바늘을 자입하는 경우도 있으므로 통증으로 인해 자세를 취할 수 없는 경우 외에는 복와위에서 시행한다. 측와위의 경우 술자는 환자의 배측에, 모니터는 반대측에 위치하고(**그림 20**), 복와위의 경우 환측에 모니터, 건측에 술자를 배치한다.

0 Pre-scan

[☞「III-1 초음파 해부 –SONOANATOMY–」, 「요방형근」(p. 278) 참조]

극돌기 및 다열근을 스캔 후 프로브를 외측으로 Slide(Sliding)시켜 다열근 · 최장근 외측의 장늑근을 스캔하면 그 외측 심부에 요방형근이 확인된다.

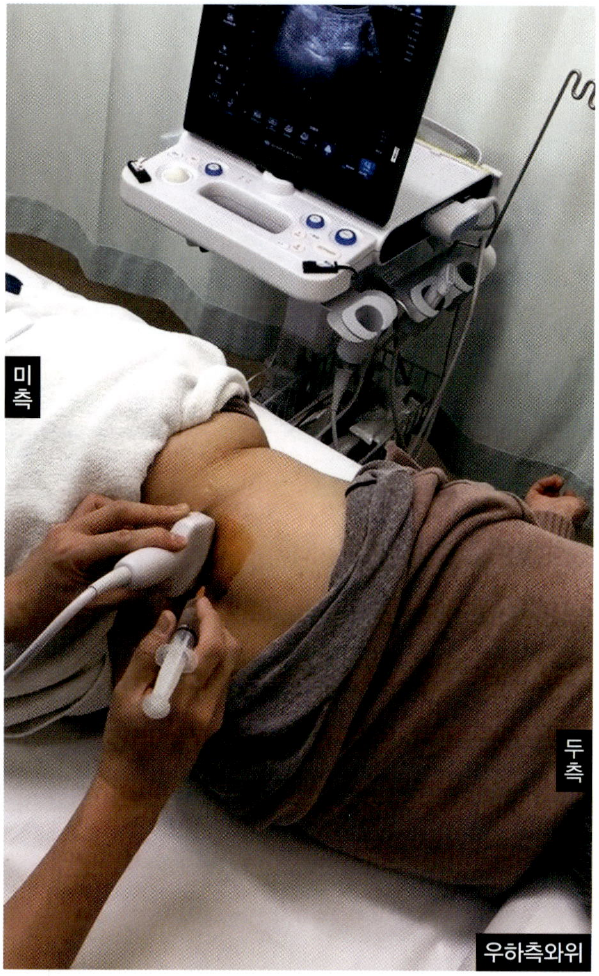

그림 20 요방형근에 대한 초음파 유도하 주사의 천자 (단축상 · 교차법)

1 단축상(교차법 · 평행법)

요방형근 배측에의 인터벤션을 시행할 경우에 Jacoby line을 하나의 랜드마크로 하여, 이보다 미측에서는 장늑근 외측면과 요방형근 배면 사이에 약물을 주입한다. Jacoby line보다 두측의 레벨로 초음파 영상에서 요방형근이 외측으로 길게 존재하지 않는 경우에는 복강 내에의 천자를 막기 위해서도 횡돌기 끝 주위에서 요방형근 배측에 약물을 주입한다(**그림 21**). 약간 심부에 위치하고 컨벡스 프로브를 사용하기 때문에, 교차법에 숙련되기 전에는 프로브 내측에서 평행법으로 상기 포인트에 바늘을 진행시킨다. 이 경우에는 요방형근 외측 및 전방으로 바늘 끝이 진행되지 않도록 주의해야 한다.

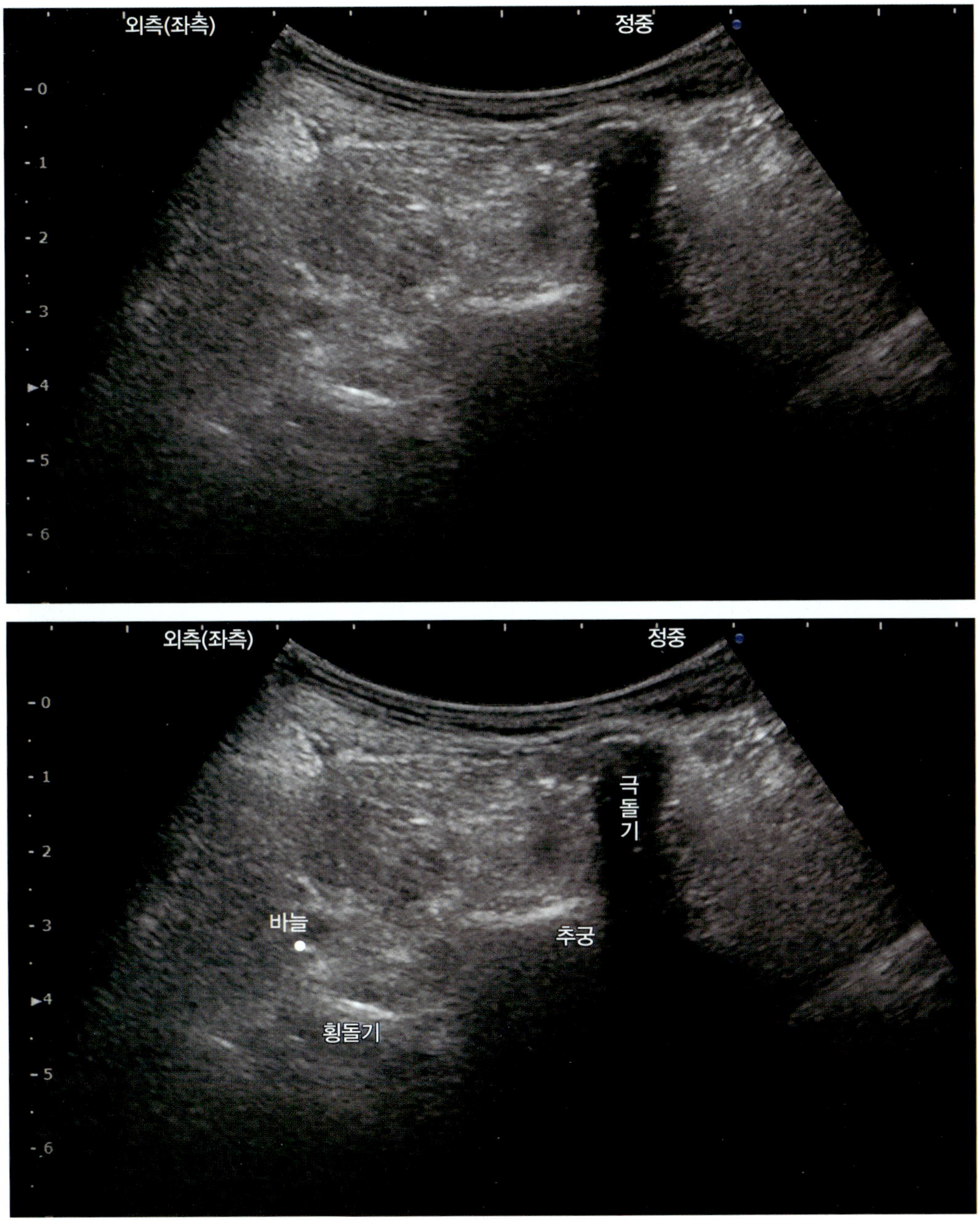

그림 21 요방형근에 대한 초음파 유도한 주사(단축상 · 교차법 · 측와위)

Target 307 : 대요근 · 요신경총

요신경총은 요추 횡돌기 전방의 대요근 내에 존재하며, (T12)L1 · L2 · L3 · L4 일부의 척수신경 전지로 구성된다. 그리고 장골하복신경, 장골서혜신경, 음부대퇴신경, 외측대퇴피신경, 폐쇄신경, 대퇴신경으로 분지된다. 대요근을 통한(경대요근 경로의) 측방진입 추체간 고정술을 시행할 때에도 이러한 해부학적 위치관계 파악은 중요하다.

적응증!

요추 추간판 탈출증이나 요부 척추관 협착증 등에 대한 치료로는 「**Target 313 : 신경근 · 척수신경**」(p. 347)의 방법으로 요추 신경근(척수신경)에 인터벤션을 주로 시행하며, 현시점에서는 경추 신경근(척수신경)과 같이 명료하게 스캔하기 곤란하므로 약간 말초의 대요근 내에서 요신경총에 인터벤션을 시행할 때가 있다.

준비

- 자세 : 복와위, 반복와위 또는 측와위
- 프로브 : 컨벡스
- 실린지 : 10mL · 20mL
- 바늘 : 23G long needle · 25G long needle

복와위로 후방에서 프로브를 대는 방법과 측와위로 측방에서 프로브를 대는 방법(Shamrock method)[11]이 있다. 복와위에서는 술자가 환측에서 모니터를 반대측에 배치하고, 측와위에서는 술자가 환자 배측에, 모니터를 복측에 설치한다.

0 Pre-scan 1(복와위 · 반복와위)

정중 또는 방정중의 장축상에서 L5/S1 추간을 확인 후, 해당 레벨에서 화면 중앙에 극돌기가 위치하도록 프로브를 Slide(Sliding)시킨다. 극돌기 위에서 프로브를 Rotation(Rotating)시켜 단축상으로 화면 중앙에 극돌기를 스캔한다. 외측으로 이동시킨 후 두측으로 천천히 프로브를 Sweep(Sliding)시켜 추간관절 및 그 외측의 횡돌기를 확인한다.

천천히 미측으로 이동시키면 횡돌기의 음향음영을 동반한 고에코상이 소실되고, 요방형근 내측 전방에 대요근이 나타난다.

0 Pre-scan 2(측와위)

[☞「III-1 초음파 해부 –SONOANATOMY–」, 「대요근」(p. 279) 참조]

측복부에 체간에 대해 단축으로 프로브를 대고 요추를 측방에서 관찰하면 요추 측벽이 선상 고에코로 나타난다. 횡돌기를 중심으로 전방의 대요근, 측방의 요방형근, 후방의 척추기립근이 마치 세잎 클로버와 같이 보여 Shamrock method라는 이름이 붙여졌다. 레벨 확인은 복와위 방법과 마찬가지로 배측 L4 횡돌기를 확인 후 프로브를 외측 전방으로 Slide(Sliding)시키는 방법으로 한다.

1 단축상(평행법, 복와위 · 반복와위)

Pre-scan 1 방법으로 해당 레벨의 횡돌기 미측에서 대요근을 스캔한다. 도플러에서 주위 혈관 존재 유무를 확인 후 프로브 외측 피부를 소독하고 바늘을 자입한다(**그**

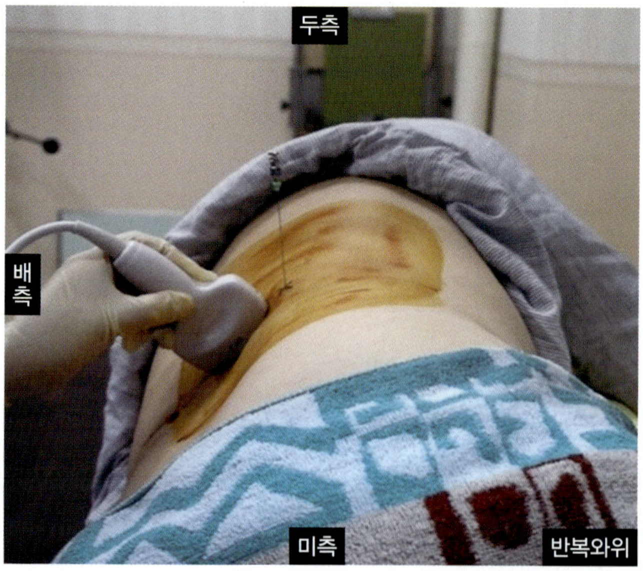

그림 22 **대요근 · 요신경총에 대한 초음파 유도하 주사의 천자(단축상 · 평행법 · 반복와위)**

림 22). 요방형근 내측 전방에 위치하는 대요근 내 후방에 약물을 주입한다(**그림 23**). 요방형근과 대요근 전방의 복강 내 또는 장관 천자 및 추체 측벽의 분절동맥(segmental artery) 손상에 충분히 주의해야 한다.

2 단축상(평행법, 측와위)

배측에서 프로브를 대고 L4 횡돌기를 확인 후 프로브를 외측(전방)으로 Slide(Sliding)시키면(**그림 24-1**) 횡돌기를 중심으로 전방의 대요근, 측방의 요방형근, 후방의 척추기립근이 나타난다(Shamrock method). 교차법으로도 시행할 수 있지만 의도하지 않게 심부로 바늘 끝이 진행되어 추체 측벽에서 분절동맥을 손상시킬 리스크도 있으므로 평행법으로 후방에서 바늘을 자입한다. 프로브를 약간 두측으로 이동시켜 프로브 후방을 충분히 소독 후 평행법으로 자입한 바늘을 대요근 내 후방에 위치시켜 혈액의 역류 등을 확인 후 주입한다(**그림 24-2**).

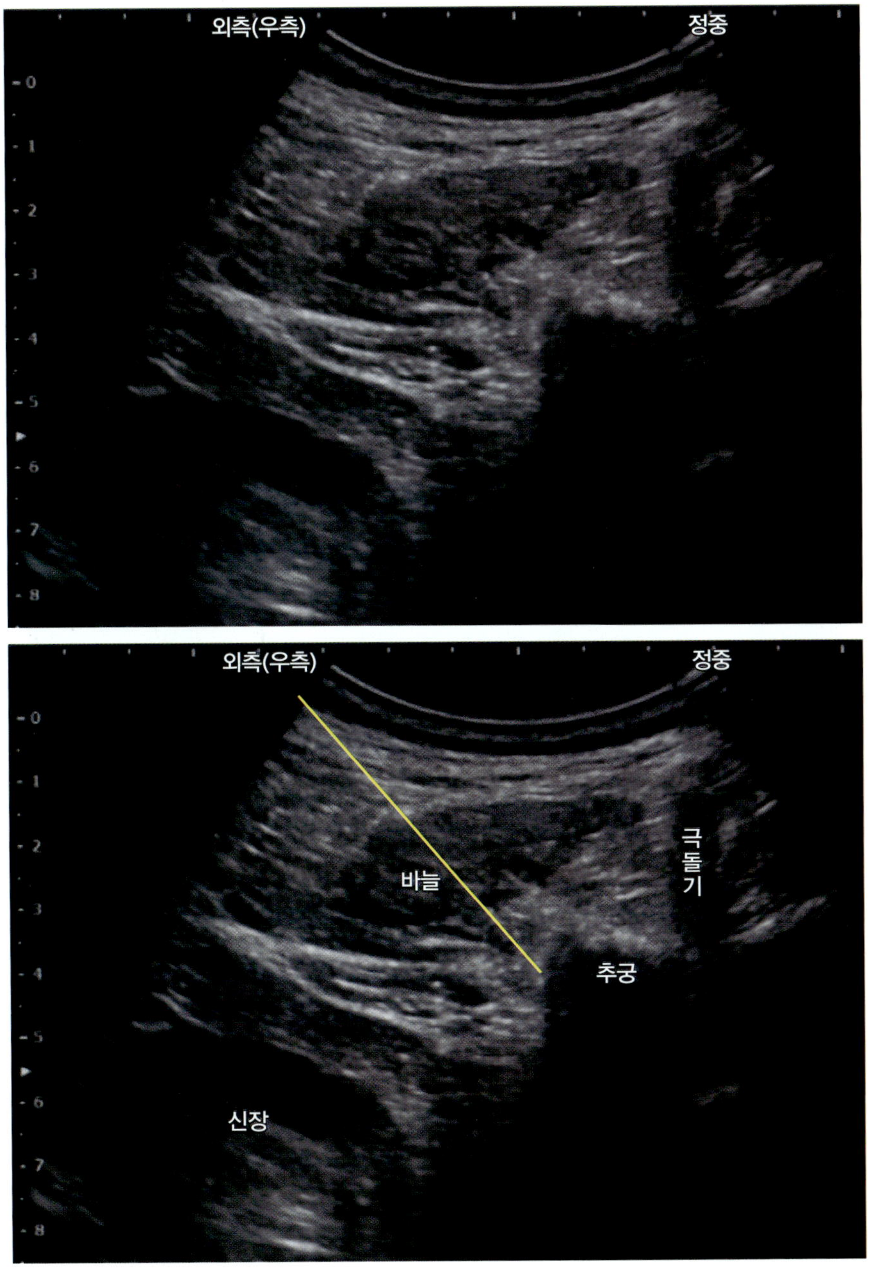

그림 23 대요근 · 요신경총에 대한 초음파 유도하 주사(단축상 · 평행법 · 반복와위)

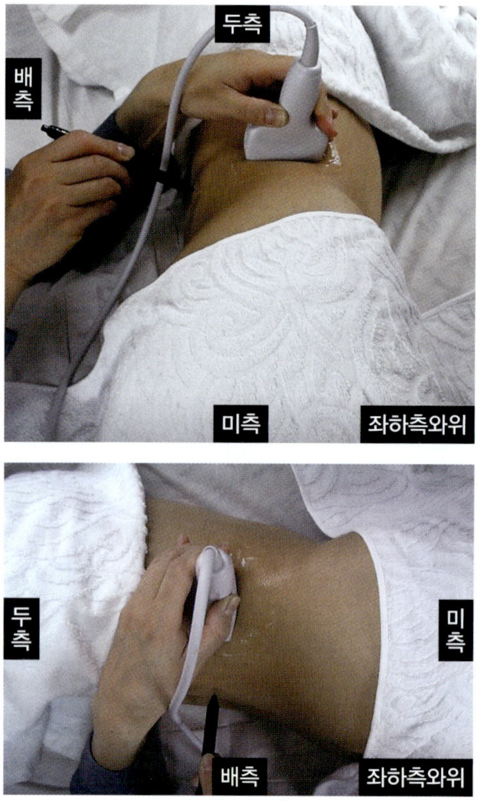

그림 24-1 대요근 · 요신경총에 대한 초음파 유도하 주사의 천자 이미지(단축상 · 평행법 · 측와위)

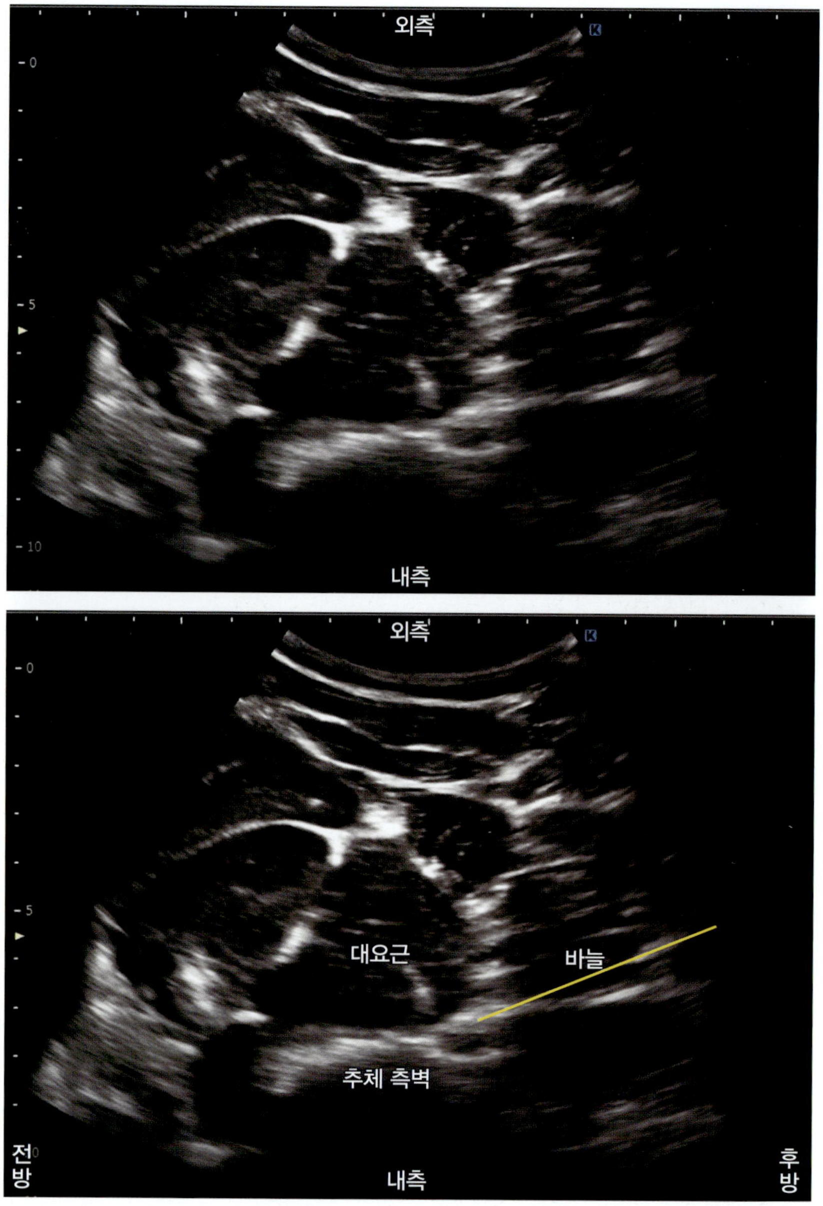

그림 24-2 대요근 · 요신경총에 대한 초음파 유도하 주사(단축상 · 평행법 · 측와위)

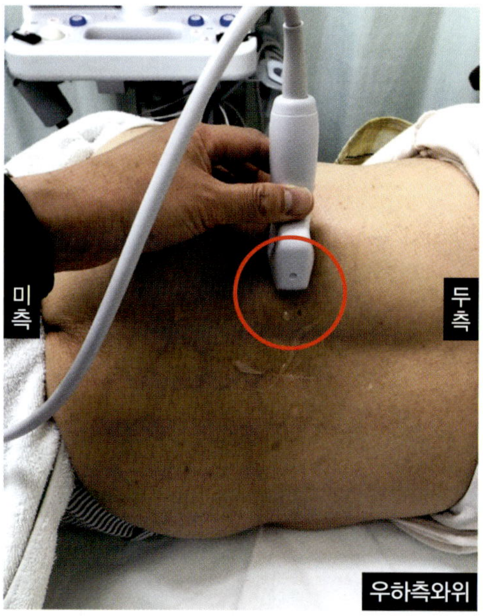

그림 25 Shamrock method 시 주의점
체간에의 프로브 접촉 면적이 감소한다(빨간 원).

저자의 말

Shamrock method로 스캔하려고 할 때, 요추를 화면에 확실히 나타내려고 프로브를 후방(배측)으로 Slide(Sliding)시키면(**그림 25**), 체간에의 프로브 접촉 면적이 감소해 명확히 관찰되지 않을 때가 많아 필자에게는 다소 어렵게 느껴지는 수기이다.

Target 308 : 장골근

장골근과 대요근은 기시가 다르지만 정지부 부근에서 근섬유를 교차시켜 소전자에 부착하므로 합쳐서 장요근이라고 한다. 고관절 굴곡에 중요한 근육이며 서혜부 통증(groin pain)이나 요통의 치료에서 key muscle이라고 할 수 있다. 또한, 대퇴신경에의 인터벤션을 시행할 경우에는 장골근막과 장요근 사이를 타깃으로 한다.

적응증!

대퇴신경[「**Target 315 : 대퇴신경**」(p. 360)]에 대해 장골근막하 접근 시 타깃이 된다. 또한, 서혜부의 종창이나 통증을 주소로 하는 증례 중 장요근 활액낭염이 있어 그 진단 및 치료(천자)에 근골격계 초음파가 중요한 역할을 한다.

준비

- 자세 : 앙와위
- 프로브 : 리니어
- 실린지 : 10mL · 5mL
- 바늘 : 25G long needle

환자를 앙와위로 하고 환측에 서서, 동측의 두측 또는 반대측 약간 두측에 모니터를 설치한다.

0 Pre-scan

[☞「III-1 초음파 해부 –SONOANATOMY–」, 「장골근」(p. 280) 참조]

서혜인대 미측에서 대퇴동맥을 촉지해 체간에 대해 단축으로 대퇴동정맥을 스캔하며 프로브를 외측으로 Slide(Sliding)시켜 대퇴골두 및 그 표층의 장요근을 스캔한다. 또는 전하장골극(AIIS)을 확인해 기시하는 대퇴직근을 스캔 후 약간 내측 및 말초로 프로브를 이동시키면 대퇴직근 내측에 장요근, 두 근육 사이 심층에 iliocapsularis(muscle), 더 심층에는 대퇴골두가 확인된다.

1 단축상(교차법 · 평행법)

대퇴직근과 장요근 그리고 그 심층의 iliocapsularis(muscle)를 스캔 후 교차법의 경우 프로브의 술자 우세손 쪽(환측이 좌측, 술자가 오른손잡이의 경우에는 프로브의 두측)을 소독 후 바늘을 자입하고 근육 사이나 근막하의 대퇴신경 주위에 약물을 주입한다. 평행법의 경우 프로브 외측에서 바늘을 자입해 동일한 부위에 약물을 주입한다(**그림 26** 빨간 원).

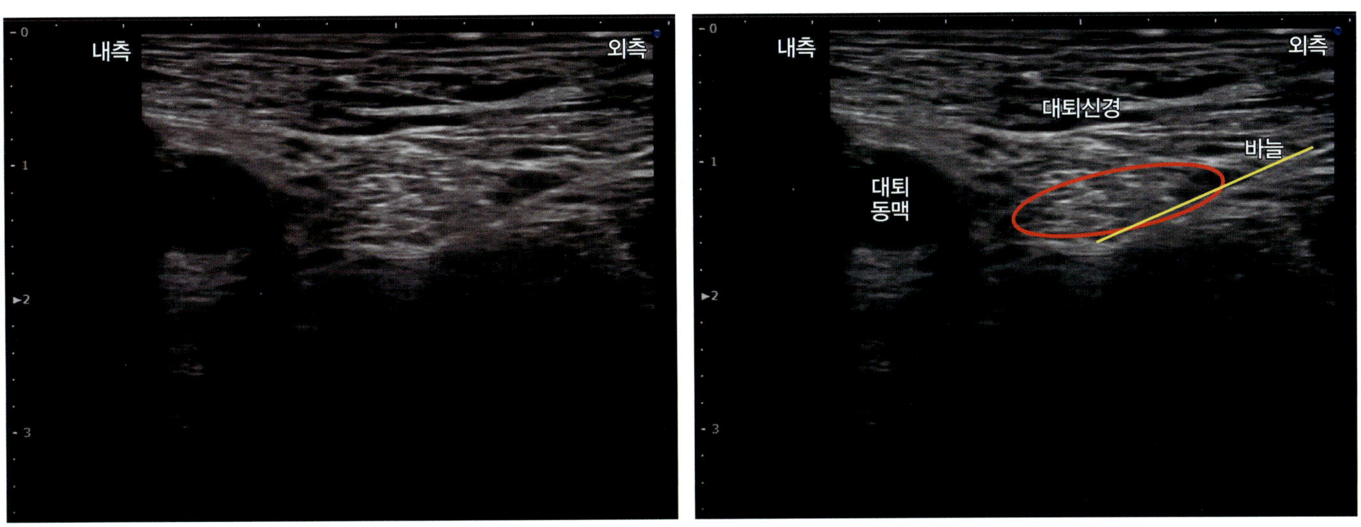

그림 26 대퇴신경에 대한 초음파 유도하 주사(단축상 · 평행법)

Target 309 :
이상근(·대둔근)

이상근에 의해 좌골신경이 포착되어 발생하는 이상근증후군은 통일된 진단 기준이 없어 정확한 빈도는 명확하지 않으며 기존에는 비교적 드문 병태로 알려졌다. Owase는 하지 신경통 증상을 가진 환자 3,409례에서 최종 진단이 이상근증후군으로 확정된 증례는 130례(5%)로 결코 드문 병태가 아니라고 보고하였다.[12] 따라서 둔부·하지 통증의 치료에 있어 이상근 주위에의 접근도 필수적이라고 생각한다. 최근에는 deep gluteal syndrome 등 새로운 용어도 생겨났으며 「**Target 314 : 좌골신경**」(p. 356)을 참조한다.

포인트

요추 질환으로 인한 둔부·하지 통증과의 감별이 중요하므로, 다음 소견이나 초음파 유도하 인터벤션의 효과 유무가 포인트이다.

적응증!

둔부(이상근)의 압통과 좌위 지속이나 고관절 굴곡/내전/내회전 자세에서 둔부 통증이나 하지 통증이 유발되는 경우, 이상근의 질환을 의심한다.

준비

- 자세 : 복와위
- 프로브 : 컨벡스
- 실린지 : 5mL · 10mL
- 바늘 : 25G long needle

복와위에서 술자는 환자의 환측에 서고(또는 앉아서) 모니터를 반대측(건측)에 설치함으로써 In line 포지션이 되며 평행법으로 인터벤션을 시행한다.

0 Pre-scan

[☞「III-1 초음파 해부 −SONOANATOMY−」, 「5 이상근」(p. 283) 참조]

체간에 대해 단축상으로 천장관절과 장골을 스캔한다. 이 위치에서 더 미측으로 프로브를 이동시키면 장골의 '산'이 작아지며 천골 후면과 장골의 높이가 거의 같아지는 부분이 후하장골극이다. 더 원위(말초)에서 천장관절이 사라지면 이상근이 나타난다. 더 원위로 프로브를 이동시키면 화면 내측에 천골 외연, 외측에 장골이 음향음영을 동반한 선상 고에코로 스캔되며 이상근 하공에 좌골신경이 확인된다. 또한, 화면 끝에 천골 외연을 스캔한 상태로 프로브 반대측을 대전자 끝 쪽으로 회전시키면 이상근의 장축상이 관찰된다.

1 장축상(평행법)

이상근 장축상을 스캔 후 도플러로 하둔동맥 등의 주위 혈관을 확인하고, 프로브 외측에서 평행법으로 바늘을 자입한다. 신중하게 자입경로와 바늘 끝을 확인하며 대둔근-이상근 사이나, 이상근 심층에 있는 좌골신경 주위에 약물을 주입한다(**그림 27**). 평행법으로 외측에서 내측을 향해 바늘을 진행하므로 바늘 끝을 잃고 전방의 골반강 내 장기를 손상시키지 않도록 주의한다.

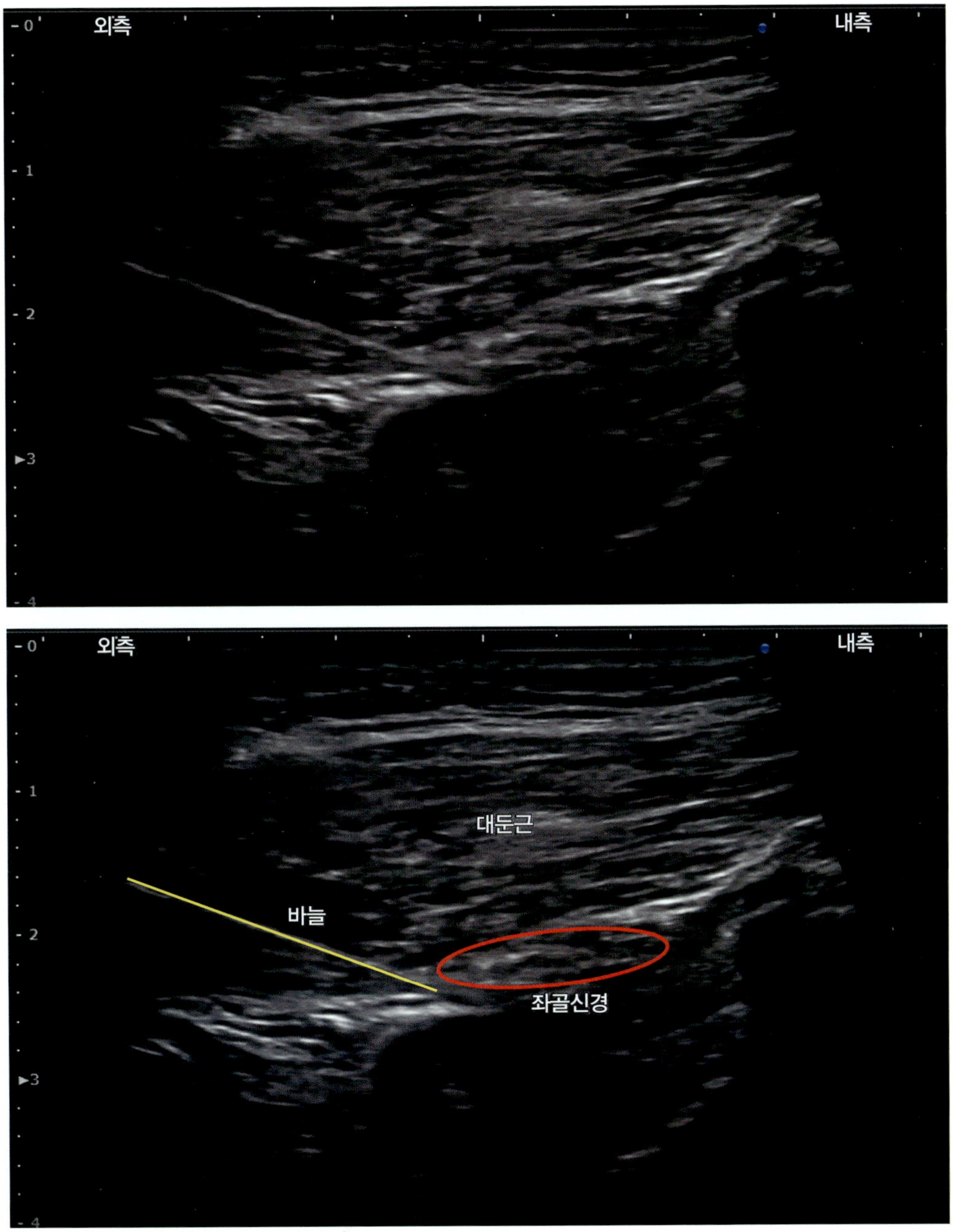

그림 27 좌골신경에 대한 초음파 유도하 주사(단축상 · 평행법)

Target 310: 상둔신경 · 하둔신경 · 후대퇴피신경

이상근은 둔부 통증의 원인인 신경의 해부학적 위치 및 주행과 관계가 깊다. 대좌골공은 이상근에 의해 두측의 이상근 상공과 미측의 이상근 하공으로 나뉘어 상공은 상둔동정맥 · 상둔신경이 통과하고, 하공은 하둔동정맥 · 하둔신경 · 음부신경 · 후대퇴피신경 · 좌골신경이 통과한다[☞「III-1 초음파 해부 –SONOANATOMY–」, 그림 17(p. 283) 참조]. 둔부나 대퇴 후면의 통증 치료로 이상근 주위에 이러한 신경이 타깃이 될 수 있다.

적응증!

후상장골극 외측 주위의 심부 둔부 통증을 호소하며, 이상근 주위에 압통을 보이는 경우에 상둔 · 하둔신경을 타깃으로 할 때가 있다. 좌위 시나 요추 신전위의 입위에서 대퇴 근위 후면의 통증 · 저림을 호소하며, 둔부 피선 주위에 압통을 보이는 증례에 대해 후대퇴피신경을 타깃으로 치료해 효과를 얻은 경험이 있다(**그림 28-1**).

저자의 말

부끄럽지만 현시점에서 필자들은 상둔신경 · 하둔신경병증의 확진은 곤란하다고 할 수 밖에 없는 수준이지만, 초음파 유도하에 이러한 신경 주위에 약물을 주입해 증상이 개선되는 증례를 경험했고, 앞으로도 경험을 쌓아가려고 한다.

준비

- 자세 : 복와위
- 프로브 : 컨벡스 · 리니어
- 실린지 : 5mL · 10mL
- 바늘 : 25G long needle

복와위에서 술자는 환자의 환측에 서서(또는 앉아서) 모니터를 반대측(건측)에 설치함으로써 In line 포지션이 되며 평행법으로 인터벤션을 시행한다.

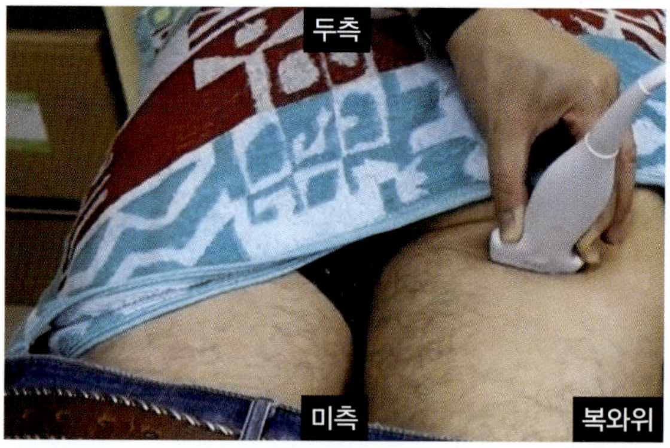

그림 28-1 후대퇴피신경에 대한 초음파 유도하 주사를 위한 pre-scan(단축상 · 교차법)

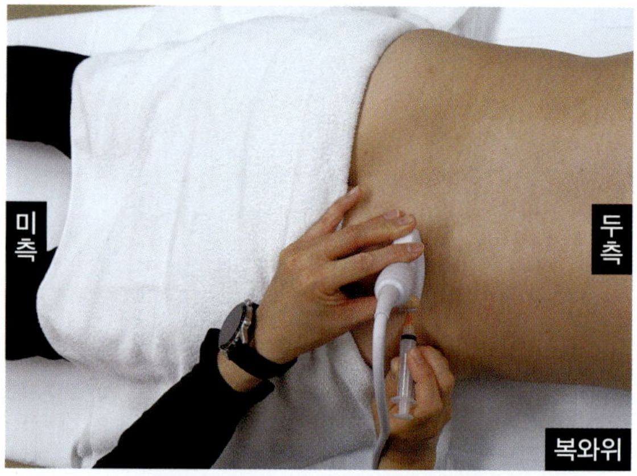

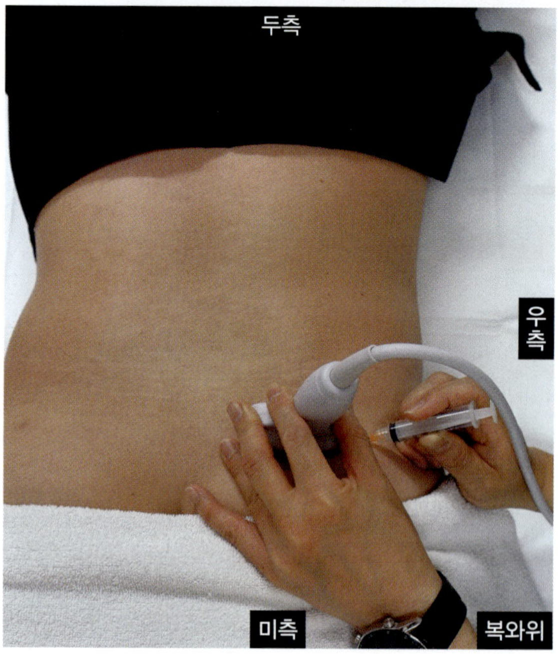

그림 28-2 상둔신경에 대한 초음파 유도하 주사의 천자 이미지(단축상 · 평행법)

0 Pre-scan
[☞「III-1 초음파 해부 –SONOANATOMY–」,
「5 이상근」(p. 283) 참조]

체간에 대해 단축상으로 천장관절과 장골을 스캔한다. 그 위치에서 미측으로 프로브를 이동시켜 천장관절이 사라지면 이상근이 나타난다. 이상근 상공 부근에서 박동하는 상둔동맥을 확인해 둔다. 미측(원위)으로 프로브를 Sweep(Sliding)시켜 이상근 하공에 좌골신경을 스캔하면 그 내측에 하둔동맥이 확인된다. 더 미측으로 프로브를 이동시키면 좌골신경이 외회전근의 표층에 존재한다. 좌골결절 위를 지나는 내폐쇄근을 확인하면 그 표층에 내측부터 음부신경 · 후대퇴피신경 · 하둔동맥 · 좌골신경이 존재한다.

1 단축상(평행법)

체간에 대해 단축상으로 이상근을 스캔 후 그 두측 이상근 상공 부근의 장골 배측에서 상둔동맥을 도플러로 확인할 수 있으면 피부를 소독하고 프로브 외측에서 바늘을 자입해(**그림 28-2**) 약물을 주입한다(**그림 29**). 대둔근 심층에서 상둔동맥 주위에 약물의 확산이 확인되

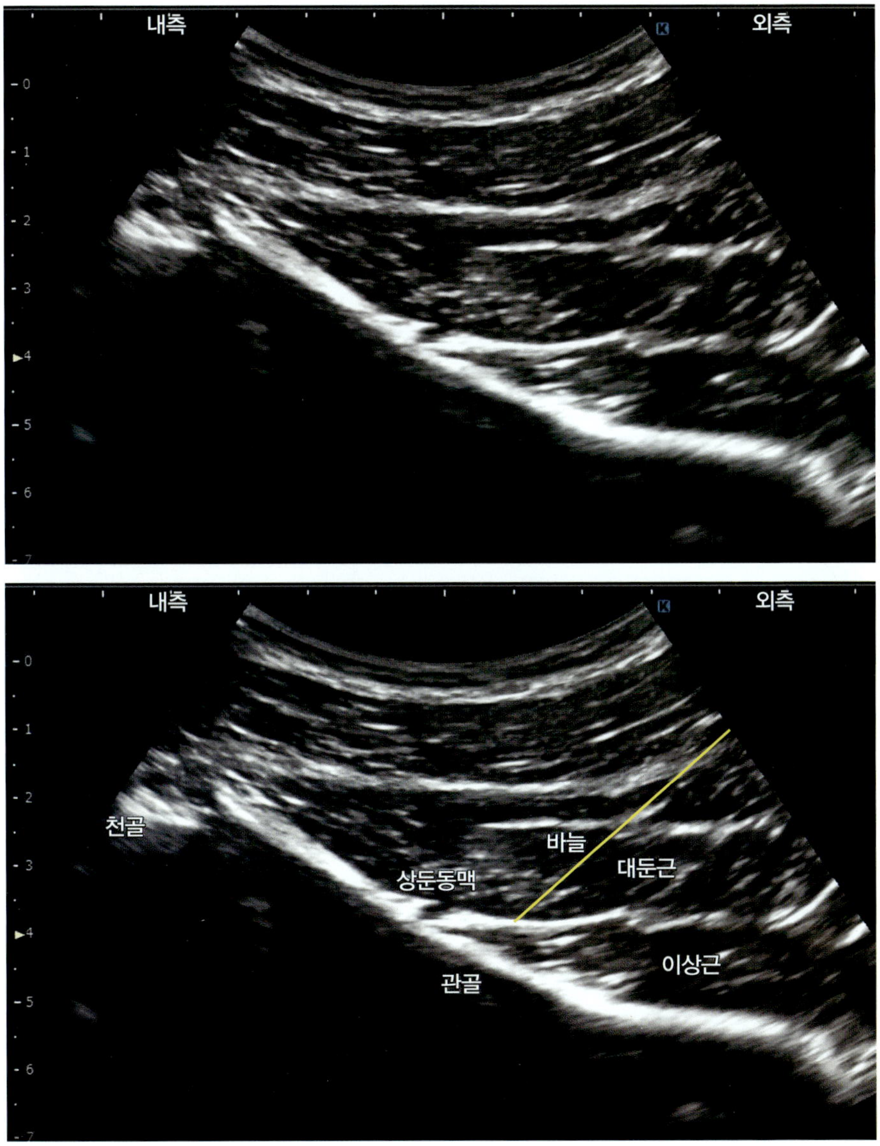

그림 29 상둔신경에 대한 초음파 유도하 주사(단축상 · 평행법)

면 상둔신경에의 효과를 기대할 수 있다. 프로브를 약간 미측으로 이동시켜 이상근 미측에서 하둔동맥을 확인한다(**그림 30**). 그 주위에 하둔신경 · 후대퇴피신경 · 좌골신경이 존재한다. 도플러로 혈관을 확인하고 프로브 외측에서 평행법으로 바늘을 자입한다. 신중하게 자입경로와 바늘 끝을 확인하며 하둔동맥 주위에 약물을 주입한다.

평행법으로 외측에서 내측을 향해 바늘을 진행하므로 바늘 끝을 잃고 전방의 골반강 내 장기를 손상시키지 않도록 주의가 필요하다. 후대퇴피신경 및 주위 혈관 등의 위치관계로 인해 프로브 내측에서 바늘을 자입하기도 하며, 이 때에는 술자와 모니터의 위치를 반대로 한다.

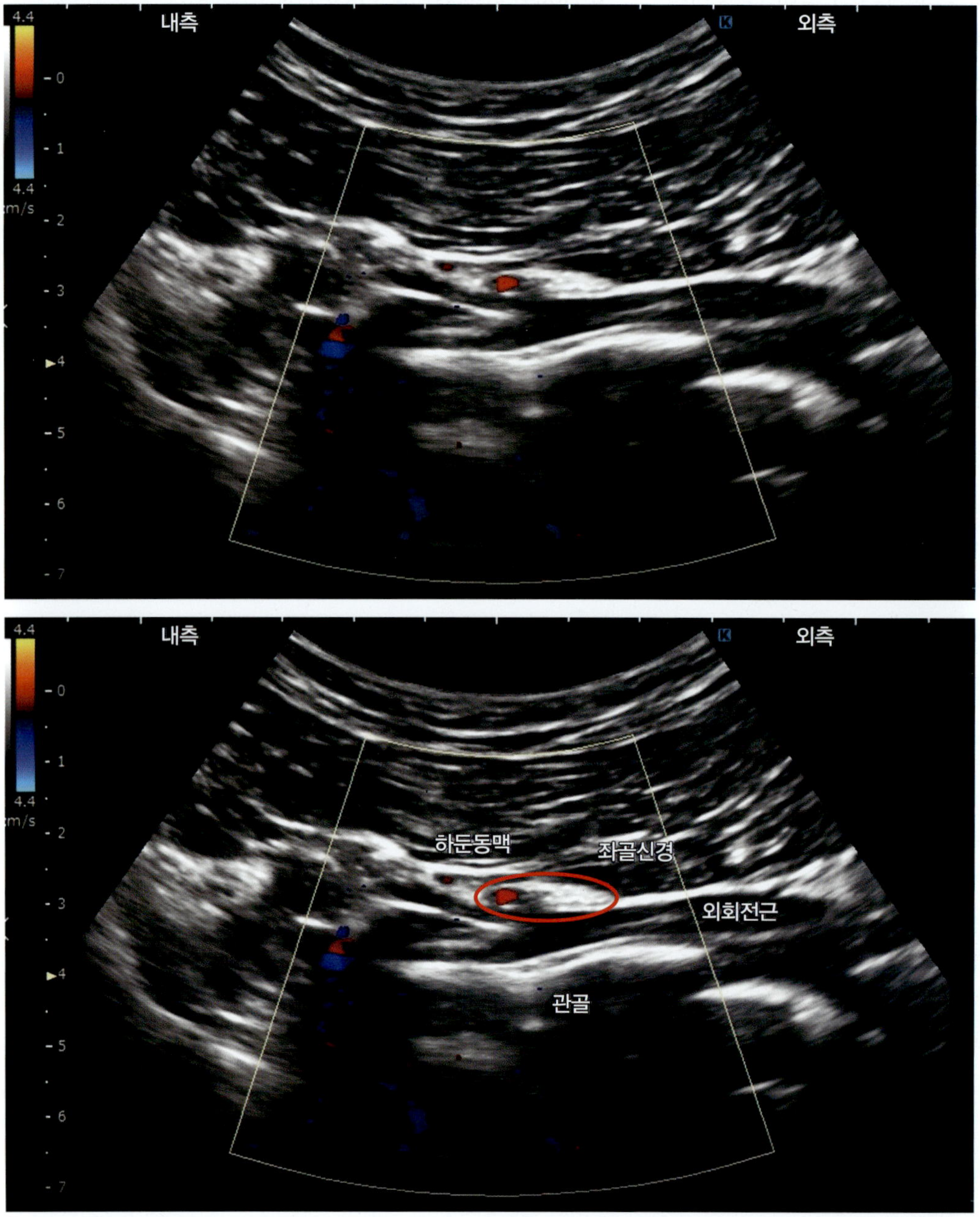

그림 30 하둔동맥

Target 311 : 중·소둔근

대전자부 주위의 둔부 통증을 호소하는 경우, 요추 질환이나 변형성 고관절증 등의 고관절 질환을 먼저 의심하지만 대전자통증증후군이라는 병태의 보고가 있다.[13),14)] 중둔근, 소둔근 등 고관절 외회전근의 대전자 부착부염이나 활액낭염 또는 외측형 발음성 고관절(snapping hip)이 그 원인 중 하나이다. Minagawa는 대전자부 통증의 영상진단 포인트로, 이 근육들의 초음파 영상에서의 이상 소견에 대해 기술하였다.[15)] 중둔근-소둔근 사이 또는 이 근육들의 대전자 부착부에 초음파 유도하 주사를 시행하는 것으로 증상이 개선되어 요추 질환에 의한 통증이 아님을 확신할 수 있었던 증례를 경험하고 있다.

적응증!

대전자 두측 부근의 통증 및 압통을 보이고, 환측을 위로 한 측와위에서 하지 외전/거상이나 이에 저항해 내전 방향으로 힘을 가할 경우에 통증이 유발 또는 증가되는 경우에 타깃으로 한다.

저자의 말

필자에게 있어서는 근골격계 초음파를 진료에 도입 후 의식하게 된 타깃이다.

준비

- 자세 : 측와위
- 프로브 : 리니어
- 실린지 : 5mL · 10mL
- 바늘 : 25G · 23G long needle

환측을 위로 한 측와위로 하여, 오른손잡이인 필자는 좌하측와위의 경우는 환자의 배측, 우하측와위의 경우는 환자의 복측에 서서 동측의 두측에 모니터를 설치한다.

0 Pre-scan

[☞「III-1 초음파 해부 –SONOANATOMY–」, 「6 대 · 중 · 소둔근」(p. 285) 참조]

대전자 외측에 프로브를 대고 단축상을 스캔해 두측 미측으로 이동시키며 대전자의 facet을 확인한다. 프로브를 90° Rotation(Rotating)시켜, 장축 방향에서 확인하면, 전방에서는 anterior facet에 부착하는 소둔근이, 중앙의 lateral facet에서는 중둔근건 전방섬유가, 후방의 posterosuperior facet에서는 중둔근건 후방섬유가 저에코상으로 관찰된다. 두측으로 Slide(Sliding)하고 두측으로 약간 Rock(Rocking)시키면 비구와 대퇴골두 천층에 소둔근이 확인된다.

1 장축상(교차법)

대퇴골에 대해 장축상으로 화면의 미측 끝에 대전자의 고에코상이 확인되는 위치에 프로브를 댄다(**그림 31**). 압통을 참고로 둔근의 종창, 활액낭의 수종, 파워 도플러 소견 등의 유무를 확인 후 교차법으로 약물을 주입한다. 프로브 미측에서 평행법으로도 시행 가능하다.

대전자 전방 anterior facet에서의 압통이나 초음파 영상에서 이상 소견을 보이면 소둔근이나 장경인대 주위에 시행하며, lateral facet이나 posterior facet 주변이라면 중둔근이나 장경인대 주위에 인터벤션을 시행한다.

2 단축상(평행법)

대전자 외측에 프로브를 대고 단축상을 스캔해 두측 미측으로 이동하며 대전자 주위를 확인한다. 장축상과 마찬가지로 압통을 참고로 둔근의 종창, 파워 도플러 소견을 확인해 교차법이나 후방에서 평행법으로 약물을 주입한다(**그림 32**).

포인트

대전자통증증후군은 그 증상이 발현되는 부위로 인해 요추 질환, 고관절 질환, 천장관절증후군, 외측대퇴피신경병증 등의 감별을 요한다. 따라서 초음파 유도하 대전자 부위에의 주사는 진단을 위해서도 유용하다.

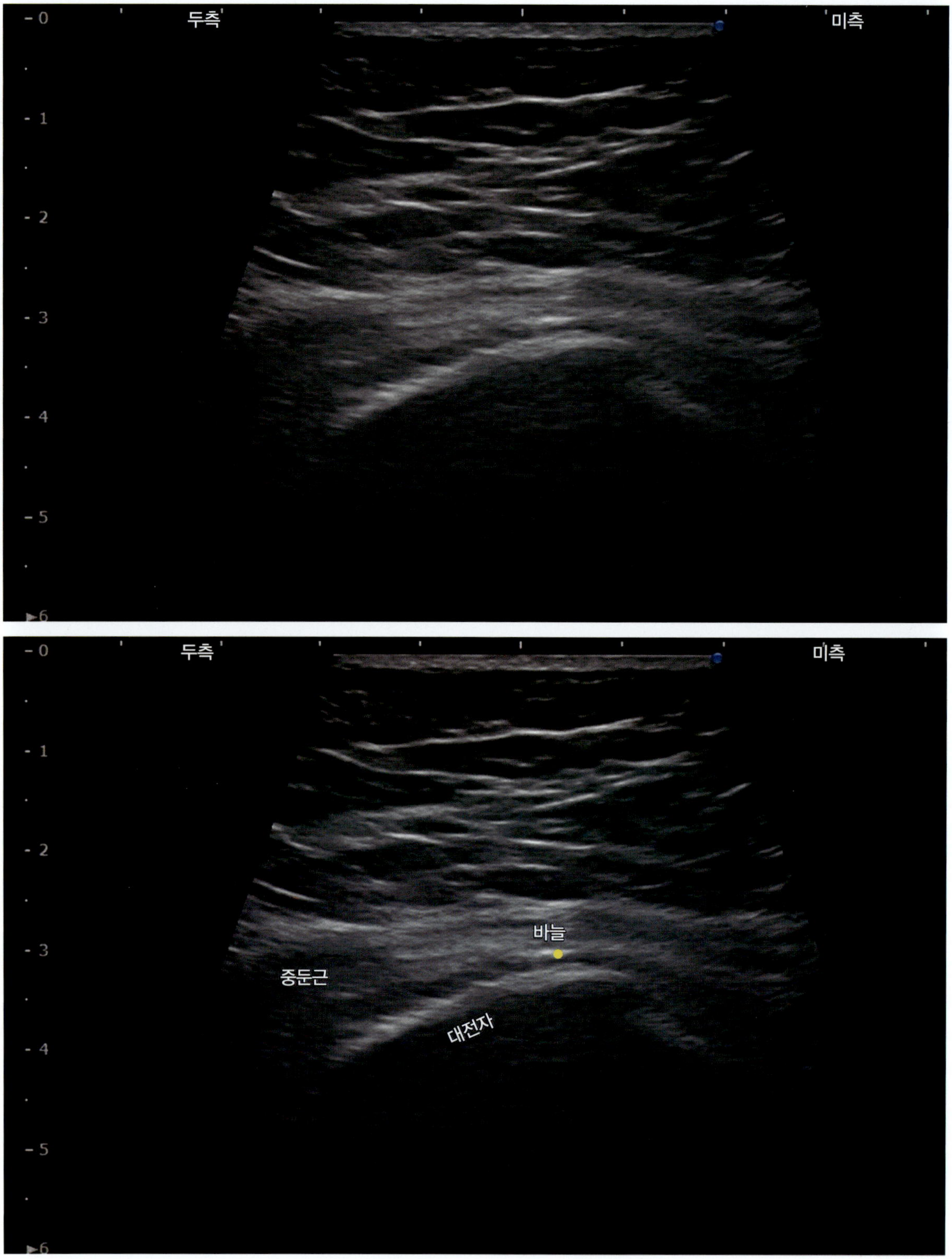

그림 31 중둔근(대전자부)에 대한 초음파 유도하 주사(장축상 · 교차법)

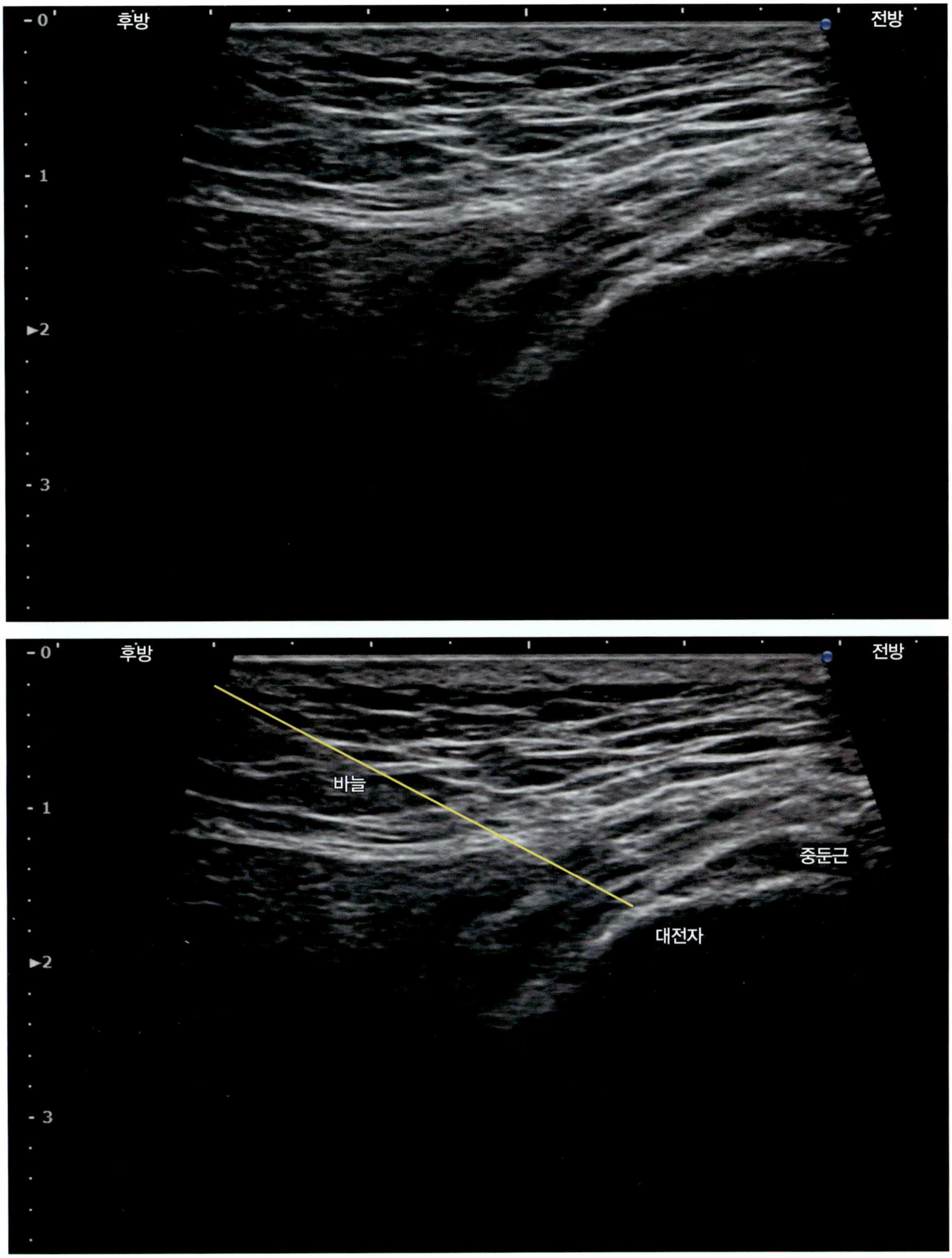

그림 32 중둔근(대전자부)에 대한 초음파 유도하 주사(단축상 · 평행법)

Target 312 : 장 · 단 · 대내전근

운동선수의 서혜부통증증후군(groin pain syndrome)의 분류에 내전근 관련 서혜부 통증이 있으므로, 척추 질환의 치료에 있어 이러한 내전근에 의한 서혜부 통증 가능성도 염두에 두어야 한다. 내전근의 압통이나 저항하 내전에 의한 통증 유발 등이 상위 요추신경 증상과의 감별에 유용하다. 내전근 관련 서혜부 통증이 의심되는 경우에는 [☞「III-1 초음파 해부 –SONOANATOMY–」, 「7 내전근」(p. 290) 참조]에 기재된 수기로 초음파 검사를 시행해(**그림 33**), 종창 · 파열 · 출혈 등의 확인 및 MRI에서 내전근의 휘도 변화 등을 확인한다.

또한, 이러한 내전근은 폐쇄신경에 대해 인터벤션을 시행 시 중요한 랜드마크이다.

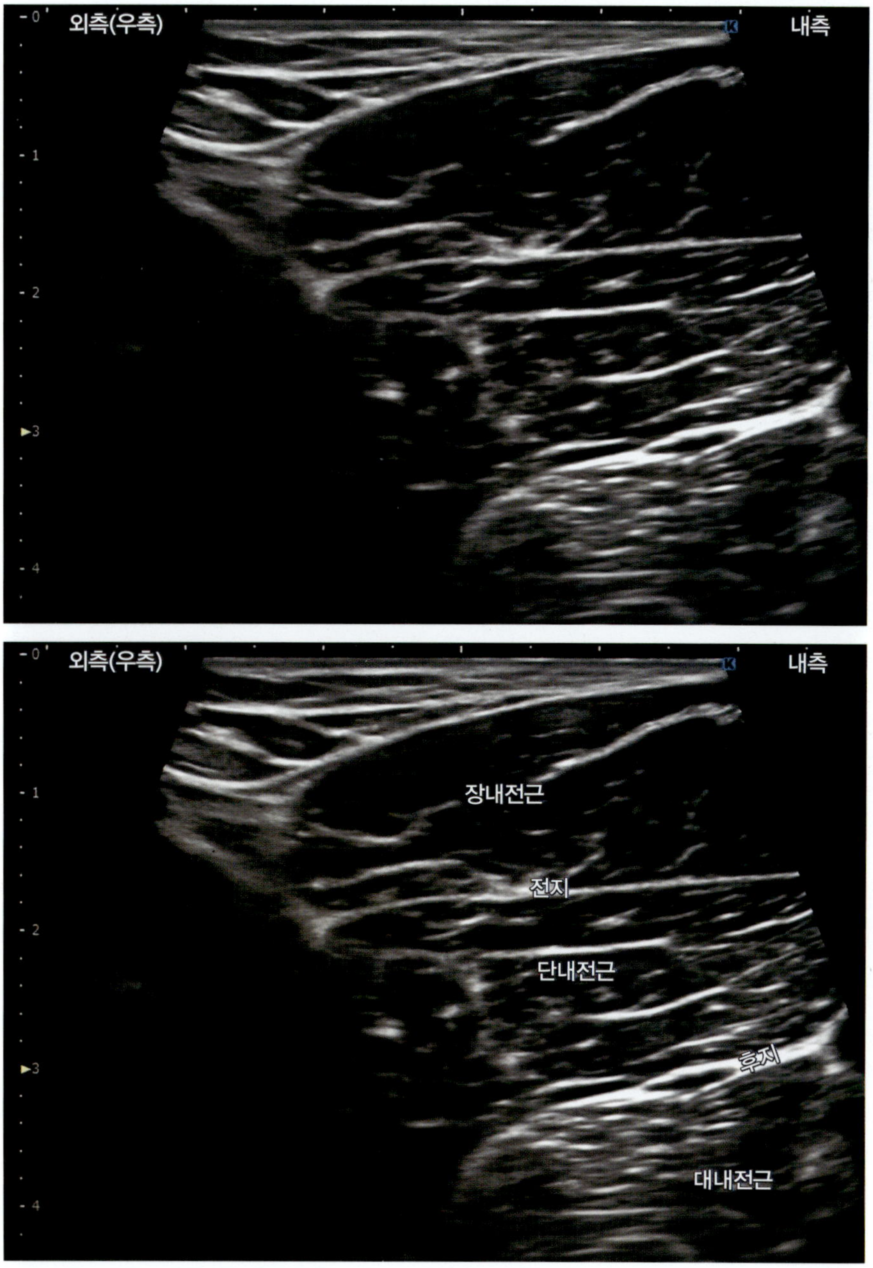

그림 33 장 · 단 · 대내전근

Target 313: 신경근·척수신경

요추 신경근 또는 척수신경에의 초음파 유도하 주사 수기는 아직 발전 단계이다. 경추 신경근에의 인터벤션과 마찬가지로 간편하고 확실하게 시행할 수 있게 되면, 척추척수질환에의 초음파 사용은 비약적으로 발전할 것으로 보인다.

저자의 말

집필 단계인 현재로는 아직 경추 신경근에의 수기만큼 반응을 얻지 못하고 있다. 따라서 앞으로는 여기에 기재한 방법과는 다른 수기가 주류로 떠오를 가능성이 있음을 양해바란다.

포인트

타깃이 되는 요추 신경근 · 척수신경을 판단하기 위해서는 MRI 등의 영상 검사 소견 이상으로 신경학적 진찰 소견이 중요하다. 따라서 근력저하가 있는 근육, 감각장애 부위, 심부건반사 저하 유무, 각종 징후나 검사 등의 소견을 통해 원인 신경을 판단한다. 요부 척추간 협착증 등에서는 안정 시뿐 아니라 보행 후 이러한 소견을 재차 관찰하는 것이 중요하다.

적응증!

기본적으로는 신경학적 진찰 시 단일 신경근 · 척수신경 병증의 진단이 의심되는 경우나 진단된 경우에 그 신경에 대해 인터벤션을 시행한다.

준비

- 자세 : 복와위 · 전경측와위(사위)
- 프로브 : 컨벡스 · 리니어(심부)
- 실린지 : 5mL(10mL)
- 바늘 : spinal needle, nerve block needle, 23G long needle, 25g long needle

복와위 또는 측와위와 복와위 중간의 전경측와위에서 시행한다. 관심영역이 깊이 위치하므로 컨벡스 프로브가 적절하지만, 해상도의 문제도 있으므로 체격이나 해부학적 랜드마크 파악이 가능하다면 리니어 프로브의 심부관찰 모드 등을 이용하는 경우도 많다.

복와위에서 평행법을 시행하는 경우에는 술자가 환측에 서서(또는 앉아서), 반대측에 모니터를 배치해 주사한다. 환측을 위로한 전경측와위에서 평행법으로 시행하는 경우에는 술자가 환자 배측에 서고, 모니터를 환자 복측에 배치한다.

0 Pre-scan

[☞「III-1 초음파 해부 −SONOANATOMY−」, 「8 신경근 · 척수신경」(p. 293) 및 **「II-2 초음파 유도하 주사 −TARGET and INTERVENTION−」, 「[핵심] 레벨 확인법」**(p. 225) 참조]

신경근 · 척수신경에의 주사에서는 우선 요추 레벨 확인이 중요하다. 단축상에서 확인하는 방법은 좌우 장골능 상단을 잇는 Jacoby line 위에 프로브를 대고 스캔하는 극돌기를 L4로 보고, 미측으로 천천히 프로브를 Sweep(Sliding)시켜, L4/5 추간관절 · L5 극돌기 · L5/S1 추간관절 · 천골 · 외측을 향해 개구하는 S1 후천골공을 확인해 요추 레벨을 확정한다. 또한, 초음파 세미나 등에서는 늑골을 스캔해 그로부터 미측으로 프로브를 이동시키는 방법의 유용성도 보고되었다. 장축상에서 확인하는 방법은 우선 천골 위 정중에서 체간에 장축으로 프로브를 대고 극돌기가 유합되어 형성된 정중천골능을 확인 후 프로브를 두측으로 Slide(Sliding)시켜 최초로 나타나는 극돌기가 L5이다. 이와 정중천골능 사이가 L5/S1 추궁간임을 알 수 있다. 정중천골능과 L4 · L5 극돌기 판별이 어려운 경우에는 1cm 정도 외측으로 프로브를 Sweep(Sliding)시키면 L4 및 L5 추궁과 골성으로 연속되는 천골 후면과의 차이를 통해 L5/S1 추궁간을 판단할 수도 있다. 더 두측으로 프로브를 이동시키며 극돌기를 세면 목적 레벨 판단이 가능하다.

1 장축상(교차법)

해당 극돌기간 또는 추궁간을 확인 후 프로브를 외측으로 천천히 Sweep(Sliding)시키면 배측으로 돌출된 추간관절이 나타나고(**그림 34**), 더 외측으로 이동시키면 횡돌기가 스캔된다. 이 횡돌기 기저부 미측 약간 심부에 척수신경이 존재할 것이다(L4/5 추간관절 외측에 L5 횡돌기가 위치하고, 그 미측에 L5 척수신경이 존재한다). 추간관절 가장 외연에서 도플러를 이용해 혈류를 확인하고(**그림 35-1**) 프로브 외측에서 교차법으로 바늘을 자입해(**그림 35-2**) 약물을 주입한다(**그림 34**). TLS approach[「3 TLS approach(평행법)」(p. 352)]와 마찬가지로 두측에서 바늘을 자입해(**그림 36**) 약물을 주입할 수도 있다(**그림 37**).

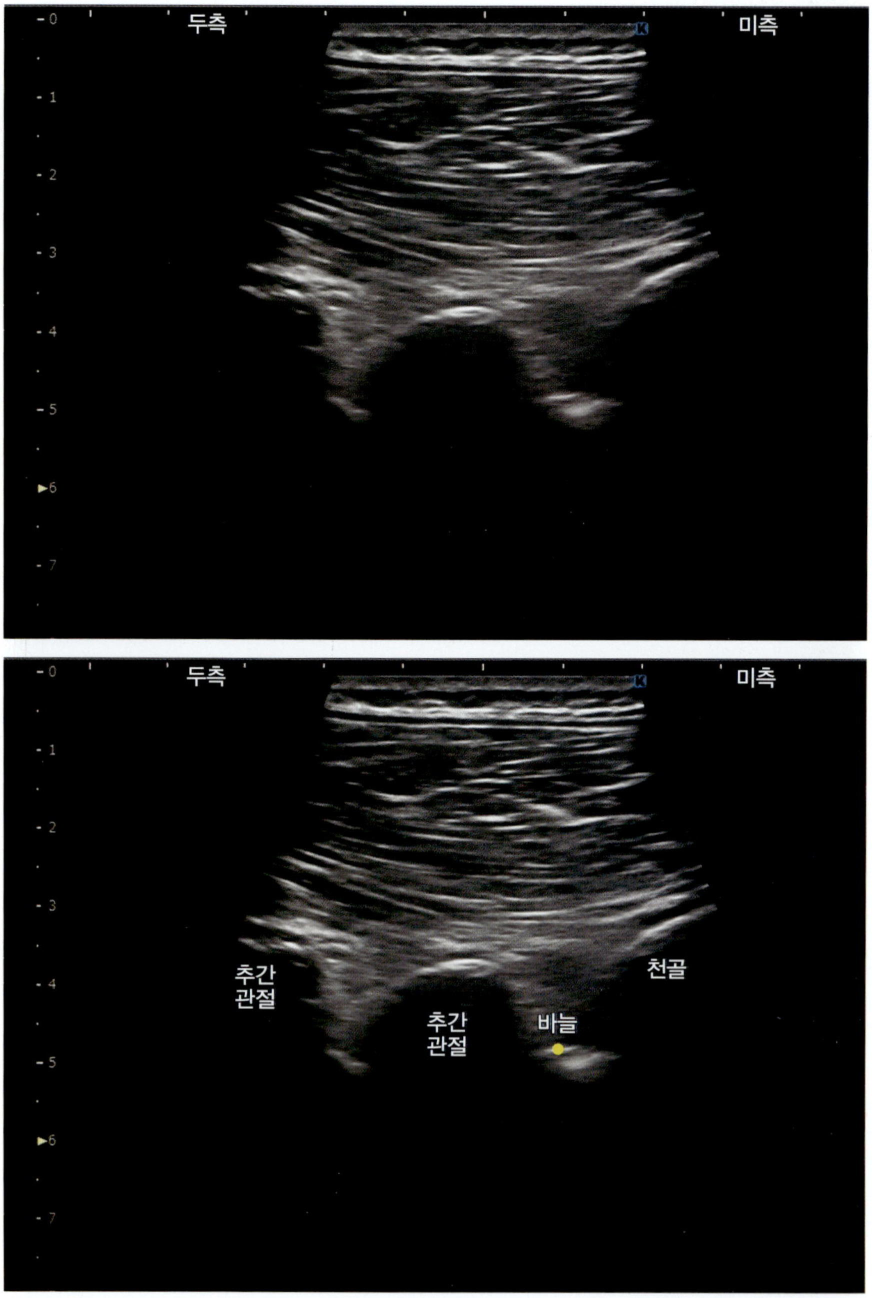

그림 34 **신경근·척수신경에 대한 초음파 유도하 주사(장축상·교차법)**

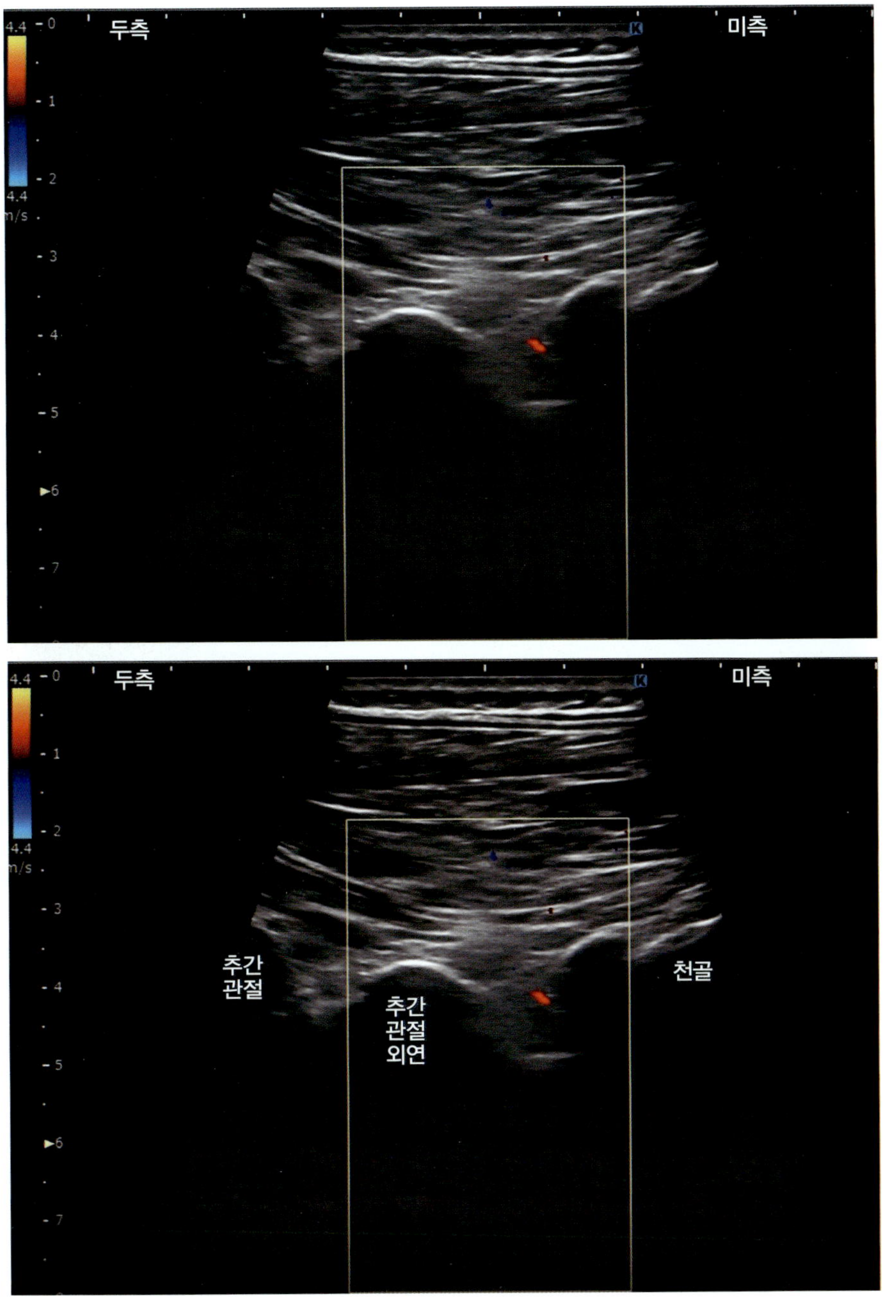

그림 35-1 신경근 · 척수신경에 대한 초음파 유도하 주사(장축상 · 교차법)에서 도플러를 이용한 혈류 확인

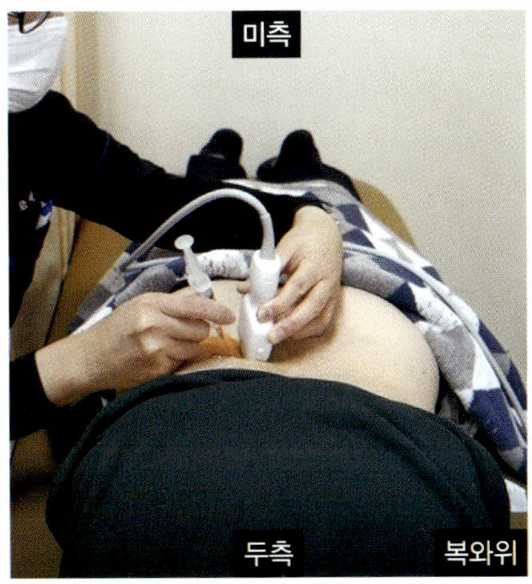

그림 35-2 우측 L5 신경근 · 척수신경에 대한 초음파 유도하 주사의 천자(장축상 · 교차법)

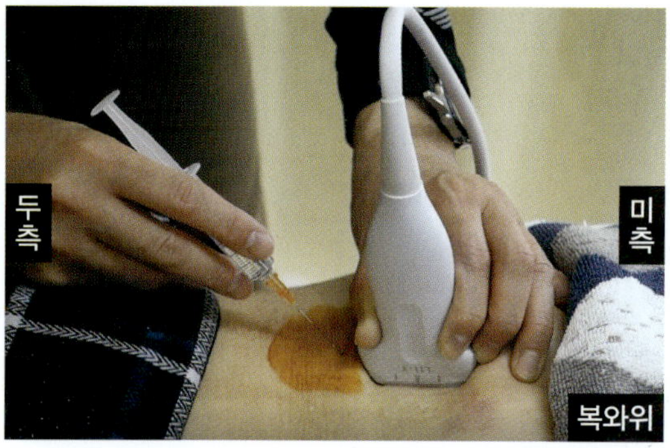

그림 36 우측 L5 신경근 · 척수신경에 대한 초음파 유도하 주사의 천자(장축상 · 평행법)

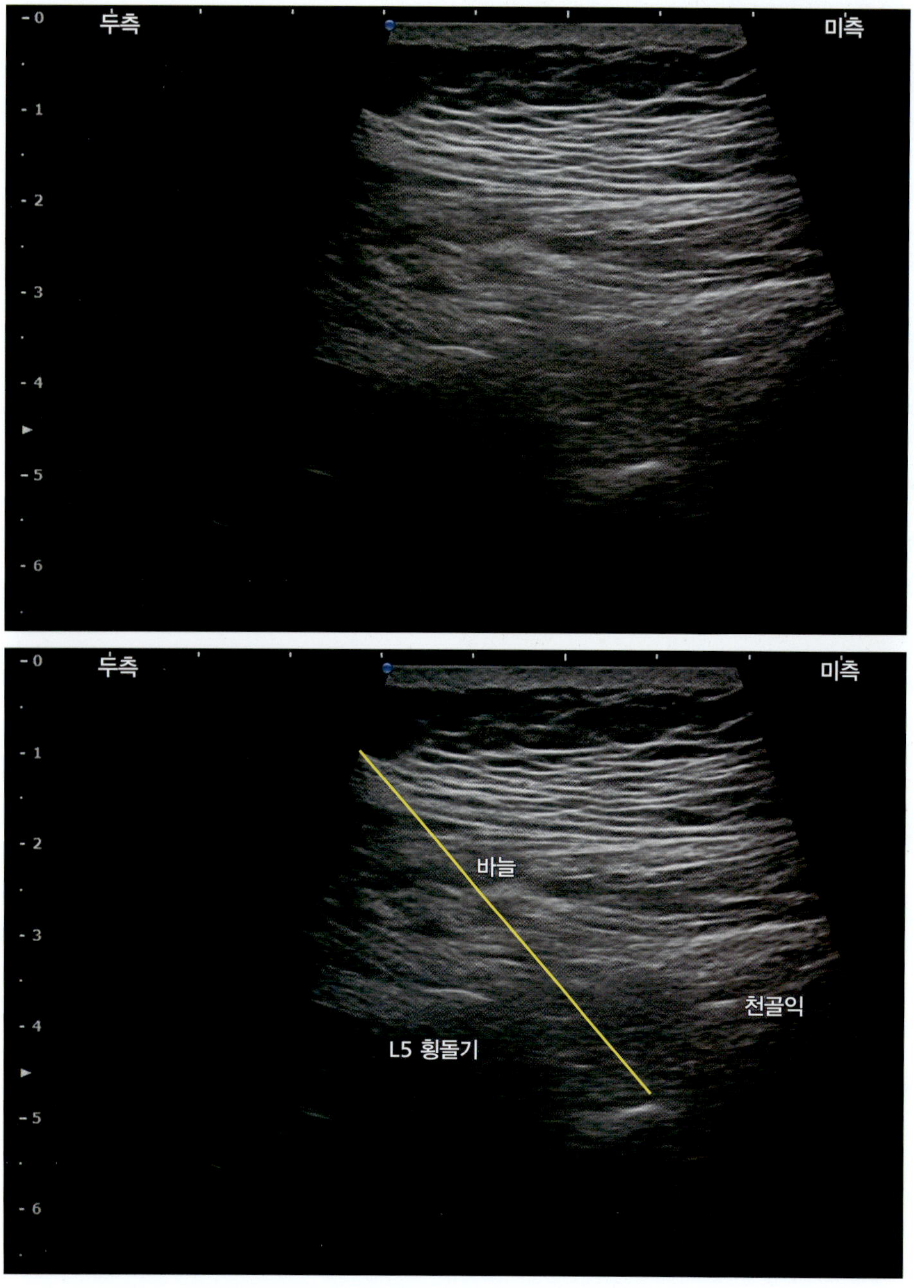

그림 37 우측 L5 신경근 · 척수신경에 대한 초음파 유도하 주사(장축상 · 평행법)

2 단축상(평행법)

해당 레벨에서 극돌기 및 추간관절을 확인 후 프로브를 환측으로 Slide(Sliding)시켜 횡돌기를 스캔해 횡돌기 기저부를 화면 중앙에 위치시킨다. 그 후 천천히 미측으로 프로브를 Sweep(Sliding)시켜 선상 고에코의 횡돌기가 소실되는 위치를 유지한다(**그림 38**). 도플러로 확인 및 소독 후 프로브 외측에서 바늘을 자입해(**그림 39**), 횡돌기 약간 심층에 바늘 끝을 진행시킨다. 혈액의 역류 등이 없는 것을 확인하고 약물을 주입한다.

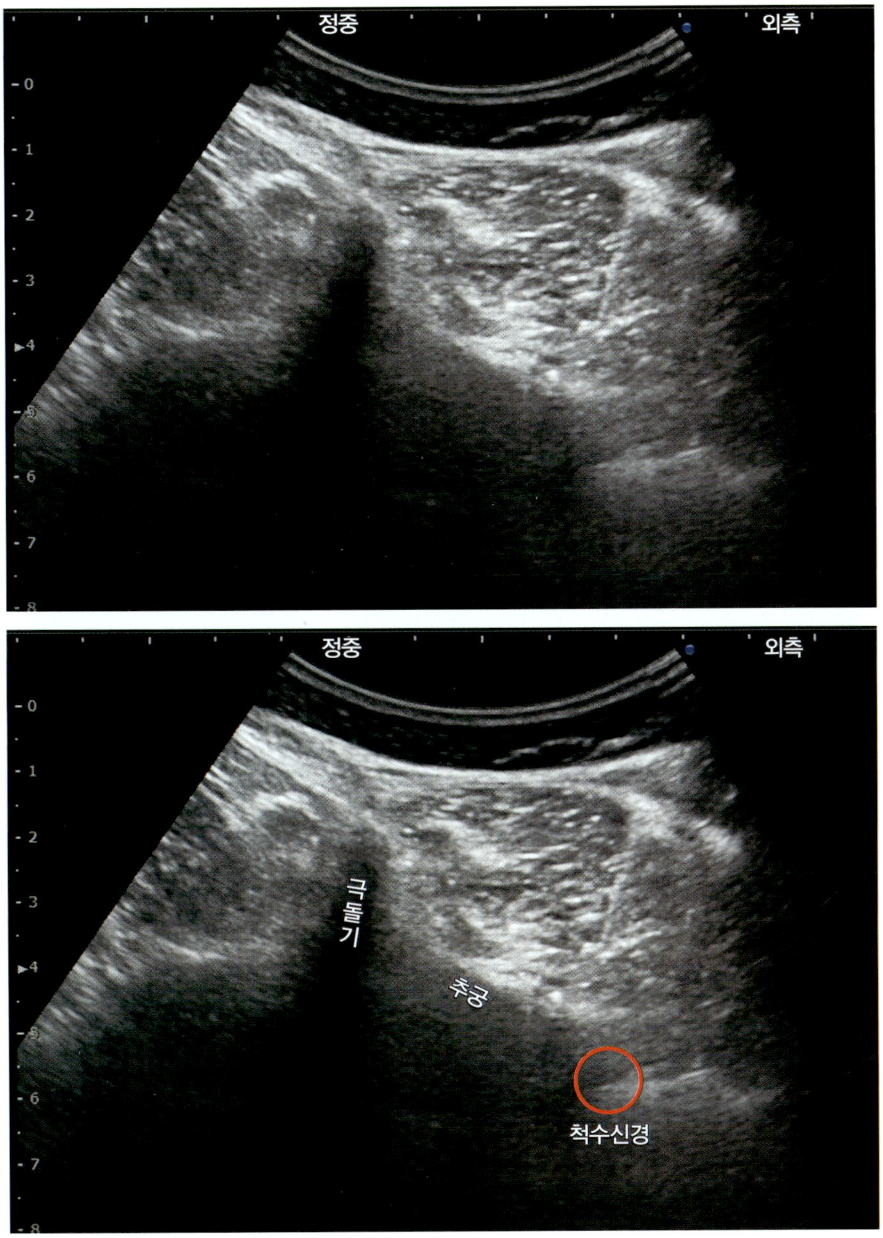

그림 38 신경근(척수신경)에 대한 초음파 유도하 주사(단축상 · 평행법)

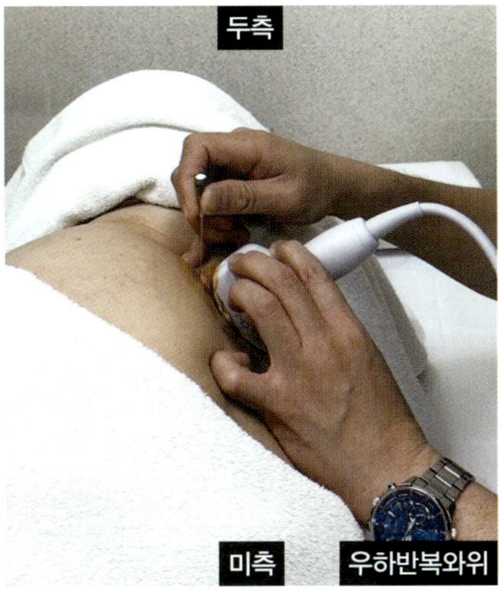

그림 39 신경근(척수신경)에 대한 초음파 유도하 주사의 천자(단축상 · 평행법)

3 TLS approach(평행법)

빈도가 높은 L5 신경근 · 척수신경에 인터벤션을 시행하는 경우, 단축상의 평행법으로는 장골 등이 방해가 될 때가 있다. 이 때문에 평행법으로 시행할 목적으로 접근법을 고안하였고, 이를 소개하려고 한다.

L5/S1 레벨에서의 요추추간공외 협착증에 대해 척추내시경하 외측 접근 시 L5 횡돌기(Transverse process), L5/S1 추간관절 외측면(Lateral aspect of facet), 천골익(Sacral ala)으로 구성된 삼각형을(**그림 40**) 필자들은 TLS triangle이라고 하여,[16] 이 부위를 향해 척추내시

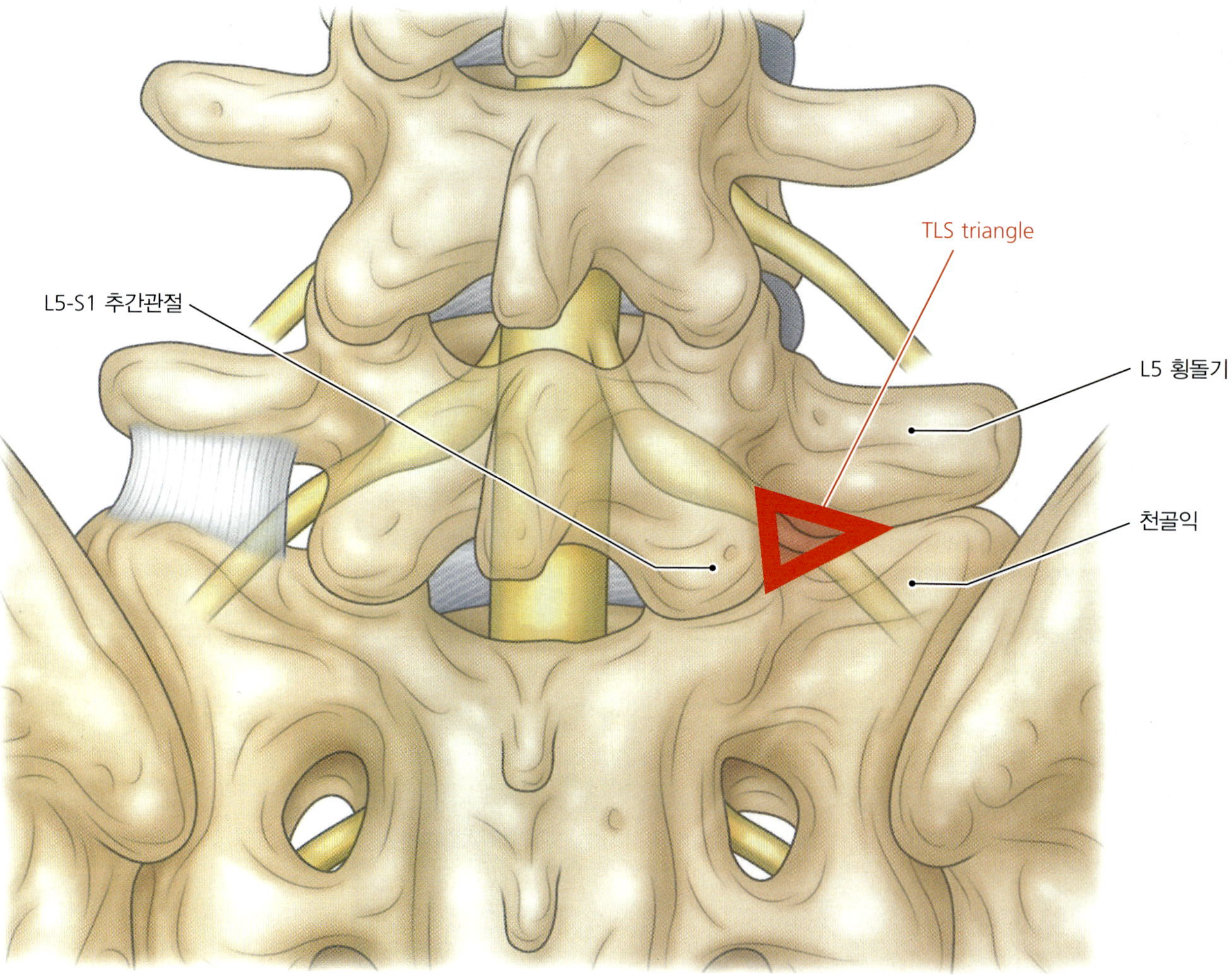

그림 40 TLS triangle

경을 삽입해 감압술[17]을 시행한다. TLS triangle의 복측에 L5 척수신경이 존재하므로 내시경 삽입과 동일하게 접근해 바늘을 자입하는 방법을 시도하였다. 「① **장축상(교차법)**」(p. 348) 방법으로 체간 장축에 프로브를 대고 극돌기를 스캔(**그림 41**) 후 외측으로 Sweep(Sliding)시켜 L4/5 추간관절을 확인한다(**그림 42**). 프로브 두측을 외측으로 약간 회전(후방 장골능과 같은 정도의 기울기)하여 횡돌기와 천골익을 스캔해(**그림 43-1, 43-2**) L5 횡돌기가 화면 끝에 오도록 프로브 위치를 조정한다. 프로브 두측에 바늘을 자입해(**그림 44**) 횡돌기-천골익 사이 심층에 바늘 끝을 진행시켜 약물을 주입한다(**그림 45**).

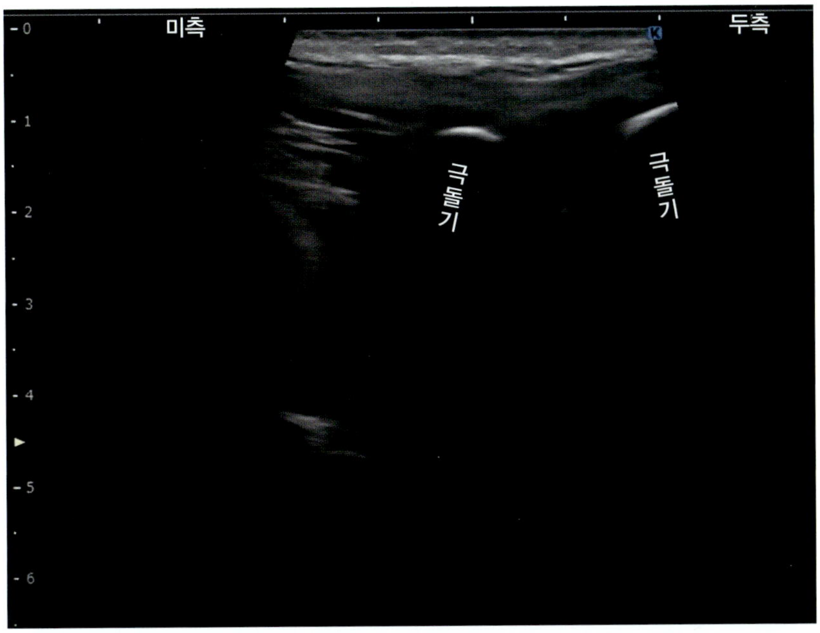

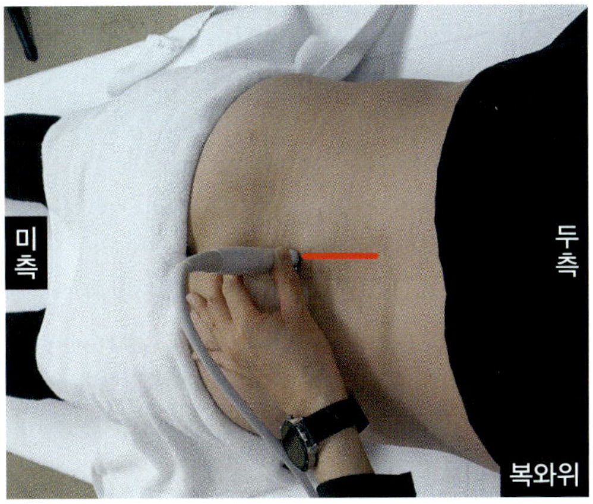

그림 41 TLS approach 순서 ①

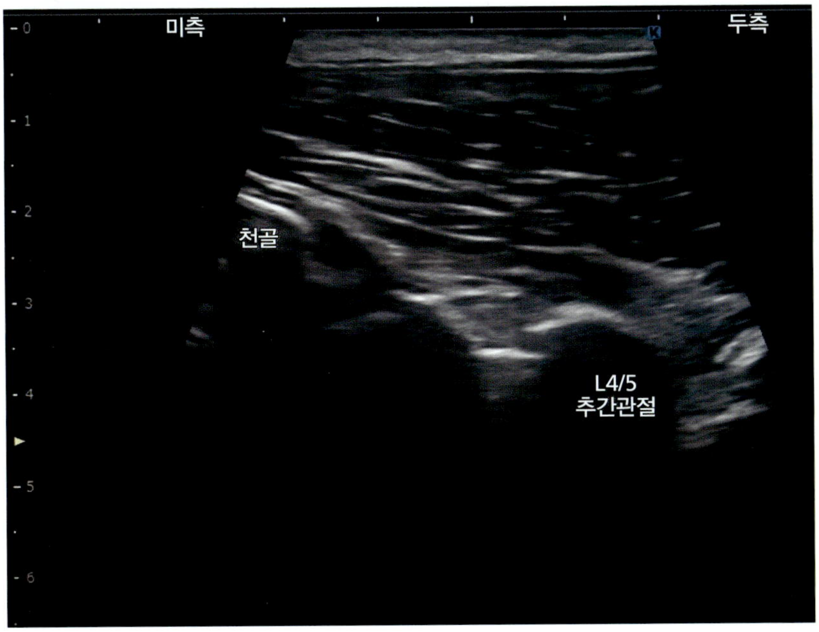

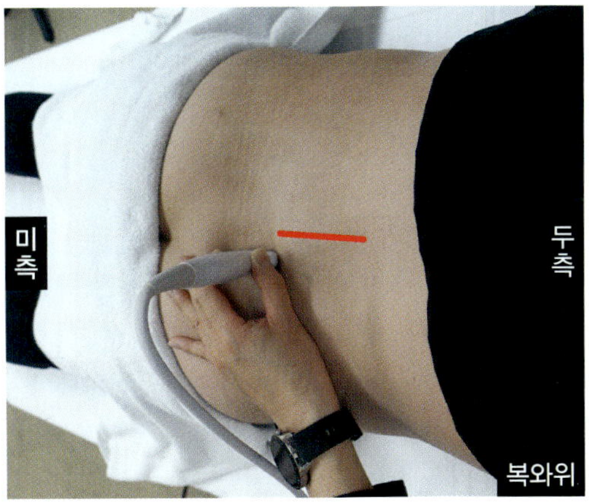

그림 42 TLS approach 순서 ②

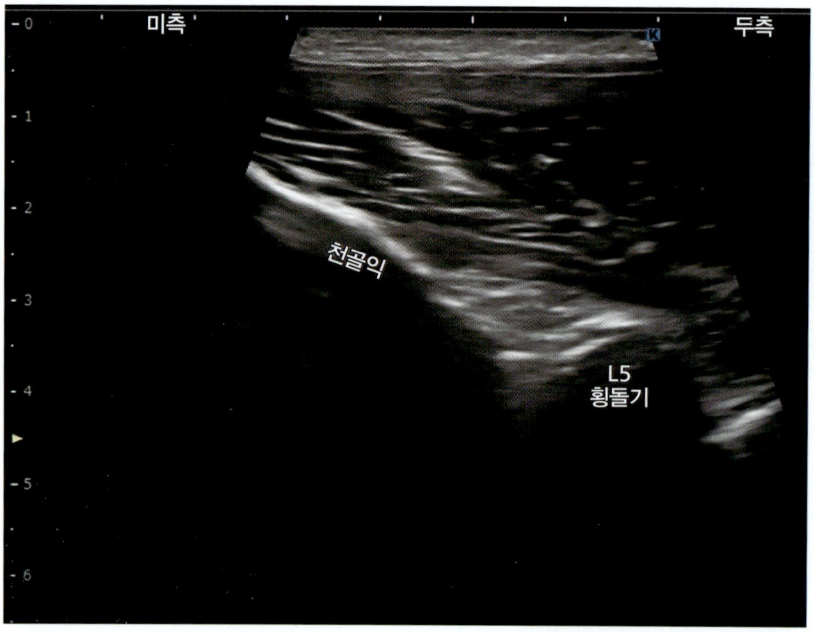

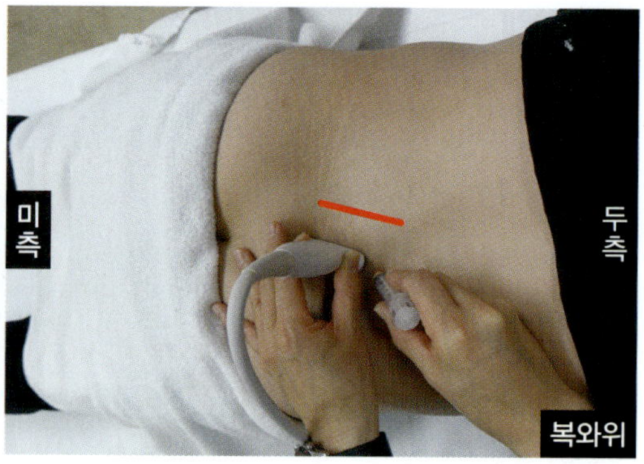

그림 43-1 TLS approach 순서 ③

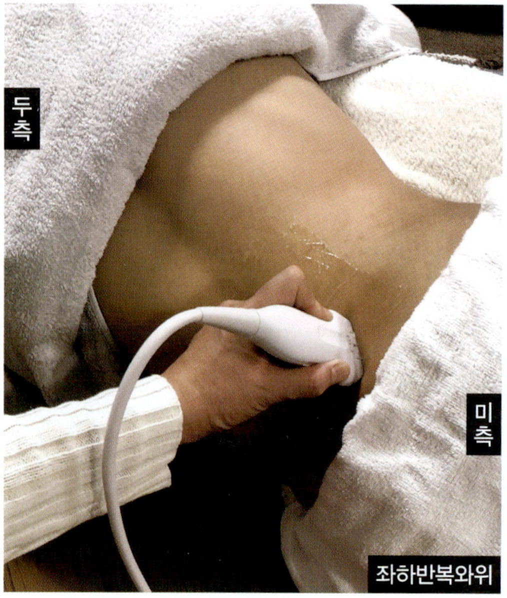

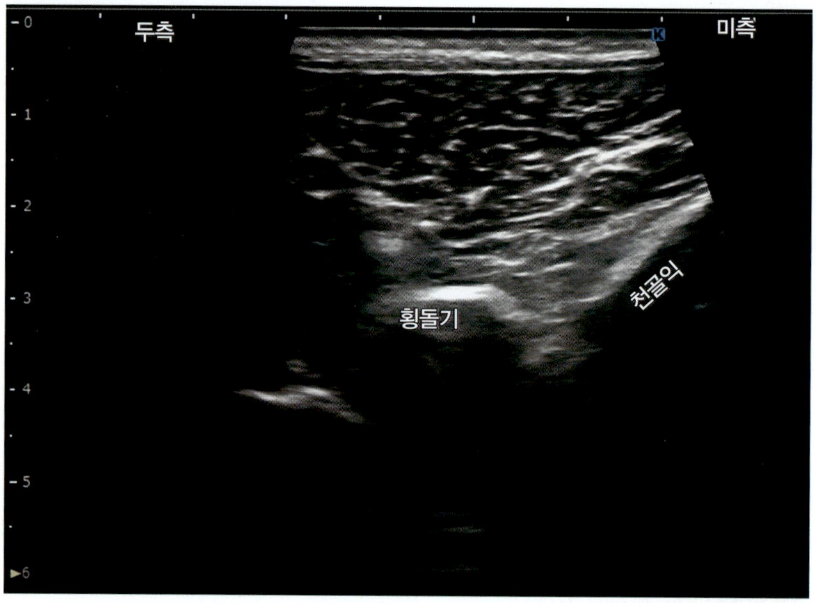

그림 43-2 TLS approach 순서 ④ (다른 증례)

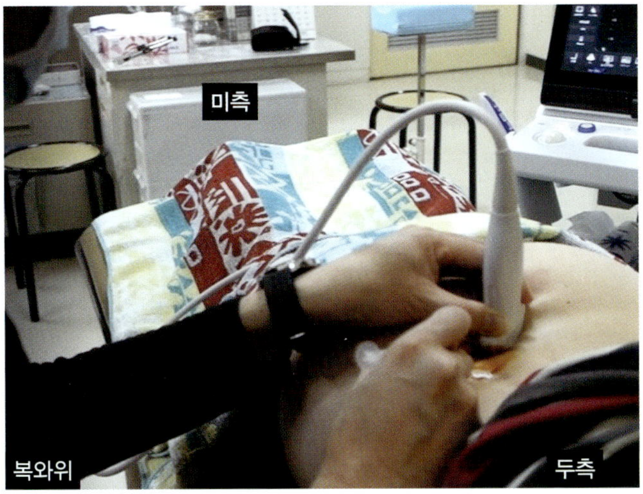

그림 44 우측 L5 신경근(척수신경)에 대한 초음파 유도하 주사의 천자(TLS approach · 평행법)

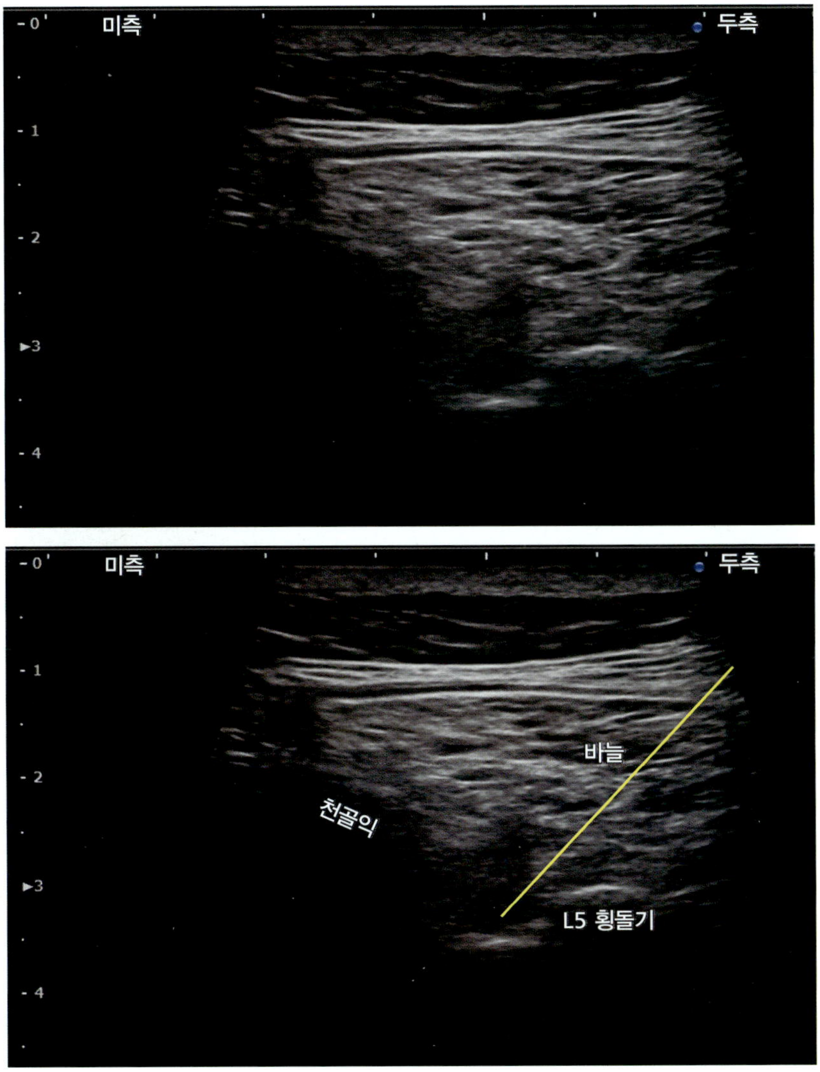

그림 45 우측 L5 신경근(척수신경)에 대한 초음파 유도하 주사(TLS approach · 평행법)

Target 314 : 좌골신경

둔부나 하지 통증의 원인이 되는 대표적인 신경은 좌골신경이며, 다른 신경병증이 간과되었을 수 있어 Miyatake 등은 고관절 주위 신경병증을 총칭해 Hidden Peri-hip-joint Nerve Entrapment(HiPNE)로 명명해 척추외과의도 알아 두어야 할 질환이라고 경종을 울렸다.[18)]

골반강 외에서 일어나는 좌골신경병증에는 이상근증후군을 포함한 deep gluteal syndrome, 골성 충돌이 원인인 ischiofemoral impingement나 great trochanter ischial impingement 등 다양한 병태가 존재한다.

적응증!

둔부(이상근 주위)에 압통 · 좌위 시 통증의 존재 · 고관절의 굴곡/내전/내회전 자세로 하지 통증이 유발되는 경우 등에 이상근 주변에서의 좌골신경병증을 의심한다.

저자의 말

신경 자체만을 고려한 「요둔부의 척추관 외 통증의 감별법」을 여기에 기재했지만 어디까지나 현시점에서 느껴지는 인상(사견)임을 이해바란다(※개인적인 감상으로 효과 · 효능을 보증하는 것은 아님).

- 와위 · 좌위나 안정 시에 요둔부 통증이 개선되지 않는다(척추관 내의 추간판 탈출증은 해석에 주의를 요하며 급성 발증, SLR 양성, 전굴에서의 증상 악화 등으로 감별한다).
- 고관절 수동 운동으로 통증이 증가한다.
- 압통이 있는 요둔부 통증.

준비

- 자세 : 복와위
- 프로브 : 컨벡스
- 실린지 : 5mL · 10mL
- 바늘 : 23G long needle · 25G long needle

통증이 강해 복와위를 취할 수 없는 경우 등에 측와위에서 시행하기도 하지만, 원칙은 복와위이다. 보다 중추측의 방천골부 접근법에서 좌골신경은 심부를 주행하므로 컨벡스 프로브가 적당하다. 교차법으로 인터벤션을 시행할 때에는 환자의 좌측에 서서 초음파 화면을 반대측인 환자 우측에 설치한다. 평행법으로 시행할 경우에는 술자가 환측에 서서(또는 앉아서) 반대측에 모니터를 배치해 주사한다.

0 Pre-scan

[☞「III-1 초음파 해부 –SONOANATOMY–」, 「9 좌골신경(둔부)」(p. 298) 참조]

방천골부에서 좌골신경은 대둔근과 이상근 복측에 존재해 심부를 주행하므로, 우선 둔하부에서 좌골신경을 확인한다. 골반대를 이루는 뼈의 최하부에 있는 약간 둥그스름한 좌골결절을 체표에서 촉지해 단축으로 프로브를 대면 이 골성 랜드마크 부근 대둔근 안쪽의 좌골신경을 촉지할 수 있다.

1 단축상(교차법 · 평행법)

Pre-scan과 같이 좌골결절을 스캔해 그 내측의 대둔근 복측에 편평한 고에코 영역으로 나타나는 좌골신경을 확인한다. Nakanishi는[19)] 대둔근과 외회전근의 경계를 파악하는 이 스캔 방법에서는 근육의 주행 방향으로 인해 대둔근의 근섬유가 짧은 선의 집합으로 보이는 것에 비해, 외회전근은 횡방향으로 근섬유가 관찰되는 상이점을 이용하면 좋다고 기술하였다. 두미측으로 천천히 프로브를 Sweep(Sliding)시키면 대둔근 및 이상근 복측에 존재하는 좌골신경이(**그림 46**) 대둔근과 미측의 외회전근 사이로 이동하는 것을 확인할 수 있다. 더 미측으로 이동시키면 좌골결절 위를 지나는 내폐쇄근

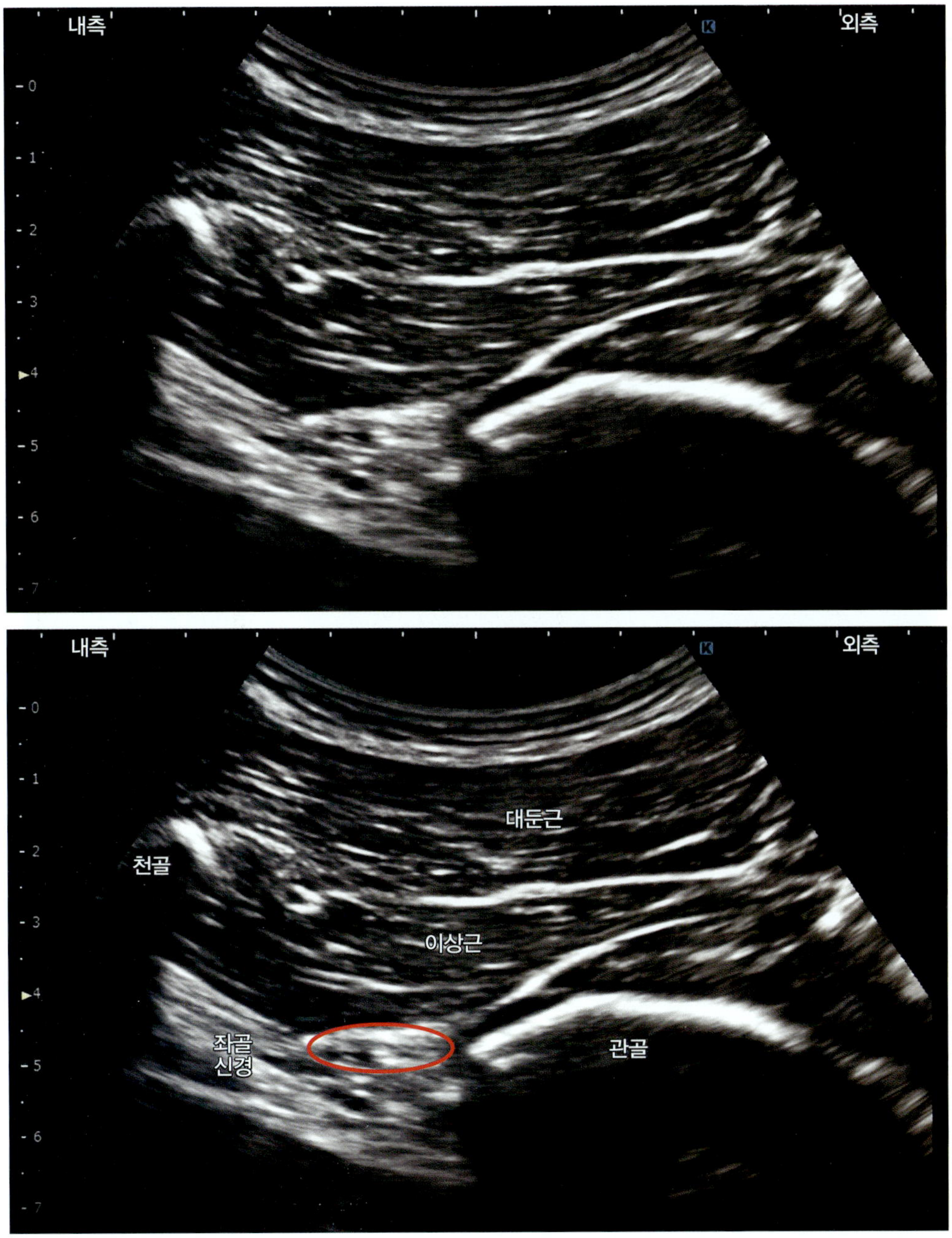

그림 46 좌골신경에 대한 초음파 유도하 주사를 위한 pre-scan(단축상 · 이상근 레벨)

이 관찰되며, 그 표층에 좌골신경이 확인된다(**그림 47**). 프로브 미측을 소독 후 교차법으로 바늘을 자입해 신경 천자에 주의하며 바늘을 진행시켜 바늘 끝의 점상 고에코가 좌골신경 배측에 관찰되면 혈액의 역류 등을 확인 후 약물을 주입하고 그 확산을 확인한다. 평행법으로 시행할 경우에는 프로브 외측에서 바늘을 자입한다(**그림 48**). 이상근 레벨 등에서는 바늘 끝을 잃고 전내측의 골반강내 장기를 손상시키지 않도록 주의한다.

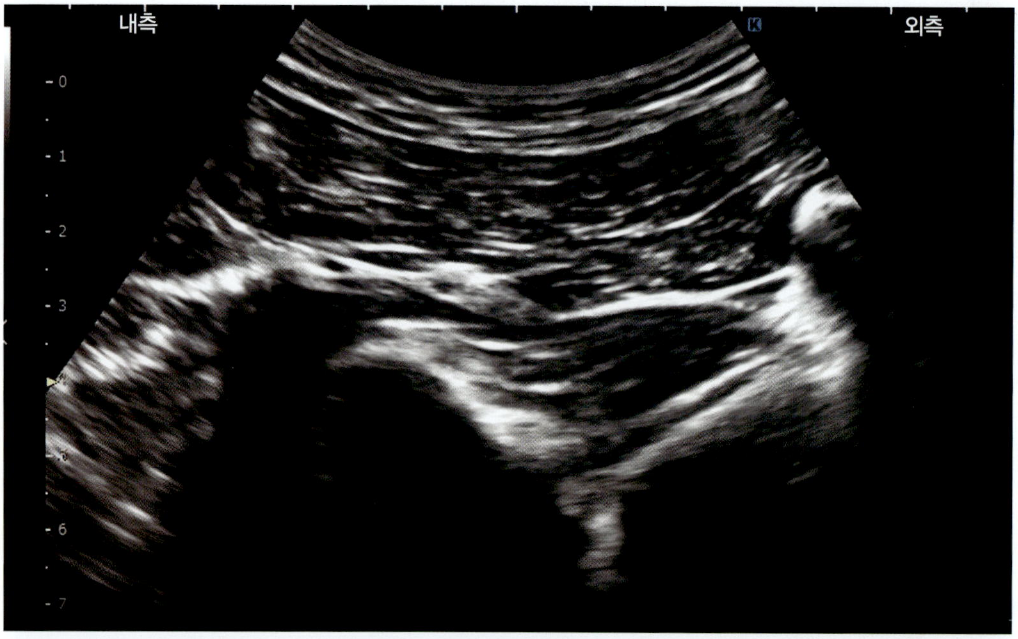

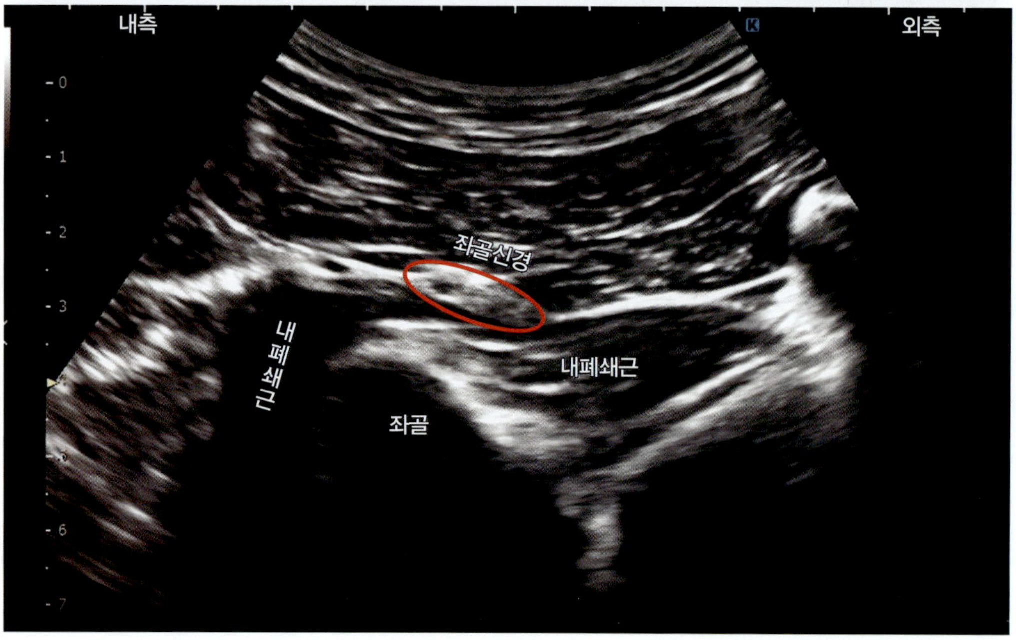

그림 47 좌골신경에 대한 초음파 유도하 주사를 위한 pre-scan(단축상 · 내폐쇄근 레벨)

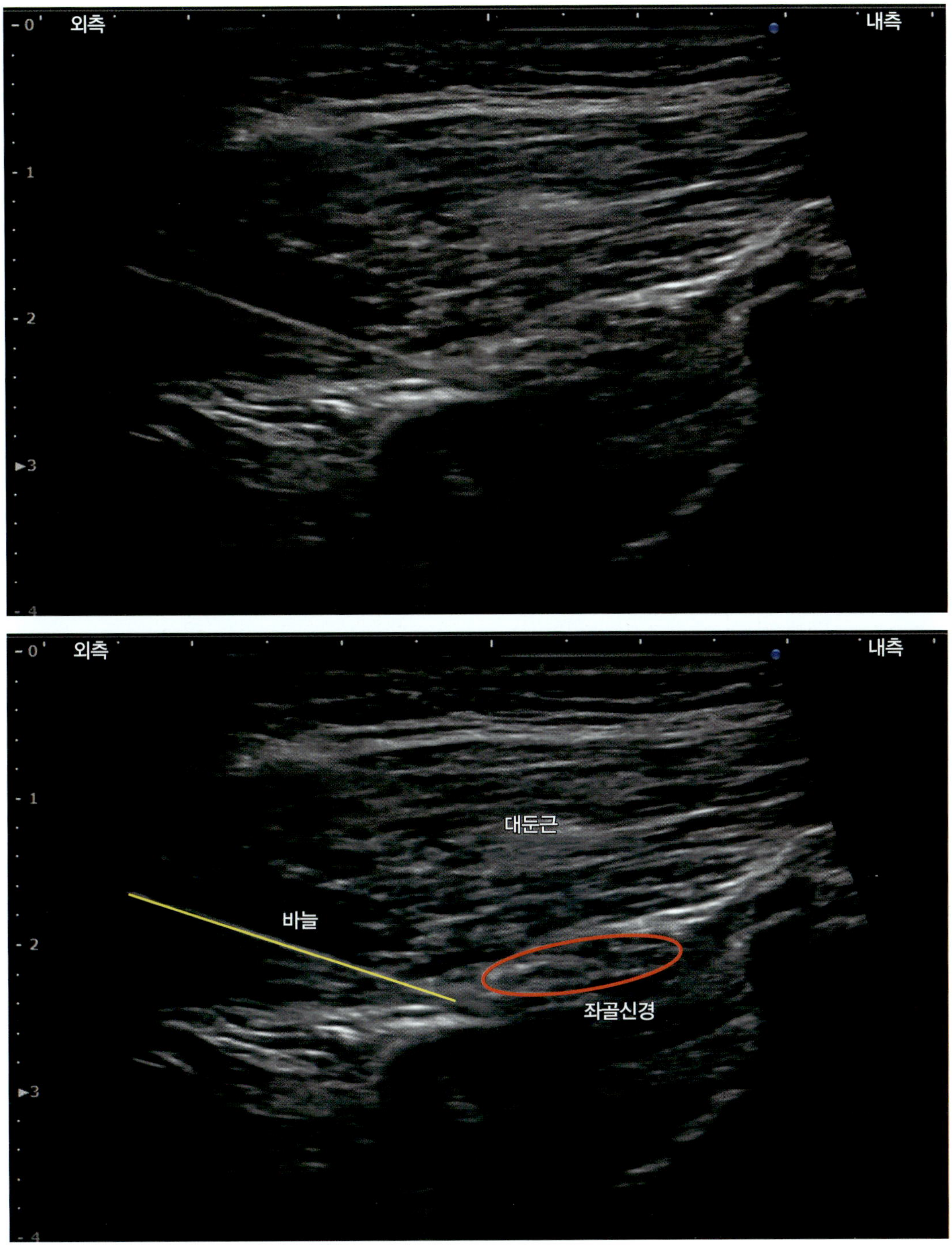

그림 48 좌골신경에 대한 초음파 유도하 주사(단축상 · 평행법)

Target 315 : 대퇴신경

측방진입 추체간고정술은 침습이 적어 최근 성인 척추변형 교정술로 이용이 늘고 있다. 그러나 대요근과 요신경총을 압박하는 형태로 시야를 확보하는 술식이므로 thigh symptoms으로 표현되는 특유의 합병증이 발생할 수 있다.[20] 이 경우, 대요근 내에서의 대퇴신경병증이므로 대요근 · 요신경총[「**Target 307 : 대요근 · 요신경총**」(p. 334)]이 타깃이 된다. 이 장에서는 이와는 다르게, 서혜부에서 대퇴신경에의 인터벤션에 관해 기술하였다.

적응증!

대요근보다 말초에서의 대퇴신경병증 원인에는 골반 내 종양, 혈종, 의인성, 외상 등이 있으며, 호발부위인 Scarpa's triangle(서혜인대 · 장내전근 · 봉공근으로 이루어진 영역)이나 그 말초의 대퇴직근 바로 하방에 압통을 보이는 경우에 의심한다. 대퇴 전면의 감각 저하나 대퇴사두근 근력저하를 동반한 경우에 타깃으로 한다. 슬관절 수술 후 진통 목적으로 대퇴신경에의 차단술 의뢰를 받는 경우도 있다.

저자의 말

대요근은 split하는 저침습 측방진입 추체간고정술 후 이른바 thigh symptoms으로 표현되는 합병증이 발생할 수 있으며 고관절 굴곡 근력저하를 보이는 경우 이는 여러 추간에서의 대요근 자체에의 손상과 대요근에서의 대퇴신경병증을 감별해야 한다. 이 때 필자가 중요하게 보는 것은 걸터앉은 자세에서 고관절 굴곡 근력저하의 유무, 슬관절 신전근력, 대퇴 전면의 감각장애 유무이다.

준비

- 자세 : 앙와위
- 프로브 : 리니어
- 실린지 : 5mL
- 바늘 : 25G long needle

환자를 앙와위로 하고 술자는 환측에 위치해 반대측에 모니터를 설치하면 In line 포지션이 되며, 프로브 코드가 환자의 몸 위를 지날 때 주의한다.

0 Pre-scan

[☞「**III-1 초음파 해부 –SONOANATOMY–**」, 「**10 대퇴신경 · 외측대퇴피신경**」(p. 300) 참조]

서혜부 주름에서 박동하는 대퇴동맥 위에 프로브를 (서혜인대에 거의 평행하게) 단축으로 댄다. 대퇴근막 아래 대퇴동맥 및 그 내측에 대퇴정맥이 확인된다. 외측으로 프로브를 이동시키면 장골근막하에서 장요근 표면의 대퇴신경이 긴 타원형의 고에코상으로 스캔된다.

포인트

장골근막하의 대퇴신경을 확인하고 프로브를 내측으로 Rock(Rocking)하면, 대퇴신경 단축이 프로브 면과 평행에 가깝게 되어 선명하게 스캔되는 것을 하코다테 뇌신경외과병원 마취과 Ishida 선생에게 배워 대퇴신경을 확인할 때 실천하고 있다.

1 단축상(평행법)

장요근 표면의 대퇴신경이 확인되면 프로브 외측을 소독하고 외측에서 평행법으로 바늘을 자입한다(**그림 49**). 대퇴신경 배측(심층)의 액성박리(hydrodissection)를 시행하면 대퇴신경의 윤곽이 명확해진다(**그림 50**). 그리고 대퇴신경 복측(천층)으로 바늘을 진행해(**그림 51**) 신경과 장골근막 사이에 약물을 투여하면 신경 주위 전체에 주입할 수 있다(**그림 52**).

저자의 말

초음파 유도하 인터벤션을 시작할 당시는 평행법에서 프로브와 바늘을 평행하게 유지하지 못해 바늘 끝이 화면에서 보이는 위치보다 심부에 존재해 놀란 적이 있다. 바늘의 진행방향 심부에 동맥이 존재하는 대퇴신경을 타깃으로 하는 경우에는 주의가 필요하며, 압박지혈이 되도록 서혜인대보다 미측에서 천자하는 것도 중요하다.

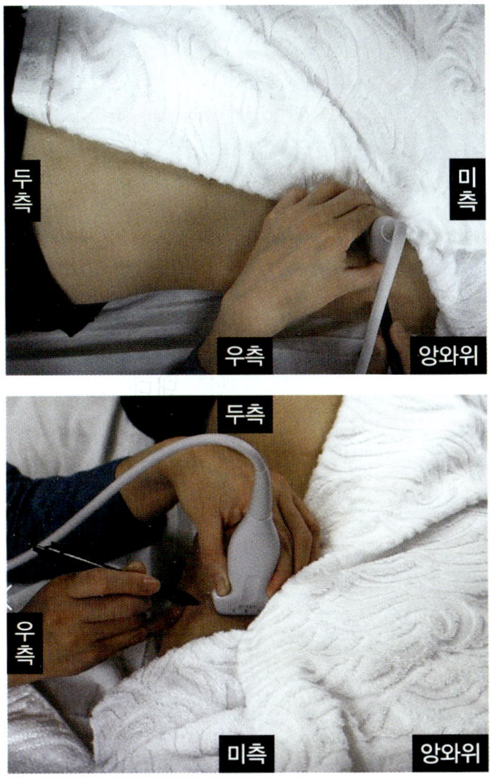

그림 49 대퇴신경에 대한 초음파 유도하 주사의 천자 이미지(단축상 · 평행법)

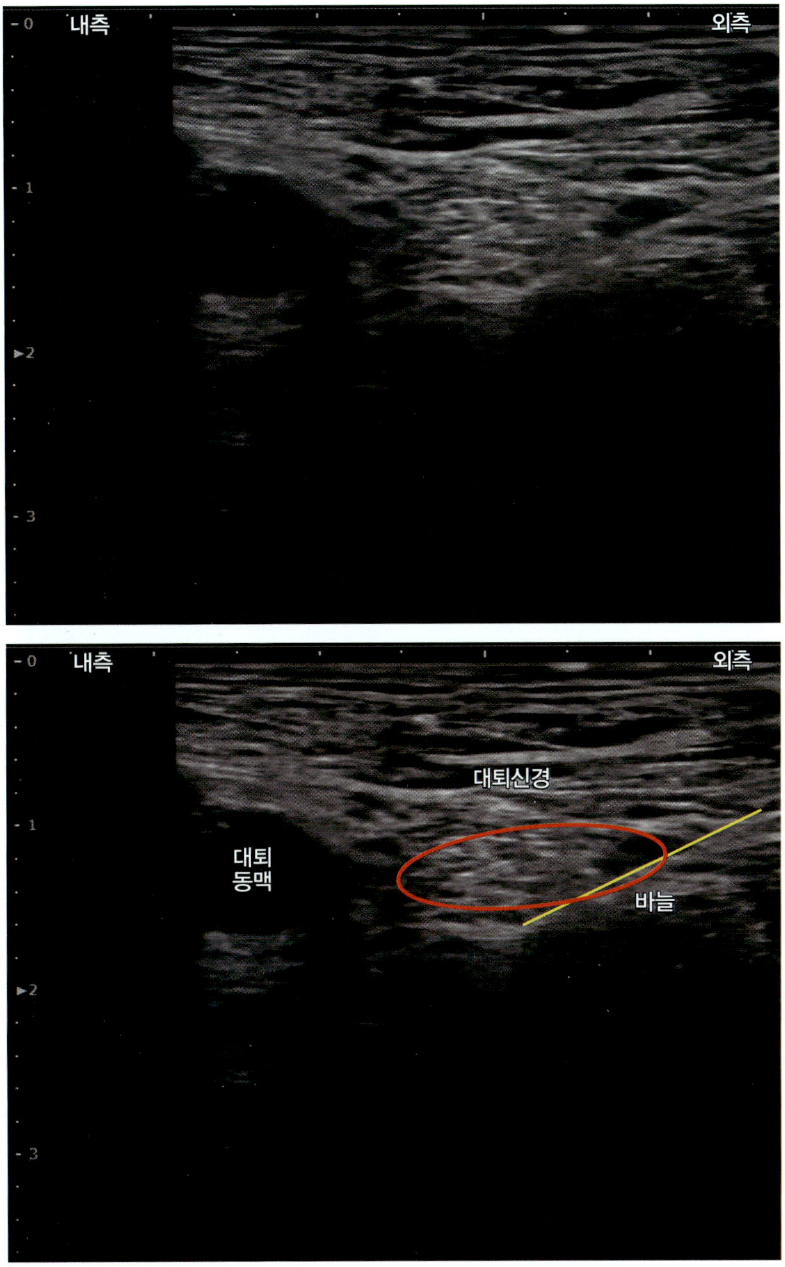

그림 50 대퇴신경에 대한 초음파 유도하 주사 ①(단축상 · 평행법)

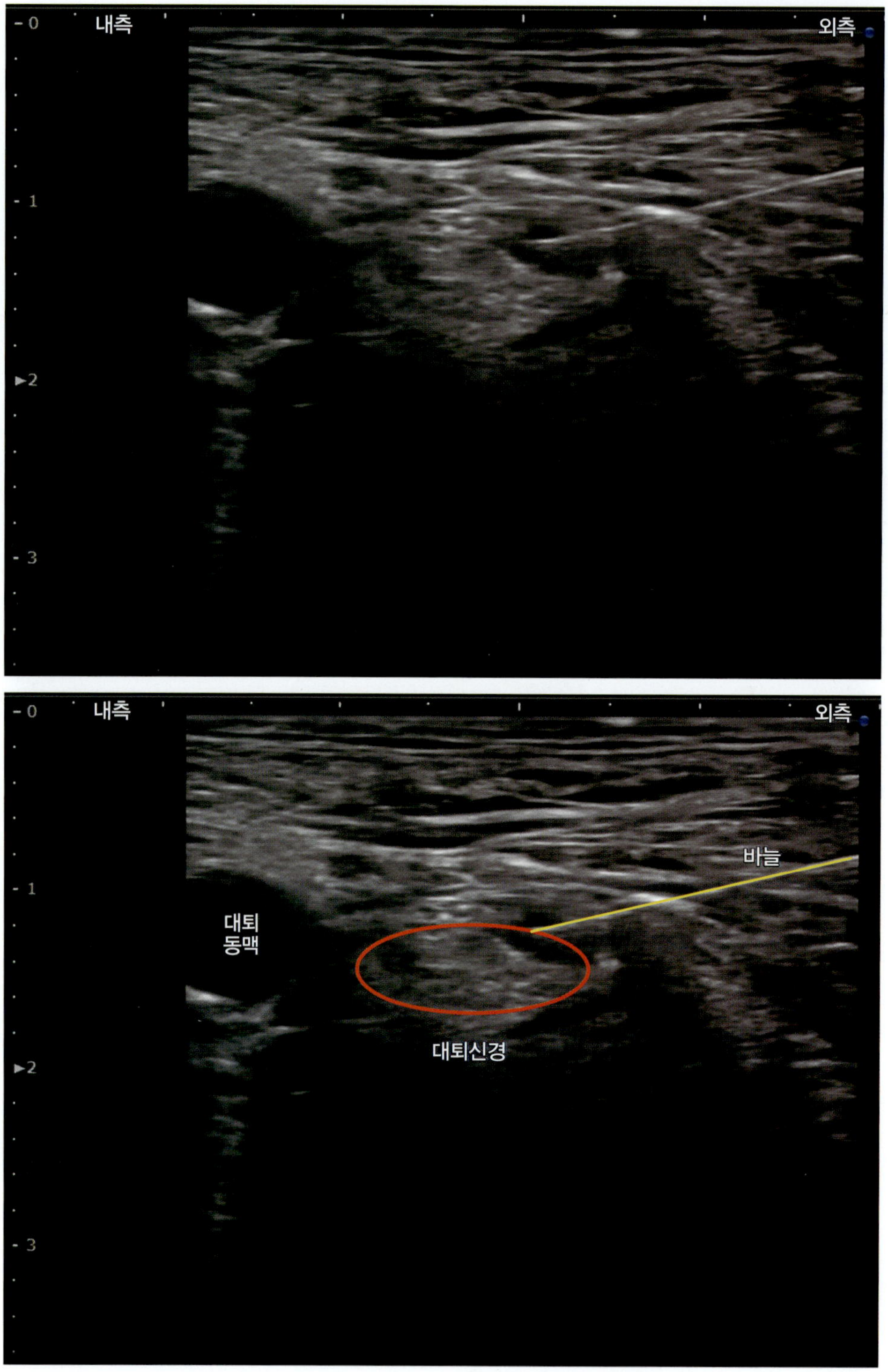

그림 51 대퇴신경에 대한 초음파 유도하 주사 ②(단축상 · 평행법)

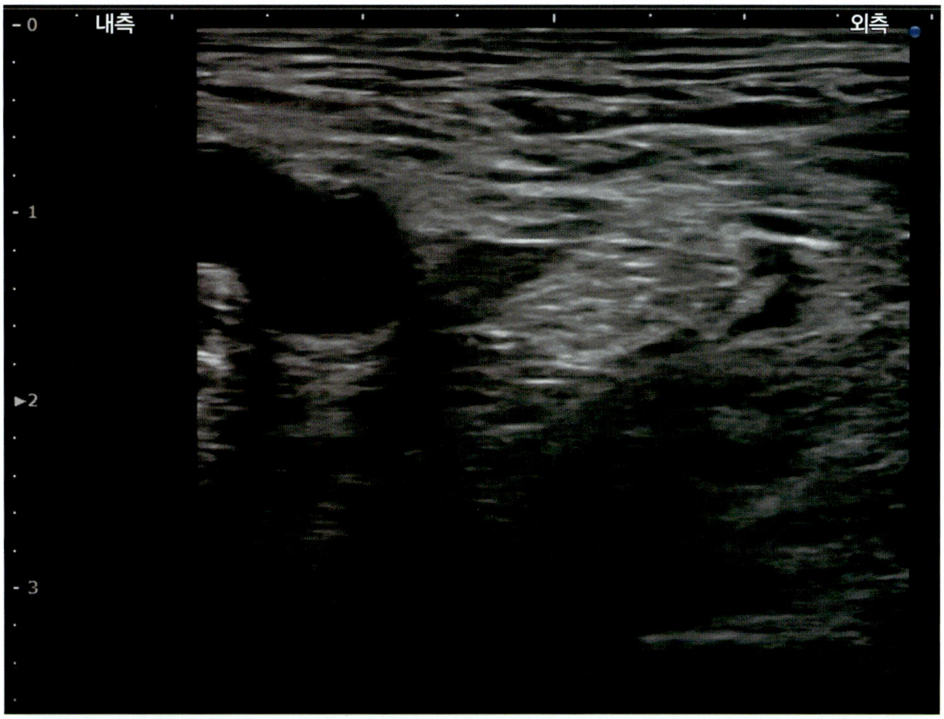

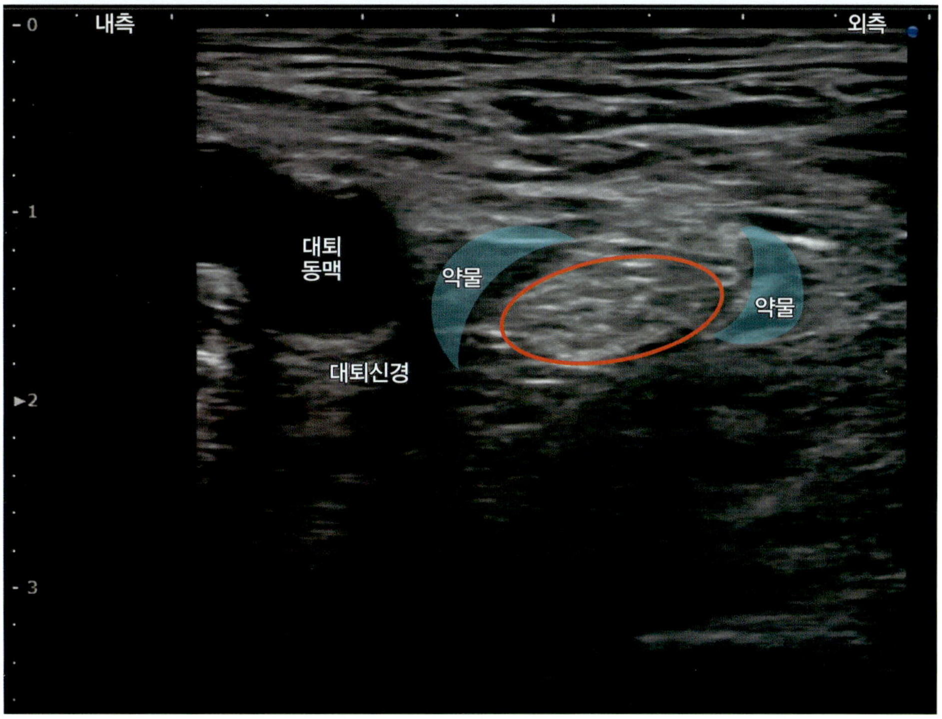

그림 52 대퇴신경에 대한 초음파 유도하 주사 ③(단축상 · 평행법)

Target 316 : 외측대퇴피신경

대퇴전외측에 통증이나 저림이 발생하는 외측대퇴피신경병증은 요추 질환의 진료에 있어 감별해야 할 중요한 질환이다. 서혜부에의 외상이나 의복에 의한 압박 외에 척추수술과 관련해 전방에서의 장골 채취나 후방 수술 시 장시간 복와위로 인한 압박이 원인이 될 수 있다.

적응증!

대퇴전외측에 저림과 감각저하를 보이고(**그림 53**), 위 원인이 있는 경우에는 강력히 의심하며 초음파 유도하 인터벤션을 통해 확진 및 치료한다.

준비

- 자세 : 앙와위
- 프로브 : 리니어
- 실린지 : 5mL
- 바늘 : 25G long needle

대퇴신경에의 접근과 같이 환자를 앙와위로 하고 술자는 환측에 위치해 반대측에 모니터를 설치하면 In line 포지션이 되며, 프로브 코드가 환자의 몸 위를 지날 때 주의한다.

0 Pre-scan

[☞「III-1 초음파 해부 −SONOANATOMY−」, 「10 대퇴신경 · 외측대퇴피신경」(p. 300) 참조]

서혜부 주름을 따라 대퇴신경 외측에 프로브를 Slide (Sliding)시키면 전상장골극 부근에 외측대퇴피신경이 존재할 것이지만, 식별할 수 없는 경우도 많다. Nakanishi도 전상장골극 부근에서는 찾기 어려울 때가 많아

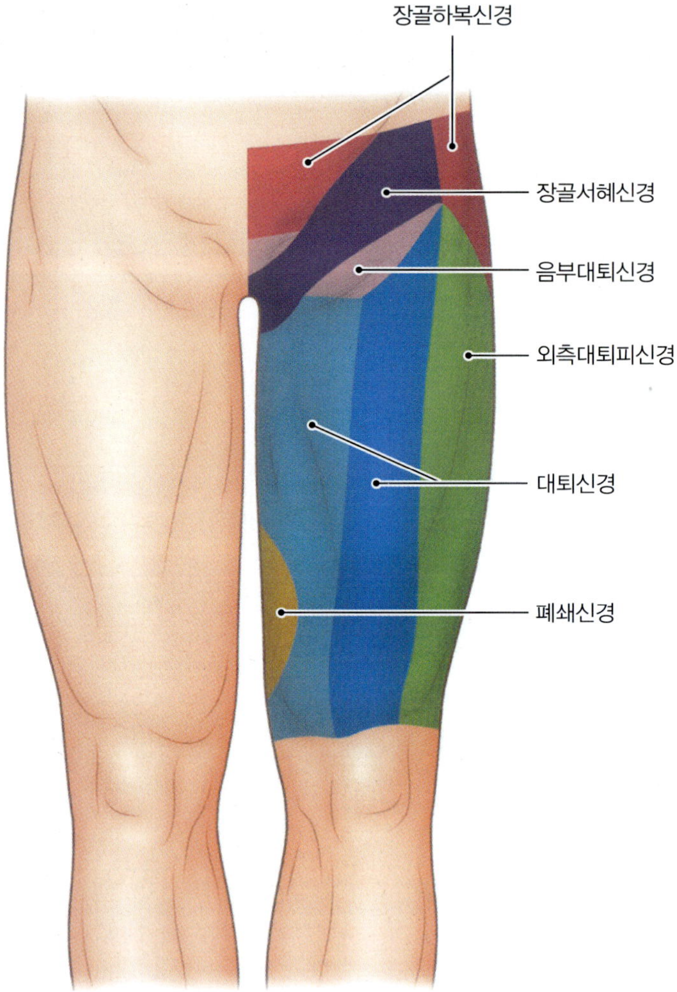

그림 53 **서혜부 · 대퇴부의 감각신경지배**
[Ahmadian A, et al : Analysis of lumbar plexopathies and nerve inhury after lateral retroperitoneal transpsoas approach:diagnostic standardization. J Nerrosurg Spine. 2013 ; 18(3) : 289-97. 그림 1에서 인용]

대퇴 근위 1/3에서 식별해 중추로 스캔해가면 전상장골극 부근에서도 찾을 수 있다고 하였다.[21] 전상장골극부터는 봉공근과 대퇴근막장근이 기시하며, 대퇴 근위 1/3에서 이 근육 사이를 스캔하면 근육 사이에 끼인 형태로 피하와의 사이에 1~2 가닥의 신경섬유가 식별된다. 거기에서부터 신경을 확인해 프로브를 두측으로 이동시키며 압통이 강한 부분에서 신경을 스캔한다.

1 단축상(평행법)

압통을 보이는 부위에서 외측대퇴피신경이 확인되면 프로브 외측을 소독하고 외측에서 평행법(또는 미측에서 교차법)으로 바늘을 자입한다(**그림 54**). 혈액의 역류나 통증 · 저림 등의 신경자극증상이 없는 것을 확인 후 약물을 주입한다(**그림 55**).

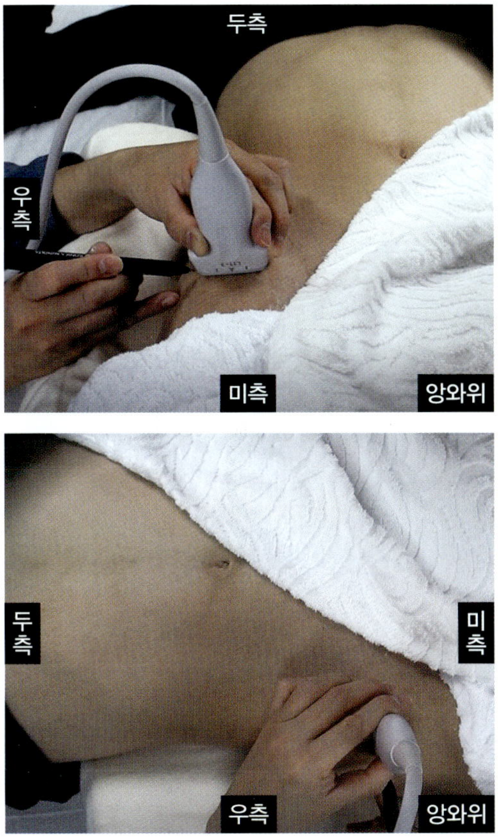

그림 54 외측대퇴피신경에 대한 초음파 유도하 주사의 천자 이미지(단축상 · 평행법)

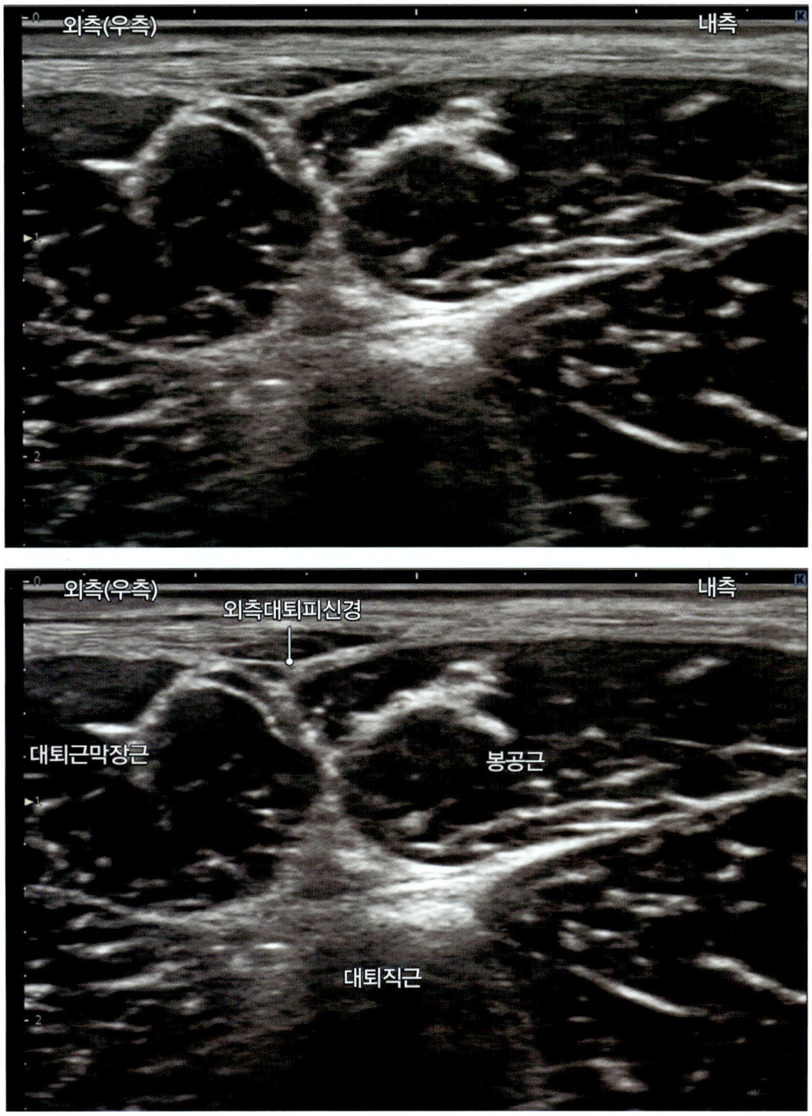

그림 55 외측대퇴피신경에 대한 초음파 유도하 주사(단축상 · 평행법)

Target 317 : 상둔피신경

상둔피신경은 척수신경 후지외측지에서 분지되어 장골능 부근에서 흉요근막을 관통해 둔부에 이르는 신경으로 그 발생 신경근은 L1-3, T12-L4, T12-L5 등이라고 보고되었다.[22~24] 최근에는 장골근과 흉요근막으로 이루어진 osteofibrous tunnel뿐 아니라, 흉요근막 관통부에서 포착이나 견인되면 통증을 유발한다고 생각되고 있다. 또한, 척추외과의로서 장골 채취부에서 수술 후 통증의 원인일 수 있음을 잊어서는 안되며 채골 시에도 의식할 필요가 있다. Kikuchi는 상둔피신경을 손상시키지 않고 채골하기 위한 안전영역은 전상장골극부터 장골능을 따라 3cm 이내로, 매우 협소하다고 기술하였다.[25]

적응증!

요추 신전이나 회전 등의 움직임으로 악화되는 장골능 부근의 통증을 호소할 때는 정중에서 7, 8cm 외측 부위 장골능 주변에서 압통을 확인하고, 강한 압통을 보이는 경우에 타깃으로 한다.

준비

- 자세 : 복와위
- 프로브 : 리니어
- 실린지 : 5mL
- 바늘 : 25G · 25G long needle

복와위가 원칙이다. 요둔부에의 인터벤션 중에서는 얕은 부분을 주행하는 신경이 타깃이므로 리니어 프로브를 사용한다. 프로브 내측에서 자입하는 경우는 환자의 건측에 서서(또는 의자에 앉아) 모니터를 반대측 환측에 설치한다.

0 Pre-scan

[☞「III-1 초음파 해부 −SONOANATOMY−」,
「11 상 · 중둔피신경」(p. 305) 참조]

L4 극돌기 레벨에서 체간에 단축으로 프로브를 대고, 정중에서 평균 70mm 외측(환측)으로 Slide(Sliding)시킨다. 장골능 주변 압통 부위 두미측으로 천천히 Sweep(Sliding)시키며 초음파 화면을 관찰하면 지방층 내에 상둔피신경을 확인할 수 있다. 상둔피신경에 대해 단축이 되도록 프로브 내측을 약간 미측으로 회전시키면 좋다.

1 단축상(교차법 · 평행법)

위 pre-scan 방법 또는 후상장골극에서 체축에 대해 단축으로 프로브를 댄 후 장골능을 따라 두측외측에 압통 부위까지 이동시켜 지방층을 확인한다(**그림 56**). 바늘 자입부의 소독 후 교차법이나 외측 또는 내측에서 평행법으로 바늘을 자입해(**그림 57**), 이 지방층 내부터 장골능까지 약물을 주입한다(**그림 58**). Vincenzo Ricci 등은 척추기립근 외측 · 장골 내측 · 흉요근막에 둘러싸인 고에코의 small fat pad를 찾으면 그 안에 상둔피신경 내측지가 있다고 기술하였다.[26]

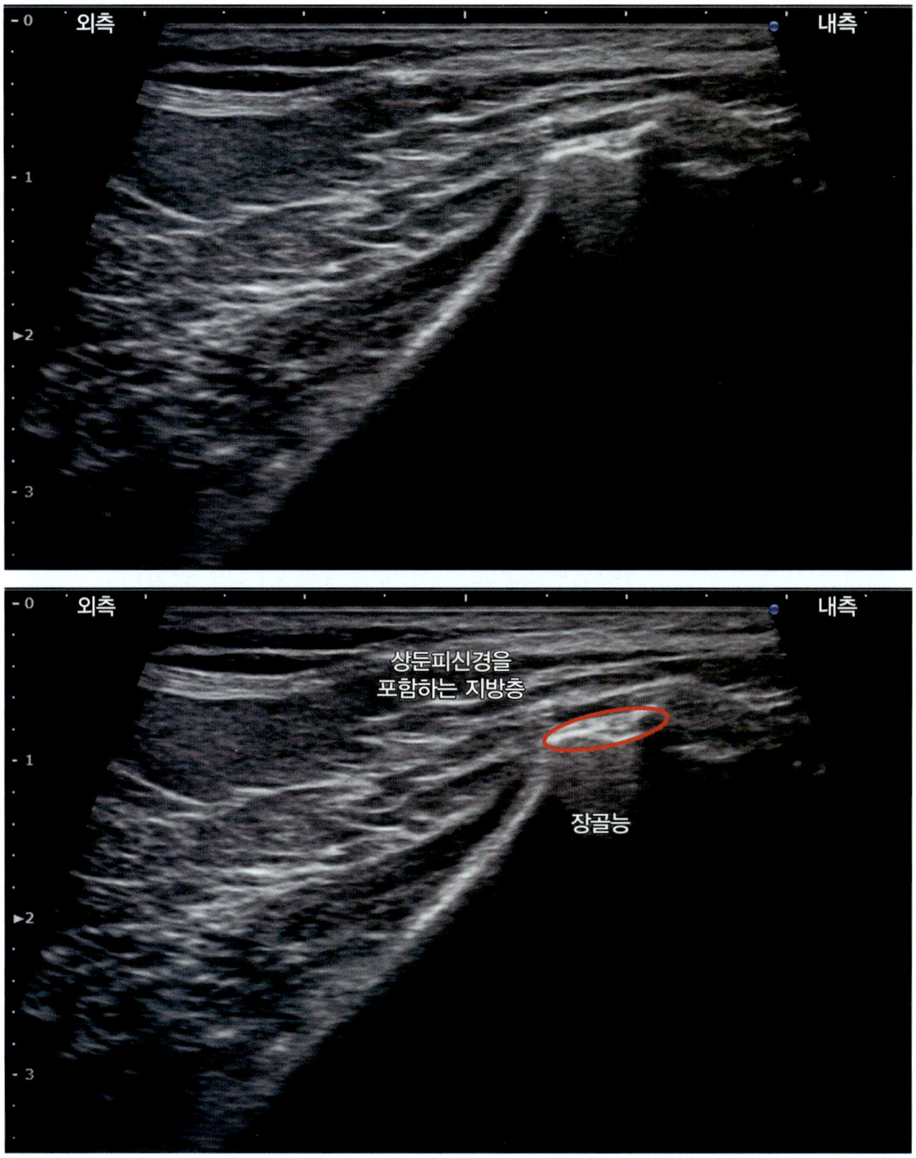

그림 56 상둔피신경에 대한 초음파 유도하 주사 ① (단축상 · 평행법)

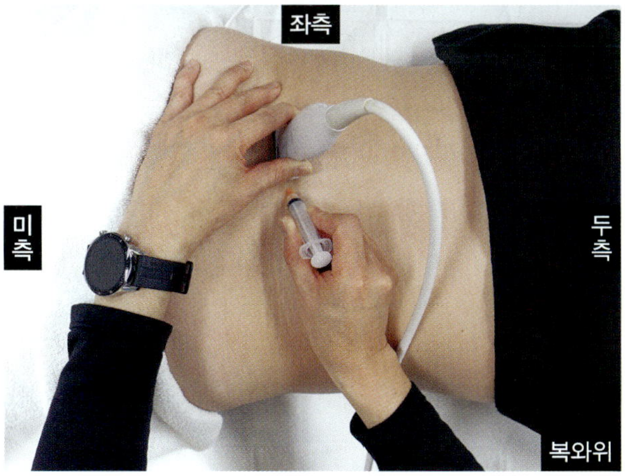

그림 57 상둔피신경에 대한 초음파 유도하 주사의 천자 이미지(단축상 · 평행법)

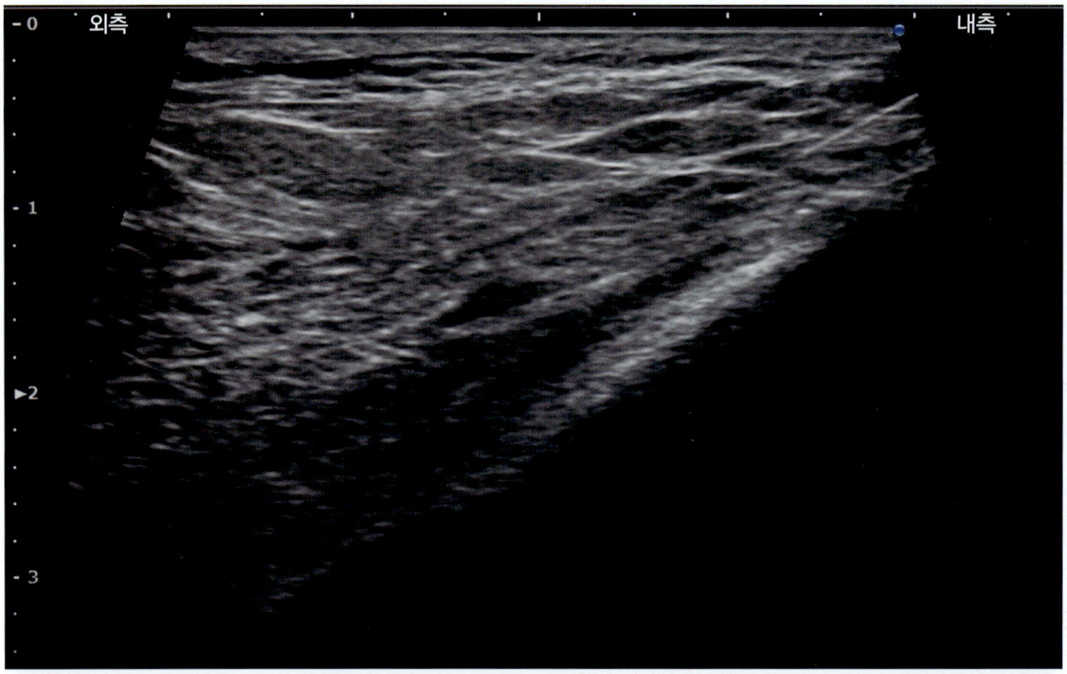

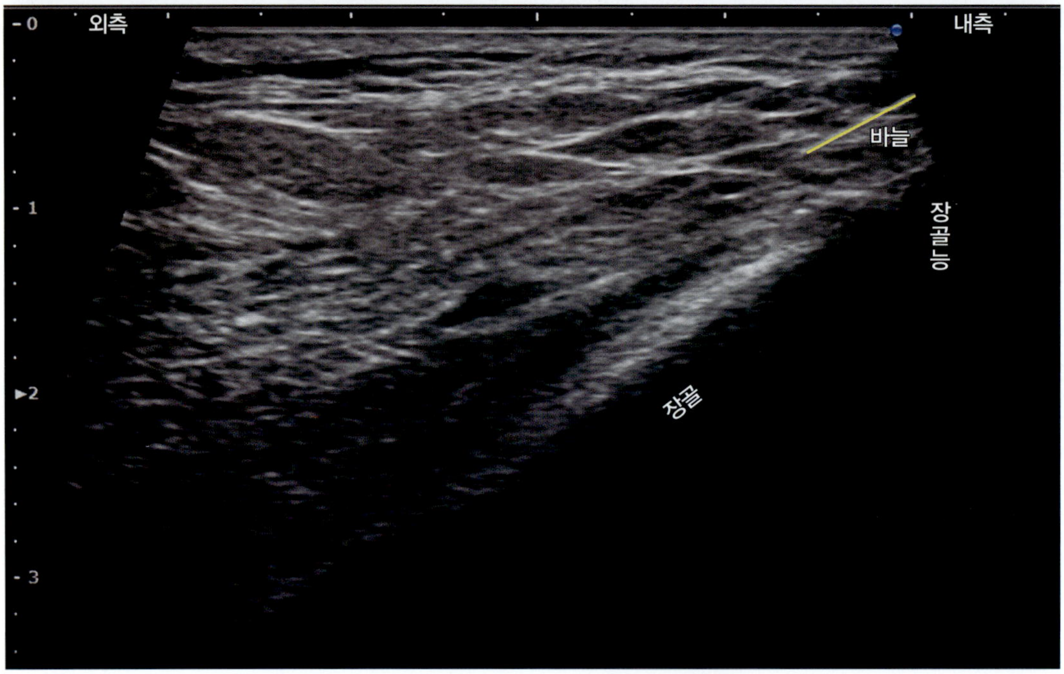

그림 58 상둔피신경에 대한 초음파 유도하 주사 ② (단축상 · 평행법)

Target 318 : 폐쇄신경

2014년, 도하에서 운동선수의 서혜부 통증에 관한 국제 회의가 개최되어 5가지 임상 개념이 정의되었다.[27] 내전근 관련, 장요근 관련, 서혜부 관련, 치골 관련, 고관절 관련의 5가지가 질환 개념으로 정의되었고 그 밖의 근골격계 원인으로 폐쇄신경 · 장골서혜신경 · 음부대퇴신경 · 장골하복신경의 포착이나 요추 · 천장관절 관련통 등이 있어 요둔부 · 서혜부의 진단 치료에 염두에 두어야 한다.

적응증!

대퇴 내측의 저림이나 통증으로 경우에 따라 고관절 내전근력의 저하를 동반하는 경우도 있다. 자궁이나 전립선 수술력, 폐쇄공 탈출증 등의 기왕력 존재는 진단의 도움이 된다.

준비

- 자세 : 앙와위
- 프로브 : 리니어
- 실린지 : 5mL
- 바늘 : 25G long needle

앙와위에서 고관절 외전/외회전, 슬관절 굴곡위로 한다. 교차법의 경우에는 환자의 우측에 서서 반대측인 좌측에 모니터를 배치하고 프로브 미측에서 자입한다. 평행법의 경우에는 환측에 서서 반대측에 모니터를 배치한다.

0 Pre-scan

[☞「III-1 초음파 해부 –SONOANATOMY–」, 「12 폐쇄신경, 음부대퇴신경, 장골서혜신경, 장골하복신경」(p. 308) 참조]

대퇴동맥 내측에서 장내전근을 촉지할 수 있다. 또는 서혜부에서 대퇴동맥을 초음파로 확인하고 내측 약간 미측으로 프로브를 이동시켜 장내전근을 확인해도 좋다. 장내전근을 중심으로 단축으로 확인하면 내측에 있는 치골근과 그 내측에는 표층부터 장 · 단 · 대내전근이 3층 구조로 나타나며, 장내전근과 단내전근 사이에 폐쇄신경 전지가, 단내전근과 대내전근 사이에 후지가 존재한다.

1 단축상(교차법 · 평행법)

Pre-scan으로 확인한 장내전근-단내전근 사이 및 단내전근-대내전근 사이에 각각 교차법으로는 프로브 미측의, 평행법으로는 프로브 외측의 피부를 소독 후 바늘을 자입해(**그림 59**) 근육 사이에 약물을 주입한다(**그림**

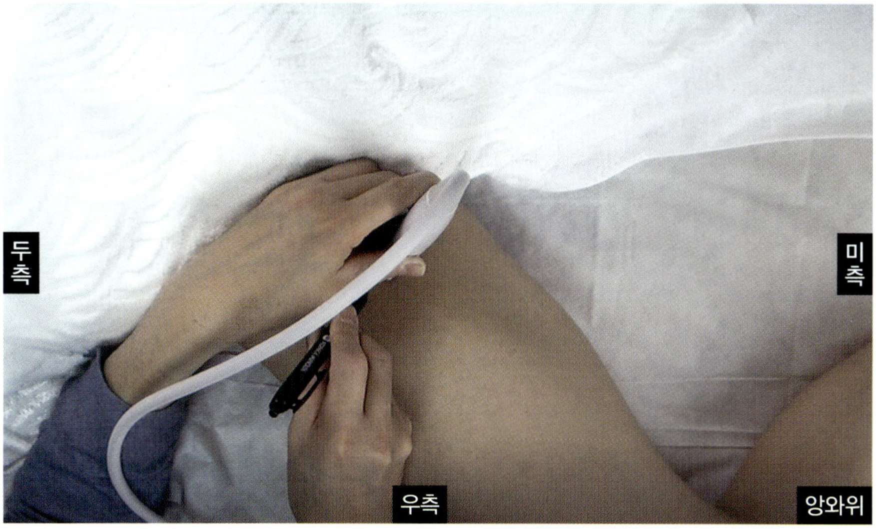

그림 59 폐쇄신경에 대한 초음파 유도하 주사의 천자 이미지(단축상 · 평행법) (고관절 외전/외회전 · 슬관절 굴곡위)

60). 평행법으로 외측에서 자입하는 경우에는 대퇴동정맥 등 주위 혈관에 주의해야 한다.

두내측으로 프로브를 이동시키면 전지와 후지가 합류해 박근과 단내전근을 넘어가 전방의 치골근과 후방의 외폐쇄근 사이에서 폐쇄신경 분지부가 확인된다. Yoshida 등이 보고한[28] 이 부위에서의 차단술은 효과적으로 증상 개선을 얻을 수 있어 반드시 습득할 수기라고 Takada가 보고하였다.[29]

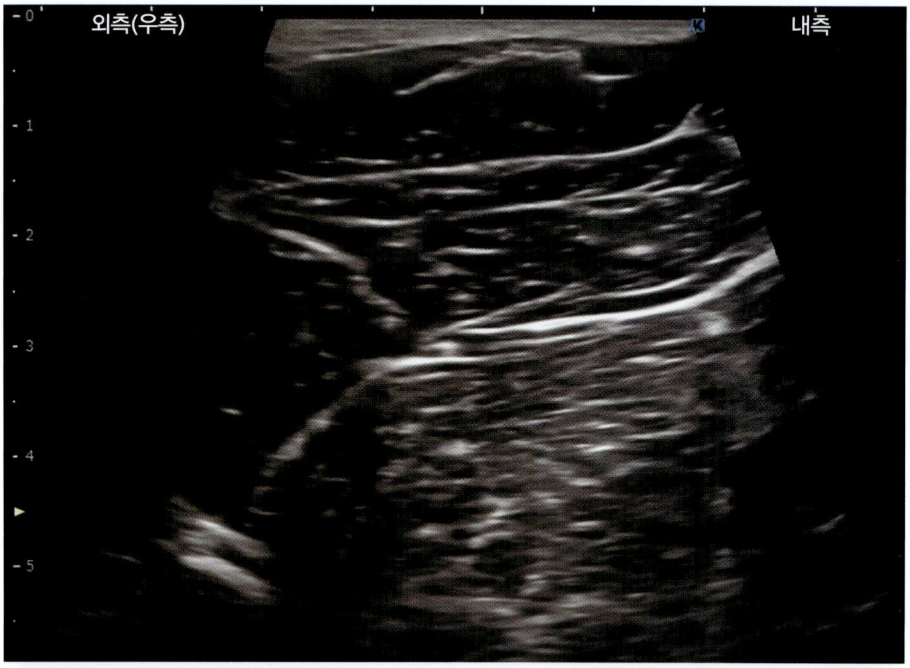

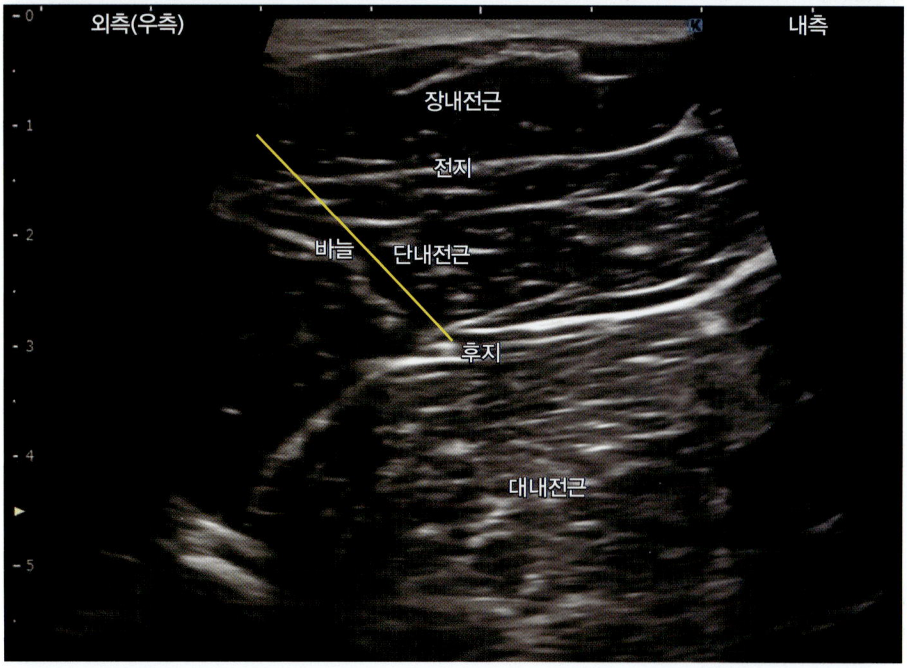

그림 60 폐쇄신경에 대한 초음파 유도하 주사의 이미지(단축상 · 평행법)

Target 319~320 : 장골서혜신경, 장골하복신경, 음부대퇴신경

저침습적인 측방경로 요추 추체간고정술의 일종인 XLIF®(Extreme lateral interbody fusion)을 도입 전에는 필자가 의식하지 못한 신경이다. 측복부에서 작은 피부 절개로 serial dilatation을 시행하는 경우도 많은 XLIF®수술은 전개나 개창기 설치로 인해 장골서혜신경이나 장골하복신경을 불식간에 손상 · 계속 압박하는 경우도 많다(**그림 61**).

또한, 대요근을 측방에서 split할 때, dilator 끝의 전기 자극으로 인해 주위 신경의 위치를 확인하며 개창기를 설치할 수 있는 이 시스템에서도 음부대퇴신경의 모니터링은 원칙적으로 곤란하다. 따라서 이 수술 수기의 합병증으로 이러한 신경 손상에 따른 서혜부나 대퇴부의 감각장애가 보고되었다.[30), 31)]

저자의 말

XLIF®수술에 서혜부 통증을 호소하고, **그림 53**에 제시한 감각신경 지배영역에 감각장애를 보이는 경우 타깃으로 고려한다.

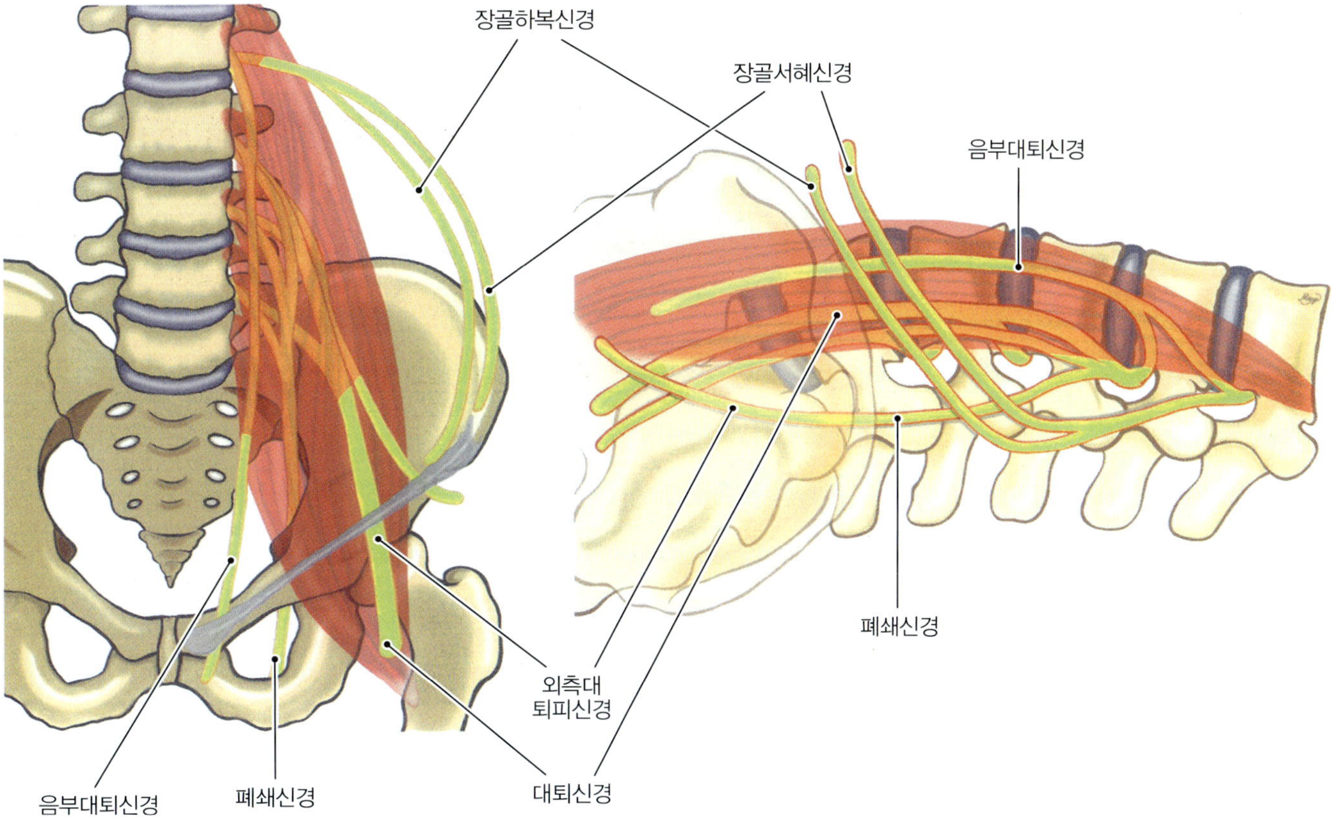

그림 61 측방경로 요추 추체간고정술과 관련된 신경

[Uribe JS. et al : Electromyographic monitoring and its anatomical implications in minimally invasive spine surgery. Spine (Phila Pa 1976). 2010, 35 (26 Suppl) : S368-74. Dakwar E, et al : Trajectory of the main sensory and motor branches of the lumbar plexus outside the psoas muscle related to the lateral retroperitoneal transpsoas approach. J Neurosurg Spine 2011 ; 14(2) : 290-5에서 작성]

Target 319 : 장골서혜신경, 장골하복신경

준비

- 자세 : 측와위
- 프로브 : 리니어 · 컨벡스
- 실린지 : 5mL
- 바늘 : 25G long needle

장골능 전방에서 두 신경을 확인할 때에는 ☞**「III-1 초음파 해부 −SONOANATOMY−」, 「12 폐쇄신경, 음부대퇴신경, 장골서혜신경, 장골하복신경」**(p. 308)에 기재된 대로 앙와위에서 검사 가능하며, 측방진입술 후 이러한 신경병증에 대한 인터벤션 시에는 측와위에서 시행하므로 환자의 후방에 서서, 모니터를 반대측인 환자 복측에 설치한다.

0 Pre-scan

[☞**「III-1 초음파 해부 −SONOANATOMY−」, 「12 폐쇄신경, 음부대퇴신경, 장골서혜신경, 장골하복신경」**(p. 308) 참조]

배꼽 하부에서 체축에 단축으로 스캔해 복직근을 확인 후 외측으로 프로브를 Slide(Sliding)시켜 화면 끝에 전상장골극을 스캔한다. 내복사근과 그 심층의 복횡근과의 사이에 혈관이 확인되며, 그 내외측에 각각 장골하복신경과 장골서혜신경이 존재한다. 측방 진입에 따른 손상의 경우에는 이 위치에서 프로브를 두측 · 측방의 수술창을 향해 이동시켜 근육 사이를 확인한다(**그림 62, 63**).

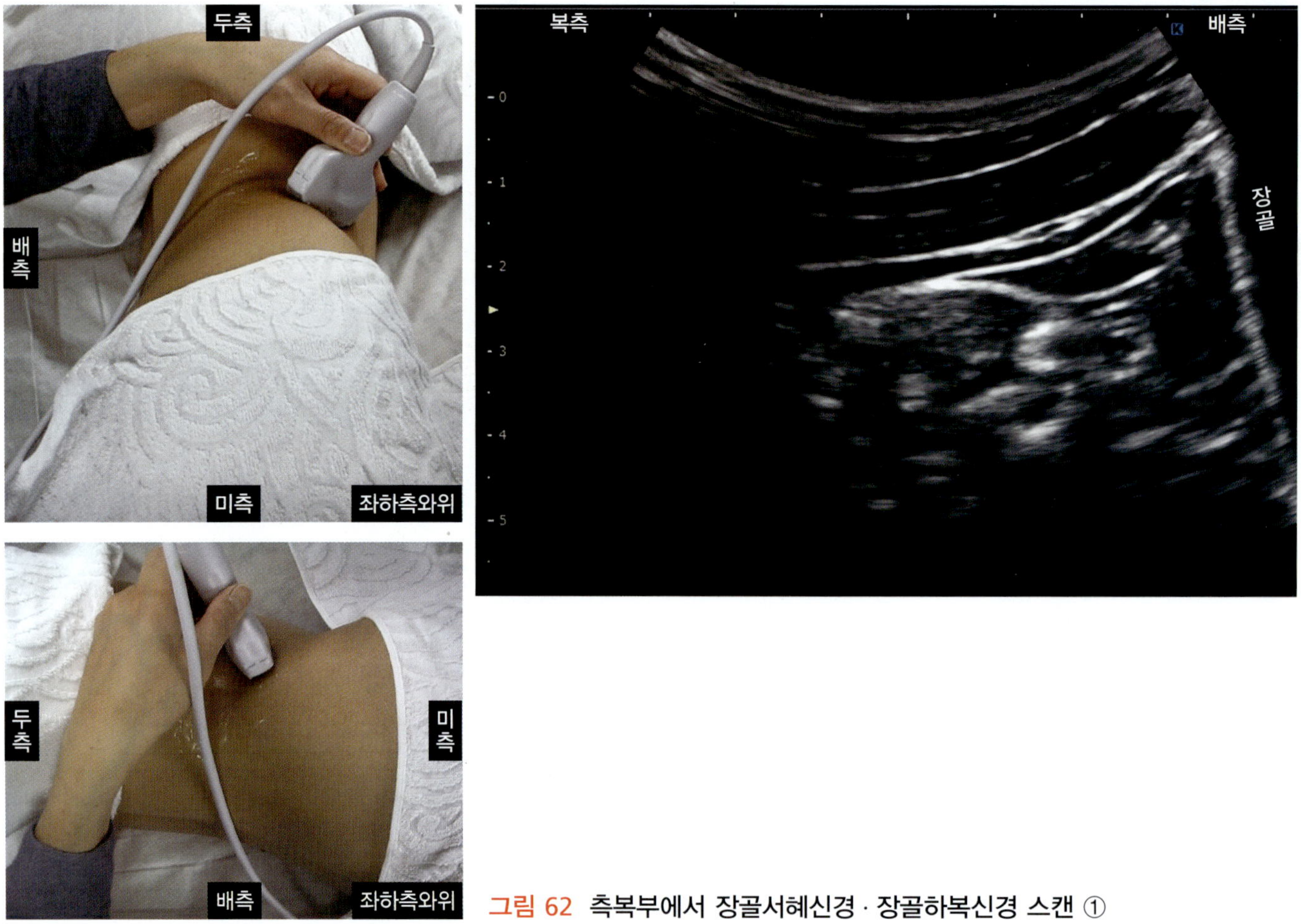

그림 62 측복부에서 장골서혜신경 · 장골하복신경 스캔 ①

1 단축상(교차법)

Pre-scan으로 신경의 존재가 확인된 근육 사이에 교차법으로 바늘을 자입해 약물을 주입한다(**그림 64**).

오른손으로 실린지를 쥐는 경우 환측이 좌측일 때는 프로브 두측, 우측일 때는 프로브 미측에서 접근하게 된다. Takada는 요방형근 배외측 부위에의 인터벤션 방법을 소개했고,[29] 신경 주행이 확인되지 않는 경우에 유용하다고 생각된다.

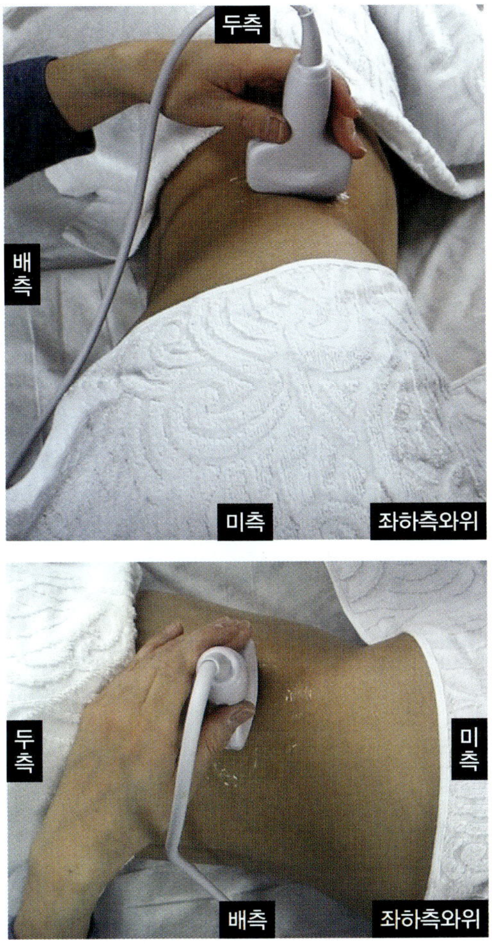

그림 63 측복부에서 장골서혜신경 · 장골하복신경 스캔 ②

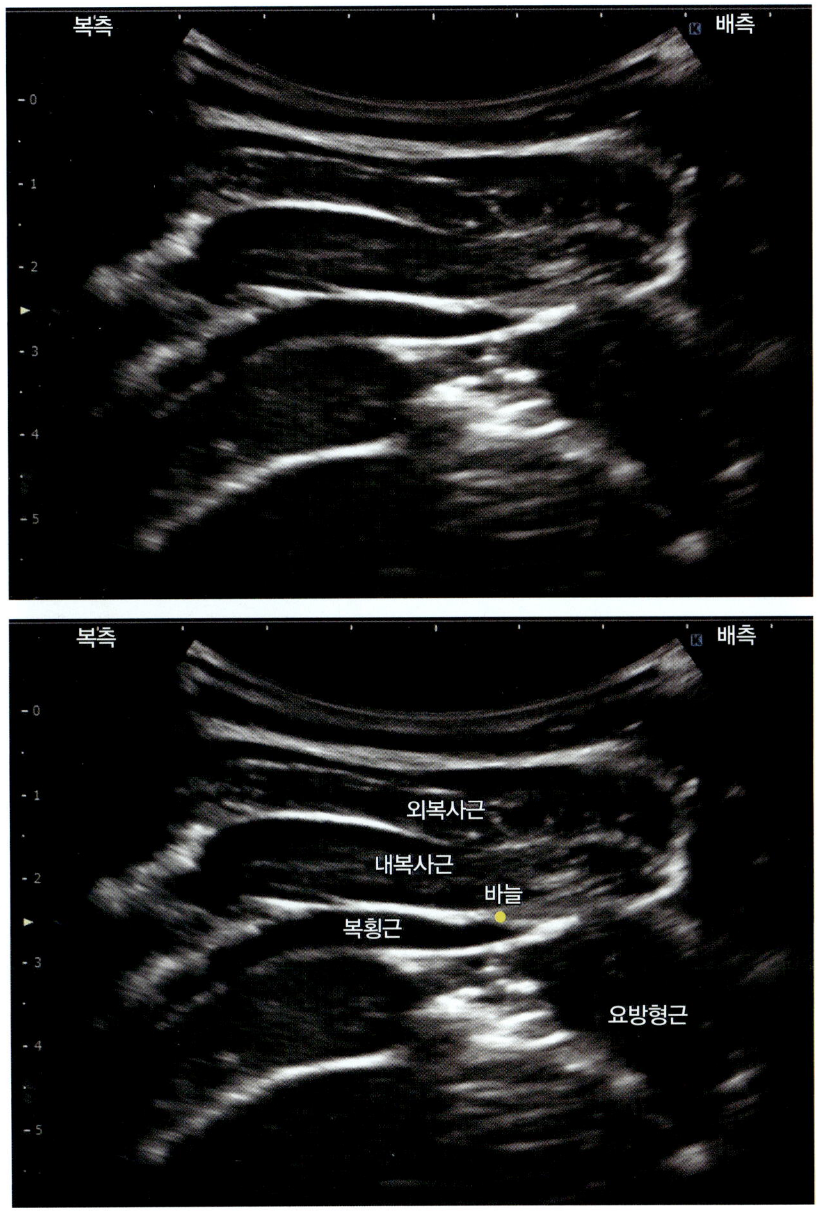

그림 64 장골서혜신경 · 장골하복신경에 대한 초음파 유도하 주사의 이미지(단축상)

Target 320 : 음부대퇴신경

측방진입 수술로 인해 이 신경이 손상된 경우, 대요근 내에서의 대퇴신경 손상이므로 「**Target 307 : 대요근 · 요신경총**」(p. 334)이 타깃이 된다. 여기에서는 이와 다르게 서혜부에서 음부대퇴신경에의 인터벤션에 관해 기재하였다.

준비

- 자세 : 앙와위
- 프로브 : 리니어
- 실린지 : 5mL
- 바늘 : 25G long needle

대퇴신경에의 접근법과 같이 환자를 앙와위로 하고 술자는 환측에 위치해 반대측에 모니터를 설치하면 In line 포지션이 되며, 프로브 코드가 환자의 몸 위를 지날 때 주의한다.

0 Pre-scan

[☞「**III-1 초음파 해부 −SONOANATOMY−**」, 「**12 폐쇄신경, 음부대퇴신경, 장골서혜신경, 장골하복신경**」(p. 308) 참조]

서혜부 주름에서 박동하는 대퇴동맥 위에서 단축 스캔 후 외측으로 프로브를 이동시키면 장골근막 아래 장요근 표면의 대퇴신경이 긴 타원형의 고에코상으로 관찰된다. 대퇴동맥 외측에서 대퇴신경 및 장골근막 표층을 음부대퇴신경이 주행한다.

1 단축상(평행법)

프로브 외측 피부를 소독 후 바늘을 자입하고 평행법으로 음부대퇴신경 주위에 약물을 주입하며(**그림 65**), 대퇴동맥을 천자하지 않도록 바늘 끝을 항상 확인하며 신중하게 바늘을 진행해야 한다. 천자가 의심되는 경우도 서혜부에서의 동맥혈 채취 후와 마찬가지로 압박하면 지혈된다.

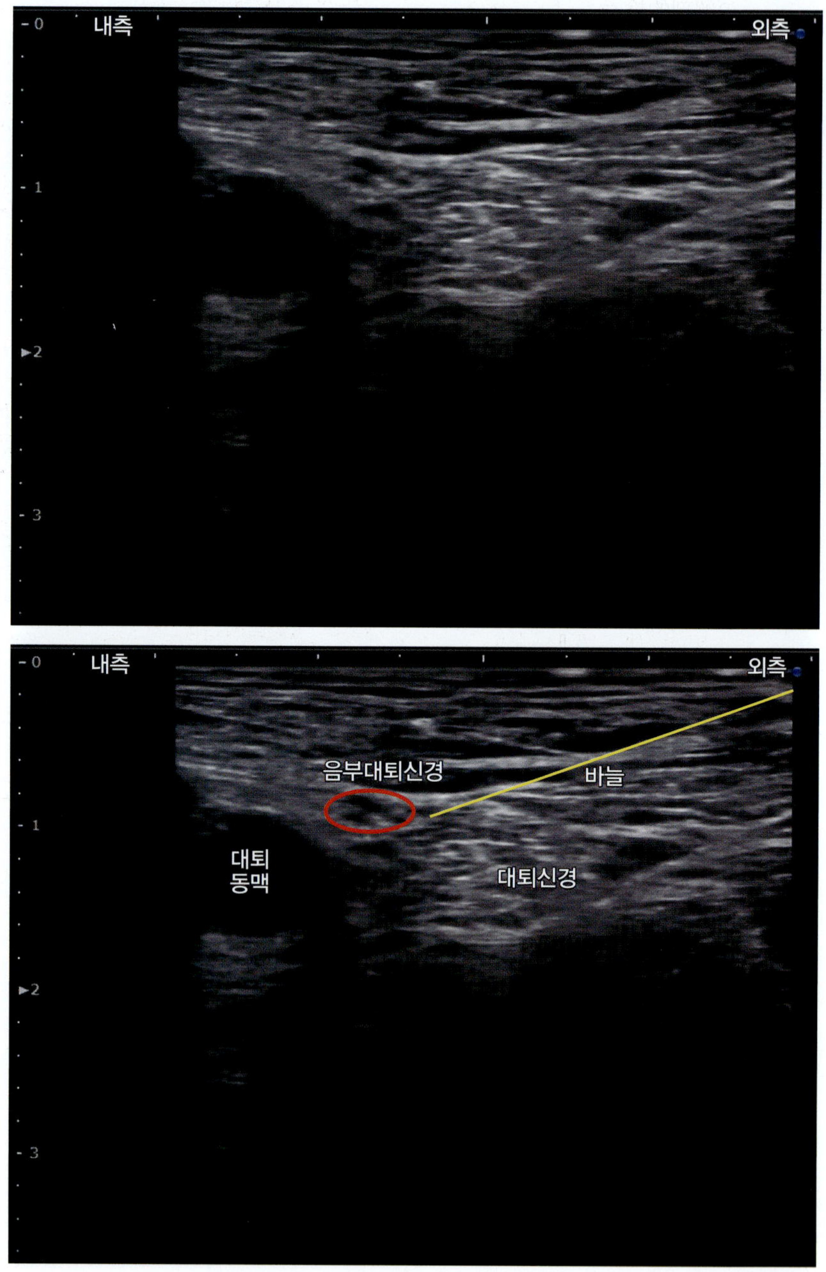

그림 65 음부대퇴신경에 대한 초음파 유도하 주사의 이미지(단축상 · 평행법)

참고문헌

1. Park KD, et al : Ultrasound-guided versus fluoroscopy-guided caudal epidural steroid injection for the treatment of unilateral lower lumbar radicular pain; Case-controlled, retrospective, comparative study. Medicine (Baltimore). 2015; 94(50): e2261.
2. Nikooseresht M, et al : Ultrasound as a screening tool for performing caudal epidural injections. Iran J Radiol. 2014; 11(2): e13262.
3. 神島啓一郎 : 超音波ガイド下仙骨硬膜外ブロックー仙骨との解剖的検討 - . Dokkyo J Med Sci. 2009; 36(1): 39-46.
4. Park YJ, et al : Novel method for S1 transforaminal epidural steroid injection. World Neurosurg. 2020; 133: e443-7.
5. Park D : Ultrasound-guided S1 transforaminal epidural injection using the in-plane approach and color doppler imaging. Am J Phys Med Rehabil. 2018; 97(3): e14-6.
6. Sato Y, et al : Ideal tilt angle for fluoroscopy to assist an S1 nerve root block as analyzed by three-dimensional computed tomography. J Spine Res. 2015; 6: 938-41.
7. Murakami E, et al : Treatment strategy for sacroiliac joint-related pain at or around the posterior superior iliac spine. Clin Neurol Neurosurg. 2018; 165: 43-6.
8. 吉田員一 : 臀部の靱帯由来の痛みに対するアプローチ. 長引く腰痛はこうして治せ! 村上栄一, 編. 日本医事新報社, 2020, p161-77.
9. 森本忠嗣, 他 : 変形性股関節症患者の主訴(患者自記式)の検討. HIP Joint. 2008; 34: 663-6.
10. Bardowski AE, et al : Ultrasound-guided intra-articular injection of the hip; The Nashville Sound. Arthrosc Tech. 2019; 8(4): e383-8.
11. Sauter AR : The "Shamrock Method" - a new and promising technique for ultrasound guided lumbar plexus blocks. BJA. 2013; 111(eLetters Supplement).
12. 尾鷲和也 : 腰やお尻の痛みー非腰椎性腰殿部痛の診断と治療 梨状筋症候群. 脊椎脊髄ジャーナル. 2019; 32(2): 105-12.
13. 木下 斎, 他 : 大転子疼痛症候群の10例. 整 · 災外. 2019; 62(12): 1545-9.
14. Reid D : The management of greater trochanteric pain syndrome; A systematic literature review. J Orthop. 2016; 13: 15-28.
15. 皆川洋至 : 超音波でわかる運動器疾患ー診断のテクニック. メジカルビュー社, 2010, p310-4.
16. 中川幸洋, 他 : 腰椎椎間孔狭窄に対する内視鏡手術脊椎脊髄. 2010; 23(5): 539-46.
17. Yamada H, et al : Efficacy of novel minimally invasive surgery using spinal microendoscope for treating extraforaminal stenosis at the lumbosacral junction. J Spinal Disord Tech. 25(5): 268-76.
18. 宮武和馬 : Save the Athlete 股関節スポーツ損傷. 高平尚伸, 編. メジカルビュー社, 2020, p85-95.
19. 仲西康顕 : 超音波でさがす末梢神経. 田中康仁, 監. メジカルビュー社, 2015, p142-57.
20. 岩崎 博, 他 : LIFにおける解剖学的留意点. 整 · 災外. 2019; 62(5): 629-36.
21. 仲西康顕 : 超音波でさがす末梢神経. 田中康仁, 監. メジカルビュー社, 2015, p126-30.
22. Agur AMR, et al : Grant ' s Atlas of Anatomy. 12th ed. Lippincott Williams & Wilkins, 2008, p321.
23. 相澤幸夫, 他 : 胸神経後枝皮枝の起始と走行について. 解剖誌. 1996; 71(3): 195-210.
24. 紺野智之, 他 : 殿皮神経絞拒が坐骨神経痛様の下肢痛を呈する解剖学的背景. J Spine Res. 2016; 7(2): 169-72.
25. 菊地臣一 : 態学からみた病態. 腰痛. 第2版. 医学書院, 2014, p47-81.
26. Ricci V, et al : Ultrasound imaging for the medial branches of the superior cluneal nerve; Optimal visibility at the "Fatty Tunnel". Pain Pract. 2020; 20(3): 338-9.
27. Weir A, et al : Doha agreement meeting on terminology and definitions in groin pain in athletes. Br J Sports Med. 2015; 49(12): 768-74.
28. Yoshida T, et al : A new ultrasound-guided pubic approach for proximal obturator nerve block; clinical study and cadaver evaluation. Anaesthesia. 2016; 71(3): 291-7.
29. 高田知史 : 股関節周囲の疼痛に関するHydrorelease. 臨整外. 2020; 55(5): 601-7.
30. Ahamadian A, et al : Analysis of lumbar plexopathies and nerve injury after lateraal retroperitoneal transpsoas approach; diagnostic standardization. J Neurosurg Spine. 2013; 18(3): 289-97.
31. 岩崎 博, 他 : 低侵襲側方進入腰椎椎体間固定手術における術中 · 術後早期合併症— lateral lumbar interbody fusion (LLIF)を安全に行うために一. 整 · 災外. 2016; 59(12): 1663-8.

찾아보기

한글

ㄱ

ㄴ

ㄷ

ㅂ

ㅅ

ㅇ

영문

A

C

D

F

G

H

I

L

M

N

O

P